Mosaik bei
GOLDMANN

Buch

Prof. Hademar Bankhofer gibt in diesem Standardwerk die Quintessenz seines Wissens weiter und zeigt, wie man auf einfache und natürliche Weise sein Wohlbefinden steigern kann. Er verrät wirksame Heilkräuteranwendungen, Naturheilmittel und Akupressurgriffe, die das Immunsystem stärken und zahlreiche Beschwerden lindern. Hilfreiche Maßnahmen und Naturrezepte für verschiedene Jahreszeiten werden ebenso vorgestellt wie erfolgreiche Fastenkuren und heilende Inhaltsstoffe aus der Naturküche. Mit diesen Tipps und Tricks kann man lange gesund und vital durchs Leben gehen!

Autor

Prof. Hademar Bankhofer, international anerkannter Medizinjournalist auf dem Sektor Naturheilweisen, ist durch seine zahlreichen TV-Auftritte, Kolumnen und Bücher einem großen Publikum bekannt. Er versteht es, schwierige medizinische Probleme verständlich zu erklären. Aufgrund seiner engen Zusammenarbeit mit medizinischen Koryphäen ist er stets auf dem aktuellen Stand der Wissenschaft und genießt so Anerkennung nicht nur bei einem breiten Publikum, sondern auch in medizinischen Fachkreisen.

Von Prof. Hademar Bankhofer außerdem bei Mosaik bei Goldmann

Gesund bleiben – Das neue Verdauungstraining (16891)
Das große Gesundheitsbuch (16588)
Das Glück, gesund zu bleiben (16662)
Sanfte Medizin (16759)
Die 500 besten Vital-Tipps (16803)
Meine erfolgreichsten Fasten-Kuren (16832)
Die heilende Kraft der Küchenkräuter (16957)
Gesundheit aus dem Kochtopf (16837)
Der große Bankhofer (17013)

Inhalt

Machen wir's den Pflanzen nach: Schützen wir uns selbst! 14

Ein Vorwort 14

Von Kopf bis Fuß 19

Kopf und Nerven 20

Allgemein 20

Heilkräuter 20

Gegen Vergesslichkeit mit den Kräften aus der Natur .. 20

Frischer Geist und gute Nerven 24

Auch gegen Kopfschmerzen sind Kräuter gewachsen 26

Hausmittelschatz 28

Hausmittel gegen Kopfschmerzen und Migräne 28

Probleme mit den Ohren ... 34

Strahlendes Lächeln 35

Akupressur 41

Der Kopfdruck am Morgen 41

Kopfschmerzen lindern 42

»Schöne« Augenblicke 44

Erste Hilfe bei Zahnschmerzen 48

Atemwege 50

Allgemein 50

Heilkräuter 51

Eukalyptus lässt uns wieder durchatmen 51

Holunder hilft den Atemwegen 53

Hagebutte macht stark gegen Umweltgifte 55

Salbei für ein langes Leben 56

Kräuter gegen Schnupfen ... 58

Für den Mund 59

Hausmittelschatz 65

Wenn die Nase läuft 65

Hilfe bei Kratzen im Hals ... 67

Atmen heißt leben 73

Akupressur 75

Schnupfen und Erkältung .. 75

Heuschnupfen 76

Husten lindern 77

Nebenhöhlenkatarrh 78

Heiserkeit und Halsschmerzen 79

INHALT

Asthma – der geraubte Atem 80

Herz und Kreislauf 83

Allgemein 83

Heilkräuter 84
   Für Herz und Kreislauf 84
Hausmittelschatz 89
   Schach dem Herztod 89
   Herzrhythmusstörungen 92

Akupressur 95
   Niedriger Blutdruck 95
   Hoher Blutdruck ist gefährlich 96

Seele 98

Allgemein 98

Heilkräuter 98
   Johanniskraut gegen depressive Verstimmungen 98
   Mit Naturkräften gegen das Spannungstief 101
   Melisse beruhigt die Nerven 104
   Mit der Natur gegen Wetterfühligkeit 107
   Thymian und Anis gegen Liebeskummer 109

Hausmittelschatz 114
   Stress und andere Sorgen .. 114
   Schlafstörungen 117

Akupressur 118
   Seelische Krankheiten 118
   Seelische Spannungen abbauen 120
   Müdigkeit vertreiben 120
   Die Liebeslust fördern 121

Verdauung 125

Allgemein 125

Heilkräuter 125
   Die Mariendistel hilft der Leber 125
   Pfefferminze gegen Koliken und Blähungen 126
   Für den Magen 128
   Für die Galle 132

Hausmittelschatz 133
   Hausmittel gegen Verstopfung 133
   Das schlägt auf den Magen 136
   Wenn die Galle hochkommt 141

Akupressur 144
   Schnelle Hilfe bei Schluckauf 144
   Sodbrennen – nicht immer harmlos 145
   Magenbeschwerden lindern 146
   Verstopfung 147
   Durchfall schnell stoppen 148

Inhalt

Blase und Niere 150
  Allgemein 150
  Heilkräuter 150
    Kresse für Nieren und Schilddrüse 150
    Hilfe für die Nieren 151
  Hausmittelschatz 153
    Nierenstörungen vorbeugen 153
    Wenn etwas an die Nieren geht 154
  Akupressur 157
    Wenn die Prostata Probleme macht 157
    Blasenentzündungen 158
    Harnstörungen 159

Haut und Haar 160
  Allgemein 160
  Heilkräuter 161
    Kräuter für Haut und Haare 161
  Hausmittelschatz 163
    Glatte, schöne Haut 163
    Damit Haare wieder sprießen 170
  Akupressur 173
    Mehr Farbe ins Gesicht ... 173
    Faltenfrei älter werden 174

Gesunde Ernährung 176
  Naturküche 178
    Vollwertkost als Medizin 178
    Vollkornbrot macht schlank! 179
    Mit Müsli frisch in den Tag ... 182
    Lebenselixier Getreide 185
    Starke Nerven durch Naturreis 187
    Gemüse weckt die Lebensgeister 190
    Erbsen als Jungbrunnen 193
    Spinat – das Anti-Stress-Gemüse 194
    Die Zwiebel darf man nicht unterschätzen 195
    Karotten helfen nicht nur unseren Augen 197
    Mehr Lebens- und Liebeskraft durch Sauerkraut 198
    Tomaten machen stark 200
    Peperoni stärkt das Herz 201
    Mit Vitalstoffen soll man sorgsam umgehen 203
    Kürbis und Knoblauch: eine gute Kombination 205
      Knoblauch erhält die Gefäße jung 206
      Kürbiskerne für Blase und Prostata 207
    Obst statt Suppe 208
      Apfel 210
    Fleisch als Beilage 212

Zu viel Fleisch macht depressiv 214
Wenig Salz – viel Gewürz 216
Mit Unkraut kann man zaubern 219
Die Hausapotheke soll voll mit Gewürzen sein 220
   Basilikum 222
   Petersilie 223

Genuss ohne Reue 228
Die Summe aller Laster bleibt gleich 228
Kleine Sünden verlängern das Leben 229
Schokolade macht glücklich 230
Plaudern und Naschen helfen bei Stress 233
Gesundheit, die aus der Kälte kommt 234
Trockenfrüchte als Naturarznei und Energiespender ... 236
Festtagsbraten – genießen ohne schlechtes Gewissen 238
Rotkraut entschärft das Fleisch 240
Fleischtiger brauchen Basen ... 242
Heilerde bekämpft das Fett .. 243
Vitamine schützen vor Geräuchertem 245
Damit Gegrilltes nicht der Gesundheit schadet 248

So rauben uns Limos nicht das Kalzium 249
Damit Kaffee nicht gefährlich wird 252
Magnesium mindert den Kater 255
Raucher brauchen Vitamine ... 257

Fastenkuren 262
Fasten und Abnehmen: Das sind keine zwei Paar Schuhe 262
Fasten regeneriert den Körper 264
Was bedeutet eigentlich Fasten? 265
Beginn von Fastenkuren 266
   1-Tag-Fasten 267
   3-Tage-Fasten 267
So unterstützt man die Ausscheidungsorgane während des Fastens 270
Probleme bei Fastenkuren 271
Fastenbrechen und Kostaufbau 273
Meine erfolgreichsten kleinen Fastenkuren 276
   Schalttage 276
   Kartoffel-Wochenende 280
   Jogurt-Topfen-Wochenende 282
   Brokkoli-Reis-Wochenende 284

Inhalt

Apfel-Bananen-Wochenende 286
Melonen-Wochenende 288
Vollkornnudeln-Wochenende 290

Schlankheitstraining 292

So bauen Sie auf gesunde Weise in 12 Lektionen Ihr Übergewicht ab 294

Lektion 1:
So nehmen Sie beim Essen nicht zu 294

Lektion 2:
Die 7 Gründe fürs Schlankwerden 296

Lektion 3:
Der einfache Weg zum Idealgewicht 297

Lektion 4:
Dicke essen zu wenig! 299

Lektion 5:
Heißhunger: Kurzschluss im Gehirn 300

Lektion 6:
Zunehmen mit wenig Kalorien 301

Lektion 7:
So meistern Sie die Krisen einer Diät 303

Lektion 8:
Die besten Tricks gegen den Hunger 304

Lektion 9:
Kräuter helfen beim Abnehmen 306

Lektion 10:
Heimliche Schlankheitskur 307

Lektion 11:
Light-Produkte 308

Lektion 12:
12 goldene Regeln fürs Abnehmen 310

Die heilenden Kräfte in den Farben von Obst und Gemüse 312

Die scharfen Glucosinolate entgiften die Harnwege 314

Anthocyane in den Kirschen schützen vor Rheuma & Gicht 315

Darum senken Pflanzenöle und Nüsse den Cholesterinspiegel 317

Die Ferula-Säure im Rettich stärkt und schützt die Galle 319

Rot und Orange: Karotinoide schützen vor Umweltgiften 321

Das Blau in den Heidelbeeren macht Augen fit für die Nacht 322

Das Katecholamin in der Banane beruhigt die Nerven 324

Reife Holunderbeeren stärken die Atemwege 326

INHALT

Das Chlorophyll im Blattsalat macht geistig fit & stressfest 328

Das Quercetin in der Zwiebel macht stark gegen Allergien 330

Das Resveratrol in roten Trauben erhält uns jung 332

Die Lignane im Leinsamen: eine gute Hormon-Therapie ..333

Das Limonen in der Zitrone schützt die Zellen vor Krebs 335

Die Schwefelstoffe im Knoblauch wirken langsam aber faszinierend 337

Das Lycopin in der Tomate stärkt Herz und Kreislauf 339

Das Xanthophyll im Pfirsich lässt uns lange jung bleiben 341

Preiselbeeren schützen vor Blasenentzündung 343

Linsen, Erbsen, Bohnen als Schutzstoffe gegen Krebs 344

Gesundes Leben 346

Die wärmeren Tage im Jahr .. 348

Im Frühling Energie tanken .. 348

Frühlingskur für die Leber 349

  1. Tag: Ein spezieller Lebertee für den Start 350

  2. Tag: Karottensaft und Löwenzahn machen frühlingsfit 351

  3. Tag: Ein Heublumenwickel treibt Schadstoffe aus 352

  4. Tag: Mit Wannenbad und Liegekur wird die Leber topfit! 353

  5. Tag: 20 tiefe Atemzüge machen die Leber wieder jung 355

Mit Molke fit in den Frühling 356

Abnehmen im Frühling mit einfachen Naturrezepten 359

Sind Sie im Frühling anfällig für eine letzte Erkältung? 365

Trainingsprogramm für einen Frühling ohne Pannen 367

So stärken Sie Ihre Immunkraft 368

Wandern: Medizin für Beine, Herz und Kreislauf 373

Laufen schenkt uns Glückshormone 376

Radfahren bringt den Kreislauf in Schwung 377

Naturrezepte gegen Frühjahrsmüdigkeit 379

Entspannen schon vor dem Sommer-Urlaub! 381

Der Start in den Urlaub darf nicht zum Stress werden 385

Vitamin E schützt vor Gefahren im Sommer 388

Inhalt

Geben Sie Ihren
Beinen Kraft 390

Die gute und die schlechte
Seite der Sonne 394

Im Sommerurlaub braucht
die Haut besondere Pflege 397

Hilfe, die Mücken kommen! 401

Damit die Haut länger
braun bleibt 402

Fit im Wasser 404

Auch das Wasser birgt
Gefahren! 405

Kein Urlaub ohne
Vitamin C 408

Einfache Gymnastik-
übungen geben uns neue
Lebenskraft 414

Die kälteren Tage im Jahr 416

Jahreszeitenwechsel für den
Körper 418

Positive Kraft für einen
tristen Wintertag 423

Fröhliche Nahrung für trostlose Tage 425

Die Lichttherapie für
zu Hause 426

Die Sonnenbank als
Naturarznei im Winter 428

So können Sie mit Wärme
heilen 431

Stärken Sie Ihre Immunkraft
für den Winter 433

Tee-Trinken für die
Gesundheit 435

So stärken wir unsere Atemwege für den Winter 437

Freuen Sie sich auf den
ersten Schnupfen! 441

Bewegung ist Leben:
Die idealen Sportarten
im Winter 442

Laufen stärkt das Herz 443

Eislaufen fördert die
Konzentration 444

Wandern im Winter ist das
beste Beintraining 444

Langlaufen tut den
Venen gut 446

Mit gesunden Beinen
durch den Winter 447

Kopf und Füße brauchen
Wärme 449

Kreislauf-Service für kalte
Wintertage 450

Augen brauchen im Winter
eine besondere Pflege 454

Tipps für die ersten
Erkältungen 456

Fieber hat heilende Kräfte 457

Gesünder wohnen, leben
und arbeiten in der kalten
Jahreszeit 459

Putzen kann gefährlich
sein 459

So bleiben Sie gesund in der
Winterwohnung 461

So schützen Sie sich vor
Allergien im Winter 464

INHALT

Gesundheit, die vom Baum kommt
Naturrezepte aus Wäldern, Gärten und fernen Ländern 468

Nussblätter: wirksame Waffe gegen viele Hautprobleme 470

Der Nopal-Kaktus senkt den Blutzucker und die Blutfette 471

Mit Tannennadeln gegen Husten und Schlafprobleme .. 473

Entzündete Augenlider oder Husten: Kirschblütentee hilft 475

Naturarznei für den ganzen Körper: die Eiche 477

Die heilenden Kräfte aus dem Eukalyptus wirken bei Atemwegserkrankungen 478

Die Kastanie stärkt die Venen und fördert die Durchblutung 480

Holunderblüten: eine wertvolle Hilfe bei Sommer-Erkältungen 482

Mehr Lebensenergie und Fitness durch süße Feigen 483

Die Kraft der Birke hilft bei Rheuma, Gicht und Ekzemen 485

Mangos stärken die Nerven, senken das Krebsrisiko 487

Mit Lindenblüten kann man der Sommergrippe vorbeugen 489

Die Blätter und die Rinde der Haselnuss stärken die Venen 491

Mit der Kraft der Kiefer gegen Husten und schwache Nerven 492

Buchsblätter beruhigen Tiere und lindern Gichtschmerzen 494

Ginkgo-Extrakt kann das Augenlicht retten 495

Weißdorn stärkt das alte und das gestresste Herz 497

Mit Weidenrinde gegen Schmerzen 499

Wacholderbeeren stärken den Magen & entschlacken ... 501

Teebaumöl: ein Elixier gegen viele Beschwerden 503

Der Schlehdorn macht uns fit für den Winter 504

Weihrauch als Wunderwaffe gegen Rheuma & Psoriasis 506

Sirup aus der Ahornrinde gibt Kraft und beruhigt 507

Gesundheit aus exotischen Pflanzen und Früchten 510

Sie geben uns Vitalität und schützen uns vor Krankheiten 512

Bananen machen glücklich und stärken die Nerven 512

Länger leben und jung bleiben mit Oliven – Polyphenolen 514

Was unterscheidet Olivenöl von anderen Pflanzenölen? ... 515

Eine afrikanische Heilpflanze als optimale Bronchitis-Medizin 516

Die geheimnisvollen Kräfte im Mandarinenbaumessig 518

Medjoul-Datteln: Lebenskraft aus dem Jordantal 520

Aloe vera repariert die Haut und stärkt die Immunkraft ... 523

Avocados gegen Streit und schlechte Laune 526

Der Granatapfel stärkt das Herz und liefert pflanzliche Hormone 528

Papayas: der optimale Service für den Magen 531

Lecithin aus der Sojabohne schützt uns gegen Stress 532

Gesundheit von den Tieren 536

Sie müssen nicht ihr Leben lassen und liefern Naturarzneien 538

Gesunde, junge und schöne Haut durch Ziegenbutter-Creme 538

Honig schützt vor Strahlen und Bakterien 541

Mit Gelée Royale gegen Stress, Erschöpfung und Vergesslichkeit 542

Bienenpollen: neue Kraft für den Alltag und für die Liebe 544

Das Hühnerei: ein wertvoller Beitrag zur gesunden Ernährung 545

Schafwolle: Naturarznei gegen Kopfschmerz und Erkältungen 547

Mit Stutenmilch und Nährstoffen erfolgreich gegen Neurodermitis 549

Horchen Sie, bitte, jeden Tag in Ihren Körper 552

Ein Nachwort 552

Prof. Bankhofer: Der Gesundheits-Experte, der so lebt, wie er schreibt 555

Register 559

Machen wir's den Pflanzen nach: Schützen wir uns selbst!

Ein Vorwort

Kennen Sie die Operette »Die Csárdásfürstin« von Emmerich Kalman? Wenn ja, dann haben Sie sicher auch schon daraus das wunderschöne Lied gehört »Machen wir's den Schwalben nach: Bauen uns ein Nest...!« Zu dieser Melodie ist mir als Vorwort zu diesem Buch ein neuer Text eingefallen: »Machen wir's den Pflanzen nach: Schützen wir uns selbst...!« Genau dieser Satz sollte für uns alle in Hinblick auf die Gesundheit unsere große neue Lebensaufgabe dokumentieren.

Wir leben in einer Zeit, in der die öffentliche Hand nicht mehr viel Geld zur Verfügung hat, um es ans Volk zu verteilen. Das merkt man vor allem beim Gesundheitswesen. Krankwerden wird für den Einzelnen immer teurer, weil er für seine eingezahlten Beträge von der Krankenversicherung immer weniger Leistungen erhält. Manche nehmen das mit Entsetzen wahr. Doch all jene, die sich – wie beispielsweise die große Gruppe der Kneipp-Anhänger – aktiv mit ihrer Gesundheit beschäftigen, sehen das ein wenig anders. Die neue Situation zwingt viele Menschen zu einem Umdenken. Und das ist gut so. Wir alle müssen lernen, wieder selbst viel mehr fürs Gesundbleiben und Gesundwerden zu tun.

Ein soziales Füllhorn hat in der Vergangenheit viele Menschen bequem gemacht. Ein Beispiel, das sich sicher unzählige Male abgespielt hat. Ein Patient kommt mit Schmerzen zum Arzt. Er wird gründlich untersucht. Und dann meint der Arzt: »Ja, es handelt sich um ein kompliziertes Leiden. Da müssen wir in nächster Zeit...!« Darauf der Patient: »Was heißt: Wir müssen...? Sie sind der Arzt. Sie müssen etwas für mich tun.«

Gesundheitsreformen in ganz Europa machen es notwendig, dass jeder Einzelne wieder mehr Verantwortung für seinen Körper und für seine

Gesundheit übernehmen muss. Daher meine Anregung: »Machen wir's den Pflanzen nach...!«

Mancher wird jetzt fragen: »Ja, wie machen es denn die Pflanzen?«

Während die Pflanze wächst, holt sie sich – in einem komplizierten biologischen Prozess – ganz bestimmte Mineralstoffe und Spurenelemente, Wasserstoff, Kohlenstoff und Sauerstoff aus der Luft, aus dem Wasser und aus dem Boden. Alle anorganischen Substanzen, welche die Pflanze in sich gespeichert hat, werden durch den Einfluss von Sonne und Wärme in eine organische Substanz umgewandelt. Das ist der Grundstock für die Energie der Pflanze und für ihren Selbstschutz. Als Treibstoff für diese Umwandlung fungiert der grüne Farbstoff Chlorophyll. Dabei werden Vitamine, Mineralstoffe, Spurenelemente und zahllose Bioaktivstoffe gebildet. All diese Wirkstoffe können von den Pflanzen nur tagsüber gebildet werden, wenn Sonnenlicht vorhanden ist. Im Endeffekt ist die Wirkung der Kräuter auf ihre ätherischen Öle, Mineralstoffe, Spurenelemente, Bioaktivstoffe, Gerbstoffe, Bitterstoffe und Vitamine zurückzuführen.

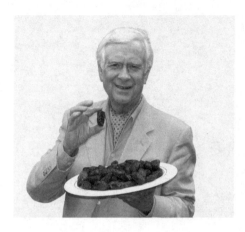

Allerdings: Die Pflanze produziert die Vitalstoffe natürlich nicht für uns Menschen. Sie macht das in erster Linie zu ihrem Schutz. Sie will damit Viren, Bakterien, Pilze und andere Feinde abwehren, bekämpfen und sich damit vor den Strahlen der Sonne schützen. Sehen Sie, diese geballte Kraft können wir Menschen uns zunutze machen.

Wir können selbst auch eine Reihe von Vitaminen produzieren. Doch etliche Nährstoffe wie Mineralstoffe, Vitamine und Bioaktivstoffe müssen wir uns aus der Natur holen. Je besser wir damit versorgt sind, desto stärker sind unsere natürlichen Abwehrkräfte, desto einfacher können wir mit Krankheitserregern fertig werden, desto schneller werden wir im Krankheitsfall wieder gesund.

VORWORT

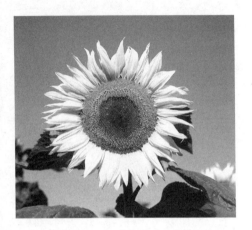

In diesem Buch habe ich für Sie die Quintessenz an Informationen und Ratschlägen für ein gesundes und langes Leben zusammengetragen. Sie werden beim Lesen erkennen, dass die Natur auf verschiedenen Ebenen eine Fülle von Kräften für uns bereit hält, damit wir Krankheiten und Befindlichkeitsstörungen vorbeugen können, damit wir möglichst ohne unerwünschte Nebenwirkungen wieder gesund werden können.

Meine Bitte an Sie: Holen Sie sich aus der täglichen Nahrung die besten Vitalstoffe, die Sie Ihrem Körper geben können. Greifen Sie in erster Linie beim Essen zu frischer, heimischer Ware, die nicht lange transportiert worden ist. Nützen Sie die wertvollen Inhaltsstoffe möglichst aller Früchte. Meiden Sie zu Fettes, zu Süßes und zu Salziges. Bauen Sie viel Obst und Gemüse in den Speiseplan ein. Wählen Sie es so aus, dass Sie an einem Tag zahllose verschiedene Farben und Gerüche tanken. Dann versorgen Sie sich nämlich mit wertvollen Bioaktivstoffen, die erst vor wenigen Jahren entdeckt worden sind und die in unserem Organismus wie Arzneien arbeiten. Reduzieren Sie den Fleischkonsum, essen Sie des Öfteren Fisch. Essen Sie öfter kleine Portionen, damit Sie nie großen Hunger haben. Heißhunger ist die größte Gefahr fürs Zunehmen an Körpergewicht. Und vergessen Sie bei alledem nicht, sich im Laufe des Tages mit genügend Wasser oder ungesüßten Früchte- sowie Kräutertees zu versorgen. Das ist wichtig für den Kreislauf, den Stoffwechsel, fürs Denken und für die gute Laune.

Nützen Sie – abgesehen von der Nahrung – für Ihr Wohlbefinden und für Ihre Gesundheit die vielen Schätze, die die Natur sonst noch bietet. Holen Sie sich Kraft aus Bäumen, Sträuchern und den vielen, vielen Heilpflanzen, die uns umgeben. Und vergessen Sie nicht die sportliche Bewegung: zum Abbau von Stress und zur Vorbeugung von Beschwerden des Bewegungs-Ap-

Vorwort

parates und Herz-Kreislauf-Erkrankungen.

Wenn Sie dieses Buch lesen, werden Sie entdecken: Es gibt rund um uns so Vieles, was wir täglich für unsere Gesundheit und fürs Jung- und Vitalbleiben nützen können und nützen sollten. Man muss nur wissen, wann, wo und wie man all die Naturkräfte richtig einsetzt. Mit diesem Buch will ich Ihnen dabei ein wenig helfen.

Auf eines möchte ich Sie noch aufmerksam machen: Meiden Sie Ärger, Neid und Missgunst. Das alles macht krank und lässt Sie schneller altern. Vergessen Sie nicht das Lachen und die gute Laune. Beides sind Naturarzneien, die Ihnen viele Medikamente sparen helfen. Bemühen Sie sich, einmal am Tag von Herzen zu lachen oder zumindest zu schmunzeln. Versuchen Sie auch, Ihre Mitmenschen aufzuheitern und zum Lachen zu bringen. Bereits im 17. Jahrhundert hat der britische Arzt Dr. Thomas Sydenham – auch der englische Hippokrates genannt – den schönen Satz gesagt: »Die Ankunft eines guten Clowns ist für die Gesundheit einer ganzen Stadt wertvoller als 30 mit Medikamenten beladene Esel!«

Nehmen Sie sich aus diesem Buch heraus, was Sie für sich persönlich brauchen, um möglichst lange gesund, fit, vital und jung durchs Leben zu gehen. Sie werden sehen: Es macht Spaß, etwas für das eigene Wohlbefinden zu tun. Wenn es Ihnen gelingt, dass Sie damit Ihre Gesundheit festigen, kleine Alltagsbeschwerden leichter in den Griff bekommen, sich wohler fühlen und besser drauf sind, dann haben Sie ein hohes Maß an Selbstverantwortung erreicht. Sie können stolz auf sich sein, wie sehr Sie Ihre eigene körperliche, geistige und seelische Gesundheit im Griff haben.

In diesem Sinne: Gute Gesundheit!

Herzlichst Ihr

Prof. Hademar Bankhofer

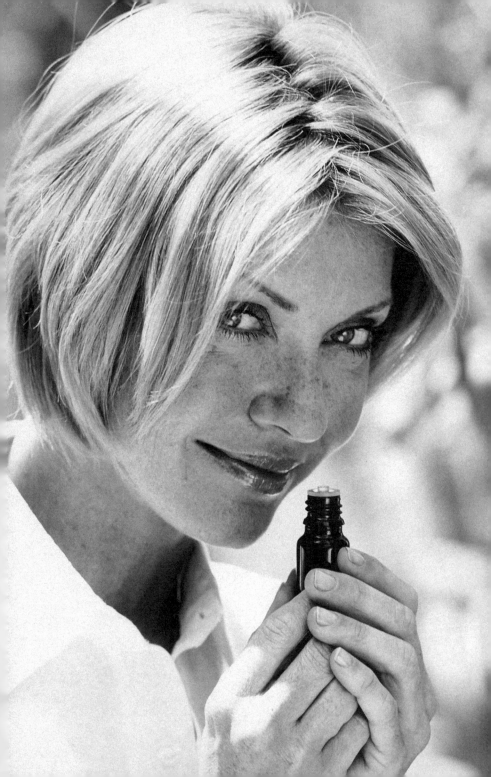

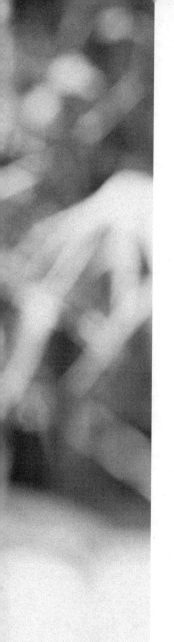

VON KOPF BIS FUSS

Viele chemische Medikamente sind ein Segen für die Menschheit. Aber wir dürfen nicht mit Kanonen auf Spatzen schießen! Gegen viele Beschwerden sind Heilkräuter die ideale Naturtherapie. Auch in alten Hausmittelrezepten verbergen sich Schätze, die viele Alltagsbeschwerden bekämpfen und vielleicht sogar das Leben verlängern können.

Kopf und Nerven

ℹ ALLGEMEIN

Gehirn, Rückenmark und peripheres Nervensystem bilden zusammen das Zentrale Nervensystem. Das Gehirn wiederum kann man in drei große Bereiche unterteilen: Die älteste Schicht unseres Gehirns ist der Hirnstamm (Reptiliengehirn). Dieser Teil ist für das biologische Gleichgewicht des Körpers verantwortlich und steuert den Atem und den Herzschlag. Auf einen Reiz von außen reagiert es mit immer genau den gleichen Reaktionen und Bewegungsabläufen. Bekannt sind zwei »Notfallsysteme«: Flucht oder Kampf und Totstellen.

Das limbische System, ungefähr halb so alt wie der Hirnstamm, entwickelte sich, als unsere Vorfahren von Meeres- zu Landbewohnern wurden. Es steuert Funktionen wie Körpertemperatur, Blutdruck, Herzfrequenz, Blutzuckerspiegel und ist für unser Gefühlsleben verantwortlich. Außerdem enthält dieser Gehirnteil den Hypothalamus, der für wichtige Abläufe wie Hunger, Durst, Schlaf- und Wachzustand, Hormongleichgewicht, Sexualität und Emotionen verantwortlich ist.

Der jüngste Teil unseres Gehirns ist die Großhirnrinde, auch Denkhirn genannt. Es ist das Zentrum unserer rational erworbenen Fähigkeiten.

Riechen, Denken, Schreiben, Rechnen und Sprechen haben dort ihren Ursprung. Dort werden Informationen wahrgenommen, analysiert und mit gespeichertem Wissen verglichen.

🍃 HEILKRÄUTER

Gegen Vergesslichkeit mit den Kräften aus der Natur

Geht es Ihnen auch so? Sie merken sich mitunter keinen Namen, keine Adresse, keine Telefonnummer? Oder Sie können sich zeitweise nicht so konzentrieren, wie es notwendig wäre? Dann sollten Sie sich nicht ärgern, nicht verzweifelt darüber sein. Sie dürfen das nicht als schicksalsgegeben hinnehmen. Sie müssen etwas dagegen tun.

So wie es für das Auto einen Service gibt, so sagen Wissenschaftler: Es gibt auch den notwendigen Super-Service fürs Gehirn. Nicht nur Senioren haben das notwendig. In zunehmendem Maße sind von der Vergesslichkeit und von den Konzentrationsstörungen auch jüngere Menschen ab dem 40. Lebensjahr betroffen.

Dazu muss man wissen: Unser Gehirn ist nicht nur den üblichen, bekannten Alterungsprozessen und Verschleißerscheinungen ausgesetzt.

Es wird heutzutage von vielen anderen zusätzlichen Gefahren belastet: Stress, Umweltbelastungen, Gifte in der Nahrung. Das alles beeinträchtigt die Arbeit unserer Gehirnzellen.

Die Hauptursache allerdings für derartige Probleme der geistigen Regheit sind Störungen des Blutkreislaufes. Im zunehmenden Alter kommt es in den Arterien, die zum Gehirn führen, zu Verkalkungserscheinungen, in der Medizin arteriosklerotische Veränderungen genannt. Es kommt zu Durchblutungsproblemen und zu einer Unterbrechung des Stoffwechsels. Mit weniger Blut kommt auch zu wenig vom lebenswichtigen, jung erhaltenden Sauerstoff ins Gehirn. Die Folgen: eine deutliche Leistungsverminderung und eine allmähliche Zerstörung der Gehirnzellen.

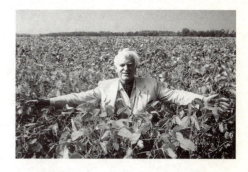

Die ersten alarmierenden Symptome für ein derartiges Geschehen im menschlichen Organismus sind: rasche geistige Ermüdung, Schlafstörungen, Verminderung der Reaktionsfähigkeit (besonders gefährlich im Straßenverkehr), Abnahme des Wortschatzes beim Sprechen, Abnahme der bereits oben erwähnten Gedächtnisleistungen.

Später erst kommen im Alter Sprachstörungen, Seh- und Gehstörungen, Schwindelgefühle, Verwirrtheit und Ohnmacht dazu. Im gesamten deutschsprachigen Raum sind es 300000 bis 400000 Menschen, die pro Jahr plötzlich an Vergesslichkeit und Konzentrationsstörungen zu leiden beginnen.

Die Wissenschaft ist inzwischen dahintergekommen, dass da auf faszinierende Weise biologische Wirkstoffe helfen können. Der letzte Stand der internationalen Forschung: Beachtliche Erfolge erzielt man seit einiger Zeit mit den Inhaltsstoffen des Ginkgo-Baumes, besser gesagt mit dem Saft des Ginkgo-Blattes. Vielleicht haben Sie schon einmal den Namen Ginkgo gehört. Wir alle sollten Näheres über diese hochinteressante Pflanze wissen.

Der Ginkgo Biloba ist der älteste Baum der Erde. Es ist unvorstellbar: Aber er existierte bereits zur Zeit der Dinosaurier. Seine Ursprünge lassen sich über 250 Millionen Jahre zurückverfolgen bis in eine Zeit, in der es weder Vögel noch Säugetiere gab.

Wie man aus Fossil-Funden weiß, sah der Ginkgo-Baum vor etwa 180 Millionen Jahren ähnlich wie der heutige Baum aus. Seit dem Tertiär ist der Ginkgo Biloba unverändert bis heute geblieben. Man kann ihn ein lebendes Fossil nennen.

Dieser Baum hat die Entstehung der Kontinente, das Werden von Berg und Tal, das Kommen und Aussterben vieler Tiere unbeschadet durch viele Zeitalter überstanden. Und er wurde in China zum Urbaum, bevor es dort Menschen gab.

Aus Aufzeichnungen im 11. Jahrhundert nach Christi Geburt weiß man, dass der Ginkgo-Baum damals auch in Japan kultiviert wurde. Dort wurde er schließlich vorwiegend in Tempelbezirken angepflanzt, weil er seines hohen Alters wegen hoch geehrt wurde.

Er wird auch vielfach als asiatischer Tempelbaum bezeichnet. Schließlich gelangte der Ginkgo-Baum im 18. Jahrhundert nach Europa.

Prof. Bankhofers
Spezial-Tipp:

Wenn Sie eine schwierige Aufgabe zu lösen haben, dann hören Sie Rockmusik. Schnelle Musik macht geistig rege und verstärkt die Leistungskraft, aber nur wenn man Rockmusik mag.

Vorerst war der Ginkgo-Baum in Europa ein sehr gefragter Zierbaum. 1795 wurde in Frankreich der erste Baum gepflanzt. Er wurde 1830 mit weiblichen Ästen veredelt.

Er breitete sich dann in ganz Europa rasch aus.

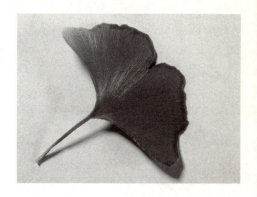

In der ersten Hälfte des 20. Jahrhunderts war er für den Menschen ein Baum mit keiner medizinischen Bedeutung. Dann zeigte sich, dass er ein ganz besonderer Baum mit speziellen Kräften war.

Das erste Mal wurde die Menschheit auf den Ginkgo Biloba aufmerksam, als am 6. August 1945 die 1. Atombombe in Hiroshima explodierte und die Möglichkeit einer globalen Zerstörung aufzeigte: mit der Zerstörung von Mensch, Tier und Pflanze.

Sämtliches pflanzliches Leben war kaputt. Mit einer einzigen Ausnahme. Und das war der Ginkgo-Baum. Obwohl diese Bäume ebenfalls im atomaren Feuersturm verbrannten, waren sie die einzigen Pflanzen, die im darauf folgenden Frühjahr wieder zu sprießen und blühen begannen.

Man weiß heute aus vielen Studien, dass das Geheimnis des Ginkgo-Baumes in der Zusammensetzung des Saftes in seinen Blättern liegt. Daher macht dem Ginkgo die radioaktive Strahlung nichts aus. Zusätzlich weiß man seit einiger Zeit aber auch, dass dieser Baum die einzige Pflanze der Welt ist, welche den zunehmenden Umweltgiften und Schadstoffen trotzen kann. Das beweisen praktische Beispiele: In Großstädten, in denen an manchen Verkehrsknotenpunkten keine Begrünung mit üblichen Bäumen und Sträuchern mehr möglich ist, weil die Abgase so intensiv sind, grünt und gedeiht der Ginkgo Biloba großartig. Man kann das in New York und in Berlin beobachten. Namhafte Mediziner und Biochemiker haben nun überlegt: Wenn die Ginkgo-Blätter derartige Widerstandskraft zeigen, dann müssen doch die Kräfte dieses Baumes auch für die Gesundheit des Menschen eingesetzt werden.

Man weiß nun, dass die Inhaltsstoffe des Ginkgo-Blattes im menschlichen Organismus überaus positive Wirkungen hervorrufen und in Gang setzen. Durchblutungsstörungen, die durch Sauerstoffmangel verursacht werden, können gebessert werden.

Die Energieversorgung der einzelnen Gehirnzellen wird wieder erhöht. Zugleich wird deren Überlebenszeit wesentlich verlängert. Blutgerinnsel können gehemmt werden. Spannkraft und Leistungsfähigkeit des Gehirns werden aktiviert. Man fühlt sich wieder geistig fit und jung. Ermüdete, von der Umwelt angegriffene Gehirnzellen werden regeneriert. Zugleich wird ein Fortschreiten arteriosklerotischer Vorgänge gebremst.

In Studien konnte nachgewiesen werden: Patienten mit erheblichen Gedächtnisstörungen, mit zunehmender Vergesslichkeit, Zerstreutheit und Aggressivität veränderten sich durch die Aufnahme der natürlichen Wirkstoffe des Ginkgo-Baumes.

Sie hatten plötzlich keine geistigen Ausfälle mehr, waren nicht mehr teilnahmslos und erbrachten wieder normale Gedächtnis-Leistungen. Viele parallele Befindlichkeitsstörungen verschwanden. Die moderne Medizin setzt daher in letzter Zeit vermehrt die Inhaltsstoffe des Ginkgo-Blattes ein. Sie werden in Form von Kapseln und in Tabletten (Apotheke) zu Therapien eingesetzt. Viele Ärzte haben die Erfahrung gemacht, dass Kuren mit den Wirkstoffen des Ginkgo-Blattes sechs bis acht Wochen durchgeführt werden sollten.

Interessante Untersuchungen über die Wirkung des Ginkgo Biloba-Baumes stammen von Dr. Hans-Peter Grau aus Köln-Deutz. Er konnte nachweisen, dass man in jüngeren Jahren damit das Gehirn vorbeugend fit halten und im vorgerückten Alter die geistige Lebensqualität erheblich verbessern kann. Es geht nicht nur eine Regeneration des Gehirns vor sich. Es wird auch vor Durchblutungsschäden geschützt.

Frischer Geist und gute Nerven

Wenn Sie gern Kräuter in der Küche einsetzen und Fleischgerichte – zum Beispiel Lamm – besonders schmackhaft zubereiten wollen,

Kopf und Nerven

sollten Sie Rosmarin verwenden. Sie sollten aber außerdem wissen, dass dieser Rosmarin auch ein Heilkraut ist, das für die Gesundheit des Menschen wertvolle Dienste leisten kann. Rosmarin ist eine hervorragende natürliche Medizin.

Entscheidend dafür sind die Inhaltsstoffe: ein ätherisches Öl, das hauptsächlich aus Monoterpen-Kohlenwasserstoffen, Borneol und Verbenol, besteht, aber auch aus Karnosinsäure und Duftstoffen. Diese Wirkstoffkombination macht Rosmarin zu einer interessanten Waffe gegen verschiedene Alltagsbeschwerden:

Wenn man eine Tasse Rosmarintee trinkt, oder wenn man sich mit Rosmarinöl Schläfen, Stirn und Kopf einreibt, kann man damit erfolgreich Kopfschmerzen bekämpfen.

Rosmarintee – 3-mal am Tag eine Tasse getrunken – lindert Blähungen, regt die Verdauung an, aktiviert die Leber, die Galle und den Gallenfluss. Die Inhaltsstoffe des Rosmarins regen die glatte Muskulatur des Verdauungstraktes an.

Junge Mädchen und Frauen, die an ihren monatlichen Tagen ganz besonders unter Schmerzen und Krämpfen leiden, sollten nicht gleich zu starken schmerzstillenden Medikamenten greifen, sondern Rosmarintee trinken und die Speisen großzügig mit Rosmarin würzen.

Prof. Bankhofers Spezial-Tipp:

Wer lange schläft und daher länger und intensiver träumt, kann am nächsten Tag besser denken und sich leichter konzentrieren.

Rosmarin stärkt den Kreislauf und gibt den Blutgefäßen durch das Flavonoid Diosmin Kraft.

Viele natürliche Einreibemittel gegen rheumatische Beschwerden enthalten Rosmarinöl.

Haarewaschen mit Rosmarintee ist ein altes, bewährtes Hausmittel gegen Schuppen. Kein Wunder also, wenn heute in vielen Kräutershampoos Rosmarin enthalten ist. Mattes Haar wird durch Rosmarin wieder glänzend.

Was wenige wissen: Rosmarin regt unser Gehirn an und stärkt die Nerven. Ältere Menschen, die vergesslich sind, und Kinder, die in der Schule sehr gefordert sind, sollten zeitweise eine Kur mit 3-mal täglich einer Tasse Rosmarintee durchführen.

Auch als Gewürz in Speisen fördert Rosmarin die Konzentrationsfähigkeit und schärft das Gedächtnis.

Wer an niedrigem Blutdruck leidet, kann mit Rosmarintee und Rosmarin als Gewürz etwas dagegen unternehmen.

Gegen Gelenk- und Gliederschmerzen im vorgerückten Alter kann man selbst ein Rosmarin-Einreibemittel zubereiten:
2 Kilo Rosmarinblätter (Apotheke) vier Tage in 2 Liter Weißwein ziehen lassen.

Allerdings muss man im Umgang mit Rosmarin vorsichtig sein: Manche Menschen können dagegen eine Allergie entwickeln.

Auch gegen Kopfschmerzen sind Kräuter gewachsen

Melisse gegen Spannungskopfschmerz

Nehmen Sie niemals ohne ärztliche Untersuchung oder ohne ärztliche Verordnung starke Schmerztabletten. Diese könnten – so paradox es klingt – Ihr Leiden verschlimmern.

Legen Sie sich, wenn die Schmerzen kommen, in einen abgedunkelten Raum, und halten Sie die Augen geschlossen. Legen Sie ein Leinentuch auf die Stirn, das Sie zuvor in lauwarmes Wasser eingetaucht und ausgewrungen haben.

Trinken Sie in langsamen Schlucken 1 Tasse lauwarmen Melissentee mit 2 Teelöffeln Melissengeist, ungesüßt.

Massieren Sie Stirn, Schläfen und Nacken mehrmals mit Melissengeist oder mit Franzbranntwein. Gießen Sie sich 1/4 Liter stilles Mineralwasser ein, und lösen Sie darin ein Säckchen Magnesium-Granulat (Apotheke) auf. In langsamen Schlucken trinken.

Kamille, Zitrone und Vitalstoffe gegen Trigeminus-Neuralgie

Die Trigeminus-Neuralgie ist eine Entzündung des dreigeteilten Gesichtsnervs und zählt zu den schmerzhaftesten Erkrankungen. Sie kann als Folge einer Gürtelrose oder einer Infektionskrankheit auftreten.

Es gibt ein paar sehr einfache Rezepte, mit denen man oft erstaunliche Erfolge erzielt: Lassen Sie einige Beutel Kamillentee in 1/4 Liter kochendem Wasser ziehen, und legen Sie die Beutel dann so heiß wie möglich auf die schmerzenden Gesichtsstellen auf.

Oder Sie schneiden eine Zitrone in zwei Hälften und reiben mit den Schnittflächen die Schmerzstellen ein.

Besorgen Sie sich Selleriesaft aus der Drogerie oder aus dem Reformhaus, und trinken Sie jeden Tag 1 Schnapsgläschen in kleinen Schlucken.

Machen Sie zusätzlich eine Vital-Kur mit einem Vitamin- und Mineralstoffpräparat. Ihr Apotheker berät Sie.

Hilft Ihnen das alles nicht, sollten Sie sich mit Akupunktur oder Neuraltherapie von einem erfahrenen Arzt behandeln lassen.

Arnika-Wickel lässt die Beule schnell verschwinden

Wenn Sie sich angeschlagen haben und eine Beule entsteht, dann legen Sie Arnika-Wickel auf. Diese beschleunigen die Heilung und lindern die Schmerzen.

Besorgen Sie sich Arnika-Tinktur aus der Apotheke, mischen Sie diese 1 zu 3 mit Wasser, tauchen Sie ein Leinentuch ein, wringen Sie dieses aus, und legen Sie es möglichst faltenfrei auf die betreffende Körperstelle.

Prof. Bankhofers Spezial-Tipp:

Naturprodukte gegen Kopfschmerzen: gekochte und gegrillte Hähnchenbrust, Erdnüsse, Mandeln und Spinat. Die Inhaltsstoffe können Kopfschmerzen bekämpfen helfen.

Wiederholen Sie diese Therapie mehrmals am Tag. Auch Arnika-Salbe hilft.

Fingerdruck und Kräuter gegen Schwindelanfälle

Versuchen Sie als Erste Hilfe, Schwindel mit Kräuterrezepten und Akupressur zu bekämpfen: Drücken Sie mit dem Zeigefinger der rechten Hand genau dort in die Haut, wo Sie am Ende der Schädeldecke im Nacken eine Vertiefung spüren.

Zusätzlich reiben Sie mit dem Finger links und rechts der Nackenwirbelsäule die Haut, schließlich auch die Wirbelsäule selbst. Reiben Sie die Stirn, die Schläfen und den Nacken mit Melissengeist (nach dem Rezept der Klosterfrau Maria Clementine Martin) ein.

Mischen Sie 1 Esslöffel Lavendelöl mit 4 Esslöffeln Honig. Nehmen Sie davon 1/2 Teelöffel ein. Bei Schwindelanfällen sollte unbedingt ein Arzt konsultiert werden.

HAUSMITTEL-SCHATZ

Hausmittel gegen Kopfschmerzen und Migräne

Viele Menschen leiden permanent an Kopfschmerz und Migräne. Sie greifen in ihrer Verzweiflung sehr oft zu starken, schmerzstillenden Medikamenten, ohne mit dem Arzt gesprochen zu haben. Die Folge: Die Schmerzen kehren allzu schnell wieder. Die Nebenwirkungen können enorm sein.

Die meisten wissen das. Sie wollen wirksame Natur-Therapien kennen lernen. Das beste Erfolgsrezept gegen Kopfschmerzen und Migräne ist das Kombiprogramm, das Zusammenspiel von mehreren Natur-Rezepten:

Natur-Therapie Nr. 1 – die Wärmetherapie

Legen Sie eine mit heißem Wasser gefüllte Wärmflasche auf den Kopf. Lassen Sie die heiße Luft Ihres Haarföhns auf die Schmerzstellen auftreffen. Tragen Sie eine warme Wollmütze.

Wirkung: Die Gefäße weiten sich, der Schmerz lässt nach.

Natur-Therapie Nr. 2 – die Massage-Therapie

Massieren Sie mit den Fingerspitzen fest Nacken, Schläfen, Stirn und Schädeldecke. Bei manchen wirkt eine Naturborstenbürste oder ein Luffahandschuh (Drogerie) besser.

Wirkung: Der Lymphstrom wird wieder aktiviert.

Natur-Therapie Nr. 3 – die Einreibe-Therapie

Massieren Sie mit bloßen Fingern an den schmerzenden Stellen Majoranöl, Pfefferminzöl, Melissengeist, Franzbranntwein-Gel oder asiatischen Tigerbalm in die Haut.

Wirkung: Die Inhaltsstoffe fördern die Durchblutung.

Natur-Therapie Nr. 4 – die Kräuter-Therapie

Trinken Sie in kleinen, langsamen Schlucken Melissentee, Basilikumtee, Ingwertee, Majorantee, Baldriantee oder Lavendeltee. Jeweils 1 Teelöffel mit 1 Tasse kochendem Wasser überbrühen, 8 Minuten ziehen lassen, durchseihen.

Oder: 5 Tropfen Lavendelöl auf 1 Stück Zucker im Mund zergehen lassen.

Wirkung: Kräutersubstanzen beruhigen von innen.

Natur-Therapie Nr. 5 – die Mineralstoff-Therapie

Versorgen Sie sich mit Magnesium: Kautabletten oder Granulat, in Wasser aufgelöst.

Wirkung: Entspannt.

Prof. Bankhofers
Spezial-Tipp:

Sie sollten immer Gewürznelken-Öl in der Naturapotheke haben. Ein paar Tropfen Nelkenöl in etwas Wasser geben, gut umrühren und in kleinen Schlucken trinken oder gurgeln. Dies hilft bei Zahn- und Kopfschmerzen.

Das Geheimnis der Natur-Therapien:

Durch die Entspannung, Entkrampfung und Beruhigung werden die Versorgung der Zellen mit Sauerstoff und Vitalstoffen und die Entsorgung von Giften und Schlackenstoffen in Blut- und Lymphbahnen aktiviert.

Grundsätzliche Tipps:

Bei länger anhaltenden Kopfschmerz- und Migräneproblemen unbedingt zum Arzt! Am besten alles mit dem Arzt besprechen. Rauchen einstellen. Alkohol reduzieren, ebenso Bohnenkaffee. Täglich 2 Liter Mineralwasser trinken.

Saftkur besiegt Migräne

Eine Saftkur gegen Migräne kann sehr erfolgreich sein, weil das viele Trinken und die Zufuhr von Vitaminen, Mineralstoffen und Spurenelementen die Ausscheidung von belastenden Stoffwechselschlacken fördern.

Wenn die Migräne wieder besonders quält, trinken Sie morgens, mittags und abends je 1/4 Liter Gemüsesaft und essen Sie nichts. Bei Hunger sind eine Portion Müsli oder ein Teller Haferschleimsuppe erlaubt. Und hier das Rezept des Saftes: 300 g Rote-Bete-Saft, 100 g Karottensaft, 100 g Selleriesaft, 30 g Rettichsaft und 2 Esslöffel Kartoffelsaft werden gemischt.

Gymnastikübungen bei Morgen-Migräne

Wenn Sie am Morgen mit arger Migräne aufwachen, probieren Sie doch ein besonderes Gymnastik-Programm gegen Morgen-Migräne. Nach dem Erwachen bleiben Sie im Bett liegen, und zwar auf dem Rücken. Strecken Sie die Beine kerzengerade in die Höhe, stützen Sie die Hände in die Hüften. Und jetzt absolvieren Sie einige Minuten lang intensive Radfahrbewegungen in der Luft.

Sie haben das sicher in Ihrer Schulzeit im Turnunterricht gemacht. Auf diese Weise kann man sich die Morgen-Migräne einfach wegstrampeln.

Danach massieren Sie den Nacken mit den Fingerspitzen. Legen Sie sich ein Leinentuch auf die Stirn und in den Nacken, das Sie zuvor in heißes Wasser getaucht und ausgewrungen haben.

Kopf und Nerven

Der bekannte deutsche Neurologe Prof. Dr. Hans Christoph Diener von der Universität Essen hat eine interessante Beobachtung gemacht. Speziell bei Frauen werden die Migräne-Anfälle seltener und vergehen mitunter vollkommen, wenn die Betroffenen regelmäßig Schwimmsport betreiben. Auch Radfahren kann helfen.

> **Prof. Bankhofers Spezial-Tipp:**
>
> *Bei Kopfschmerzen im Winter: 1/2 Liter Wasser mit 5 Esslöffel Apfelessig mischen. Ein Tuch damit tränken und 15 Minuten lang auf die Augen legen.*

Magnesium vertreibt Migräne am Morgen

Untersuchungen der Deutschen Gesellschaft für risikofreie Therapie in Oldenburg haben ergeben, dass 82 Prozent aller Migräne-Anfälle in den Morgenstunden durch einen relativ hohen Mangel am Mineralstoff Magnesium zustande kommen.

Für eine rasche Hilfe nützt keine magnesiumhaltige Nahrung (Nüsse, Vollkorn, Soja), sondern ein Magnesium-Drink:

Lösen Sie ein Briefchen Magnesium-Granulat in 1/8 Liter Mineralwasser auf, und trinken Sie in kleinen Schlucken. Oder lassen Sie eine Magnesium-Kautablette im Mund zergehen.

Achten Sie darauf, dass Sie hoch dosiertes Magnesium aus der Apotheke einnehmen. Das ist bei Migräne besonders wichtig.

Nahrung, die Migräne erzeugen kann

Der Ernährungsforscher Dr. G. Askar hat herausgefunden, dass der Eiweißbaustein Tyrosin im Körper ein Abbauprodukt – das Tyramin – hinterlässt, welches bei sehr sensiblen Menschen Migräne auslösen kann. Reichlich Tyramin entsteht beim Konsum von Käsesorten wie Emmentaler, Camembert und Roquefort, von Avocados, Himbeeren, Bier, Chiantiwein, verdorbenen Fischen und fetten Wurstsorten.

Weitere Verursacher von Migräne können sein: Südfrüchte, Schokolade, Medikamente, vor allem Herz-Arzneien, flackerndes Licht, Lärm, Kälte, von Zigarettenrauch verqualmte Räume, Hunger, Stress, Wetteränderungen. Sinnvoll ist es, sofort auf die Verursacher zu verzichten, vor allem auf Käse und Rotwein.

Soja, Knoblauch, Massagen: gegen Kälteempfindlichkeit

Kälteempfindliche Menschen setzen eine schaumstoffgefütterte Mütze oder eine Pelzmütze auf. Außerdem müssen Sie die Durchblutung Ihrer Kopfhaut fördern. Massieren Sie mehrmals täglich den Kopf mit beiden Händen. Massieren Sie auch besonders fest die Kopfhaut beim Haarewaschen. Essen Sie einige Zeit reichlich Knoblauch und zusätzlich Sojagerichte.

Das Lecithin der Sojabohne unterstützt die durchblutungsfördernde Wirkung des Knoblauchöls Allicin.

Sie können aber auch regelmäßig Knoblauchpräparate aus der Apotheke und Drogerie sowie Natur-Lecithin aus der Apotheke einnehmen.

Schläfenschmerzen durch die Brille

Der Arzt Dr. Horst Hiusmans in Nordenham hat herausgefunden, dass vor allem ältere Patienten ihre Schläfenkopfschmerzen von schlecht sitzenden oder falsch angepassten Brillenbügeln bekommen. Wenden Sie sich bei Schläfen-Kopfschmerz an Ihren Arzt, und tragen Sie vorübergehend eine andere Brille, um diese Möglichkeit zu testen.

Rohe Kartoffel gegen Hitze-Krämpfe

Viele ältere Menschen leiden unter Krampf-Kopfschmerzen, wenn die Temperaturen steigen. Versuchen Sie ein uraltes Hausmittel: Schneiden Sie eine rohe Kartoffel in Scheiben, und legen Sie sich diese auf die Stirn. Wenn die kühlende Wirkung nachlässt, dann legen Sie neue Kartoffelscheiben auf. Der Saft der Kartoffel hat eine krampflösende Wirkung.

Propolis und Melisse gegen gespannte Kopfhaut

Reiben Sie die gespannte Kopfhaut regelmäßig mit Propolis-Massage-Salbe aus dem Bienenstock (Apotheke) ein. Sie können auch einfaches Weizenkeimöl (Reformladen) verwenden. Bereiten Sie sich, wenn die Kopfhaut-Spannung wieder eintritt, eine Tasse Melissentee, und geben Sie 2 Teelöffel Melissengeist und 2 Teelöffel Honig dazu.

Rechenübungen stärken das Denken

Wenn man merkt, dass die Gehirnleistung nachlässt, gibt es wirkungsvolle Hausmittel: Essen Sie regelmäßig saftige Birnen, und knabbern Sie Nüsse. Die Inhaltsstoffe dieser Naturprodukte sind Gehirnnahrung.

Und: Lösen Sie so oft wie möglich Rechenaufgaben. Untersuchungen des deutschen Neurologen Dr. Paul Pauli haben ergeben, dass regelmäßiges Rechentraining das Gehirn aktiviert. Am besten eignen sich dafür Multiplikations-Aufgaben. Wenden Sie außerdem das Zehenreiben der japanischen Zen-Mönche an: Nach dem Aufwachen reiben Sie mit den Fingern jede Zehe einzeln und ziehen daran. Dann reiben Sie mit dem Innenrand der großen Zehe eines Fußes die große Zehe und die Fußsohle des anderen Fußes.

Zu wenig Salz macht vergesslich

Eine Studie an der Bonner Universitäts-Klinik hat ergeben, dass Senioren, die aus Angst vor Bluthochdruck kein Salz verwenden, vergesslich werden und unter Konzentrationsstörungen leiden. Die Hirnleistung sinkt ab. Die Vergesslichkeit verschwindet, wenn wieder etwas salzreicher gegessen wird.

Was hilft bei Schwindelanfällen?

Schwindelanfälle können viele Ursachen haben, zum Beispiel Bluthochdruck. Eine ärztliche Untersuchung ist dringend zu empfehlen. Ein Vorschlag für den Morgen: Wassertreten nach Kneipp. Lassen Sie in die Bade- oder Duschwanne etwa 30 Zentimeter tief kaltes Wasser ein, steigen Sie etwa 20–30 Sekunden im Storchenschritt darin umher. Versuchen Sie

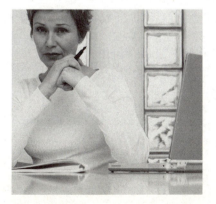

es mit chinesischer Akupressur. Drücken und reiben Sie mehrmals am Tag mit den Fingern die Mitte Ihrer Fußsohlen.

Migräne: Kneipp hilft

Gießen Sie kaltes Wasser in einen Eimer. Dann setzen Sie sich hin und tauchen zuerst den rechten, dann den linken Fuß ein. Nachdem beide Füße 40 Sekunden im Wasser waren, heraus damit und gut abtrocknen.

Ein kaltes Fußbad hilft auch gegen geschwollene Beine, Nasenbluten, Venenprobleme und Darmträgheit.

Streng verboten ist ein kaltes Fußbad bei Blasenleiden und Unterleibsproblemen.

Probleme mit den Ohren

Ohrpfropfen – was hilft?

Am einfachsten ist es zweifelsohne, zum Arzt zu gehen. Er leitet warmes Wasser ins Ohr und spült den Ohr-Schmalz-Pfropfen damit heraus.

Sie können zu Hause eine Gummiwärmflasche mit heißem Wasser füllen. Dann breiten Sie ein Leinentuch darüber und legen sich mit dem verstopften Ohr darauf. Während der Nacht lässt die Wärme den Ohrpfropfen schmelzen, und er fließt aus.

Bei quälenden Ohrgeräuschen zum Zahnarzt gehen

Wenn die traditionellen Hausmittel gegen Ohrgeräusche nicht helfen, ist ein Besuch beim Zahnarzt angebracht.

In den letzten Jahren hat sich erwiesen, dass eine schlechte Zahnstellung oder eine schlecht sitzende Zahnprothese die Ursachen für Ohrgeräusche sein können. Eine Reihe von Ärzten bestätigen auch, dass die Einnahme von Magnesium-Präparaten aus der Apotheke Ohrgeräusche mildern kann. Außerdem sollte man sich einem HNO-Facharzt anvertrauen.

Lärm kann auch das Gleichgewicht stören

An der Universität von Süd-Kalifornien in Los Angeles hat eine Studie ergeben, dass übermäßiger Lärm am Arbeitsplatz mit der Zeit nicht nur das Hörvermögen, sondern auch die Gleichgewichtsfunk-

Kopf und Nerven

tion im menschlichen Organismus stört. Entsprechende Lärmschutzmaßnahmen sind unbedingt erforderlich!

Weizenkeimöl und Schafgarbe gegen Juckreiz im Ohr

Massieren Sie bei Juckreiz die Haut rund um das betreffende Ohr mit Weizenkeimöl aus dem Reformladen. Reiben Sie auch Ohrläppchen und Ohrränder damit ein. Trinken Sie 10 Tage lang 1/4 Liter Mineralwasser mit 1 Kalzium-Brausetablette (Apotheke).

Brauen Sie sich Schafgarbentee. 2 Teelöffel mit 1/2 Tasse kochendem Wasser überbrühen, 10 Minuten ziehen lassen, einen Wattebausch in den Tee tauchen und auf das Ohr legen.

täglich 2 bis 3 Liter Mineralwasser oder ungesüßten Kräutertee. Sorgen Sie für genügend Luftfeuchtigkeit in Ihren Wohnräumen, etwa 50 %.

Kauen Sie rohe Karotten, rohe Selleriewurzeln, Anis-Körner oder Gewürznelken. Auch zuckerfreier Kaugummi ist gut. Alles gute Mittel, um die Speichelbildung anzuregen. Meiden Sie Zucker und Süßigkeiten. Nehmen Sie einige Zeit täglich das Spurenelement Zink in Form einer Zink-D-Tablette (Apotheke). Nehmen Sie zwischendurch immer einen Schluck Buttermilch, und lassen Sie ihn längere Zeit im Mund, ehe Sie die Milch schlucken.

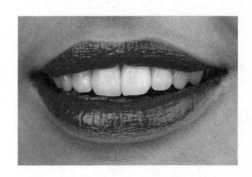

Strahlendes Lächeln

Was hilft gegen trockenen Mund?

Wenn der Mund sehr trocken ist, muss man unbedingt zum Arzt gehen. Sie könnten an einer Speicheldrüsenstörung leiden. Auch Medikamente, die Sie einnehmen müssen, könnten schuld sein. Trinken Sie

Massagen und Magnesium gegen Kiefer-Sperre

Eine Kiefer-Sperre kann sehr schmerzhaft sein, es ist ein regelrechter Krampf. Greifen Sie mit beiden Händen ganz fest an die Kinnlade, und massieren Sie hier vom Ohr zum Kinn nach vorn und dann wieder zurück.

Trinken Sie außerdem in kleinen, langsamen Schlucken 1/2 Liter kaltes frisches Wasser. Und lassen Sie eine Magnesium-Kautablette (Apotheke) langsam im Mund zergehen. Das löst rasch den Krampf.

Milch schützt vor scharfen Gewürzen

Die beste Soforthilfe gegen das Brennen im Mund, wenn das Essen zu scharf gewürzt war, schafft ein Glas Milch. Das Kasein in der Milch bindet die scharfen Substanzen, die sich an der Zunge und an den Mundschleimhäuten befinden.

Was hilft bei Entzündungen im Mund?

Putzen Sie nach jeder Mahlzeit Ihre Zähne, und zwar mit einer weichen Naturborstenbürste. Danach sollten Sie jedes Mal gurgeln: Geben Sie 15 Tropfen Propolis-Tinktur aus dem Bienenstock (Apotheke) in etwas lauwarmes Wasser.

Bei starker Entzündung der Mundschleimhaut sollten Sie jede Stunde damit gurgeln. Meiden Sie scharf gewürzte Speisen. Lassen Sie Ihre Zahnprothese überprüfen, ob sie gut sitzt. Wenn Sie rauchen: Sofort damit aufhören. Wenn sich zur Entzündung in der Mundschleimhaut Geschwüre bilden: Sofort zum Arzt!

Schweineschmalz und Salbeitee lindern Raucher-Brennen

Wenn der Mund brennt, das Rauchen sofort einstellen. Reiben Sie einige Zeit täglich die Zunge mit Schweineschmalz ein. Zusätzlich brauen Sie sich 3-mal täglich 1 Tasse starken Salbeitee, und lassen Sie jeweils einen Schluck mehrere Minuten auf die Zunge einwirken.

So wird der Tee zubereitet: 2 Teelöffel getrocknete Salbeiblätter werden mit 1/4 Liter kochendem Wasser übergossen, 15 Minuten ziehen lassen. Wenn Sie den Tee nicht vertragen, können Sie ihn danach wieder ausspucken.

Was hilft gegen Mundgeruch?

Mitunter genügt das intensive Kauen eines Apfels. Oder verrühren Sie 1 Teelöffel Apfelessig (Reformladen) in 1/8 Liter Wasser, trinken Sie davon, und gurgeln Sie damit.

Trinken Sie öfter mal tagsüber 1 Tasse Heidelbeertee. Essen Sie abends ein kleines Stück Vollkornbrot mit 10 Tropfen Wacholderöl aus der Apotheke. Kauen Sie eine Kaffeebohne, etwas Thymian oder Majoran. Trinken Sie ein Glas Milch. Bei manchen hilft warme, bei anderen wieder kalte Milch. Auch ein paar Schlucke Rotwein können den Mundgeruch bannen. Gurgeln Sie mit Salbei- oder Pfefferminztee. Lösen Sie eine Zink-D-Tablette (Apotheke) in Wasser auf, und gurgeln Sie damit. Zink regt im Mund die selbstreinigenden Prozesse an. Das hat eine Studie an der Universität von British Columbia ergeben.

Besorgen Sie sich aus der Apotheke oder Drogerie getrocknete und zerkleinerte Kalmuswurzeln. Nehmen Sie mehrmals am Tag 1 bis 2 Stück in den Mund, kauen Sie langsam und gründlich. Was übrig bleibt, wird wieder ausgespuckt. Nehmen Sie eine Chlorophyll-Tablette aus der Apotheke ein. Oder bereiten Sie sich folgende Hausmedizin: 1 Esslöffel goldgelben Leinsamen mit 1/4 Liter Milch aufkochen. Zum Frühstück essen. Wenn der Mundgeruch über einen längeren Zeitraum permanent anhält, sollten Sie Ihren Magen untersuchen lassen.

Schlechte Verdauung kann nämlich die Ursache des Problems sein.

Was hilft bei aufgesprungenen Lippen?

Niemals die Lippen mit der Zunge befeuchten! Dadurch werden sie noch rissiger. Wechseln Sie die Zahnpasta. Mitunter lösen bestimmte Geschmacksstoffe Reizungen der Lippen aus. Trinken Sie tagsüber reichlich Früchtetee, und benetzen Sie dabei immer die Lippen. Pflegen Sie die Lippen regelmäßig mit speziellen Lippen-Pflegestiften (Apotheke), in der Sonne mit Lippen-Sun-Blockern. Massieren Sie Propolis-Creme in die Lippen ein.

Da die spröden, aufgesprungenen Lippen oft die Folge von einem Mangel an dem Spurenelement Eisen und an Vitaminen der Gruppe B sind, sollten Sie sich einige Zeit speziell mit Naturprodukten ernähren, die davon reichlich enthalten: Petersilie, Schnittlauch, Sesamsamenkörner, Spinat, Brokkoli, Kartoffeln, Hefeflocken, Bananen, Milchprodukte, Avocados, Champignons. Verwöhnen Sie Ihre Lippen regelmäßig mit einer Kamillensalbe. Der Kamillen-Wirkstoff Bisabolol leistet hier heilende und regenerierende Dienste. Besorgen Sie sich Weizenkeimöl aus dem Reformladen, und reiben Sie sich mehrmals am Tag die Lippen damit ein. Das Vitamin E, das darin enthalten ist, belebt die Lippen neu. Sie können aber auch eine hoch dosierte Vitamin-E-Salbe aus der Apotheke verwenden.

Prof. Bankhofers Spezial-Tipp:

Leiden Sie immer wieder an einem trockenen Mund? Ein Mangel an Speichel kann der Vorbote für depressive Verstimmungen sein. Johanniskrautpräparate helfen.

Nuss-Müsli gegen Zähneknirschen

Bereiten Sie sich jeden Tag eine Mischung aus Weizenkeimen, Hefeflocken, goldgelbem Leinsamen, Weizenkleie und gemahlenen Walnüssen zu gleichen Teilen zu. Nehmen Sie davon einige Zeit 3-mal täglich 1 Teelöffel voll, und trinken Sie 1/4 Liter schwarzen Johannisbeersaft (alles aus dem Reformhaus) nach. Das Rezept stammt vom Kräuterpfarrer Weidinger.

Zähneputzen nach Obst kann Karies verursachen

Jüngste zahnärztliche Forschungen in den USA haben ergeben: Nach dem Genuss von Obst und Obstsäften sollte man mit dem Zähneputzen eine Stunde warten. Geben Sie dem Speichel die Chance, dass er den durch die Fruchtsäure leicht angegriffenen Zahnschmelz reparieren kann. Wer zu früh und zu fest die Zähne putzt, kann dabei dem Zahnschmelz mehr schaden als nützen.

Himbeer- und Brombeersirup gegen hässliche Zahnsteinbildung

Bei vielen Menschen helfen gegen Zahnstein Himbeer- und Brombeersirup. Besorgen Sie sich aus dem Reformladen eine der beiden Siruparten, geben Sie ein wenig Obstessig dazu, und lassen Sie mehrmals am Tag einen kräftigen Schluck davon im Mund. Danach sollten Sie jeweils die Zähne putzen und mit Käsepappeltee nachspülen. Der Zahnstein löst sich dann meist ganz rasch.

Gesündere Zähne durch Zunge-Putzen

Wissenschaftler haben erst in einer jüngsten Studie herausgefunden: Zähneputzen allein genügt im Grunde genommen nicht.

Wir sollten beim täglichen Zähneputzen auch die Zungenoberfläche zart sauber bürsten. Auf der Zungenoberfläche befinden sich bei vielen Menschen Heerscharen von Krankheitserregern, die für Zahnverfall und Mundgeruch verantwortlich sind. Durch das Zunge-Putzen kann man die Zahl der Streptokokken beispielsweise bis zu 90 % verringern.

Honig hilft bei einer Zahnfleischentzündung

Geben Sie jeden Morgen etwas Honig auf den sauberen Zeigefinger, und massieren Sie damit das Zahnfleisch. Sie können auch etwas Honig auf die Zahnbürste geben und dann damit massieren.

Milchzucker stärkt das Zahnfleisch und stoppt Zahnfleischschwund

Es gibt ein hervorragendes Naturprodukt, welches das Zahnfleisch stärkt und festigt und den Zahnfleischschwund stoppen oder zumindest hinauszögern kann. Es handelt sich um Milchzucker in Arzneibuch-Qualität, der aus hochwertiger Molke gewonnen wird. Sie können ihn in Drogeriemärkten und Drogerien kaufen und lassen viele Monate täglich 1 Esslöffel im Mund zergehen. Und massieren Sie Ihr Zahnfleisch täglich morgens 5 Minuten mit einer Gesundheitszahnbürste.

Bakterien verursachen Zahnfleischentzündung

95 % aller Österreicher und Deutschen leiden an Zahnfleischentzündung, die im schweren Stadium Parodontitis, im leichten Stadium Gingivitis genannt wird. In beiden Fällen sind Bakterien dafür verantwortlich, die sich in der Plaqueschicht auf den Zähnen ansammeln. Manche davon sondern giftige Stoffe – so genannte Toxine – ab. Und diese verursachen die Entzündung des Zahnfleisches.

Der beste Schutz dagegen: regelmäßig Zähne putzen, alle 6 Monate zum Zahnarzt, und morgens sowie nach jeder Mahlzeit mit Propolis-Tinktur oder mit einer 0,2 %igen Chlorhexidin-Lösung (Apotheke) spülen. Es macht auch Sinn, nach einer Mahlzeit Salbeitee zu trinken.

Sanddorn und Heidelbeere gegen Zahnfleischbluten

Trinken Sie reichlich Sanddornsaft, und essen Sie zum Frühstück Sanddorn-Konfitüre auf Brot. Trinken Sie 3 Wochen lang 3-mal täglich 1/8 Liter naturreinen und ungesüßten Heidelbeersaft (Reformladen). Zusätzlich reiben Sie mehrmals am Tag das Zahnfleisch mit Propolis-Tinktur ein, und verwenden Sie zur Zahnreinigung ausschließlich Propolis-Zahncreme (Apotheke).

Spülen Sie alle 30 Minuten mit Eichenrindentee oder mit Eibischwurzeltee.

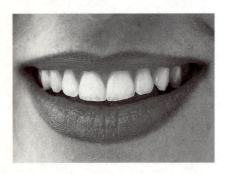

Massieren Sie das Zahnfleisch mehrmals am Tag mit bloßen Fingern, und tragen Sie dabei Arnika-Tinktur (Apotheke) auf. Kauen Sie öfter getrocknete Eukalyptus-Blätter (Apotheke, Drogerie), und spucken Sie sie danach wieder aus.

Besorgen Sie sich aus der Apotheke Vitamin-E-Kapseln, stechen Sie mehrmals am Tag 1 Kapsel auf, und massieren Sie die pure Vitamin-E-Flüssigkeit mit dem Zeigefinger in das Zahnfleisch ein. Lassen Sie sich vom Zahnarzt die Zahnfleischtaschen reinigen. Das ist zwar unangenehm, aber bannt die Gefahr sicher.

Noch ein uraltes Hausmittel kann ich empfehlen:

Es handelt sich um eine Öl-Therapie. Sie nehmen morgens 1 Eßlöffel kaltgepresstes Sonnenblumenöl in den Mund, lassen ihn geschlossen und ziehen das Öl saugend durch die Zähne. 15 Minuten lang. Dann ausspucken. Das Öl muss weiß und dünnflüssig sein. Jetzt müssen Sie die Mundhöhle mehrmals mit Wasser spülen, die Zähne mit einer Zahnbürste reinigen. Diese Kur stellt eine großartige Reinigung und Stärkung des Zahnfleisches dar und festigt zudem die Zähne.

Sie sollten nach jeder Mahlzeit zur Festigung des Zahnfleisches Früchte- und Beerentees trinken und mehrmals am Tag mit Salbei- und Eichenrindentee spülen. Damit hat man an der Wiener Universitäts-Zahnklinik unterstützend beste Erfahrungen gemacht.

▲ AKUPRESSUR

Der Kopfdruck am Morgen

So mancher von uns wird durch das laute Klingeln des Weckers aus dem Schlaf gerissen. Missmutig tappt man im Dunkeln nach dem Störenfried und bringt ihn unsanft zum Schweigen. Der Kopf schmerzt fürchterlich.

Ehrlich gestanden: Geht es uns nicht sehr oft so? Entweder weil wir den Abend zuvor gebummelt haben oder weil wir wetterfühlig sind oder weil wir gerade sehr unter Stress leiden. Wer kennt nicht das Gefühl am Morgen, dass der Kopf fast zerspringt?

So können Sie sich mit Akupressur helfen:

Trommeln Sie kräftig mit flach ausgestreckten Fingern auf die Schädeldecke. Niemals dürfen Sie dabei eine Faust machen. Dann den Kopf von einer zur anderen Seite drehen. Öffnen Sie den Mund, und drücken Sie entlang des Lenkergefäßes auf die Druckpunkte von der Stirn bis zum Hinterkopf. Dann ergreifen Sie ein Büschel Haare dicht an der Kopfhaut und beginnen es vorsichtig hin und her zu ziehen.

Durch die Lockerung der Kopfhaut werden sämtliche Meridiane am Kopf und im Gesicht angeregt. Wenn Sie richtig vorgehen, spüren Sie am ganzen Körper leichtes, angenehmes Prickeln. An der höchsten Stelle des Kopfes liegt der Punkt Baihui, der Punkt der »100 Vereinigungen«, von hier aus wird der Energiefluss verbessert – massieren Sie diesen Punkt.

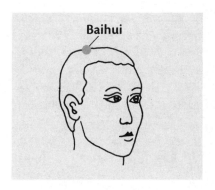

Nun fahren Sie mit den Spitzen der beiden Mittelfinger in den offenen Mund und massieren das Zahnfleisch.

Dann greifen Sie nach beiden Ohrläppchen und vibrieren mit Daumen und Zeigefinger daran. Ziehen Sie dabei am Ohr. Anschließend biegen Sie es nach vorn und klopfen leicht auf den Knorpel.

Kopfschmerzen lindern

Kopfschmerzen vermitteln manchen Menschen die Hölle auf Erden. Selbst der Lebenswille kann durch hartnäckige Kopfschmerzen erlahmen. Schmerzmittel betäuben das Leiden nur vorübergehend und sind keine Lösung, weil sie den Magen und die Leber belasten. Die Akupressur bietet hervorragende Hilfe! Zur Behandlung massieren wir Punkte am Kopf und Fernpunkte.

Kopfschmerzen sind häufig keine eigene Krankheit, sondern ein Symptom, das in Begleitung verschiedenster Leiden auftreten kann. Ständig wiederkehrende Kopfschmerzen müssen unbedingt ärztlich abgeklärt werden.

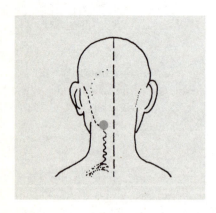

Der Spannungs-Kopfschmerz

Suchen Sie mit den beiden Zeigefingern über den Augen den schmerzempfindlichen Punkt, und drücken Sie darauf. Anschließend pressen Sie die Kuppen von Daumen und Zeigefinger der rechten Hand auf den Nasenrücken und zwar in der Mitte. Hilft das noch nicht, setzen Sie den Daumen oder den Zeigefinger in die Vertiefung hinter dem Ohrläppchen. Der Druck muss beidseitig und symmetrisch erfolgen.

Hilfe bringt die Massage eines Punktes namens »Himmelssäule«. Er liegt ca. 1 Finger breit neben der Kopfmitte am Haaransatz (Hinterkopf).

Sind die Kopfschmerzen besonders hartnäckig, wenden Sie sich weiteren Akupressur-Punkten an anderen Körperstellen zu, die das Wohlbefinden des Kopfes beeinflussen.

Je weiter entfernt der Punkt von der schmerzenden Stelle liegt, desto stärker wirkt die Behandlung.

Die Massage der Fernpunkte bringt oft Erleichterung: zwischen 2. und 3. Zehe, zwischen dem äußeren Knöchel und der Achillessehne, Di 4 an der Hand, daumenbreit oberhalb der Zehenfalte und außen am Knie.

Kopf und Nerven

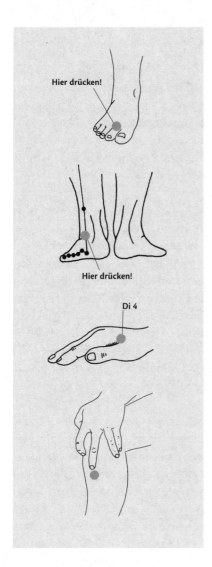

Drücken Sie den Zeigefinger zwischen Ohrmuschel und äußerem Augenbrauenende gegen den Knochen.

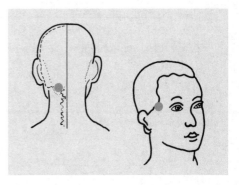

Wenn die Schmerzen am Hinterkopf und in der Mitte der Schädeldecke sitzen, dann drücken Sie den Punkt zwischen den beiden Muskelansätzen am Hinterkopf, wenn die Schmerzen beim Erwachen am Morgen da sind, am besten noch im Liegen. Beidseitig massieren.

Bei häufigen Kopfschmerzen empfiehlt es sich, ein Schmerzprotokoll zu führen.

Migräne

Die Migräne hat verschiedene Ursachen. Mediziner aus China sind der Ansicht, dass Migräne durch Leberstörungen, Angst und seelische Anspannung ausgelöst werden kann.

Schmerzen seitlich an Kopf und Stirn:

Drücken Sie die Zeigefinger in die Mulde hinter dem Ohrläppchen.

Drücken Sie die Zeigefinger sanft in die Vertiefung an der Schläfe. Legen Sie die Zeigefinger an beide äußere Augenwinkel, danach versuchen Sie es oberhalb der Kiefergelenke, und pressen Sie anschließend die Vertiefung an den Enden beider Augenbrauen. Schließlich ist der innere Augenwinkel an der Reihe.

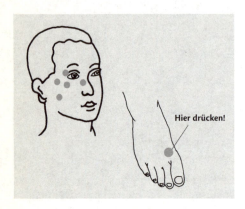

Erfolg bringt auch die feste Massage beider Ellenbogen und des Punktes Le 3. Dieser Punkt liegt zwischen den ersten beiden Mittelfußknochen – ungefähr 2 Daumen breit oberhalb der Zehenfalte.

»Schöne« Augenblicke

Fast jeder Mensch kennt diesen peinigenden Druck in den Augen. Augenschmerzen können auf den ganzen Kopf ausstrahlen. Besonders schlecht ist es, wenn der Patient in seiner Verzweiflung die Augen fest reibt. Das steigert die Schmerzen noch oft. Bei häufigen oder dauernden Schmerzen in den Augen sollte ein Arztbesuch erfolgen, damit schwere Erkrankungen ausgeschlossen werden können.

Da die Augen unser wertvollstes Sinnesorgan sind, wollen wir uns mit ihnen besonders befassen. Ihre Lage macht sie Verletzungen und Erkrankungen besonders leicht zugänglich. Die Natur hat uns, wie es bei allen wichtigen und exponierten Organen der Fall ist, mit einem Paar ausgestattet. Wie sind nun die Augen aufgebaut und beschaffen?

Sie messen in der Längsachse 24 Millimeter und liegen in den knöchernen Augenhöhlen, auf Polstern aus Fett und Zellgewebe. Die vorderen Augenabschnitte werden durch Augenlider und Augenbrauen geschützt. Tränendrüsen sondern Tränenflüssigkeit zur Befeuchtung und zur Ausschwemmung störender Stoffe ab. Die Augen werden von je sechs Augenmuskeln bewegt, deren Steuerung drei verschiedene Gehirnnerven besorgen. Einer dieser Nerven bewirkt das Öffnen der Augenlider, ein anderer deren Schließen.

Die Augäpfel bestehen aus den Glaskörpern (ausgefüllt mit einer gallertartigen Masse) und den um sie gelegenen Hüllen.

Die oberste Schicht an der Vorderseite ist die Bindehaut, die auch die Hinterfläche der Augenlider bedeckt. Die nächste Schicht besteht aus der durchsichtigen Hornhaut und der Lederhaut (dem »Weißen des Auges«). Anschließend folgt die verschieden stark pigmentierte Regenbogenhaut (Iris), die in der Mitte die Pupille freilässt. Dahinter liegt die Linse. Das Augeninnere wird an den Rück- und Seitenwänden von der lichtempfindlichen Netzhaut ausgekleidet. Die von den Nervenzellen der Netzhaut kommenden Nervenfasern vereinigen sich zum Sehnerv.

An der Basis des Gehirns kreuzen sich die Sehnerven beider Augen und verlaufen als Sehnervenstrang zum ersten Sehzentrum im Zwischenhirn. Von dort geht die Sehbahn weiter zur »Sehrinde« an der Innenseite des Hinterhauptlappens der Großhirnrinde. An dieser Stelle wird der Lichtreiz zur bewussten Wahrnehmung.

Im Gesicht gibt es drei wichtige Akupressur-Punkte, mit denen Schmerz und Druck in den Augen beseitigt werden können, ungeachtet, ob es sich dabei um die Folgen einer durchzechten Nacht oder langer geistiger Arbeit handelt oder ob man unter starkem Wettereinfluss steht.

Diese drei Punkte liegen in einem Grübchen am Beginn der Augenbrauen, an der Schläfe (dieser Punkt ist bei Kopfschmerzen oft druckempfindlich) und im Grübchen unterhalb der knöchernen Augenhöhle. Jeder dieser Punkte wird 4-mal leicht gedrückt.

Legen Sie die ausgestreckten Zeigefinger auf die Augenbrauen, und massieren Sie dann leicht mit horizontalen Bewegungen. Die Finger bleiben dabei auf der Haut liegen. Die Haut wird also nicht gestrichen, sondern gegen den Knochen gedrückt. Hier muss zart massiert werden. Bei manchen Menschen wird sich schon nach dieser Behandlung ein Erfolg einstellen.

Fassen Sie mit Daumen und Zeigefinger die Haut an der Nasenwurzel. Schieben Sie die Haut sanft nach unten und etwas fester wieder nach oben. Dort, wo die Finger den Augenbrauen am nächsten sind, üben Sie etwas mehr Druck aus.

Und hier die nächste Akupressur-Methode: Lockern Sie die beiden Zeigefinger, und trommeln Sie damit gegen die Nasenflügel. Wenn Sie sich anschließend schnäuzen müssen, ist das ein gutes Zeichen.

In jedem Fall ist es ratsam, die Massage bei beiden Augen gleichzeitig durchzuführen.

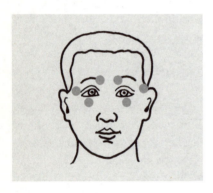

Spiegel der Seele

Ein chinesisches Sprichwort sagt: »Die Augen sind der Spiegel der menschlichen Seele!« Kein Wunder, wenn vor allem die Frauen bei ihrer Schönheitspflege den Wunsch haben, die Augen so vorteilhaft wie nur möglich zur Geltung zu bringen. Dafür ist es notwendig, die Augen selbst und die Partien rundum jung zu erhalten.

Drücken Sie den Zeigefinger dort an die Stirn, wo der Haaransatz beginnt und eine senkrechte Linie zum Augenbrauenende gezogen werden kann. Dann lassen Sie den Mittelfinger direkt am Augenbrauenende vibrieren.

Schließlich setzen Sie den Zeigefinger an beiden Augenwinkeln an und lassen den Druck einwirken.

Glanzlose Augen

Sie werden es schon oft bemerkt haben, an sich oder anderen: Es gibt Tage, an denen die Augen matt und glanzlos sind. Sie wirken trübe und freudlos. Damit wird das ganze Gesicht negativ beeinflusst, sieht älter und müde aus.

Vor Filmaufnahmen werden Schauspielerinnen sehr oft Chemikalien hinter die Lider getropft, damit die Augen strahlend glänzen. In chinesischen Theatern findet man das nicht. Die Künstler/-innen helfen sich auf natürliche Weise mit der Akupressur.

Die Medizin des Fernen Ostens hat für diese Methode der Akupressur sogar einen eigenen Namen. Er lautet: Nei-Ying-Ming, was so viel wie strahlende Augen heißt.

Setzen Sie sich locker vor den Spiegel, schließen Sie für ein paar Sekunden die Augen, und öffnen Sie sie dann wieder, um sofort mit der Pressur zu beginnen. Drücken Sie die Zeigefinger beider Hände jeweils an das innere Ende der Augenbrauen. Dann setzen Sie die Zeigefinger am inneren Augenwinkel an und vibrieren leicht. Schließlich drücken Sie mit dem Mittelfinger am äußeren Rand der Augenbrauen und danach im äußeren Augenwinkel. Zuletzt massieren Sie in einem leichten Kreis den Knochen in der Mitte unterhalb des Auges.

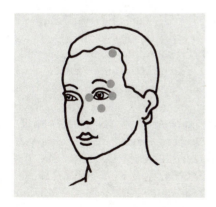

Diese Methode erzielt mehrere Effekte: Augenschmerzen verschwinden, Kopfschmerz, der hinter den Augen sitzt, wird gelindert, der Druck über den Augen verschwindet. Sie werden wieder strahlend und geben dem gesamten Gesicht ein jüngeres, freundlicheres und vitaleres Aussehen.

Bindehautentzündungen

Staub, Rauch, Wind, starke Sonne, aber auch Wasser können die Ursachen für eine Entzündung der Augen-Schleimhaut sein. Man spricht dann von einer Bindehautentzündung. Die Augen tränen, die Lider jucken und brennen. Das Auge rötet sich.

Setzen Sie die Zeigefinger beidseitig an den äußeren Enden der Augenbrauen auf die Haut, und pressen Sie fest. Dann heben Sie die Finger wieder ab und drücken zart den inneren Augenwinkel. Anschließend pressen Sie die Zeigefinger an die Schläfen.

Zusätzlich sollten Sie kalte, feuchte Tücher auf die Augen auflegen, dunkle Brillen tragen, Staub, Wind, Sonne und Rauch vermeiden, nicht an den Augen reiben und viel schlafen.

Wenn die Bindehautentzündung nicht innerhalb eines Tages abklingt, müssen Sie den Arzt um Rat fragen.

Trigeminus-Neuralgie

Der Augennerv, der Unterkiefer- und der Oberkiefernerv sind für unser Gesicht von eminenter Bedeutung.

Dieses Dreigeäst, welches vom Gehirn her verläuft, nennen wir den Trigeminus. Werden diese Nerven gereizt, spricht der Mediziner von einer Trigeminus-Neuralgie, die sich durch plötzliche heftige Schmerzen an einer Gesichtshälfte kundtut.

Der wichtigste Druckpunkt gegen die Schmerzen befindet sich am verhärteten Wulst oberhalb des Ohrläppchens. Dieser Wulst muss mit dem Zeigefinger stark gedrückt und dann zwischen Daumen und Zeigefinger gepresst werden. Dies bis zu 4-mal hintereinander. Lassen dabei die Schmerzen nicht nach, klopfen Sie mit den Mittelfingern am inneren Ende der Augenbrauen, ebenfalls bis zu 20 Sekunden.

Erste Hilfe bei Zahnschmerzen

Haben Sie schon festgestellt, dass sich Zahnschmerzen mit Vorliebe an Wochenenden, Feiertagen oder im Urlaub bemerkbar machen? Immer dann, wenn weit und breit kein Arzt zu erreichen ist, sind Sie den peinigenden Schmerzen hilflos ausgeliefert. Sie versuchen zuerst, mit starkem Alkohol zu spülen und dergleichen mehr. Dann greifen Sie zu Medikamenten, um den Schmerz zu betäuben. Die Nächte werden zur Qual. Auch Zahnschmerzen werden erträglicher, wenn Sie die Akupressur-Punkte gegen Zahnschmerzen kennen.

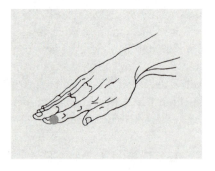

Der Hauptdruckpunkt liegt jeweils auf dem Zeigefinger neben dem Fingernagel, auf der dem Daumen zugewandten Seite, ca. 2 mm seitlich und oberhalb des Nagelfalzwinkels. Drücken Sie mit dem Daumennagel an dieser Stelle. Sie werden dabei Schmerz verspüren. Nach einiger Zeit werden Sie merken, dass dafür der Schmerz im Zahn verschwunden ist. Diesen Punkt können Sie auch während der Zahnbehandlung ganz fest drücken – so wappnen sich

_____ Kopf und Nerven

die Chinesen erfolgreich gegen die Schmerzen, die das Bohren manchmal leider verursacht.

Zahnfleischentzündungen

Sie machen Morgentoilette. Beim Zähneputzen bemerken Sie, dass Ihr Zahnfleisch blutet und bei Berührung schmerzt. Sie haben eine Zahnfleischentzündung. Die Ursachen können mannigfaltig sein: eine zu harte Zahnbürste, falsche Ernährung (z. B. Vitamin-B-Mangel), schlampiges Kauen, aber auch schlechte künstliche Zähne oder mangelnde Zahnhygiene.

Was also müssen Sie gleich vor dem Spiegel im Badezimmer tun, um die Entzündung möglichst rasch wieder loszuwerden?

Sie suchen die Mittellinie des Gaumens zwischen den oberen Zähnen und pressen mit einer Daumenkuppe. Anschließend drücken Sie beide Zeigefinger an je einen Mundwinkel. Dann wird der Zeigefinger in das Grübchen auf der Mittellinie am Ende der Schädelbasis gepresst.

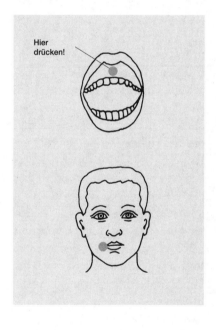

49

Atemwege

ℹ ALLGEMEIN

Zu den Atemwegen zählen wir alle Teile des Körpers, die beim Ein- oder Ausatmen zwischen Lunge und Außenwelt von Luft durchströmt werden. Verfolgen wir einmal den Weg, den die eingeatmete Luft nimmt: Sie atmen tief ein. Am besten durch die Nase. Über die Nasenlöcher gelangt die Luft in die Nase hinein, wo sie durch feine Haare, gleichsam wie durch ein Sieb, von Schmutz gereinigt wird. Über die Nasenhöhlen, Nasenmuscheln und Nasennebenhöhlen, in denen die Luft angewärmt und befeuchtet wird, gelangt sie nun in den Rachen. Vorbei am Kehlkopf geht es für die Luft nun durch die Luftröhre in die Bronchien der Lunge weiter.

Beim Ausatmen benutzen wir die gleichen Wege, nur in umgekehrter Reihenfolge

Aufbau der Lunge

Man spricht bei diesem Organ einheitlich von der Lunge, obwohl sie doppelt im Körper vorhanden ist, rechter und linker Lungenflügel.

Der Aufbau und die Form der Lunge ergeben sich durch die beiden großen Bronchien, die aus der Aufzweigung der Luftröhre entstehen. Diese beiden großen Bronchien verzweigen sich, ähnlich wie die Äste eines Baumes, immer weiter in feinere Zweige, die auch Bronchiolen genannt werden und bis zu 1 mm dünn sein können. Die Bronchiolen enden schließlich in traubenförmig angeordneten Lungenbläschen.

Wie funktioniert die Atmung?

Wir atmen ca. 15- bis 20-mal pro Minute ein und aus. Das tun wir, weil Sensoren an unser Atemzentrum im Gehirn melden, dass wieder neuer Sauerstoff benötigt wird. Die Steuerung der Atemwege geschieht in der Regel unbewusst und ohne Anstrengung.

Pro Minute benötigen wir ca. 6–9 Liter Luft zum Einatmen, wobei diese Menge bei körperlicher Arbeit oder intensivem Sport auf etwa 50–100 Liter ansteigen kann!

Doch wie kommt nun die Luft von außerhalb des Körpers in unsere

Lungen? Unsere Lunge besitzt keinerlei Muskeln, um sich auszudehnen oder zusammenzuziehen ... Die Antwort liegt in den Muskeln, die sich außerhalb der Lunge im Bereich des Brustkorbs befinden.

An erster Stelle ist das Zwerchfell zu nennen, das den Brustraum vom Bauchraum trennt. Senkt sich das Zwerchfell in Richtung Bauchraum ab, entsteht in der Lunge ein Unterdruck. Frische Luft kann über Nase oder Mund angesaugt werden. Im Gegenzug dazu wird beim Ausatmen aus der Lunge die Luft wieder herausgepresst, wenn sich das Zwerchfell entspannt und das Lungengewebe sich dann zusammenzieht.

🌿 HEILKRÄUTER

Eukalyptus lässt uns wieder durchatmen

Wenn es draußen kalt, nass und nebelig wird, dann steigt alljährlich im Herbst und im Winter – vor allem in den Städten – die Luftverschmutzung enorm. Zu den Abgasen des Straßenverkehrs, zu den Industrieschadstoffen kommen noch die Rauchgifte vom Hausbrand. Von Jahr zu Jahr muss der Mensch mehr Umweltbelastungen durchstehen.

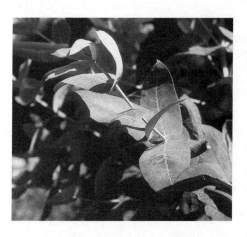

Kein Wunder, dass die Zahl der Atemwegserkrankungen – allen voran Bronchitis – sprunghaft ansteigt. Sehr viele Kinder und Senioren sind davon betroffen.

Oft beginnen die Beschwerden an den Bronchien mit einem harmlosen Husten, mit Heiserkeit und Atemnot. Bronchitis, Bronchialasthma und viele andere Folgeerscheinungen treten mitunter erst viel später auf. Diese gesundheitlichen Störungen sind dann meist sehr hartnäckig und langwierig. Daher weisen viele Haus- und Lungenfachärzte darauf hin: Atemwegserkrankungen gehören generell in die Obhut des Mediziners.

Aber jeder Betroffene muss zusätzlich auch selbst etwas tun.

Und die Eltern müssen die Behandlung der Kinder zu Hause unterstützen. Das Allerwichtigste aber, das die Ärzte immer wieder im Interesse einer sinnvollen Vorbeugung in Erinnerung bringen: Wir alle – auch die Gesunden – müssen gerade in dieser Jahreszeit im Kampf gegen die steigenden Umweltbelastungen in der Luft ständig unsere Atemwege stärken und regenerieren. Denn eines steht fest: Wir können nicht warten, bis Wissenschaftler das Problem der Luftverschmutzung gelöst haben. Wir müssen unsere Atemwege gegen den Umweltschmutz kräftigen, damit sie den Schadstoffen besser Widerstand leisten können.

Dafür hat der deutsche Wissenschaftler und Apotheker Dr. Roland Thieme von der deutschen Fördergemeinschaft »Gesundheit und Medizin für risikofreie Therapie« in Oldenburg eine spezielle 4-Stufen-Therapie entwickelt, die jeder leicht durchführen kann. Sie basiert auf den natürlichen, stärkenden und heilenden Kräften des Eukalyptus-Blattes.

Im Eukalyptus ist eine Substanz enthalten, die für die Atemwege besonders wertvoll ist. Sie hilft allerdings nur in biochemisch gereinigter Form, weil – wie man erst seit einiger Zeit weiß – im Eukalyptus auch Reizstoffe vorhanden sind. Man kann dieses gereinigte ätherische Eukalyptusöl in der Apotheke kaufen: als Flüssig-Balsam, als Tinktur. Und so wendet man die 4-Stufen-Therapie von Dr. Roland Thieme zu Hause an:

1. Stufe: Besorgen Sie sich Eukalyptus als Flüssig-Balsam in der Apotheke, geben Sie 20 Tropfen auf die Handflächen, und reiben Sie auf diese Weise mehrmals am Tag Brust und Rücken ein. Diese Therapie ist ganz besonders auch für Kinder geeignet.

2. Stufe: Lassen Sie sehr warmes Wasser in die Badewanne ein, geben Sie pro 20 Liter Wasser 20 Tropfen vom Flüssig-Balsam dazu. Gut

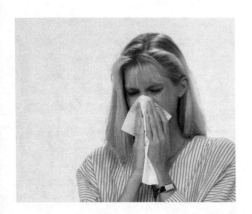

mit den Händen umrühren. Beim 20-Minuten-Wannenbad tief aus- und einatmen.

3. Stufe: Stellen Sie tagsüber und besonders auch nachts in den Raum, in dem Sie sich aufhalten, einen Teller mit feuchter Watte auf, und träufeln Sie 20 Tropfen Eukalyptusöl darauf. Durch die ständige Verdunstung des ätherischen Öls wird eine ganz spezielle Raumklimazone geschaffen, welche die Atemwege enorm aufbaut.

4. Stufe: Besorgen Sie sich aus der Apotheke ein Inhalationsgerät, geben Sie 20 Tropfen Eukalyptusbalsam hinein, gießen Sie 1/4 Liter kochendes Wasser auf, setzen Sie den Aufsatz des Gerätes auf, stecken Sie Mund und Nase in die Öffnung, und atmen Sie nun intensiv – etwa 10 bis 15 Minuten – die aufsteigenden Eukalyptus-Dämpfe ein. Das ist die erfolgreichste Therapie für zu Hause.

Holunder hilft den Atemwegen

Vielleicht können Sie sich selbst noch erinnern: Unsere Großeltern schätzten den Holunder sehr. Da

Prof. Bankhofers Spezial-Tipp:

Kartoffelwickel gegen Halsschmerzen: 4 bis 5 mittelgroße heiße Pellkartoffeln zerdrücken, in ein Baumwolltuch wickeln und für 1/2 Stunde um den Hals legen.

lautete ein Spruch: »Wenn man an einem Holunderbaum vorbeigeht, sollte man vor ihm den Hut ziehen und sich vor ihm verneigen, weil er für den Menschen so wertvoll ist!« Im Frühling sind die weißen Holunderblüten, in süßem Bierteig gebacken, eine besondere Spezialität.

Die schwarzen Holunderbeeren im Herbst kocht man zu Kompott, Konfitüre oder Saft gegen Husten im Winter, und aus dem Mark des Holunderholzes wurde früher Seife hergestellt. Das Letztere geschieht heute nicht mehr. Früher wusste niemand, warum Holunder so gesundheitsfördernd ist. Man nahm ihn einfach als traditionelles Hausmittel.

Inzwischen haben sich britische Forscher und österreichische Mediziner näher mit dem Holunder befasst und sind zu dem Schluss gekommen: Unsere Großeltern hatten recht.

Holunder ist eine unserer Pflanzen mit dem größten Spektrum an Anwendungsmöglichkeiten. In den Blüten befinden sich ätherische Öle wie Palmitinsäure, Linol- und Linolensäure, aber auch Pflanzenfarbstoffe, Flavonoide.

Von besonderer Bedeutung dabei: das Rutin. In den Holunderbeeren kann man Vitamin C, Bioflavonoide und zellschützende Fruchtsäuren nachweisen.

Diese Inhaltsstoffe sind die Erklärung für die Wirkung des Holunders:

- Wenn man aus den Blüten im Frühjahr durch Aufguss Tee zubereitet, kann man damit den Kreislauf anregen und eine Schwitzkur gegen Erkältungen durchführen. Lauwarm und gut gefiltert kann man den Tee äußerlich als Augenbad gegen Bindehautentzündung einsetzen. Bei Heiserkeit kann man erfolgreich damit gurgeln.

- Die reifen Holunderbeeren, die man im Herbst erntet, sind eine hervorragende Naturarznei für die Atemwege, wenn man sie gekocht als Saft oder Kompott genießt. Rohe Beeren rufen gelegentlich Übelkeit und Durchfall hervor. Vorsicht: Nur die schwarzen Beeren verwenden. Grüne enthalten eine giftige Substanz und können Übelkeit verursachen. Die heilende Wirkung von Holunderbeersaft bestätigt der österreichische Arzt und Ernährungsfachmann DDr. Herbert Herdlitzka: »Wer bei Husten und Bronchialkatarrh regelmäßig Holunderbeersaft trinkt, verbessert die Filterfähigkeit der Flimmerhärchen in den Bronchien. Entzündungen und Reizzustände in den Atemwegen werden behoben. Verschleimungen werden schnell aufgelöst. Jeder Raucher sollte regelmäßig Holundersaft-Kuren durchführen!«

Das Rezept für einen Atemwegs-Service mit Holunderbeer-Saft im Winter: Trinken Sie drei Wochen lang täglich 1/4 Liter Holundersaft aus biologischem Anbau (Reformhaus) vor dem Mittagessen und vor dem Abendessen.

Hagebutte macht stark gegen Umweltgifte

Überall, wo in Gärten und in freier Natur wilde Rosen wachsen, leuchten im Spätherbst die dunkelroten Beeren, die wir alle unter dem Namen Hagebutten kennen.

Es handelt sich dabei um die Scheinfrucht der wilden Rose. Sie gilt bereits seit rund 2000 Jahren als Naturarznei. Der griechische Arzt Hippokrates hat sie gegen Entzündungen eingesetzt.

Im Mittelalter bekämpfte man damit Husten und Müdigkeit. Und bei uns galt die Hagebutte auf Grund ihres hohen Vitamin-C-Gehaltes als ideales Hausmittel zur Vorbeugung gegen Erkältungen.

Nun aber haben jüngste französische Studien ergeben: Die Hagebutte ist viel wertvoller, als man bisher angenommen hat. Die Hagebutte ist nämlich nicht nur reich an Vitamin C: 8 Hagebutten haben mehr Vitamin C als 5 Orangen. Sie enthält auch reichlich Magnesium, Vitamin E und die Spurenelemente Zink und Selen.

Daraus ergibt sich eine breite Palette von Wirkungen für unsere Gesundheit: Hagebutten helfen uns nicht nur vorbeugend gegen Erkältungen. Sie wirken auch mit, bestehende grippale Infekte zu bekämpfen. Hagebutten lindern Husten und stärken die Atemwege.

Eine Trinkkur mit täglich 2 Litern Hagebuttentee hilft, Umweltschadstoffe aus dem Körper abzutransportieren. Hagebutten geben schwangeren Frauen und stillenden Müttern neue Kraft. Durch das Vitamin E werden Herz und Kreislauf gestärkt, Potenzprobleme können gebessert werden. Wer Zigaretten raucht, sollte immer wieder eine 3-Wochen-Kur mit täglich 1 Liter Hagebuttentee durchführen. Hagebutten reduzieren im Organismus die Nikotinschäden, denn Raucher benötigen 3-mal so viel Vitamin C wie Nichtraucher.

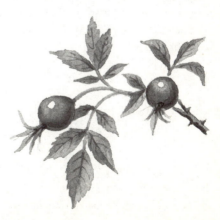

Untersuchungen in Paris haben ergeben: Reifere Menschen, die häufig Hagebutten konsumieren, bleiben länger jung und vital.

Wichtig aber ist, dass man von der Hagebutte sämtliche Bestandteile zu sich nimmt: die fleischige Schale, die Kerne und die weißen Fäden. Nur in Kombination gibt es eine optimale Wirkung. Für die Gesundheit muss man ganze Hagebutten aus der Natur oder aus der Apotheke einsetzen. Hagebuttentee aus dem Beutel im Supermarkt enthält nicht genügend Wirkstoffe.

Man kann Hagebuttenkonfitüre oder Hagebuttenkompott genießen, meist aber wird Hagebuttentee getrunken. Vier gehäufte Esslöffel Hagebutten werden in 1 Liter Wasser 10 Minuten gekocht. Bei diesem Vorgang wird das Vitamin C der Hagebutte nicht zerstört, bleibt im Tee dann allerdings nur 30 Minuten voll enthalten.

Salbei für ein langes Leben

Egal, ob getrocknet oder frisch: Salbeiblätter werden seit Jahrhunderten von den Menschen als heilkräftig geschätzt. Die Römer in der Antike hatten einen interessanten Spruch: »Salbei ist das Kraut gegen den Tod. Wer ewig leben will, muss Salbei genießen!«

Heute weiß man, was den Salbei so wertvoll macht. Es sind die ätherischen Öle Thujon, Borneol, Linalool und Kampferöl, aber auch pflanzliche Hormonstoffe, Flavonoide und Karnosinsäure. Im Mittelpunkt des medizinischen Interesses aber stehen die Phenolsäure mit ihrer antibakteriellen Wirkung und das natürliche Antiseptikum Thujon.

Viele von uns kennen Salbei ausschließlich als Tee zum Gurgeln bei Halsbeschwerden.

Das Kraut kann aber viel mehr. Man kann heute auf Grund von Studien das breite Wirkungsfeld des Salbeis ganz genau definieren:

- Es ist nachgewiesen, dass man mit einer Salbei-Kur grundsätzlich die natürlichen Abwehrkräfte gegen Erkältungskrankheiten stark machen kann.

- Mit einer Salbei-Kur kann man geschwächte Atemwege stärken, Heiserkeit, Halsschmerzen und Mandelentzündungen bekämp-

Atemwege

fen. Dazu muss man 2 bis 3 Wochen täglich – über den Tag verteilt – einen Liter Salbeitee trinken.

Die Zubereitung: 1 Liter kaltes Wasser in einem Topf auf den Herd stellen, 2 bis 3 Esslöffel getrocknete Salbeiblätter einrühren, 3 Minuten kochen lassen, durchseihen.

- Das regelmäßige Trinken von Salbeitee mit etwas Honig, aber auch das Kauen von Salbeiblättern kann ein geschwächtes Nervensystem stärken.

- Parallel dazu regt das Kauen von Salbeiblättern die Liebeslust an. Gleichzeitig bremsen die Säfte des Salbeis den Appetit. Daher werden Salbeiblätter oft unterstützend bei Diäten eingesetzt.

- Die ätherischen Öle des Salbeis lösen lästige Blähungen im Darm und regen die Verdauung auf natürliche Weise an.

- Eine weitere bemerkenswerte Eigenschaft des Salbeis ist die schnelle Wirkung bei übermäßigen Schweißausbrüchen, zum Beispiel bei Nachtschweiß. In diesem Fall muss man ebenfalls regelmäßig ungesüßten Salbeitee trinken.

- Durch die pflanzlichen Hormonstoffe wird Salbei zu einem nützlichen Mittel gegen Hitzewallungen in den Wechseljahren: 1 Tasse Salbeitee mit 2 Teelöffeln Melissengeist und 1 Teelöffel Honig.

- Wenn die monatlichen Tage ausbleiben oder wenn die Tage sehr schmerzhaft sind: Salbeitee kann helfen.

Grundsätzlich darf man auch sagen: Salbei als Tee oder Gewürz für Fleisch und Soßen liefert dem Organismus Vitalität und Kraft.

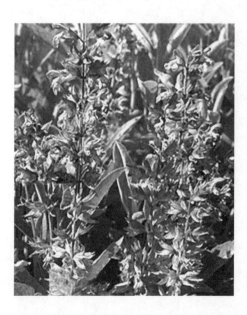

Prof. Bankhofers Spezial-Tipp:

Sie kennen das sicher: Man hat einen hartnäckigen Schnupfen, die Nase ist verstopft, und die Nasenlöcher sind gerötet und schmerzhaft wund. Dagegen hilft ein einfaches Rezept: Rühren Sie 5 Gramm Majoran-Öl mit 20 Gramm Butter ab, und reiben Sie damit mehrmals am Tag die Nasenlöcher ein.

Kräuter gegen Schnupfen

Lindenblütentee: Ideal bei Schnupfen

Hausärzte und Naturheilexperten sind sich einig: Die besten Erfolge bei Schnupfen erzielt man mit Lindenblütentee. Seine Inhaltsstoffe wirken schweißtreibend, beruhigend, sie lindern den Husten und fördern den Auswurf.

Antischnupfentee aus Wermut und Salbei

Versuchen Sie doch das folgende uralte, aber sehr wirkungsvolle Rezept aus Bayern: eine Handvoll Wermut, eine Handvoll Salbei, eine Handvoll Alpen-Ehrenpreis und eine Handvoll Süßholzwurzel – alles aus der Apotheke – mit einem 1/2 Liter kochendem Wasser übergießen, 30 Minuten ziehen lassen.

Durchseihen. Und dann jede 1/2 Stunde 1 Esslöffel davon einnehmen oder morgens und abends je 1 Tasse in kleinen Schlucken trinken.

Kräutertee und Zwiebelsirup bekämpfen den Schnupfen

Bereiten Sie sich einen ganz speziellen Kräutertee zu: 2 Teile Kamille und 2 Teile Thymian. 2 Teelöffel davon mit 1 Tasse kochendem Wasser übergießen, 15 Minuten ziehen lassen.

Dann die Nase über den aufsteigenden Dampf halten und atmen. Oder: Zerschneiden Sie eine Zwiebel in 4 Stücke, dämpfen Sie diese in einem Topf mit etwas Kandiszucker.

Diesen Sirup bewahren Sie in einer dunklen Flasche auf und nehmen alle 2 bis 3 Stunden 1 Esslöffel ein. Lassen Sie den Sirup langsam auf der Zunge zergehen.

Hilfe bei Nasennebenhöhlen-Entzündung

Sie sollten täglich Nase und Stirn mit Infrarotlicht bestrahlen lassen. Sprechen Sie mit Ihrem Arzt darüber.

Wenn Sie aus dem Haus gehen, müssen Sie eine warme Wollmütze tragen, die Sie tief in die Stirn ziehen. Vor dem Zubettgehen legen Sie sich heiße Kompressen mit Kamillentee auf.

Trinken Sie einmal am Tag 1 Tasse heißen Lindenblütentee mit 2 Teelöffeln Honig und 2 Teelöffeln Melissengeist. Nehmen Sie abends ein heißes Fußbad mit etwa 39 Grad Celsius Wassertemperatur. Rühren Sie in den Eimer mit Wasser 1/4 Liter Apfelessig (Reformladen) dazu.

Sorgen Sie für eine korrekte Nasensäuberung: Schnäuzen Sie sich richtig, damit etwaige Bakterien nicht ins Ohrinnere vordringen und eine Mittelohrentzündung verursachen können. Halten Sie beim Schnäuzen immer ein Nasenloch zu. Mit regelmäßigen Inhalationen von heißen Kräutertee-Dämpfen können Sie die Nebenhöhlen-Entzündung schneller in den Griff bekommen. Nach der Inhalation dürfen Sie 2 Stunden lang nicht ins Freie. Bei schweren Nebenhöhlen-Entzündungen müssen Sie zum Arzt gehen.

Für den Mund

Kräuter-Therapie bei Geschmacksverlust nach Grippe

Besorgen Sie sich aus der Apotheke die homöopathische Tinktur Echinacea, und nehmen Sie einige Zeit täglich 3-mal 15 Tropfen in etwas Wasser ein. Nehmen Sie mehrmals am Tag einen Schluck Buttermilch, behalten Sie diesen ein paar Sekunden im Mund. Danach ausspucken.

Trinken Sie 3 Wochen lang 3-mal täglich 1 Tasse von folgendem Kräutertee: 2 Teile Lavendel, 1 Teil Ringelblume, 3 Teile Kamille, 2 Teile Johanniskraut, 4 Teile Ysop und 3 Teile Thymian. 1 Esslöffel dieser Mischung wird mit 1 Tasse kochendem Wasser überbrüht, 15 Minuten ziehen lassen, ungesüßt trinken.

Zwiebel und Kamillenöl bei Kieferhöhlenentzündung

Inhalieren Sie täglich vor dem Zubettgehen die Dämpfe von Kamillentee. Reiben Sie außen Kamillenöl in die Haut. Nicht erschrecken: Das Öl ist blau, färbt ab, aber die Blaufärbung verschwindet nach einigen Stunden. Daher: wenig verwenden und nur abends einsetzen.

Sehr bewährt haben sich Nackenauflagen mit Zwiebel, ebenfalls über Nacht. Ein Leinentuch in heißes Wasser tauchen, auswringen, mit dem Saft einer Zwiebel tränken, auf den Nacken legen, Tuch darüber binden.

Schwedentrunk, Salbei und Propolis gegen Schleimhautentzündung

Jahrhundertelang hat man den Schwedentrunk vor allem gegen Verdauungsstörungen, für Magen und Galle eingenommen.

Nun hat sich herausgestellt, dass der echte Schwedentrunk aus der Apotheke nach dem Rezept aus dem 30-jährigen Krieg ein wertvolles und ideales Heilmittel für Erkrankungen im Mund ist.

Spülen Sie 3- bis 4-mal am Tag den Mund mit einer Mischung aus 1 Teelöffel echtem Schwedentrunk und 2 Teelöffeln Wasser. In wenigen Tagen sind Sie Ihre Beschwerden los.

Oder: Sie sollten mehrmals am Tag mit Salbeitee gurgeln und den Tee jeweils ein paar Minuten im Mund lassen, damit seine Inhaltsstoffe auf die Schleimhäute heilend einwirken können.

Oder aber Sie besorgen sich aus der Apotheke Propolis-Tropfen oder Propolis-Tinktur. Geben Sie in 1/8 Liter lauwarmes Wasser 15 Tropfen, und gurgeln Sie damit alle zwei Stunden.

Melissengeist gegen Herpesbläschen

Prof. Dr. Günter Willuhn von der Universität Düsseldorf rät: Beim geringsten Anzeichen eines Herpesbläschens, das sich meist durch Jucken kundtut, reiben Sie die betroffene Stelle sofort fest und wiederholt mit Melissengeist oder einer Melissensalbe ein. Die antivirale Wirkung kommt rasch zum Tragen. Auch Einreibungen mit Propolis-Tinktur helfen. Meiden Sie sofort die Sonne, und tragen Sie einen Brei aus Heilerde auf.

Vorbeugend versorgen Sie sich über die Nahrung oder über entsprechende Präparate (Apotheke) mit reichlich Vitamin C.

Heidelbeeren und Rosenhonig bei schmerzhaften Bläschen nach Südfrüchte-Genuss

Grundsätzlich sollten Sie nach dem Genuss von Südfrüchten, vor allem Zitrusfrüchten, den Mund mit lauwarmem Wasser und 10 Tropfen Propolis-Tinktur (Apotheke) ausspülen. Dann wird es gar nicht erst zur Bildung der Bläschen kommen. Sonst aber kauen Sie getrocknete Heidelbeeren aus der Apotheke, oder lassen Sie 2-mal am Tag 1 Esslöffel Rosenhonig im Mund zergehen.

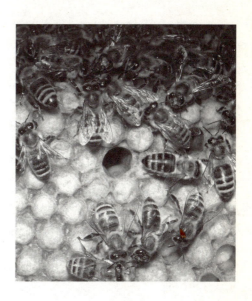

Und so wird der heilende Honig zubereitet: 20 g getrocknete Rosenblütenblätter aus biologischem Anbau (Apotheke, Drogerie) werden mit 1/8 Liter kochendem Wasser übergossen, 1/2 Stunde ziehen lassen, durchseihen, dann 45 g Bienenhonig dazurühren.

Schwarzer Tee gegen Bläschen im Rachenraum

Vielfach hilft gegen die unangenehmen Bläschen auch ein ganz einfaches Hausmittel: Brühen Sie starken Schwarztee auf. Nehmen Sie 2 Teelöffel Teekraut für 1 Tasse. Mit diesem Tee spülen Sie den Mund aus. Die Gerbstoffe im Tee helfen bei der Abheilung der Bläschen.

Kamille und Mariendistel bei hässlichem Belag

Es handelt sich bei Zungenbelag oft um eine Verdauungsstörung. Sie sollten einige Tage regelmäßig mit Kamillentee spülen und 3-mal am Tag 1 Tasse Mariendisteltee trinken. Oder geben Sie mehrmals am Tag 15 Propolis-Tropfen in etwas lauwarmes Wasser, spülen Sie damit, und trinken Sie einige Schlucke davon.

Besorgen Sie sich frische Minzeblätter aus dem Gemüse- oder Kräuterladen, und reiben Sie damit die Zunge ab.

Oder bürsten Sie die Zunge mit der Zahnbürste ab. Feuchten Sie mehrmals am Tag die Zunge mit Zitronenwasser an. Essen Sie reichlich rohes Obst und Gemüse, und geben Sie sofort das Rauchen auf.

Die Propolis-Tinktur aus der Apotheke enthält aufbauende Stoffe für Magen und Darm. Wenn der Zungenbelag dann immer noch nicht vergeht, muss der Arzt im Rahmen einer Durchuntersuchung die Ursache finden.

Salbei vermindert Speichelbildung

Bei sehr starker Speichelbildung versuchen Sie eine 3-Wochen-Kur mit Salbeitee.

Trinken Sie in dieser Zeit täglich 1 Liter Salbeitee: Stellen Sie 1 Liter kaltes Wasser mit 3 gehäuften Esslöffeln Salbei zu, 3 Minuten kochen. Durchseihen und dann den Tee über den Tag verteilt trinken.

Hamamelisrinde bei starker Zahnfleischentzündung

Hamamelisrinde hat schon oft in ganz besonders langwierigen Fällen von Zahnfleischentzündung geholfen. 1 Teelöffel Hamamelisrinde aus der Apotheke 10 bis 15 Minuten in 1 Tasse Wasser kochen, durchseihen. 2- bis 3-mal täglich 1 Tasse frisch zubereiten und damit den Mund und das Zahnfleisch gründlich spülen.

Wacholder gegen hartnäckige Zahnfleischentzündung

Hervorragende Erfolge erzielen Hausärzte und Zahnärzte bei Zahnfleischentzündung mit den Wirkstoffen des Wacholders: die ätherischen Öle Pinen, Camphen, Thujon sowie eine Reihe von so genannten Gallotanninen.

Sie brauchen nichts anderes zu tun, als über einen längeren Zeitraum täglich mehrmals 2 bis 3 Wacholderbeeren zu kauen. Wichtig: Danach wieder ausspucken. Zu viel Wacholdersaft im Organismus schadet den Nieren.

Melissengeist bei Heiserkeit im Herbst

Schlafen Sie nicht bei offenem Fenster. Lüften Sie den Raum vor dem Zubettgehen noch einmal gründlich. Erhitzen Sie am Morgen 1/4 Liter Milch. Rühren Sie 2 Teelöffel Honig und 2 Teelöffel Melissengeist ein. Oder gurgeln Sie mit Propolis-Tinktur (Apotheke): 20 Tropfen in etwas Wasser verrühren. Inhalieren

Atemwege

Sie abends vor dem Zubettgehen die Dämpfe von 1/4 Liter kochendem Wasser mit 20 Tropfen gereinigter Eukalyptustinktur.

Oder: Geben Sie 1 EL Kochsalz in 1 l kochendes Wasser, und inhalieren Sie die Dämpfe. Außerdem nehmen Sie Lavendelölkapseln ein – Lavendel wirkt beruhigend auf das Nervensystem der Luftröhre.

Bei Halsentzündung mit Salbeicocktail gurgeln

Überbrühen Sie 1 Esslöffel getrocknete Salbeiblätter (Apotheke, Drogerie) mit einem halben Liter kochendem Wasser, 10 Minuten ziehen lassen, durchseihen, 1 Esslöffel Apfelessig und 1 Teelöffel Honig dazurühren. Damit mehrmals am Tag gurgeln.

Kräutertee-Kur und Bäder bei Kehlkopfkatarrh

Kehlkopf-Entzündungen gehören immer in ärztliche Therapie.

Zusätzlich: Beginnen Sie sofort eine 3-Wochen-Kur mit Königskerzentee, Eibischtee oder Süßholzwurzeltee.

Trinken Sie 3-mal täglich 1 Tasse mit Honig gesüßt. Zusätzlich legen Sie sich kalte Halswickel (nach Kneipp) an, und genießen Sie 2-mal pro Woche ein so genanntes Inhalationsbad.

Sie bleiben 20 Minuten in einem Wannenbad, dem Sie Fichtennadelöl (Apotheke, Drogerie) zusetzen. Sie müssen beim Baden kräftige Atemübungen machen.

Was hilft bei Nasenkatarrh?

Zerschneiden Sie eine Zwiebel in 4 Viertel, und dämpfen Sie die Stücke in einem Topf mit etwas Kandiszucker. Dabei entsteht ein Sirup. Davon nehmen Sie einige Tage lang alle 3 Stunden 1 Esslöffel voll ein. Langsam auf der Zunge zergehen lassen.

Trinken Sie einige Zeit jeden Tag 3-mal 2 Esslöffel Brennnessel-Frischpflanzensaft (Reformhaus) in etwas Wasser verrührt.

Bereiten Sie sich 1/4 Liter Kamillentee und 1/4 Liter Thymiantee (Apotheke). Gießen Sie die beiden Tees zusammen, und inhalieren Sie die aufsteigenden Dämpfe der Flüssigkeit durch die Nase ein.

Reiben Sie sich tagsüber etwas asiatischen Tigerbalm unter die Nasenlöcher. Die aufsteigenden Dämpfe der ätherischen Öle der Kräuter beschleunigen die Heilung.

Kräutermischung gegen chronische Bronchitis

Eine Bronchitis gehört in ärztliche Behandlung. Zusätzlich: Lassen Sie sich in der Apotheke 4 Teile Zinnkraut, 3 Teile Isländisches Moos und 2 Teile Salbeiblätter mischen. 1 Teelöffel davon wird mit 1/4 Liter kaltem Wasser übergossen, über Nacht stehen lassen. Morgens kurz einmal aufkochen, 1/2 Minute ziehen lassen, durchseihen und mit 1 Teelöffel Honig gesüßt trinken. 4 bis 5 Tassen täglich.

Lungenkraut befreit vom Hustenschleim

Das Lungenkraut ist auch unter den Namen Bockkraut, Hirschkohl, Fleckenkraut, Lungenwurz und Blaue Schlüsselblume bekannt. Verwendet werden die Blütenblätter und die Sprossenspitzen. Man bereitet daraus Tee zu. 1 gehäufter Teelöffel getrockneter Blütenblätter wird mit einer Tasse kochendem Wasser übergossen, 5 Minuten ziehen lassen, durchseihen, mit etwas Honig trinken.

Oder ohne Honig zum Gurgeln verwenden. Das Lungenkraut wirkt schweißtreibend und fördert den Auswurf bei Husten. Es reinigt auf diese Weise die Atemwege.

Spezial-Kräutertee gegen hartnäckigen Husten

Versuchen Sie es mit einem ganz speziellen Kräutertee, der sehr viele wertvolle ätherische Öle in sich vereint.

Vor allem das Thymol und Cymol des Thymians kommen dabei stark zur Wirkung. Lassen Sie sich in der Apotheke folgende Kräutermischung herstellen: 2 Teile Thymiankraut, 1 Teil Anissamen, 1 Teil Sonnentau und 1 Teil Schlüsselblumenwurzel. Davon werden 2 Teelöffel mit 1/4 Liter kochendem Wasser überbrüht, 10 Minuten ziehen lassen, durchseihen. Mit etwas Honig süßen und 3-mal täglich 1 Tasse trinken.

Holunder, Eibisch und Fenchel gegen Husten

Nützen Sie die Kräfte von Eibisch- und Fencheltee. Die Inhaltsstoffe fördern die Schleimabsonderung und beruhigen die Bronchien. Trinken Sie 1 Woche lang 3-mal täglich 1 Tasse Eibischtee: 2 Teelöffel Eibischwurzel werden mit 1/4 Liter kaltem Wasser übergossen, eine Stunde stehen las-

Atemwege

sen, dabei umrühren, durchseihen. Leicht erwärmen, trinken.

Dann genießen Sie 1 Woche 3-mal täglich 1 Tasse Fencheltee: 1 Teelöffel Fenchelsamen wird mit 1/4 Liter kochendem Wasser übergossen, 8 Minuten ziehen lassen, durchseihen, mit Honig süßen. Parallel dazu sollten Sie zur Kräftigung der Bronchien einige Zeit täglich 1/4 Liter Holundersaft (Reformladen) trinken.

Eukalyptus und Salbei bei Raucherhusten

Das Allerbeste wäre natürlich, von der Zigarette loszukommen. Unterstützend sollten Sie zwei Wochen lang täglich 1 Liter Salbeitee trinken. 3 Esslöffel Salbei in 3 Liter Wasser 3 Minuten kochen lassen.

🏠 HAUSMITTEL-SCHATZ

Wenn die Nase läuft

Apfelessig-Dampf säubert die verstopfte Nase

Ein besonders wirksames und sehr preiswertes Hausmittel ist das Inhalieren von Apfelessig-Dampf. Gießen Sie 1/4 Liter Apfelessig in einen Topf, und erhitzen Sie ihn, bis er dampft. Diesen Dampf atmen Sie dann 20 Minuten lang durch die Nase ein.

> **Prof. Bankhofers**
> **Spezial-Tipp:**
>
>
>
> *So stärken Sie die Atemwege:*
> *15 Tropfen Salbei oder Eukalyptusöl in 1/2 Liter heißes Wasser rühren und die aufsteigenden Dämpfe einatmen.*

Hähnchenfleisch bei Schnupfen

Es ist erwiesen, dass die regelmäßige Aufnahme von Vitamin C unsere Abwehrzellen aktiviert. Das bedeutet: Kiwis, Orangen, Grapefruits, Paprikaschoten, Sauerkraut oder Vitamin-C-Präparate (Apotheke). Eine neueste Untersuchung an der Universität Philadelphia, USA, hat gezeigt: Das Spurenelement Zink zerstört die Krankheitserreger von Schnupfen. Zink ist in interessanten Mengen enthalten in Hähnchenfleisch, Milch, Milchprodukten sowie in Vollkornprodukten. Auch die Aufnahme von leicht und schnell resorbierbarem Zink D in Tablettenform (Apotheke) bringt Erfolg.

Wenn Sie einen zünftigen Schnupfen haben, bereiten Sie sich eine Woche lang jeden Tag eine Antischnupfensuppe zu. Die gibt es nämlich!

Und hier ist das Rezept: Eine gehackte Zwiebel in wenig Fett glasig anrösten. Klein geschnittene Petersilienwurzel, Selleriewurzel, eine Karotte dazugeben, 1 Liter Wasser aufgießen, auf kleiner Flamme 10 Minuten köcheln. Jetzt 1/2 Esslöffel Gemüsebrühe (Reformladen) dazugeben, etwas Thymian und eine zerdrückte Knoblauchzehe sowie eine kleine, geriebene Kartoffel. Kurz aufkochen. Eine Prise Majoran dazu, 10 Minuten zugedeckt ziehen lassen. Die heiße Suppe langsam löffeln und die Dämpfe dabei einatmen.

Vitamin A und E gegen »stinkenden Schnupfen«

Überwiegend junge Frauen haben manchmal einen übel riechenden Schnupfen. Ursache ist eine Nasenschleimhautentzündung mit verlegter Nasenatmung. Reiben Sie die Nase mit Ölen ein, die reichlich Vitamin A und E enthalten (Apotheke). Spülen Sie die Nase mit einer Traubenzuckerlösung. Sorgen Sie regelmäßig für feuchte Raumluft. Erst wenn die häuslichen Maßnahmen nicht zum Ziel führen, ist eine Operation an der Nasenhöhle zu überlegen.

Propolis: Wunderwaffe gegen Schnupfen

Man hat nachgewiesen, dass Propolis aus dem Bienenstock, ein natürliches Antibiotikum, vermischt mit Bienenpollen, die speziell aufgeschlossen werden müssen, sehr rasch den Schnupfen abklingen lässt. Man muss einige Zeit beim ersten Schnupfenanzeichen 3-mal täglich 2 Propoliskapseln mit etwas Flüssigkeit einnehmen.

Butter und Majoran bei Nasenschleimhaut-Entzündung

Nehmen Sie einige Tage lang jeden Abend ein heißes Fußbad, dem Sie 5 Esslöffel Salz aus dem Toten Meer (Apotheke) beigeben. Und: Mischen Sie 40 g ungesalzene Butter mit 8 g Honig und 6 g Saft von frischen Majoranblättern. Gut verrühren, dann die Nase und die Nasenlöcher damit einreiben. Gurgeln Sie einige

Zeit jeden Morgen mit lauwarmem Salbeitee.

Dampfbäder und Bienenwaben im Einsatz gegen Polypen

Wenn die Polypen noch nicht operiert werden müssen, kann man folgende Hausmittel versuchen: Bereiten Sie sich abends vor dem Zubettgehen Kamillen- oder Heublumentee, und lassen Sie den Dampf auf Nase und Stirn einwirken. Geben Sie in 1 Tasse Wasser 1 Messerspitze Emser Salz, und spülen Sie mit dieser Mischung die Nase. Und kauen Sie mehrmals am Tag ein Stück Bienenwabe (Imker, Reformladen) etwa 10 Minuten lang. Die ätherischen Öle der Wabe legen die Atemwege in der Nase frei.

Was hilft bei Geruchs-Verlust?

Mit zunehmendem Alter kann bei manchen Menschen ein Nachlassen des Geruchsempfindens auftreten. Es ist aber meist nur eingeschränkt und nicht ganz verschwunden.

Stellen Sie das Rauchen ein, und reduzieren Sie den Alkohol auf ein Mindestmaß. Trainieren Sie Ihre Geruchsnerven, und schnuppern Sie täglich an einer Handvoll Anis oder Pfefferminze. Nehmen Sie einige Zeit täglich in 1/4 Liter stillem Mineralwasser 1 Multivitamin-Mineralstoff-Brausetablette ohne Zucker (Apotheke).

Das macht die Geruchsnerven oft wieder topfit. Sehr oft ist der Geruchssinn nach einiger Zeit wieder voll da, wenn man eine Kur mit dem Spurenelement Zink (Apotheke) durchführt. Es sollte aber ein Präparat mit dem besser verwertbaren Zink D sein.

Vitamin-E-Kur und Essig bekämpfen gerötete Haut

Viele Ärzte verordnen mit Erfolg eine so genannte Vitamin-E-Kur. Man reibt äußerlich die gerötete Nase mit hoch dosierter Vitamin-E-Salbe aus der Apotheke ein und nimmt einige Zeit täglich 1 Kapsel Vitamin E mit etwas Flüssigkeit ein. Zusätzlich legt man über Nacht Umschläge mit Apfelessig an.

Hilfe bei Kratzen im Hals

Heiße Getränke machen krank

Neueste wissenschaftliche Erkenntnisse haben längst herausgefunden, dass es falsch ist, wenn man tatsächlich »heiße« Getränke zu sich nimmt. Sie müssen lippenwarm sein. Erstens gehen in heißen Getränken die Inhaltsstoffe des Honigs und das Vitamin C der Zitrone verloren. Und zweitens werden die Schleimhäute geschädigt und sind gegenüber Viren und Keimen noch mehr geschwächt.

Hausmittel bei Mandelentzündung

Beim ersten Anzeichen einer Mandelentzündung lohnt es sich, Quark einzusetzen. Rühren Sie eine Handvoll zimmerwarmen Quark mit etwas warmem Wasser an, streichen Sie die Masse auf ein feuchtes Tuch, und drücken Sie dieses an den Hals. Binden Sie ein Wolltuch darüber. Lassen Sie den Quark 2 Stunden einwirken. Setzen Sie sich aber dennoch bei einer Mandelentzündung mit Ihrem Arzt in Verbindung. Nur er kann entscheiden, ob ein Hausmittel oder ein Medikament jeweils die richtige Therapie ist. Nehmen Sie jede Stunde 1 Teelöffel frisch gepressten Zitronensaft in den Mund, und lassen Sie ihn 15 Minuten im Mund. Bleiben Sie 2 bis 3 Tage im Bett. Trinken Sie jeden Tag 2 Liter Flüssigkeit, entweder Mineralwasser oder Kräutertee. Damit werden die Giftstoffe im Körper abtransportiert. Die Getränke dürfen allerdings nicht gesüßt sein. Vor allem Zucker ist Bakterienfutter und kann die Krankheit verstärken. Sehr empfehlenswert sind täglich 2 Liter Kamillentee, Rosmarintee oder Thymiantee. Essen Sie ein paar Tage wenig, damit der Organismus nicht belastet wird. Ziehen Sie in jedem Fall den Arzt zu Rate, damit Sie Herz- und Kreislaufbeschwerden vorbeugen können, die von Anginaerregern und Bakteriengiften ausgelöst werden können. Nehmen Sie reichlich Vitamin C zu sich: mit Sanddornsaft, Zitrusfrüchten oder Vitamin-Präparaten.

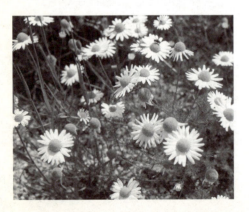

Überbrühen Sie 1 Esslöffel getrocknete Salbeiblätter (Apotheke, Drogerie) mit 1/2 Liter kochendem Wasser, 10 Minuten ziehen lassen, durchseihen, 1 Esslöffel Apfelessig und 1 Teelöffel Honig dazurühren. Damit mehrmals am Tag gurgeln.

Atemwege

Halsschmerzen – was hilft?

Nehmen Sie eine Woche lang in hohen Dosen Vitamin C ein. Essen Sie täglich 1 Orange, 2 Kiwis und 2 Paprikaschoten. Oder nehmen Sie täglich 1 Vitamin-C-Brausetablette ohne Zucker (Apotheke) in 1/8 Liter warmem Kräutertee. Trinken Sie mehrmals am Tag 1/4 Liter Zitronenlimonade, gesüßt mit 3 Esslöffeln Honig. Verrühren Sie zu gleichen Teilen Honig und frisch gepressten Zwiebelsaft. Nehmen Sie mehrmals am Tag davon 1 Teelöffel, lassen Sie das Gemisch langsam auf der Zunge zergehen.

Rühren Sie 6 Esslöffel Bockshornkleesamenpulver (Apotheke) mit etwas kochendem Wasser zu einem Brei, streichen Sie diesen auf ein Tuch, und pressen Sie nun damit den Brei auf die Haut des Halses, von Ohr zu Ohr. Darüber binden Sie einen Wollschal. Am besten: Über Nacht einwirken lassen.

Legen Sie folgenden Umschlag auf den Hals: Rühren Sie in 1/2 Tasse heißen Apfelessig 1 Teelöffel Wintergrünöl aus der Drogerie oder Apotheke und eine Prise Cayennepfeffer ein. Tauchen Sie in die heiße Mischung ein Leinentuch, wringen Sie es aus, und legen Sie es auf. Wickeln Sie ein trockenes Wolltuch darüber, und lassen Sie es 45 Minuten einwirken. Essen Sie regelmäßig heiße Bratäpfel. Ihre Inhaltsstoffe helfen, Halsschmerzen zu bekämpfen.

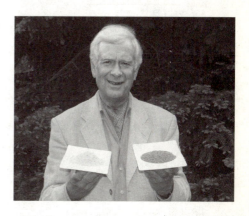

Schweineschmalz und Salbei helfen bei Kehlkopfentzündung

Bei Kehlkopfentzündung sollten Sie mit Salbeitee gurgeln. Machen Sie eine Kräutertee-Kur mit Lungenkrauttee. Trinken Sie täglich 3 Tassen.

Reiben Sie äußerlich den Hals mit Schweineschmalz ein, und wickeln Sie ein Wolltuch darüber. Und inhalieren Sie regelmäßig – vor allem an kühlen Sommertagen – den Dampf von 1/4 Liter kochendem Wasser mit 30 Eukalyptus-Tropfen. Das ätherische Öl des Eukalyptus, das man in der Apotheke bekommt, wirkt überaus kräftigend auf den Kehlkopf.

Schwarze Johannisbeeren wirken vorbeugend gegen Halsschmerzen

Sie sollten vorbeugend, aber auch zur Behandlung von Halsschmerzen regelmäßig und reichlich Vitamin C aufnehmen. Mixen Sie sich folgenden Anti-Halsschmerz-Cocktail: 4 Esslöffel schwarzen Johannisbeersaft aus dem Reformladen, 1 Esslöffel Bienenhonig, 2 Esslöffel frisch gepressten Zitronensaft. Einige Tage morgens und abends so eine Portion in kleinen Schlucken trinken. Oder trinken Sie einige Zeit jeden Tag 1/8 Liter stilles Mineralwasser mit 1 Vitamin-C-Brausetablette ohne Zucker aus der Apotheke.

Trotz Flüsterns: Heiserkeit wird immer schlimmer

An der Berkeley-Universität, Kalifornien, USA, haben Wissenschaftler nachgewiesen: Flüstern und leises Sprechen bei Heiserkeit belasten die Stimme nicht weniger. Im Gegenteil: Mitunter schadet das den Stimmbändern noch viel mehr.

Die beste Lösung: Sie sollten einige Tage absolut nichts sprechen. Inhalieren Sie die Dämpfe von Salzwasser. Nehmen Sie Lavendelöl-Kapseln aus der Apotheke. Und legen Sie abends in der warmen Wohnung kalte Wadenwickel an. Baumwolltuch in kaltes Wasser tauchen, auswringen, um den Unterschenkel legen, darüber 2 trockene Tücher binden. Wenn der Wickel warm wird, einen neuen anlegen.

Was hilft gegen kalte Grippe?

Wenn man bei einem grippalen Infekt nicht Fieber, sondern Untertemperatur bekommt, spricht man von einer kalten Grippe. Sie ist deshalb gefährlich, weil sich in einem Organismus mit Untertemperatur Viren und Bakterien besonders schnell vermehren und den Kreislauf sehr belasten. Daher müssen Sie den Körper aufwärmen. Nehmen Sie sehr warme Wannenbäder. Nehmen Sie ein heißes Fußbad. Setzen Sie sich eine warme Wollmütze auf, und trinken Sie 1/2 Liter Lindenblütentee mit 2 Teelöffeln Melissengeist und 2 Teelöffeln Honig. Dann ab ins Bett zum Schwitzen. Unterstützen Sie Ihre Abwehrkräfte mit reichlich Vitamin C. Essen Sie Orangen, Kiwis, Grapefruits, Paprikaschoten, Sauerkraut. Nehmen Sie Vitamin-C-Präparate (Apotheke, Drogerie). Machen Sie eine Immun-

Kur über 5 Wochen mit 3-mal täglich Echinacea (Apotheke), genannt Echinaforce-Therapie.

sam im Mund zergehen, damit die Inhaltsstoffe der Naturprodukte von den Mundschleimhäuten intensiv aufgenommen werden können.

Zwiebelwasser zaubert Heiserkeit fort

Schneiden Sie eine große Zwiebel in dünne Scheiben, und legen Sie diese in einen Suppenteller. Gießen Sie etwa 1/4 Liter lauwarmes Wasser darüber. Zudecken, einige Stunden stehen lassen. Danach das Zwiebelwasser mit den ätherischen Ölen der Zwiebel trinken, mit einem Teil auch gurgeln.

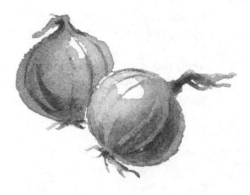

Das Rezept wird von vielen bekannten Sängern im Winter angewendet.

Feigen-Sirup bei Verschleimungen

5 getrocknete Feigen werden ganz klein geschnitten und dann so lange in 1/4 Liter Wasser gekocht, bis ein dicker Sirup entsteht. Nun rühren Sie den Saft von 1 Zitrone dazu und lassen das Ganze noch einmal aufkochen.

Der Feigen-Sirup muss abkühlen. Jetzt rühren Sie 1 Esslöffel Bienenhonig dazu. Von dieser Mischung nehmen Sie alle 3 Stunden 1 Esslöffel voll und lassen den Sirup lang-

Eisenkrauttee gegen Halsentzündungen im Sommer

Im Sommer sind Halsentzündungen besonders unangenehm, können aber relativ rasch ausgeheilt werden. Gurgeln Sie mehrmals täglich mit Melbrosia-Tropfen aus dem Bienenstock (Apotheke).

Oder gurgeln Sie mehrmals am Tag mit Eisenkrauttee (Apotheke). 1 1/2 Teelöffel Eisenkraut mit 1 Tasse kochendem Wasser übergießen, 15 Minuten ziehen lassen. Zusätzlich kochen Sie eine Handvoll Goldsam-Weizenkleie (Drogerie) mit etwas Essig und Honig auf, füllen ein Säckchen und legen es auf den Hals auf. 1 Esslöffel davon wird mit 1/8 Liter Essig noch einmal aufgekocht, durchgeseiht und zum Gurgeln verwendet.

Tricks, wenn am Morgen der Hals schmerzt

Sie sollten abends vor dem Zubettgehen die Zähne putzen und danach mit Salbeitee oder mit Propolis-Tinktur (Apotheke) aus dem Bienenstock – 10 Tropfen in etwas Wasser – gurgeln. Oder reiben Sie abends die Fußsohlen mit einem Gemisch aus 2 Esslöffeln Schweinefett und 3 zerdrückten Knoblauchzehen ein. Und heben Sie das Kopfende des Bettes grundsätzlich um 15 cm an. Das garantiert auch, dass Sie mit geschlossenem Mund schlafen.

Die Halsschmerzen am Morgen kommen oft vom Schlafen mit offenem Mund.

Jodiertes Salz gegen Kropf-Gefahr

Der Kropf ist eine Jod-Mangelerscheinung, weil in unseren Böden – ganz besonders in Mitteleuropa – zu wenig von dem Spurenelement Jod enthalten ist.

Sie sollten daher regelmäßig Jod aus der Nahrung aufnehmen: Meeresfisch enthält reichlich Jod, und außerdem sollten Sie Ihre Speisen nur mit jodiertem Salz zubereiten.

Hausmittel bei Schilddrüsen-Unterfunktion

Gehen Sie einmal pro Woche in die Sauna. Gehen Sie schwimmen, wandern oder Rad fahren.

Trinken Sie zu jeder Mahlzeit 1/4 Liter warmes Wasser mit einem Schuss Obstessig. Ihren Urlaub sollten Sie am Meer verbringen. Dort ist die Luft jodhaltig.

Beginnen Sie jeden Tag mit einer Trockenbürstenmassage. Essen Sie kein Fleisch, viel Rohkost, und würzen Sie nur mit jodiertem Kochsalz.

Trinken Sie 3 Wochen lang täglich 1 Tasse von folgendem Spezial-Kräutertee: Mischen Sie zu gleichen Teilen Kresse, Rosmarin, Schlehdorn, Blasentang, Braunwurz und Storchenschnabel aus der Apotheke oder Drogerie.

1 Esslöffel davon wird mit 1/4 Liter kochendem Wasser übergossen, 8 Minuten ziehen lassen, durchseihen.

Atmen heißt leben

Kartoffelwasser, Zucker und Senfwickel gegen Bronchitis

Eine Bronchitis ist eine Entzündung der Bronchien, meist als Folge einer Ansteckung mit Viren (grippaler Infekt, Grippe), seltener mit Bakterien (da muss der Arzt Antibiotika verschreiben).

Gurgeln Sie mehrmals am Tag mit Eisenkrauttee. Trinken Sie 3 Wochen lang täglich 1 Liter Salbeitee: 1 Liter kaltes Wasser mit 2 gehäuften Esslöffeln Salbei zustellen, 3 Minuten kochen lassen, durchseihen, über den ganzen Tag verteilt trinken.

Ein ganz besonders wirkungsvolles Rezept gegen den Bronchienschleim: Lassen Sie 50 g Kandiszucker, am besten den braunen, in 1 Tasse Kochwasser von Kartoffeln einmal aufkochen. Dann trinken Sie die Flüssigkeit in kleinen Schlucken. Machen Sie das einige Tage.

Besorgen Sie sich Senfpulver aus der Apotheke oder Drogerie, rühren Sie dieses mit heißem Wasser zu einem Brei an, und machen Sie damit eine Auflage auf die Brust. Geben Sie ein trockenes Leinentuch darüber. Oder hacken Sie eine Zwiebel in kleine Stücke, und bedecken Sie diese in einem Gefäß fingerdick mit Honig. 24 Stunden verschlossen stehen lassen. Von dem Saft, der dabei entsteht, nehmen Sie mehrmals am Tag 1 Teelöffel. Oder: Erhitzen Sie 1/4 Liter Milch, kochen Sie darin 2 weiße Brötchen. Legen Sie den Brei, der dabei entsteht, auf Hals und Brust, 20 Minuten einwirken lassen. Reiben Sie Rücken und Brust mit asiatischem Tigerbalm ein. Die Kräuterinhaltsstoffe dringen tief ins Gewebe.

Hacken Sie 1 bis 2 Knoblauchzehen ganz fein, verrühren Sie die Stückchen mit Honig, und nehmen Sie diese Mischung über einen längeren Zeitraum 2- bis 3-mal täglich ein. Oder schaben Sie eine Meerrettichwurzel, und mischen Sie sie mit der 4-fachen Menge Apfelmus. Davon nehmen Sie 3- bis 4-mal täglich 2 Teelöffel ein.

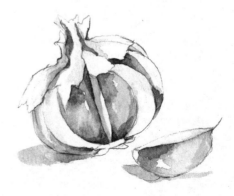

Erkältungshusten – was hilft?

Bereiten Sie sich selbst einen Hustensaft zu: 500 g geschälte und zerkleinerte Zwiebeln mit 350 g Kandiszucker in 1 Liter Wasser erhitzen. Abseihen, mit Honig süßen, über den Tag verteilt trinken.

Achten Sie darauf, dass Ihre Füße gut durchblutet und warm sind. Ist dies nicht der Fall, nehmen Sie 2-mal täglich ein heißes Fußbad und einige Zeit 3-mal täglich 2 Dragees mit dem Hauptwirkstoff aus dem Blatt des Ginkgo-Baumes (Apotheke). Ganz wichtig: Sie müssen 14 Tage lang jeden Abend Inhalationen durchführen.

Besorgen Sie sich einen preiswerten Kunststoff-Inhalator aus der Apotheke und dazu ein Fläschchen mit dem gereinigten Eukalyptusöl. 20 Tropfen in den Inhalator, 1/4 Liter kochendes Wasser aufgießen, Inhalator schließen, Nase und Mund in die vorgesehene Öffnung und dann 15 Minuten die Eukalyptus-Dämpfe tief einatmen.

Essen Sie reichlich Produkte, die viel Vitamin C enthalten: Kiwis, rohes Sauerkraut, Paprikaschoten, Zitrusfrüchte.

Trinken Sie 5 Tassen Fencheltee, mit Honig gesüßt, über den Tag verteilt. 1 Teelöffel Fenchelkörner mit 1 Tasse kochendem Wasser überbrühen, 8 Minuten ziehen lassen, durchseihen.

Senf und Spitzwegerich bei Atembeklemmungen

Pressen Sie eine Zwiebel aus, träufeln Sie 1 Esslöffel davon auf 1 Stück Würfelzucker, und lassen Sie diesen langsam auf der Zunge zergehen. Oder essen Sie ein Stück Vollkornbrot, das Sie dick mit Senf bestreichen. Nehmen Sie 3-mal am Tag 2 Esslöffel Spitzwegerichsaft (Reformladen, Drogerie) mit etwas Honig in etwas Wasser verrührt.

Prof. Bankhofers Spezial-Tipp:

Durch Gerüche fit bleiben:
An einem Fläschchen mit dem ätherischen Öl einer bestimmten Pflanze oder Frucht mehrmals am Tag riechen. Oder man gibt 2 Tropfen davon in eine Wasserschale und stellt sie in der Nähe auf.

Atemwege

Trinken Sie 3-mal am Tag 1 Tasse Weißdorntee. 1 Teelöffel Weißdornblüten und -blätter wird mit 1 Tasse kochendem Wasser überbrüht, 10 Minuten ziehen lassen, durchseihen.

Alkohol verstärkt die Erkältung

Wein, Grog, Tee mit Rum, all diese bekannten Hausmittel gegen Erkältungen sind nach dem neuesten Stand der Medizin abzulehnen. Das Bundesinstitut für Infektionskrankheiten warnt davor: Alkohol in größeren Mengen kann die Erkältung sogar verschlechtern. Das trifft nicht für Arzneien zu, die zum Teil aus Medizinalalkohol bestehen und die in kleinen Mengen eingenommen werden.

Fenchel, Milch und Melisse gegen Erkältungen

Es gibt ein uraltes und sehr wirkungsvolles Hausmittel, um die typischen ersten Zeichen einer Erkältung zu besiegen: Kochen Sie 1 Teelöffel Fenchelsamen 10 Minuten lang in 1 Tasse Milch. Dann durchseihen, 2 Teelöffel Melissengeist dazurühren und das heilsame Gebräu vor dem Zubettgehen sehr warm in langsamen, kleinen Schlucken trinken.

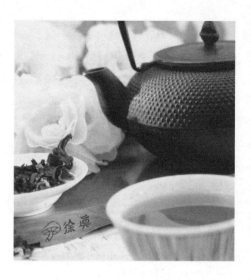

AKUPRESSUR

Schnupfen und Erkältung

Der Schnupfen ist eine Reaktion der Nasenschleimhaut und wird durch eine Infektion, durch eine Reizung der Schleimhaut oder durch eine Allergie hervorgerufen.

Am häufigsten ist der Erkältungsschnupfen, unter dem manche Menschen ganz besonders oft leiden. Der Volksmund kennt viele Rezepte, um den Schnupfen auszutreiben: angefangen von Schwitzkuren über Gesichtsdämpfe bis zu Kräuterteemischungen.

Die Akupressur kann Erleichterung bringen:

Drücken Sie die Kuppen beider Mittelfinger innen auf die Augenbrauen – und massieren Sie hin und her. Anschließend setzen Sie die Zeigefinger in die Falten am hinteren Ende der Nasenflügel und lassen sie leicht vibrieren. Nach kurzer Pause reiben Sie mit Daumen und Zeigefinger die Nasenwurzel. Und zwar dort, wo bei einem Brillenträger das Verbindungsstück der Augengläser ruht.

Bringen diese Massagen keinen Erfolg, greifen wir abermals auf Punkte anderer Körperteile zurück:

Drücken Sie den Zeigefinger der rechten Hand auf das Grübchen am oberen Rand des Brustbeins.

Ganz ungewöhnlich wird dem Laien der letzte Punkt gegen Schnupfen vorkommen. Er liegt nämlich auf dem Handrücken genau zwischen Daumen und Zeigefinger. Legen Sie den Daumen eng an den Zeigefinger, so dass sich zwischen beiden eine Hautfalte bildet. Nun haben Sie den Punkt auf der höchsten Erhebung. Hier setzen Sie nun den Daumen der anderen Hand an und führen kreisende, vibrierende Bewegungen aus.

In alten chinesischen Büchern kann man nachlesen, dass diese Prozedur immer zuerst mit der linken und dann mit der rechten Hand durchgeführt werden soll. Di 4 ist ein Punkt, den die Chinesen sehr häufig wählen, um Beschwerden im Gesicht zu beeinflussen.

Besonders gut eignen sich diese Pressuren zur Vorbeugung und im Anfangsstadium von Schnupfen und Erkältungen.

Heuschnupfen

Alle Jahre, wenn der Frühling ins Land zieht, leiden Millionen Menschen an Heuschnupfen. Mancher bekommt »seinen« Heuschnupfen nur auf ganz bestimmte Blüten und Blumen. Bei Allergien sind Akupunktur und Akupressur besonders wichtig und wirksam. Wenn Sie Jahr für Jahr stark leiden – konsultieren Sie doch einen erfahrenen Akupunktur-Arzt. Viele Heuschnupfen-Geplagte haben ihre Allergie durch die Akupunktur wegbekommen. Zumindest kann die Allergie-Anfälligkeit gelindert werden.

Nun zur Akupressur:

Die wichtigsten Punkte, die gegen Heuschnupfen behandelt werden müssen, liegen zu beiden Seiten der Nasenwurzel, und zwar dort, wo der Verbindungsbogen einer Brille wäre. Pressen Sie diese beiden Punkte zugleich mit Daumen und Zeigefinger einer Hand, vier-, fünfmal am Tag.

Der Druck darf ruhig fest sein, denn wir wollen ja beruhigen. Anschließend akupressieren Sie die Hautoberfläche zwischen der Oberlippe und dem Nasenansatz. Der Druck soll leicht sein und kann auch vibrierend ausgeführt werden. Auch hier gilt die Regel: vier-, fünfmal am Tag. Als Fernpunkt behandeln wir wie beim Schnupfen den Punkt Di 4 auf der Hand.

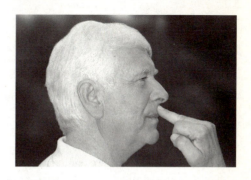

Husten lindern

Husten kann allein oder als Folge einer anderen Krankheit auftreten. Wenn Husten länger als 3 Tage besteht und verschiedene Hausmittel und Akupressur keine Linderung bringen, ist unbedingt ein Arztbesuch erforderlich. Tatsache ist, dass Husten und Hustenreiz das Leben vergällen können. Panische Angst vor dem Husten haben Menschen, die im Beruf viel sprechen oder singen müssen und auf eine klare Stimme angewiesen sind.

Namhafte Gesangsstars und Schauspieler bedienen sich der Akupressur, um sich von Husten und Heiserkeit zu befreien.

So hilft die Akupressur:

Der vom Husten Geplagte macht seinen Oberkörper frei und entspannt sich. Der Partner sucht am

Rücken den dritten Brustwirbel von oben. Dann fährt er von dort mit beiden Daumen links und rechts ein Stück nach außen, bis er damit in zwei Mulden sinkt, die etwa vier bis fünf Zentimeter (2 Finger breit) von der Wirbelsäule entfernt sind. Jetzt drückt er die Punkte drei- bis sechsmal kurz hintereinander. Diese Punkte darf man am Tag bei starkem Husten öfter behandeln.

Als Fernpunkte wählt man bei Husten den Punkt im Grübchen am oberen Rand des Brustbeins, um den Hustenreiz zu mildern. Bei starkem Hustenreiz erreichen Sie auch mit der Massage eines Punktes neben der Sehne in der Ellenbeuge eine Linderung.

Nebenhöhlenkatarrh

Im Frühjahr und Herbst treten so genannte katarrhalische Erkrankungen der Gesichtshöhlen auf. Es kommt zu Entzündungen, die starke Schmerzen verursachen. Wenn sich der Katarrh mit Hausmitteln und Akupressur nicht bessert, müssen Sie zum Arzt gehen.

Hier die wichtigsten Akupressurpunkte:

Pressen Sie den Daumen etwa zwei bis drei Zentimeter oberhalb der Augenbraue genau über der Mitte des Auges gegen die Haut. Drücken Sie danach mit dem Zeigefinger am Augenhöhlenrand unter dem Auge. Sodann legen Sie vibrierend den Mittelfinger in jene Vertiefung, die Sie in der Höhe des Kieferknochengelenkes ertasten.

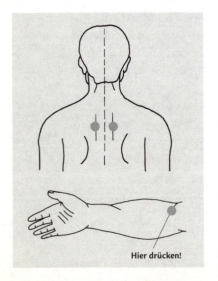

Hier drücken!

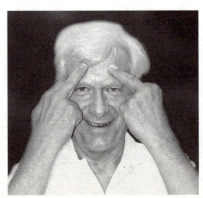

Zusätzliche Maßnahmen: Klopfen Sie mit dem Zeigefinger hinter den Ohren auf den Warzenfortsatz. Schließlich massieren Sie das Gewebe zwischen dem Daumen und dem Zeigefinger mit einem Finger der jeweils anderen Hand.

Heiserkeit und Halsschmerzen

Heiserkeit und Halsschmerzen treten oft infolge einer Infektion gemeinsam mit dem Schnupfen auf. Außerdem kann eine Kehlkopfentzündung dahinterstecken. Manchmal überanstrengt man sich auch – etwa wenn man 2 Stunden auf dem Fußballplatz seine Mannschaft angefeuert hat. Bei längerer Heiserkeit und Halsschmerzen muss man unbedingt einen Arzt konsultieren. Neben der Akupressur kann man Inhalationen (2 Liter Wasser, 2 EL Kochsalz) machen, und warme Getränke und Umschläge lindern auch. Bitte keinen Kamillentee für Inhalationen verwenden, er trocknet die Schleimhäute aus. Auch ein ansteigendes Fußbad nach Kneipp hilft – es führt auf reflektorischem Weg zu einer Überwärmung des Rachenraums.

Nun zu den wichtigsten Akupressur-Punkten:

Drücken Sie mit den Zeigefingern, nicht zu fest, links und rechts vom Kehlkopf. Dann klopfen Sie leicht massierend nach unten und pressen nach etwa zwei bis drei Zentimetern auf die vorspringenden Knochen des Schlüsselbeines. Niemals zu fest pressen oder klopfen. Die Chinesen sind der Ansicht, dass die Heiserkeit rasch bekämpft werden kann, wenn man diese Prozedur bis zu fünfmal mit nur kurzen Pausen wiederholt.

In der Ellenbeuge liegt ein wichtiger Akupressurpunkt, seitlich der Sehne – fest massieren.

Ein wichtiger Fernpunkt gegen Heiserkeit befindet sich am inneren Daumen-Nagelfalz-Winkel: fest drücken.

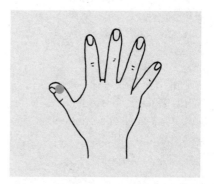

Noch einmal: Wenn Halsschmerzen und Heiserkeit eine Angina vermuten lassen – unbedingt zum Arzt gehen. Eine Angina ist eine ernst zu nehmende Erkrankung. Auch wenn die Heiserkeit länger anhält oder wenn hohes Fieber dazukommt, muss man einen Arzt konsultieren.

Bronchitis-Behandlung unterstützen

Bronchitis ist meistens auf eine Ansteckung mit Viren zurückzuführen. Oft beginnt sie mit trockenem Husten; Schnupfen, Heiserkeit und Fieber kommen dazu.

Bronchitis muss ärztlich behandelt werden.

Nun zu den Druckpunkten für Akupressur gegen Bronchitis: In den Vertiefungen an Schulter und Kehle, auf dem 7. Halswirbel, an der Außenseite des Ellenbogens und an der inneren Daumenseite des Handgelenks.

Wenn der Auswurf gelblich grün wird, liegt eine bakterielle Infektion vor, dann muss man unbedingt den Arzt zu Rate ziehen.

Asthma – der geraubte Atem

Plötzlich auftretende Atemnot von besonderer Heftigkeit ist ein wichtiges Kennzeichen der Asthmakrankheit. Die Atemnot entsteht durch eine Verengung der Atemwege und wird oft von trockenem Husten begleitet. Die Verengung kann sich sehr schnell einstellen, aber auch schnell – manchmal auch ohne Medikamente – wieder vergehen. Auffällig ist auch der Zeitpunkt, zu dem der Atem am häufigsten »geraubt« wird: nachts und in den frühen Morgenstunden.

Grundlage des Asthmas ist die Übererregbarkeit der Bronchien. Die Bronchialschleimhaut ist hochgradig entzündet. Die Entzündung führt zu einer schleimigen Überwässerung der Bronchialschleimhaut: zu einem Ödem. Die Schleimproduktion ist stark erhöht, dazu kommt noch, dass auch die Schleimqualität erheblich verändert ist. Erschwerend gesellt sich ein Fehler in der Schleimreinigung dazu. Die »Saubermacher«, die Flimmerhärchen, werden ihrer Verpflichtung, die Bronchiallichtung rein zu halten, nicht gerecht. Die Folge ist ein allgemeiner Schleimstau.

Atemwege

Im Anfall verkrampfen sich auch noch die glatten Muskelfasern, die alle Bronchien wie Bänder umgeben. Das führt zu weiterer Verengung.

Ursachen:

- Allergien – die auslösenden Stoffe erreichen den Körper durch Einatmung, Verschlucken, über die Haut oder auf dem Blutweg.

- Reizstoffe wie Rauch, Staub, Kälte, Wärme, Medikamente und Infektionen verursachen das »Reizasthma«.

- Körperliche Anstrengung – Anstrengungsasthma.

- Seelische (psychische) Reize, seien sie unbewusst oder bewusst, verstärken das Asthma.

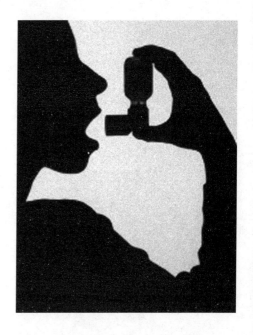

Asthma gehört selbstverständlich in die Obhut eines Arztes. Die modernen Medikamente verbessern die Lebensqualität entscheidend. Mit Akupressur kann man die Behandlung unterstützen.

Ein Druckpunkt gegen Asthma befindet sich auf der Brustmitte, direkt auf dem Brustbein. Sie ertasten die Stelle problemlos mit der Kuppe einer Fingerspitze. Sie ist sehr druckempfindlich. Pressen Sie mit dem Zeigefinger, und verschieben Sie dabei leicht die Haut.

Prof. Bankhofers Spezial-Tipp:

Meeresfisch hilft bei Asthma. Die Omega-3-Fettsäuren im Fisch wirken sich günstig auf das Leiden aus. Betroffene sollten zweimal in der Woche 250 Gramm Fisch verzehren.

Dann tasten Sie sich zum Oberrand des Schlüsselbeins weiter – fest drücken. Anschließend suchen Sie den Zwischenraum zwischen der ersten und zweiten Rippe von oben, in diesen Zwischenraum drücken Sie fünfmal mit dem Mittelfinger.

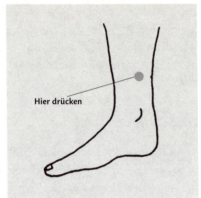

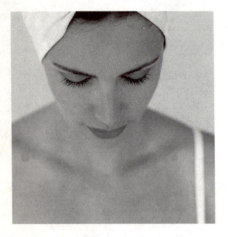

Bei Hustenreiz massiert man zusätzlich die bekannten Punkte in der Armbeuge und im Grübchen oberhalb des Brustbeines. In der anfallsfreien Zeit zur Vorbeugung massiert man hin und wieder (einmal pro Woche) die Punkte am Knie und oberhalb des Knöchels.

Herz und Kreislauf

ℹ️ ALLGEMEIN

Die Kreislauforgane des menschlichen Körpers bestehen aus dem Herz und den Blutgefäßen. Das Herz ist der Motor von diesem System und pumpt Blut durch die Arterien. Über die Venen kommt das Blut dann wieder zum Herzen zurück.

Herz

Das Herz ist ein Hohlmuskel, ungefähr von der Größe der Faust des betreffenden Menschen. Es arbeitet wie eine Pumpe, um das Blut und mit ihm alle für die Versorgung der Körperzellen nötigen Stoffe im ganzen Körper zirkulieren zu lassen.

Mit jedem Herzschlag zieht sich die starke muskulöse Wand des Herzens zusammen und pumpt dabei das Blut aus dem Herzen in die Blutgefäße und durch den ganzen Körper.

Im Verlauf eines einzigen Tages pumpt das Herz zwischen 6000 und 8000 Liter Blut.

Rund 100 000mal am Tag schlägt das Herz und in einem 70 Jahre langen Leben ca. 2 500 000 000mal.

Kreislaufsystem

Das Kreislaufsystem ist das Transportsystem des Körpers, das Sauerstoff und Nährstoffe mit dem Blut in jede Zelle des Körpers transportiert. Zum Kreislaufsystem gehören das Herz und die Blutgefäße. Deshalb spricht man auch vom Herz-Kreislauf-System.

Das sauerstoffreiche Blut wird durch die linke Herzkammer in Blutgefäße gepumpt, die man Arterien nennt. In der Nähe des Herzens sind sie ungefähr so dick wie ein Daumen. Je weiter sich die Blutgefäße vom Herzen entfernen, umso mehr verzweigen sie sich wie die Äste eines Baumes und werden dabei immer dünner.

Die dünnsten Arterien heißen Arteriolen. Diese verzweigen sich weiter in sehr feine Blutgefäße, die so genannten Kapillaren. In den Kapillaren werden Sauerstoff und Nährstoffe an die Zellen abgegeben.

Durch die Venen fließt das weniger sauerstoffhaltige Blut aus dem Körper zum Herzen zurück. Von da aus wird das sauerstoffarme Blut aus der rechten Herzkammer zurück zur Lunge gepumpt und dort wieder mit Sauerstoff angereichert.

Die Herzkranzgefäße sind lebensnotwendig für das Herz, weil sie dem Herzmuskel Sauerstoff und Nährstoffe zuführen, damit er seine Arbeit leisten kann. Sie verzweigen sich in kleinere Blutgefäße, die Blut in jeden Teil des Herzens befördern.

HEILKRÄUTER

Für Herz und Kreislauf

Depressionen nach Infarkt: Kräuter-Therapie hilft

Eine Studie an der Technischen Universität München hat ergeben: Patienten, die nach einem Herzinfarkt depressiv werden, erholen sich viel langsamer von ihrer Krankheit und finden schwerer in ihr Alltagsleben zurück.

Untersuchungen haben ergeben, dass in diesem Fall regelmäßige Gaben von Johanniskraut helfen können. Johanniskraut bekämpft nachweislich depressive Verstimmungen. Das hat man an der Universität Gießen nachgewiesen.

Weißdorn und Armbäder bei Angina pectoris

Bei Angina pectoris (Erkrankung der Herzkranzgefäße) muss jede zusätzliche naturheilkundliche Behandlung mit der ärztlichen Behandlung im Einklang stehen und mit dem Arzt besprochen werden. Erfolg versprechende Hausmittel bei Angina pectoris sind Weißdorntee und Armbäder.

So wird der Tee zubereitet: 1 Teelöffel Weißdornblüten werden mit einer Tasse kochendem Wasser überbrüht, 5 Minuten ziehen lassen. Trinken Sie 4-mal täglich 1 Tasse.

Die Armbäder werden mehrmals täglich durchgeführt. Das Wasser muss warm sein. Die Temperatur soll während des Bades von 35 auf 42 Grad Celsius erhöht werden.

Haferkleie hilft Cholesterin zu senken

Auf Grund amerikanischer Untersuchungen empfiehlt man Haferkleie zur Cholesterinsenkung.

Herz und Kreislauf

Sie enthält eine Reihe von Faktoren, darunter die Substanz Beta-Glukan, welche die Blutfette abbauen hilft. Regelmäßige Einnahme von Haferkleie, zum Beispiel im Müsli am Morgen, kann eine echte Hilfe zur Unterstützung der ärztlichen Therapie sein.

Misteltee gegen Blutdruckschwankungen

Sie sollten bei Blutdruckschwankungen jeden Tag morgens und abends Ihren Körper mit einer Naturborstenbürste massieren.

Holen Sie sich aus der Apotheke Mistelkraut, und trinken Sie im Rahmen einer 3-Wochen-Kur jeden Tag 2 bis 3 Tassen Misteltee.

Er muss kalt angesetzt werden: 1 Teelöffel Mistelkraut mit 1 Tasse kaltem Wasser übergießen, zudecken und über Nacht stehen lassen. Dann kurz aufwärmen, durchseihen und ungesüßt trinken.

Das Mistelkraut gleicht zu hohen und zu niedrigen Blutdruck aus. Hoher Blutdruck muss unbedingt ärztlich behandelt werden.

Prof. Bankhofers Spezial-Tipp:

Zur Stärkung der Blutgefäße und Förderung des Blutflusses: Essen Sie jeden Tag 2 Mandarinen. Diese Zitrusfrucht enthält den wertvollen Pflanzenfarbstoff Rutin direkt im Fruchtfleisch. Dieser Bioaktivstoff ist wichtig für die Gesundheit unserer Blutgefäße.

Weißdorn und Senf bei Blutniederdruck

Nehmen Sie nach jeder Mahlzeit 15 Tropfen Weißdorntinktur (Apotheke) in etwas Wasser. Essen Sie täglich 1 Becher Bio-Jogurt.

Nehmen Sie mehrmals am Tag 1 Stück von einer Zitrone in den Mund. Gut kauen, dann wieder ausspucken. Und essen Sie einige Zeit morgens auf nüchternen Magen 1 Esslöffel Senf auf einem Stück Vollkornbrot. Vor allem lohnt es sich, reichlich Knoblauch und rohe Zwiebeln zu essen. Und trinken Sie 3 Wochen lang 2-mal täglich je 1 Tasse Misteltee: 1 Teelöffel Mistelkraut (Apotheke) über Nacht in 1 Tasse kaltem Wasser ansetzen. Am nächsten Morgen durchseihen, aufwärmen, trinken.

Rosmarinwein bei Blutniederdruck

In alten Büchern unserer Großmütter findet man das Rezept von Rosmarinwein. Ärzte von heute bestätigen die Wirkung. Sie müssen sich den Wein selbst zubereiten: Geben Sie 20 g Rosmarinblätter (Apotheke) in eine Flasche Weißwein (0,75 Liter). Lassen Sie das Ganze eine Woche bei Zimmertemperatur stehen. Schütteln Sie dabei die verschlossene Flasche immer wieder kräftig. Dann seihen Sie die Flüssigkeit in eine andere Flasche ab, und trinken Sie 2-mal täglich 1/16 Liter davon.

Lavendel gibt Kraft bei niederem Blutdruck

Setzen Sie bei zu niederem Blutdruck die ätherischen Öle des Lavendels ein. Bereiten Sie sich ein Lavendelbad zu: 50 g Lavendelblüten (Apotheke) werden mit 2 Liter kochendem Wasser überbrüht, 10 Minuten ziehen lassen, durchseihen, dann ins Badewasser gießen. 15 bis 20 Minuten baden. Für tagsüber: Stellen Sie eine Untertasse mit einem nassen Wattebausch auf, und tropfen Sie etwas Lavendelöl (Apotheke) darauf. Dann können Sie ständig Lavendelduft einatmen.

Ginkgo-Therapie nach einem Schlaganfall

Der Phytoforscher Dr. Peter Laux aus Karlsruhe verweist auf die faszinierende Kraft und Regenerationswirkung des Ginkgo-Blattes und seines Wirkstoffes Craton nach einem Schlaganfall. Die Ginkgo-Substanzen fördern die Durchblutung und können die Folgen eines Schlaganfalles verbessern.

Schwarzer Tee schützt vor Adernverkalkung

Schwarzer und grüner Tee sind nicht gesundheitsschädlich. Im Gegenteil: Amerikanische und japanische Wissenschaftler haben nachgewiesen, dass man damit Adernverkalkung vorbeugen kann.

So genannte Phenole in den Teeblättern bekämpfen jene aggressiven »freien Radikale«, welche die Arteriosklerose fördern.

Weißdorntee stärkt die Herzaktivität

Lassen Sie sich bei Herzinsuffizienz in der Apotheke 5 Teile Weiß-

Herz und Kreislauf

dornblüten und 2 Teile Salbeiblätter mischen. Davon übergießen Sie 1 Esslöffel mit 1 Tasse kochendem Wasser. 10 Minuten ziehen lassen, durchseihen. Trinken Sie 2 Tassen pro Tag. Der Kräutertee verträgt sich mit vom Arzt verschriebenen Arzneien, die Sie unbedingt weiter einnehmen müssen. Dieser Herztee stärkt auch das Altersherz.

Kräuter für ein starkes Herz

Herzprobleme muss man immer ärztlich abklären lassen. Nervös bedingte Verkrampfungen und schmerzhafte Spannungen in der Herzgegend sind sehr oft mit einer speziellen Kräutertee-Mischung zu beseitigen. Lassen Sie sich in der Apotheke zu gleichen Teilen Mistelkraut, Hopfenzapfen und Weißdornblüten mischen. 2 Teelöffel davon werden mit 1 Tasse kochendem Wasser überbrüht, 15 bis 20 Minuten ziehen lassen. Trinken Sie 3 Wochen kurmäßig täglich 2 bis 3 Tassen.

Petersilien-Wein zur Herzkräftigung

So wird der Petersilien-Wein zubereitet: 10 Petersilien-Stängel mit Blättern und 1 Esslöffel Apfelessig werden 10 Minuten lang auf kleiner Flamme in 1 Liter Weißwein gekocht. Dann das Ganze auf 40 Grad Celsius abkühlen und 300 g Honig dazurühren. In eine Flasche füllen und einige Tage stehen lassen. Dann jeden Tag 1/16 Liter davon zur Herzkräftigung trinken.

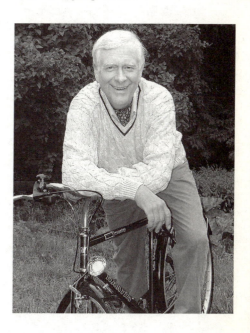

Anis und Baldrian gegen Herzjagen

Nehmen Sie einige Zeit täglich eine Messerspitze gemahlenen Anissamen ein, und lassen Sie diesen langsam auf der Zunge zergehen. Sorgen Sie gleich am Morgen für reichlich sauerstoffreiche Luft zum Einatmen. Meiden Sie Nikotin. Und trinken Sie, wenn Sie wieder Herzjagen verspüren, 1 Tasse Baldrianwurzeltee (Apotheke, Drogerie).

Schlüsselblumentee nach Herzmuskelentzündung

Sie sollten bei Ihrer täglichen Ernährung der Vollwert- und Rohkost den Vorzug geben.

Hier bewährte Hausrezepte zur Herzstärkung, die Sie im Einvernehmen mit dem behandelnden Arzt einnehmen können: Setzen Sie 60 g Spargel mit 3/4 Liter Wasser kalt an. Lassen Sie das Ganze 8 Stunden ziehen, am besten über Nacht. Dann durchseihen, 1/4 Liter lauwarmes Wasser mit 2 Teelöffeln Honig dazurühren. Davon nehmen Sie jede Stunde 1 Esslöffel. Und 14 Tage lang trinken Sie jeden Abend vor dem Zubettgehen 1 Tasse Schlüsselblumen-Kräutertee.

Sehr bewährt hat sich auch ein Kräutertee aus einer Mischung von Schlüsselblumen, Johanniskraut und Baldrianwurzeln zu gleichen Teilen (Apotheke).

Kräutertee und Minzöl bei plötzlicher Erschöpfung

Wenn Sie plötzlich sehr erschöpft sind, schlafen Sie zu wenig, gehen zu spät ins Bett, oder Sie ernähren sich zu wenig gesund und achten nicht auf eine entsprechende Zufuhr von Vitaminen, Mineralstoffen und Spurenelementen. Essen Sie in nächster Zeit reichlich rohes Gemüse und frisches Obst. Gegen die plötzlich auftretenden Erschöpfungen aber trinken Sie folgenden Kräutertee: Lassen Sie sich in der Apotheke Melisse und Rosmarin zu gleichen Teilen mischen. 2 Teelöffel davon werden dann mit 1 Tasse kochendem Wasser überbrüht, 5 Minuten ziehen lassen, durchseihen, ungesüßt trinken.

Zusätzlich besorgen Sie sich Japanisches Minzöl oder Heilpflanzenöl (Apotheke, Drogerie), und lassen Sie davon einen Tropfen auf der Zunge zergehen. Atmen Sie dabei tief durch den Mund ein und durch die Nase aus. Wiederholen Sie den Vorgang mehrmals.

Weißdorn und Vitamin E: Der beste Herzschutz

Internationale Forschungen haben ergeben, dass es drei natürliche Substanzen gibt, die dem Herz Kraft geben: der Gesamtextrakt aus der Heilpflanze Weißdorn, natürliches Vitamin E und der Mineralstoff Magnesium. Dazu gehören auch: regelmäßig Freizeitsport (Wandern, Rad fahren, Schwimmen), Atemübungen in freier Natur, in der Ernährung wenig Fett, wenig Fleisch, viel Obst und Gemüse und 2-mal im Jahr eine Kur mit 1 bis 3 Herzschutz-Kapseln (Apotheke), die Weißdorn, Vitamin E und Magnesium enthalten sollten.

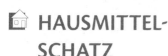 HAUSMITTEL-SCHATZ

Schach dem Herztod

Auberginen bei hohem Cholesterinspiegel

Eine jüngste Untersuchung im Linus-Pauling-Ernährungsforschungsinstitut in Washington State hat ergeben, dass vor allem die Aubergine Wirkstoffe enthält, welche zu hohe Blutfettwerte senken helfen.

Diese Wirkstoffe befinden sich nur im Fruchtfleisch. Am gesündesten ist, wenn Sie die Auberginen ohne Fett mit der Haut dünsten. Roh dürfen Auberginen nicht verzehrt werden. Sie enthalten das Gift Solanin, welches beim Erhitzen zerstört wird. Medikamente dürfen nicht abgesetzt werden, Aubergi-

nen sind nur eine unterstützende Behandlung!

Prof. Bankhofers Spezial-Tipp:

Wenn Sie als Bluthochdruck-Patient regelmäßig Medikamente nehmen müssen, dürfen Sie diese nicht mit Grapefruitsaft hinunterspülen. Die Grapefruit kann die Wirkung des Medikamentes aufheben, oder sie drückt den Blutdruck zu sehr nach unten.

Bienenpollen gegen Bluthochdruck

Am Forschungsinstitut für Pharmakologie am Wissenschaftlichen Zentrum der Akademie der Medizinischen Wissenschaften Russlands in Tomsk hat man nachgewiesen, dass die regelmäßige Einnahme von Bienenblütenpollen aus dem Bienenstock – seit der Antike auch als Melbrosia-Pollen bezeichnet – zu hohen Blutdruck auf sanfte, natürliche Weise senken kann.

Man nimmt dazu mehrere Monate lang 3-mal täglich 3 Bienenpollen-Kapseln (Apotheke). Das ist zugleich ein Stärkungs- und Aufbaumittel. Dieses Naturheilmittel kann nur zusätzlich angewandt werden. Vom Arzt verordnete Medikamente müssen weiter genommen werden.

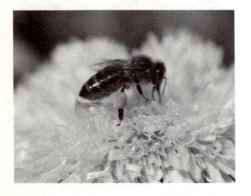

Obstessen senkt zu hohen Blutdruck

An der angesehenen Harvard School in Boston wurde erst kürzlich eine interessante Studie abgeschlossen. Daraus geht eindeutig hervor: Wer regelmäßig Obst isst und ganze Hauptmahlzeiten damit bestreitet, der kann damit im Laufe der Zeit sehr erfolgreich seinen Bluthochdruck in den Griff bekommen. Die Erklärung dafür: Mit frischem Obst bekommt der Organismus Faserstoffe sowie die Mineralstoffe Magnesium und Kalium, genau jene Nahrungsbestandteile, die das Bluthochdruck-Risiko klein halten.

Topfen (Quark) hilft gegen Bluthochdruck

Essen Sie bei Bluthochdruck regelmäßig Topfen. Quark liefert in idealer Zusammensetzung die Mineralstoffe Kalium, Kalzium und Magnesium. Konsumieren Sie über einen längeren Zeitraum täglich 1/8 Kilo Topfen, pur oder in Speisen verarbeitet. Die ärztlichen Medikamente müssen Sie selbstverständlich weiter einnehmen.

Bananen und Nüsse bei Blutniederdruck

Nahrung, die reich am Mineralstoff Kalium ist, bringt den Kreislauf in Schwung.

Ideal: Bananen und Nüsse. Auch das Würzen von Speisen mit grünem Pfeffer und Chili bringt Erfolg. Trinken Sie morgens Rosmarin- oder Pfefferminztee. Betreiben Sie Morgengymnastik. Gehen Sie schwimmen und tanzen. Und lachen Sie viel. Schlechte Laune senkt zu niedrigen Blutdruck noch mehr.

Salziges Frühstück bei Nieder-Blutdruck

Die erste Maßnahme: Gönnen Sie sich ein salziges Frühstück: Wurst,

Käse, Gemüsebrühe, einen Hering, ein Glas Tomatensaft mit Salz und Pfeffer. Trinken Sie 1/4 Liter schwarzen Johannisbeersaft. Auch eine Tasse Bohnenkaffee kann Ihnen helfen.

Sie müssen bei zu niedrigem Blutdruck grundsätzlich regelmäßig zum Arzt gehen und den Blutdruck immer wieder kontrollieren lassen. Sie dürfen nämlich blutdrucksteigernde Medikamente niemals zu lange nehmen.

Trinken Sie morgens vor dem Aufstehen eine Tasse Schwarztee. Oder rühren Sie in 1/4 Liter Mineralwasser 2 Esslöffel Apfelessig und 2 Esslöffel Honig. Langsam morgens auf nüchternen Magen trinken. Nehmen Sie am Morgen ein Fußbad mit Rosmarinzusatz.

Machen Sie regelmäßig Bewegung: Rad fahren, Bodengymnastik, Wandern. Ein wirkungsvolles, altes Hausmittel: 3 Esslöffel Gerstenkörner (Reformladen) in einer Getreide- oder Kaffeemühle mahlen, mit 3 Esslöffel Mineralwasser anrühren. 6 bis 8 Stunden zugedeckt stehen lassen. Einmal am Tag essen.

Trinken Sie 3 Wochen lang 2- bis 3-mal täglich 1 Tasse Weißdorntee oder Misteltee (Apotheke).

Knoblauch schützt vor Schlaganfall

Die beiden größten Risiko-Faktoren für einen Schlaganfall sind Nikotin und Bluthochdruck. Das bedeutet: Regelmäßig den Blutdruck kontrollieren und sofort gegen erhöhte Werte mit dem Arzt etwas unternehmen. Und: Wenn Sie rauchen, aufhören damit.

Eine jüngste Studie an der Universität Oxford in England hat ergeben: Wer regelmäßig standardisierte Knoblauch-Dragees (Apotheke) zu sich nimmt – 3-mal täglich 1 Stück –, der kann sein Schlaganfall-Risiko bis zu 40 % senken. Frischer Knoblauch bringt diesen Erfolg nicht, weil nicht in jeder Knoblauchknolle dieselbe Qualität und Quantität des Knoblauchwirkstoffes Allicin nachzuweisen ist.

Kreislaufstörungen: Kneipp hilft

Wer morgens oder tagsüber an Kreislaufstörungen und niedrigem Blutdruck leidet, der sollte in der Badewanne oder in der Duschwanne 30 Zentimeter tief kaltes Wasser einlassen und darin mehrere Sekunden mit nackten Füßen im Storchschritt umhergehen. Man kann außerdem auf diese Weise den Körper sehr gut gegen Infektionskrankheiten abhärten. Das ist die berühmteste Kneippanwendung.

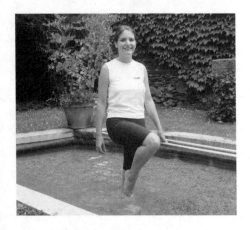

Herzrhythmusstörungen

Eiskaltes Wasser trinken

Der britische Herzspezialist Prof. Dr. Campbell hat im Rahmen einer Studie das einfachste und preiswerteste Hausmittel gegen Herzrhythmusstörungen entdeckt: kaltes Wasser.

Ein Glas eiskaltes Mineralwasser – langsam getrunken – wirkt mit seinem Kältereiz dämpfend auf den Schlagimpuls des Herzens. Ein anderes, altes Hausmittel: Man taucht das Gesicht für 20 Sekunden in ein Gefäß mit kaltem Wasser.

Olivenöl stärkt das Herz

Olivenöl ist kaltgepresstes Speiseöl aus frischen, reifen Oliven. Die beste Qualität stammt aus der Erstpressung. Olivenöl enthält reichlich Vitamin A und E, vor allem aber einen hohen Anteil an ungesättigten Fettsäuren. Dadurch kann Olivenöl – wenn man es regelmäßig in den Speiseplan einbaut – das Herz stärken.

Vitamin E hält die Adern jung

Studien in Amerika haben ergeben: Patienten, die eine Bypass-Herzoperation hinter sich hatten und die besonders anfällig für Adernverkalkung im Operationsbereich sind, wiesen keine arteriosklerotischen Symptome in den Adern auf, nachdem sie mit Vitamin E versorgt wurden.

Sie sollten sich Vitamin-E-reich ernähren: mit Vollkornprodukten, Weizenkeimen, Nüssen, Milchprodukten.

Knoblauch gegen kalte Füße an Sommertagen

Kalte Füße im Sommer sind ein Alarmzeichen, dass Sie an starken Durchblutungsstörungen leiden. Die beste Lösung: Machen Sie über einen längeren Zeitraum eine Knoblauch-Kur: Essen Sie, wann immer Sie Gelegenheit haben, Gerichte mit reichlich Knoblauch. Und nehmen Sie mindestens 3 Monate lang 3-mal täglich 1 Knoblauch-Dragee (Apotheke) mit dem standardisierten Knoblauchwirkstoff Allicin.

Der Extrakt aus dem Ginkgo-Blatt fördert ebenfalls die Durchblutung ganz enorm. Sie sollten über einen längeren Zeitraum eine Kur machen. Flüssiges Ginkgo-Elixier oder Ginkgo-Dragees gibt es in der Apotheke.

WHO-Studie: Sekt fördert die Durchblutung

Aus einer Studie der Weltgesundheitsorganisation (WHO) geht hervor: Sekt und Champagner können – in Maßen getrunken – eine Arznei sein. Ein Gläschen Sekt fördert beachtlich die Durchblutung des Herzmuskels und baut gefäßverengende Spannungen ab. Die Verdauung wird beschleunigt.

Seelische Spannungen werden abgebaut. All diese Wirkungen sind nicht bloß auf den Alkohol und auf die Kohlensäure zurückzuführen. Insgesamt wirken im Sekt 400 Substanzen, darunter zahlreiche Mineralstoffe und Spurenelemente.

Traubensaft-Kur gibt neue Kraft bei Schwächeanfällen

Als natürliches Stärkungsmittel hat sich eine Traubensaft-Kur sehr bewährt.

Traubensaft ist ein hervorragender Energiespender. Dazu tragen seine Inhaltsstoffe Vitamin A, C, B1 und B2, der Traubenzucker, der Mineralstoff Kalium und eine Reihe von Enzymen bei. Besorgen Sie sich Traubensaft aus biologischem Anbau aus dem Reformladen, und trinken Sie 14 Tage lang jeden Morgen und jeden Abend jeweils 1/4 Liter in kleinen, langsamen Schlucken.

Was hilft gegen »Wetter-Kollaps«?

Das so genannte »Berg-und-Tal-Wetter« führt bei vielen Menschen zu einem so genannten Wetter-Kollaps, zu Kreislaufschwäche und Schwindel.

Hier die wichtigsten Maßnahmen dagegen:

Essen Sie wenig und wenn überwiegend rohes Gemüse und frisches Obst. Trinken Sie täglich mindestens 2 Liter Mineralwasser oder Kräutertee, vor allem Hagebuttentee, Melissentee oder Kümmeltee. Stellen Sie das Rauchen ein, und meiden Sie Alkohol.

Sie sollten morgens in 30 cm hohem, kaltem Wasser bis zu 2 Minuten Wasser treten. Abends nehmen Sie in einem Eimer mit lauwarmem Wasser 15 Minuten ein Fußbad. 1/2 Liter Apfelessig dazugießen.

Machen Sie die bekannte C-Vit-Kur nach dem Nobelpreisträger Prof. Dr. Linus Pauling: Trinken Sie eine Woche lang täglich 1 Vitamin-C-Brausetablette ohne Zucker (Apotheke) in 1/4 Liter Mineralwasser. Essen Sie täglich 2 rohe Zwiebeln und reichlich rohe Petersilie in Salaten.

Reiben Sie sich mehrmals am Tag Stirn und Schläfen mit Franzbranntwein oder Melissengeist ein. Achten Sie auf reichlich nächtlichen Schlaf.

Kreislaufprobleme im Frühling? Molke und Sauermilch machen wieder fit

Entweder trinken Sie bei Kreislaufproblemen einige Zeit über den Tag verteilt 1 bis 1,5 Liter Diät-Molke oder dieselbe Menge Sauermilch. Und zusätzlich trinken Sie jeden Morgen 2 Esslöffel Löwenzahnsaft aus dem Reformladen mit etwas Wasser verdünnt.

Naturprodukte bei Eisenmangel

Bei Eisenmangel sollten Sie ganz spezielle Naturprodukte in Ihren Speiseplan einbauen, die reichlich Eisen enthalten: frischen, rohen Schnittlauch, rohe Petersilie, Sauerampfer, weiße Bohnen, Sojabohnen, Sojamehl, Sesamsamen, Sonnenblumenkerne und mageres Hähnchenfleisch.

Meiden Sie schwarzen Tee, denn er bindet Eisen im Körper. Und trinken Sie einige Zeit jeden Tag 1/8 Liter Mineralwasser mit einer Eisenbrausetablette ohne Zucker aus der Apotheke.

Armbäder und Honigmilch lindern Brustschmerzen

Bei Überanstrengung können die Herzkranzgefäße den Herzmuskel nicht ausreichend mit Blut versorgen. So entstehen die würgenden Schmerzen in der Brust und das Stechen in der Herzgegend. Lockern Sie Ihre Kleidung, und machen Sie ein ansteigendes Armbad: Tauchen Sie beide Arme in Wasser mit 34 Grad Celsius, und steigern Sie die Temperatur binnen 20 Minuten auf 40 Grad. Dann die Arme gut abtrocknen, warm anziehen. Zusätzlich trinken Sie 3-mal täglich 1/4 Liter Milch mit 1 Esslöffel Honig.

Obstessig und Eukalyptus gegen Hitze-Probleme im Sommer

Besorgen Sie sich aus dem Reformladen Obstessig, und reiben Sie damit mehrmals am Tag das Gesicht ab. Mitunter genügt es, Fingerkuppen, Haaransatz und Nacken mit ein paar Tropfen davon einzureiben. Oder reiben Sie mit ein paar Tropfen Eukalyptus-Öl (Apotheke) diese Hautstellen ein.

Trinken Sie 2-mal am Tag 1/4 Liter Apfelsaft. Die Mineralstoffe des Apfels stärken bei Hitze den Kreislauf. Nützen Sie die Kraft der Akupressur: Drücken Sie den Daumennagel gegen die Kuppe des Mittelfingers.

Ein anregender Super-Drink für heiße Tage: Mischen Sie 2 Esslöffel Rosmarinsaft und 3 Esslöffel Weißdornsaft (Reformladen) mit 1/8 Liter Aprikosensaft (Reformladen), und füllen Sie das Ganze mit 1/4 Liter Mineralwasser auf.

Zwiebel und Knoblauchmilch als Muntermacher am Morgen

»Morgenmuffeln« kann ich folgende Tipps geben: Essen Sie, wenn es Ihr Magen verträgt, gleich am Morgen zum Frühstück 1 rohe Zwiebel. Oder geben Sie auf ein Vollkornbrot mit Butter 5 Esslöffel gehackte frische Petersilie. Essen Sie 2 Paprikaschoten. Und hier ein spezielles Rezept: 2 ungeschwefelte und ungewachste Zitronen werden mit Schale klein gehackt. Auch 3 Knoblauchknollen und 1 Zwiebel werden klein gehackt. Alles wird nun 4 Minuten in 1 Liter Milch gekocht. Durchseihen und täglich am Morgen 1/8 Liter in kleinen Schlucken trinken.

AKUPRESSUR

Niedriger Blutdruck

Menschen mit zu niedrigem Blutdruck werden schnell müde. Sie klagen über Augenschmerzen und neigen zu Schwindelgefühl. Das heißt: Die Körperenergie erlahmt schnell. Also muss die Akupressur helfen, diese Energie wieder ins Gleichgewicht zu bringen.

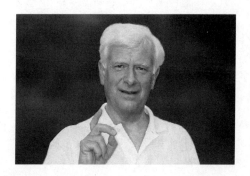

Prof. Bankhofers Spezial-Tipp:

Wer unter niedrigem Blutdruck leidet, fühlt sich oft elend und erschöpft. Saurer Geschmack und Senf können in kurzer Zeit den Blutdruck anheben. Es genügt ein Teelöffel Senf, ein Zitronen-Bonbon oder eine saure Gurke.

Folgende Akupressurpunkte werden gedrückt:

Suchen Sie genau in der Nackenmitte unterhalb der Schädeldecke den Punkt der »Lebenskraft«. Fahren Sie dann mit dem Finger die Mittellinie bis zum höchsten Punkt des Kopfes. Das ist der Punkt Baihui, der Punkt der »100 Vereinigungen«. Von hier wird die Energie gehoben, das Qi angeregt.

Massieren Sie am höchsten Punkt die Kopfhaut auf dem Knochen. Zusätzlich pressen Sie noch Ihren Daumen an den Ansatz der Achselhöhle.

Diese Prozedur sollten Patienten mit zu niedrigem Blutdruck dreimal am Tag durchführen und in regelmäßigen Abständen zur Kontrolle zum Arzt gegen.

Bei niedrigem Blutdruck sind kalte Kneippanwendungen (Knieguss, Wassertreten) äußerst empfehlenswert!

Bei Schwindelanfällen erreicht man sehr viel, wenn man sehr fest – mit dem Daumennagel – den Punkt, der auf der Fingerspitze des Mittelfingers liegt, auf beiden Seiten presst.

Das ist auch ein idealer Punkt bei Kollapsneigung – wenn Ihnen schwarz vor den Augen wird. Ein kurzer fester Druck – und Sie sind wieder »voll da«.

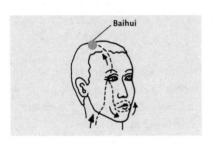

Hoher Blutdruck ist gefährlich

Weitaus gefährlicher als der niedrige Blutdruck ist der zu hohe. Er ist neben dem hohen Cholesterinspiegel der wichtigste Risikofaktor für alle Herz-Kreislauf-Erkrankungen, also vor allem für Herzinfarkt und Schlaganfall verantwortlich.

Herz und Kreislauf

Der hohe Blutdruck muss ärztlich behandelt werden. Mehr Bewegung und gesunde salzarme Ernährung helfen außerdem, das Risiko zu senken.

Akupressur kann die ärztliche Behandlung unterstützen:

Drücken Sie mit dem Zeigefinger fest in die Vertiefung am Ende der Schädelbasis. Pressen Sie die Fingerspitzen der Zeigefinger auf den Punkt unterhalb des Nabels. Fünf Sekunden, Pause, dann wiederholen. Packen Sie die Fingerspitze des Mittelfingers, und ziehen Sie kräftig daran. An der Kuppe des Mittelfingers endet der Kreislaufmeridian.

Herzbeschwerden

In der Krankheitsstatistik stehen Herzkrankheiten an erster Stelle. Umfassende Vorbeugung mit gesunder Ernährung und Sport ist unbedingt notwendig.

Wenn Sie Herzbeschwerden haben, müssen Sie unverzüglich zum Arzt gehen, um die Ursache zu finden. Nur bei Herzschmerzen ohne Organbefund dürfen Sie die Akupressur einsetzen.

Bei schwacher Herztätigkeit und bei Herzbeschwerden kann man folgende Punkte ins Auge fassen: Drücken Sie den Daumen der rechten Hand in die Magengrube, also in die weiche Vertiefung unterhalb des Brustbeines. Sie dürfen nur mittelstark drücken, die Anwendung aber bis zu sechsmal am Tag wiederholen. Unbedingt abzubrechen ist, wenn Sie unangenehmes Druckgefühl empfinden.

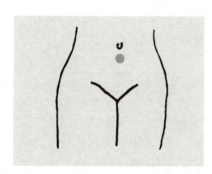

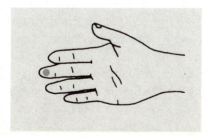

Anschließend wenden Sie sich der Innenseite Ihres Armes zu und beginnen, mit dem Daumen Punkte vom Ellenbogen bis zur Achselhöhle zu drücken. Nicht allzu stark den Finger ins Gewebe pressen! Sie können auch klopfen. Sie massieren dabei entlang des Herzmeridians.

Seele

ℹ ALLGEMEIN

Sie kennen die Situation sicher alle: Man fühlt sich überfordert und kommt mit den Verpflichtungen nicht mehr zurande. Es geht einem nichts mehr so richtig von der Hand. Die Folge: Unsicherheit, Ängste, Herz-Kreislauf-Beschwerden. Wenn dieser negative Stress zu lange anhält, dann kann man ernsthaft krank werden.

Erschöpfung, Reizbarkeit, Nervosität, Anspannung, Überlastung – immer mehr Menschen durchleben Phasen, in denen das seelische Gleichgewicht aus den Fugen gerät. Folgen dieser Überlastung können auch Depressionen und Schlafstörungen sein.

Wichtig ist es, dass man versucht, sich jeden Tag ein klein wenig wohl zu fühlen! So befremdlich das auch klingen mag.

Ist Ihnen nicht auch schon aufgefallen, dass es viele Menschen gibt, die ständig den Eindruck machen, als kämen sie aus dem Urlaub? Sie sind gut drauf, wirken ausgeglichen und schauen blendend aus. Wenn man mit ihnen spricht, wenn man sich in ihrer Gesellschaft befindet, dann spürt man ganz deutlich: Die fühlen sich wohl.

🍃 HEILKRÄUTER

Johanniskraut gegen depressive Verstimmungen

Wenn im Frühjahr extreme Witterungsverhältnisse herrschen, wenn durch den Einfluss von Licht und Sonne die Hormonproduktion im menschlichen Körper verrücktspielt, dann leiden viele von uns an depressiven Verstimmungen.

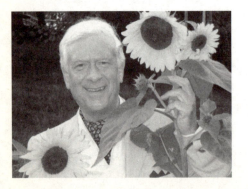

Es handelt sich dabei nicht um die große, echte Depression, die unbedingt in die Hand des Psychiaters, Psychotherapeuten und Neurologen gehört. Es handelt sich um die Mutlosigkeit, Traurigkeit, um das kleine seelische Tief, dem wir immer wieder ausgesetzt sind.

Vertreter der American Health Association in New York haben folgende Beobachtung gemacht: Käse kann die Stimmung aufhellen. Auch die Banane vermag durch ihre Inhaltsstoffe Norepinephrin, Serotonin und Harman-Alkaloid bessere Stimmung zu vermitteln.

Die Tomate wirkt durch den Stoff 5-Hydroxy-Tryptamin entspannend. Petersilie kann durch ihren Inhaltsstoff Apiin die Laune verbessern. Und wenn man mit Chili oder Pfeffer würzt, dann werden im Gehirn körpereigene Endorphine frei, die das positive Denken und die bessere Laune beeinflussen.

Wie gesagt: Das alles wirkt in ganz einfachen, leichten Fällen.

Spricht man von den so genannten depressiven Verstimmungen, so handelt es sich bereits um ein echtes seelisches Tief. Und davon sind im gesamten deutschsprachigen Raum rund 16 Millionen Frauen und Männer betroffen. Aber auch für sie gibt es zuverlässige Hilfe aus der Natur.

Nach 20-jähriger wissenschaftlicher und praktischer Arbeit haben nun Mediziner und Heilpflanzenforscher nachgewiesen: Der hochdosierte, standardisierte Extrakt aus dem Johanniskraut – Hypericum perforatum genannt – stellt bei Verstimmung eine wirkungsvolle und risikofreie Naturtherapie dar.

Auf der Suche nach einem Antidepressivum ohne Nebenwirkungen setzte Prof. Dr. Woelk in einer großen Studie über einen längeren Zeitraum den hochdosierten Naturextrakt aus dem gelb blühenden Johanniskraut – in Form von Dragees – ein. Schritt für Schritt konnten im Rahmen der Studie erstaunliche Besserungen erzielt werden. Es kam binnen 3 Wochen zur Stimmungsaufhellung, zu deutlichen antidepressiven Effekten. Aufmerksamkeit und Konzentration der Betroffenen wurden wieder gestärkt. Leistungsfähigkeit und Berufsfähigkeit wurden wiederhergestellt. Typische Symptome wie Mattigkeit, Mutlosigkeit, innere Unruhe, Kopfschmerzen und Schlafstörungen verschwanden.

Die jüngste spektakuläre Studie über den Einsatz von Johanniskraut bei depressiven Verstimmungen – im Rahmen der Selbstbehandlung – stammt von der Allgemeinärztin und Psychotherapeutin Dr. Barbara Grube aus Berlin. Die Studie wurde gemeinsam mit der Selbsthilfegruppe »Depressive Verstimmungen« durchgeführt. 80 Frauen und 34 Männer wurden 6 Wochen lang 3-mal täglich mit einem Johanniskraut-Dragee aus der Apotheke versorgt. Bereits nach 5 Wochen war ein Drittel der Teilnehmer völlig beschwerdefrei. Allgemein lag die Erfolgsquote der so genannten Kira-Studie bei über 75 Prozent. Der Berliner Heilpflanzenforscher Dr. Jörg Grünwald erläutert, wie das Johanniskraut gegen depressive Verstimmungen wirkt: Es beeinflusst den Serotonin-Stoffwechsel und wirkt auf eine Reihe von hirnaktiven Hormonen.

Außerdem werden Substanzen, welche depressive Zustände fördern, gehemmt. Zusätzlich kommt es zu photodynamischen Effekten wie bei einer Lichttherapie.

Die Wirkstoffe des Johanniskrauts – vor allem die Hypericine und die Kira-Wirkstoffkombination – geben innere Sicherheit, beruhigen das psychovegetative Nervensystem und steigern die Antriebsfähigkeit. Dabei wird die Fahrtüchtigkeit am Steuer nicht beeinflusst. Auch macht Johanniskraut nicht abhängig.

Die Lichtempfindlichkeit bei der Einnahme von Johanniskraut – so Dr. Grünwald – zeigt sich nur bei Überdosierung. Das Johanniskraut wurde in der Antike und im Mittelalter »Sonnenschein für die Seele« genannt, hat also eine lange Tradition. Heute liegen exakte klinische Studien über die Wirkung für die Seele vor.

Und damit wird das Johanniskraut – wissenschaftlich abgesegnet – zu einer wertvollen Heilpflanze unserer Zeit, in der so oft Stress, Angst, Einsamkeit, Mutlosigkeit und Enttäuschung regieren. Millionen Menschen, die unter depressiven Verstimmungen leiden, haben damit neue Hoffnung auf natürliche Hilfe.

Mit Naturkräften gegen das Spannungstief

Steigende Umweltbelastungen, Hast, Eile und Stress sowie Überforderung im Beruf und Privatleben, die Informationsflut, die moderne Technik machen unser Leben der Gegenwart anstrengender und gefährlicher. Viele haben in sich eine permanente Angst davor, andere wieder überfordern sich. Ärzte, Psychologen und Psychiater bestätigen es.

Millionen Menschen tragen Schädigungen mit sich, die vorerst keine Krankheit darstellen, die allerdings im Laufe der Zeit zu schwer wiegenden Leiden werden können. Wenn jemand den Belastungen des Alltags nicht mehr optimal standhalten kann, dann treten erste typische Anzeichen auf, die viele von uns aus eigenem Erleben kennen: Man fühlt sich schlapp und müde, hat keine richtige Antriebskraft. Man ist nervös, gereizt, leidet unter Schlafstörungen, hat Angst vor den Aufgaben, die auf einen zukommen. Man klagt über Kopfschmerzen und Migräne, über Magen- und Darmstörungen, über Probleme des Herz-Kreislauf-Systems.

Es gibt Menschen, die unter dem Druck des modernen Lebens gleich mehrere dieser Symptome zeigen. Doch auch die seelische und gesundheitliche Belastung der Menschen steigt sprunghaft an.

Prof. Bankhofers Spezial-Tipp:

Gönnen Sie sich in stressreichen Zeiten eine regelmäßige Massage! Sie fühlen sich danach wie neugeboren!

Der Mensch von heute konnte sich bisher noch nicht den modernen Gegebenheiten seines Lebens anpassen. Daher die gesundheitlichen Folgen der Belastungen. Auf der anderen Seite kann er gesammelten Stress, Aggressionen und Frust nicht – wie es der Steinzeitmensch tat – durch körperliche Ausgleichsaktionen abbauen. Das macht den Stress so gefährlich und gesundheitsschädlich, gleichermaßen für den aktiven wie für den passiven Menschen. In diesem Zusammenhang ist klar, dass der Selbstmedikation eine bedeutende Rolle zukommt, weil viele der Symptome von der Medizin noch nicht als Krankheiten deklariert werden können. Und unbestreitbar ist im Rahmen der Selbstmedikation der Trend zur Natur, zur Pflanze enorm.

Prof. Dr. Ian Hindmarch, Leiter des Robens Institute for Health and Safety an der Universität von Surrey in Guidford bei London in Großbritannien, hat sich seit Jahren mit dem Phänomen der zunehmenden Befindlichkeitsstörungen befasst, die als deutliche Zeichen unserer Zeit angesehen werden müssen. Und er hat dabei Folgendes festgestellt: Wenn es sich auch um verschiedene Symptome handelt, unter denen die Menschen leiden, so haben sie dennoch einen zentralen Ausgangspunkt. Und das ist das vegetative Nervensystem.

Und so fasst Univ.-Prof. Dr. Hindmarch all diese Befindlichkeitsstörungen, die uns das moderne Leben beschert, mit einer gemeinsamen Bezeichnung zusammen. Er spricht vom »Low Tension Syndrom«, kurz LTS genannt. Viele Mediziner übersetzen diesen Komplex an Beschwerden mit dem Wort »Spannungstief«.

Nun haben die Befindlichkeitsstörungen, die ein Mensch durch Überlastung verspürt, einen Namen.

Das bringt den Vorteil, dass sich die Medizin intensiver damit befassen wird. Denn wie war das denn bisher?

Der Betreffende verspürte Beschwerden im Bereich von Herz und Kreislauf, von Magen und Darm und im Bereich des zentralen Nervensystems. Er fühlte sich nicht wohl, war in seiner Leistungsfähigkeit behindert, in seiner Lebensqualität gemindert. Vielleicht glaubte er auch sehr krank zu sein. Er suchte den Arzt auf, wurde gründlich untersucht. Die Diagnose aber lautete: Keine Krankheit.

Das leitete sehr oft eine Kette von verhängnisvollen Folgen ein: Der Betroffene fühlte sich missverstanden, wurde von seiner Mitwelt als »wehleidig« oder »übersensibel« eingestuft, zog sich zurück und litt noch mehr. Entweder er unternahm nichts dagegen oder aber er begann, mit starken Medikamenten die einzelnen Beschwerden zu bekämpfen, ungeachtet der Nebenwirkungen. Mit der Anerkennung des Low Tension Syndroms, des LTS, hat sich da nun zugunsten des Patienten einiges geändert.

Univ.-Prof. Dr. Hindmarch hat in Analysen und epidemiologischen Studien nachgewiesen: Es gibt diese Befindlichkeitsstörungen, sozusagen als Vorboten einer realen Erkrankung. Es sind im Grunde genommen Alarmzeichen des Organismus, Warnsignale, gegen die man selbst gezielt etwas unternehmen muss. Univ.-Prof. Dr. Hindmarch konnte dabei herausfinden: Die Ansatzpunkte für die Befindlichkeitsstörungen im Bereich Herz-Kreislauf, Magen-Darm und Nerven überschneiden sich.

Er meint dazu: »Früher musste jemand mit verschiedenen Medikamenten jedes Symptom extra bekämpfen, was den Organismus zweifelsohne neuerlich belastete. Es gibt ein Therapiefeld für LTS, über das man an all diese Symptome herankommen kann.«

Und da wieder erweisen sich eindeutig die Kräfte der Natur als Sieger. Naturarzneien und natürliche Therapien können damit ernsthafte Folgeerkrankungen verhindern helfen.

Dazu lieferte der deutsche medizinische Pharmakologe Dr. Bernd Kümmel einen interessanten Beitrag. Er wertete in Zusammenarbeit mit 37 Ärzten die Analysen, Befragungen und Studien von rund 1500 Patienten aus, die an LTS litten. Und da wurden Erfolgsquoten bis zu 80 Prozent mit einer Wirkstoffkombination aus Melissenblättern, Alantwurzeln, Angelikawurzeln, Ingwerwurzeln, Gewürznelken, Galgant, Enzianwurzel, Muskatsamen, Zimtrinde, Zimtblüte, Kardamom und aus dem Schwarzen Pfeffer erzielt. Diese Wirkstoffkombination stellt in standardisierter Form der Melissengeist dar, wie er im vergangenen Jahrhundert erstmals von der Kölner Klosterfrau Maria Clementine Martin eingesetzt wurde.

Heute zählt der Melissengeist zu den anerkannten zeitgemäßen Naturarzneien der Gegenwart.

Das Geheimnis dieser Kräutersubstanzen, die darin enthalten sind, ist: Es sind hochwertige ätherische Öle, welche nachweisbar über das psychovegetative Nervensystem wirken.

Dr. Bernd Kümmel berichtet: »Wir haben den Patienten, die sich durch berufliche Verpflichtungen oder durch private Probleme belastet fühlten und über die typischen LTS-Symptome klagten, täglich zwei bis vier Teelöffel Melissengeist in einem Kräutertee oder in Wasser verabreicht. Die Wirkung erfolgte bei manchen bereits nach einigen

Stunden, bei anderen binnen zwei bis drei Tagen.«

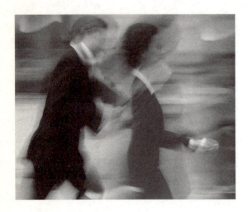

Beginnende gesundheitliche Störungen und Irritationen des Organismus kann man ganz besonders einfach und ungefährlich auf »sanfte Weise« mit den Kräften der Natur erfolgreich in den Griff bekommen. Für das Low Tension Syndrom, das Spannungstief, wird diese Erkenntnis zur verblüffenden Lösung.

Melisse beruhigt die Nerven

Haben Sie mitunter das Gefühl, die ganze Welt fällt Ihnen auf den Kopf? Sie sind dann gereizt, verärgert, verstimmt, depressiv, angespannt, zornig, ruhelos, müde, erschöpft und lustlos. Sie haben Konzentrationsprobleme und sind nicht so leistungsfähig wie sonst. Sehr oft stellen sich parallel dazu Schlafprobleme, Atem- und Herzbeschwerden, Kopfschmerzen, Migräne, Verdauungsprobleme ein. Und Sie sind überaus infektanfällig, wenn die Erkältungszeit kommt.

»Ja«, werden jetzt viele sagen: »So fühle ich mich oft. Ich habe mir auch schon Sorgen gemacht und war beim Arzt. Der hat mich untersucht, hat aber nichts gefunden!« Zu Ihrer Information: Hunderttausenden Menschen geht es so. Und es werden immer mehr.

Dazu gibt es alamierende Zahlen aus jüngsten ärztlichen Statistiken. Bereits 40 Prozent aller Österreicher im Alter von 20 bis 40 Jahren fühlen sich zeitweise oder sehr oft schlecht und finden vorerst bei einer ärztlichen Untersuchung keine Bestätigung, sind verunsichert, werden von ihrer Umgebung mitunter sogar als Hypochonder eingeschätzt.

Die Engländer sprechen von »Environment Disbalance Syndrom«, kurz EDS genannt. Deutsche Wissenschaftler nennen es »Umweltnervosität«. Im Grunde genommen ist das ein Riesen-Katalog: Die schädigenden Abgase von Industrie und

Straßenverkehr, der Rauch der eigenen oder einer fremden Zigarette, chemische Substanzen in Lebensmitteln, im Haushalt, auf der Straße, am Arbeitsplatz, sauerstoffarme, schlechte Luft. Zur Umweltnervosität kommt es aber auch durch den ständig zunehmenden Lärm rund um uns, durch Elektro-Smog, durch alle Arten von Strahlung, der wir ausgesetzt sind, durch allergieauslösende Substanzen, durch Wettereinflüsse, aber auch durch den täglichen Leistungsdruck, durch Hektik und Stress, durch persönliche Probleme im Privatleben und im Beruf.

Ein gesunder Mensch ist vorerst stark gegen diese Belastungen. Doch er hält das alles, wenn viele Umweltbelastungen zusammenkommen, körperlich, geistig und seelisch nur eine gewisse Zeit aus. Dann kommt irgendwann einmal der entscheidende Augenblick, wo der Zustand der Gesundheit massiv gestört und erschüttert wird. EDS – die Umweltnervosität – setzt ein. Das Verhängnisvolle dabei: In diesem Stadium ist das mit den herkömmlichen, klassischen medizinischen Diagnose-Methoden noch nicht mess- und wahrnehmbar. In den meisten Fällen ergeben die Untersuchungen nichts.

Die Wissenschaft hat jetzt die Erklärung dafür gefunden: Bei der Umweltnervosität befindet sich der Organismus in einer Grauzone zwischen Gesundheit und Krankheit. Man muss sich das wie eine Verkehrsampel vorstellen: Grün ist die Phase der Gesundheit. Rot ist bereits der Bereich der merkbaren Krankheit. Und dazwischen ist der Alarmbereich, in dem man noch sehr viel mit schonenden, sanften Methoden tun kann: das Gelb. Das ist die Phase der Umweltnervosität. Es handelt sich dabei um ein überaus sensibles Spannungsfeld, das auf längere Sicht nicht nur den Organismus nachhaltig belastet, sondern das auch – gleich einer Zeitbombe – überraschend schwere Krankheiten auslösen kann.

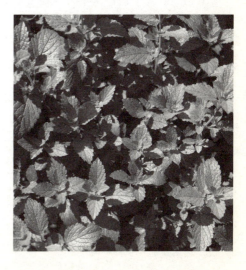

Sehr deutlich geht auf diese Tatsache Prof. Dr. Burkhard Schneeweiß aus Berlin ein, indem er die Definition der Weltgesundheitsorganisation (WHO) zitiert: Gesundheit ist der Zustand körperlichen, seelischen und sozialen Wohlbefindens.

Und er mahnt alle Menschen zur Wachsamkeit: Wenn diese Komponenten im Leben nicht mehr stimmen, wenn man sich unter Druck fühlt, unwohl, belastet, dann sind das Vorboten für ernsthafte Leiden.

Das bedeutet aber: Die Harmonie, das biologische Gleichgewicht im Organismus ist durch Umwelteinflüsse bereits gestört. Die Umweltnervosität ist bereits vorhanden. Und sie kann zu psychosomatischen und organischen Leiden führen, wenn man nicht sofort reagiert.

Jeder wird sich nun fragen: Wie kann ich reagieren? Der beste Weg zur Behandlung der Umweltnervosität ist der sanfte Weg, nämlich der Einsatz von Heilpflanzen. Und da wieder hat sich der Melissengeist mit den ätherischen Ölen von insgesamt 13 Arzneipflanzen am besten bewährt. Denn er wirkt über das vegetative Nervensystem auf den menschlichen Organismus, beruhigt, regeneriert, schafft Harmonie und Balance, wirkt aber auch obendrein abschirmend gegenüber Umwelteinflüssen.

Zwei klinische Doppelblindstudien, in denen über 100 Patienten mit Umweltnervosität 30 Tage lang mit Melissengeist versorgt wurden, beweisen: Die Betroffenen bekamen ihre gesundheitlichen Irritationen, die Stressbelastung, die schlechte Stimmung und Nervosität rasch wieder in den Griff. Sie wurden wieder aktiv, waren wieder motiviert.

Und jene, die auf Grund der Umweltbelastungen einen grippalen Infekt bekommen hatten, waren auf Grund der antiviralen, antibakteriellen, durchblutungsfördernden sowie beruhigenden Wirkung des Melissengeistes rasch wieder gesund und einsatzfähig.

Univ.-Doz. Dr. Hans-Joachim Graubaum konnte bei den Studien die biochemische Wirkung der ätherischen Öle im Melissengeist nachweisen: Die Aufnahme des Hormonstoffes Serotonin wird gesteigert. Serotonin ist mitverantwortlich für gute Laune, positives Denken, innere Ruhe und Ausgeglichenheit.

Die schnellsten Erfolge bringt der Einsatz von Melissengeist (nach dem Rezept der Klosterfrau Maria Clementine Martin aus Köln), und zwar 3-mal täglich 2 Teelöffel in etwas Wasser oder in einer Tasse Kräutertee. Die Wirkung erfolgt bereits nach wenigen Stunden.

Der Kommentar von Dr. Winfried Wagner: »Es ist, als hätte man den Melissengeist in der vorliegenden Wirkstoffkombination für den Kampf gegen die Umweltnervosität geschaffen. Eine hoch aktuelle, wissenschaftliche Naturarznei der Gegenwart.«

Welchen praktischen Nutzen hat das Symposium über EDS für jeden Einzelnen von uns gebracht? Ganz einfach: Wer die ersten Anzeichen einer Umweltnervosität an sich beobachtet, sollte sofort zu sanften Naturmitteln greifen, um rasch wieder aus der Grauzone zwischen Gesundheit und Krankheit herauszukommen. Das bedeutet: Freizeit ohne Stress, Entspannungsübungen, gesunde Ernährung mit viel Obst und Gemüse, ausreichenden Schlaf genießen, Umweltbelastungen meiden, so oft wie möglich hinaus in die Natur, regelmäßige Bewegung und der Einsatz von Melissengeist.

2 Teelöffel in Wasser oder Tee können aus der Umweltnervosität zurückführen zur Harmonie, zur inneren Balance und zur Abschirmung von weiteren Belastungen.

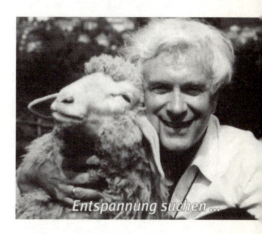
Entspannung suchen...

Mit der Natur gegen Wetterfühligkeit

Jeder zweite Erwachsene leidet in irgendeiner Form unter Wetterfühligkeit. Von den betroffenen Patienten sind zwei Drittel Frauen und ein Drittel Männer.

Bei der Wetterfühligkeit handelt es sich um eine besondere Empfindlichkeit gegenüber Veränderungen meteorologischer Situationen. Die Ursache ist eine herabgesetzte Reizschwelle des vegetativen Nervensystems gegenüber bioklimatischen Veränderungen. Die Symptome: Kopfschmerzen, Migräne, Übelkeit,

Schwindelanfälle, Erbrechen, Leistungsabfall und Depressionen.

Bis vor kurzem haben Wetterfühlige zumeist starke schmerzstillende Medikamente eingenommen – sehr oft ohne Erfolg. Nun lassen neue Erkenntnisse aufhorchen. Die jüngste wissenschaftliche Erfahrung lautet: Naturrezepte bringen den optimalen Erfolg gegen Wetterfühligkeit.

Ein Pionier auf dem Gebiet ist der österreichische Medizinmeteorologe Dr. Alois Machalek, Vorstandsmitglied der Internationalen Gesellschaft für Biometeorologie in Genf.

Er begründete weltweit die ersten Therapiezentren gegen Wetterfühligkeit in Wien und in Harbach bei Zwettl. Zum ersten Mal konnten sich Wetterfühlige in einer Art Sanatorium gegen ihr Leiden behandeln lassen.

Das Beispiel machte Schule: In Bratislava entstand eine Wetterfühligkeits-Ambulanz. Seither beschäftigen sich auch deutsche, amerikanische und russische Ärzte mit den Erfahrungen dieser Therapiezentren.

Und dabei stellte sich ganz eindeutig heraus: Nicht die bisher angewandten starken Medikamente mit oft beachtlichen Nebenwirkungen bringen den echten Erfolg gegen Wetterfühligkeit, sondern in erster Linie natürliche Arzneien und bewährte Hausmittel.

Aus den Erfahrungsberichten der Wetterfühligkeits-Kliniken in Österreich weiß man ganz konkret: Die schnellsten und besten Erfolge gegen Wetterfühligkeit erzielt man mit

- heißen Fußbädern,

- Moorbädern,

- Vollkornkost,

- Kräutern als Tees und als Destillate, wobei Dr. Alois Machalek die größten Erfolge mit der Melisse hat.

Es gibt bereits aus der Zeit Anfang des 19. Jahrhunderts von den französischen Ärzten Dr. Leclerc und Dr. Trousseau Hinweise darauf.

Im Rahmen einer Studie mit 225 Patienten, die auf Grund des Wetters an Migräne und vegetativer Dystonie litten, erzielte Dr. Alois Machalek mit Melissengeist eine Erfolgsquote von 87 Prozent. In allen Fällen erhielten die Wetterfühligen 6 Wochen lang täglich 1 bis 3 Teelöffel Melissengeist in Tee oder Wasser.

Auf Grund dieser Beobachtungen hat Prof. Dr. Jan Zvonar in der Wetterfühligkeitsambulanz die schweren Analgetika und Sedativ-Präparate durch Melissengeist ersetzt.

Und so kann sich jeder bei Wetterfühligkeit aus diesen gewonnenen Erfahrungen helfen:

- Essen Sie einen halben Salzhering. Er liefert dem Organismus Mineralstoffe, die beruhigen.

- Trinken Sie 3-mal am Tag 1 Tasse Weidenrindentee aus der Apotheke.

- Nehmen Sie eine hoch dosierte Magnesium-Kautablette, damit der Wirkstoff rasch in den Körper kommt.

- Trinken Sie 1-mal am Tag 1 Tasse Kamillentee mit etwas Honig und 2 Teelöffel Melissengeist. Damit hat übrigens im 19. Jahrhundert bereits die Kölner Klosterfrau Maria Clementine Martin Wetterfühligkeit behandelt.

- Oder lassen Sie über Nacht 1 Esslöffel goldgelben Leinsamen in 1/4 Liter Wasser stehen. Umrühren, den Leinsamen gut kauen und das Wasser nachtrinken.

Thymian und Anis gegen Liebeskummer

Bleich und mit tränennassen Augen betritt Annemarie Krennitz, 32, das Büro der Handelsfirma in Hamburg, bei der sie seit Jahren arbeitet.

Bevor ihre Kollegin Susanne etwas fragen kann, sinkt sie in einen Stuhl und schluchzt: »Es ist alles so furchtbar. Mit Kurt ist es aus. Drei Jahre hat er mir verheimlichen können, dass er verheiratet ist. Er hat mich belogen, wollte nie von seiner Familie weg. Ich hab ihn so sehr geliebt!«

Susanne kennt die Kollegin und Freundin schon lange. Sie weiß: Annemarie hat mit einem schweren Liebeskummer zu kämpfen. Sie legt ihren Arm um die Schultern der Bürokollegin: »Die erste Zeit wird sehr schwer für dich sein. Ich mach dir einen Thymian-Kräutertee mit Honig.«

Annemarie lächelt aus nassgeweinten Augen: »Ach, du mit deinen Kräutertees. Du willst mir doch nicht einreden, dass Thymiantee gegen Liebeskummer hilft.«

Susanne nickt: »Natürlich hilft er. Selbstverständlich wirst du damit den Liebeskummer nicht gleich los – das muss ein seelischer Reifeprozess werden. Doch der Tee stärkt deine Seele, damit du das alles leichter schaffst. Insofern ist es ein Tee gegen Liebeskummer!« Minuten später trinkt Annemarie den Tee. Und eine Stunde später meint sie: »Ich glaube fast, du hast recht. Ich fühle mich besser und stärker, du kleine Kräuterhexe.«

Kräutertees gegen Schnupfen, Husten, Grippe, gegen Magenbeschwerden und Rheuma: Das kennen wir schon seit Jahrhunderten. Doch es gibt auf diesem Gebiet neue Erkenntnisse: Kräutertees als Seelentröster und Glücklichmacher. Kräutertees, die Launen bekämpfen, Stimmungen und Gefühle anheizen und unterbinden.

Millionen Menschen, die bei seelischen Belastungen allzu schnell zu Medikamenten greifen, bekommen damit eine Chance.

Gegen Liebeskummer kann man Anistee oder Thymiantee einsetzen – oder folgende Mischung: 2 Teile Hirtentäschelkraut, 3 Teile Baldrian, 3 Teile Leinsamen, 4 Teile Heidekraut und 3 Teile Anis. 1 Löffel davon 1 Stunde in 1 Tasse kaltem Wasser ansetzen, dann kurz aufkochen, 10 Minuten ziehen lassen, täglich 3 Tassen trinken.

Gegen Eifersuchts-Stimmung haben sich Melissentee und Weißdorntee bewährt. Wobei in beiden Fällen zusätzlich 2 Teelöffel Melissengeist und 2 Teelöffel Honig die Wirkung noch unterstützen können.

Bei Minderwertigkeitskomplexen hilft: 3 Teile Dillsamen, 4 Teile Thymian, 3 Teile Salbei, 3 Teile Liebstöckelsamen, 4 Teile Melisse, 3 Teile Pfefferminze. Zubereiten wie die Teemischung gegen Liebeskummer.

Und das ist ein wirksamer Anti-Frust-Tee: Lassen Sie einen Schwarztee, einen Broken-Tea, 5 Minuten ziehen. Dann süßen Sie ihn mit 1 Esslöffel Ananassaft und 1 Teelöffel Honig. Lauwarm trinken.

Eine innere Leere – meist nach Enttäuschungen oder nach Überforderung – bekämpft man mit folgender Teemischung aus der Apotheke:

2 Teile Nussblätter, 2 Teile Eichenrinde, 3 Teile Blutwurz, 4 Teile Käsepappel, 2 Teile Rosmarin. 1 gehäufter Teelöffel davon wird 1 Stunde in 1 Tasse kaltem Wasser angesetzt, dann kurz aufkochen, 5 Minuten ziehen lassen, durchseihen. 3 Tassen täglich trinken.

Gegen seelisches Unwohlsein trinkt man eine Teemischung aus 3 Teilen Pfefferminze, 3 Teilen Erdbeerblättern, 2 Teilen Thymian und 5 Teilen Melisse sowie 2 Teilen Schlüsselblumen. 1 Esslöffel Teemischung wird mit 1 Tasse kochendem Wasser überbrüht, 10 Minuten ziehen lassen, durchseihen und jeden Morgen 1 Tasse davon trinken.

Anis, Kümmel und Fenchel für gute Laune

»Großmutters Bester« nennt man ein uraltes bayrisches Rezept, das für gute Laune sorgt. Man mischt zu gleichen Teilen Anis, Kümmel und Fenchel. Ein Teelöffel davon wird mit einer Tasse kochendem Wasser übergossen, 8 Minuten ziehen lassen, durchseihen, mit etwas Honig trinken. Beruhigt, vor allem auch Kinder, und bringt wieder bessere Stimmung.

Kräutertee, der Traurigkeit besiegt

Probieren Sie folgendes Teerezept: Lassen Sie sich in der Apotheke zu gleichen Teilen Pfefferminze, Melisse, Meisterwurz, Rosskastanie, Apfelschalen und gelben Enzian mischen.

Ein Esslöffel davon wird für 1 Stunde mit 1 Tasse kaltem Wasser angesetzt. Dann kurz aufkochen, 8 Minuten ziehen lassen, durchseihen. Trinken Sie davon 3 Wochen 3 Tassen täglich.

Johanniskraut gegen depressive Gedanken

In zahlreichen Studien der letzten Jahre konnte nachgewiesen werden, dass Behandlungen mit den Wirkstoffen des Johanniskrauts, in der Apotheke Hypericum genannt, hervorragende Wirkung erzielt haben. Studien an der Universität Gießen haben ergeben, dass eine Kur mit Johanniskraut-Dragees erst eine deutliche Wirkung nach 4 Wochen zeigt. Die Wirkstoffkombination Kira-Hypericin und viele andere Substanzen aus dem Johanniskraut wirken langsam gegen bestimmte Enzyme, die Stress und seelische Belastung fördern.

Prof. Bankhofers Spezial-Tipp:

Wenn Sie einen anstrengenden Tag hatten, abends nervös und unruhig sind, geben Sie ein paar Tropfen Melissen- oder Rosmarinöl aufs Kopfkissen. Das wird Ihnen guttun.

Honig-Teekur gegen innere Unruhe

Machen Sie eine Honig-Teekur. Sie dauert 10 Wochen, ist aber sehr wirksam. Sie trinken täglich 3 Tassen Kräutertee, eine Mischung – zu gleichen Teilen – aus Lindenblüten, Melisse, Pfefferminze, Baldrian, Johanniskraut, Schafgarbe und Kamille.

1 Teelöffel davon wird mit 1 Tasse kochendem Wasser aufgegossen, 5 Minuten ziehen lassen. Durchseihen.

Trinken Sie die erste Tasse nach dem Aufstehen, die zweite am Vormittag, die dritte vor dem Zubettgehen. In der ersten Woche süßen Sie mit 1/2 Teelöffel Honig, in der 2. Woche mit 1 Teelöffel, in der 3. bis 8. Woche mit 1 1/2 Teelöffeln, in der 9. wieder mit 1 und in der 10. mit 1/2 Teelöffel Honig. In den Abendtee rühren Sie zusätzlich 2 Teelöffel Melissengeist.

Kamillen-Konzentrat baut Spannungen ab

Bereiten Sie sich an »spannungsgeladenen« Tagen gleich am Morgen folgendes Rezept zu: Geben Sie 2 Teebeutel Kamillentee in eine Tasse, und bedecken Sie diese mit etwas kochendem Wasser. 10 Minuten ziehen lassen. Dann nehmen Sie die Teebeutel weg und rühren in dieses Kamillen-Konzentrat 1 Esslöffel Honig und 1 Esslöffel frisch gepressten Zitronensaft.

Nun trinken Sie dieses Gemisch langsam und schluckweise. Sie werden sehen, wie das beruhigt.

Kräuter und Hafer bei Reizbarkeit

Lassen Sie sich in der Apotheke folgende Mischung anfertigen: 4 Teile Kamillenblüten, 3 Teile Haferstroh, 2 Teile Königskerzen, 2 Teile Anis, 3 Teile Lavendel und 3 Teile Labkraut. 1 Esslöffel davon mit 1 Tasse kaltem Wasser zustellen, kurz aufkochen, 10 Minuten ziehen lassen, durchseihen, mit etwas Honig süßen.

An Tagen, an denen man gereizt ist, 2 Tassen trinken. In den Inhaltsstoffen des Tees sind zahlreiche beruhigende ätherische Öle.

Lavendel und Melisse gegen Stressbelastung

Seit langer Zeit sind Ärzte und Wissenschaftler bemüht, die besten Natursubstanzen gegen Stress zu finden.

Studien der letzten Jahre haben ergeben, dass die Spitzenarzneien aus dem Lavendel und aus der Melisse gewonnen werden. Trinken Sie in regelmäßigen Abständen Lavendelblüten-Tee (Apotheke).

Und geben Sie bei Belastungsgefahr sowie bei Stresseinfluss 1-mal am Tag in den Tee 2 Teelöffel Melissengeist.

Neueste Forschungen in England und Deutschland haben ergeben, dass die ätherischen Öle über das vegetative Nervensystem stressabschirmend und beruhigend wirken.

Fichtennadelbad bei Nervosität

Bei hochgradiger Nervosität oder Nervenschwäche, sollte man 2-mal in der Woche ein Fichtennadelbad nehmen.

Besorgen Sie sich junge, zarte Fichtenzweige. Schneiden Sie diese mit einer Gartenschere in ganz kleine Stücke.

Zwei Hände voll werden mit 1 Liter kaltem Wasser übergossen, 1 Stunde stehen lassen, dann 10 Minuten kochen, durchseihen. Das Ganze in die Wanne dem Badewasser zugießen. Bleiben Sie 15 bis 20 Minuten in der Wanne. Dann 1 Stunde im Bett ruhen. Zusätzlich nehmen Sie 2 Baldrian- Kapseln.

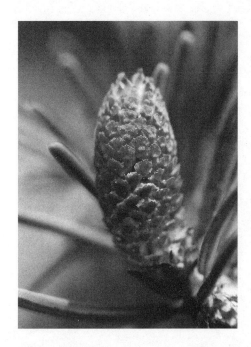

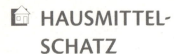# HAUSMITTEL-SCHATZ

Stress und andere Sorgen

Zink bei Impotenz und Antriebslosigkeit

In jüngster Zeit, vermutlich bedingt durch Umweltbelastungen, Stress und falsche Ernährung, beobachtet man bei Männern und Frauen einen Zinkmangel.

Dieser wirkt sich auf die sexuelle Kraft und auf die Leistungsfähigkeit aus. Essen Sie verstärkt Meeresfisch, Austern, Geflügel, Weizenkeime, Weizenkleie, Datteln, Nüsse. Oder versorgen Sie sich aus der Apotheke mit Zink-Kapseln. Ein erwachsener Mensch sollte täglich für seine Immunkraft und Liebesfähigkeit und den gesunden körperlichen und seelischen Zustand das Spurenelement Zink aufnehmen.

Vitamine gegen schlechte Laune

Untersuchungen in den USA haben ergeben, dass schlechte Laune in der kalten Jahreszeit sehr oft mit Vitaminmangel in Zusammenhang zu bringen ist.

Essen Sie gleich am Morgen Orangen, Grapefruits, Äpfel oder eine Banane. Knabbern Sie rohes Gemüse: Rettich, Gurken, Tomaten, Paprikaschoten. Nehmen Sie jeden Morgen 1 Multivitamin-Brausetablette ohne Zucker (Apotheke) in 1/4 Liter Mineralwasser.

Zerstreutheit – was hilft?

Gehen Sie, auch wenn Sie noch so viel zu tun haben, nicht zu spät schlafen. Trinken Sie 1-mal am Tag 1/4 Liter Jogurt oder Sauermilch, und essen Sie eine Scheibe Vollkornbrot dazu. Essen Sie jeden Tag – unter gutem Kauen – 5 bis 6 Walnusskerne. Das ist eine ideale Gehirnnahrung.

Brauen Sie sich einen Kräutertee gegen Zerstreutheit: Lassen Sie sich in der Apotheke 1 Teil Engelwurz-Wurzel, 1 Teil Kalmuswurzel, 2 Teile Melisse, 3 Teile Kümmel und 4 Teile Kornblume mischen. 2 1/2 Esslöffel davon müssen über Nacht in 3/4 Liter Wasser angesetzt werden.

Morgens kurz aufkochen, 10 Minuten ziehen lassen, durchseihen. Die ganze Menge über den Tag verteilt schluckweise trinken. Höchstens 3 Wochen. Besorgen Sie sich ein Ginkgo-Präparat aus der Apotheke.

Bananen und Haferflocken schützen die Magenwand gegen Stress

Jedes Mal, wenn Sie sich ärgern, produziert Ihr Magen mehr Magensäure, und diese greift die Magenwände an.

Sie können aber die Magenwände mit einer schützenden Schicht überziehen. Dies geschieht, wenn Sie eine Banane oder Haferflocken in der Suppe oder als Brei essen.

Die Schleimstoffe, die diese Naturprodukte abgeben, bilden die Schutzschicht.

Kamille mit Honig wirkt beruhigend

Bei Nervosität rühren Sie in 1 Tasse lauwarmes Wasser 2 bis 3 Eßlöffel Honig ein. Oder geben Sie in 1 Tasse Kamillentee 2 Eßlöffel Honig. Langsam und schluckweise trinken.

Sie sollten das allerdings gleich nach dem Frühstück zu sich nehmen und nicht erst, wenn Sie bereits nervös sind.

Oder: Trinken Sie einige Zeit täglich 2 bis 3 Tassen Baldrianwurzeltee (Apotheke oder Drogerie), am wirkungsvollsten ungesüßt. Lassen Sie zwischendurch 1- oder 2-mal am Tag 1 Teelöffel Bienenhonig im Mund zergehen. Trinken Sie morgens vor dem Frühstück 1/8 Liter Wasser mit 2 Eßlöffeln Johanniskrautsaft (Reformladen). Nehmen Sie kurmäßig über einen längeren Zeitraum jeden Morgen 3 Kapseln mit Bienenblütenpollen (Apotheke). Oder versuchen Sie es mit der Einnahme von Magnesium-Präparaten (Apotheke).

Gegen nervöse Schweißausbrüche sollten Sie einige Zeit täglich 1 Liter ungesüßten Salbeitee trinken. 1 Liter kaltes Wasser wird mit 3 Eßlöffeln Salbei angesetzt, 3 Minuten kochen lassen, durchseihen.

Essen Sie 2- bis 3-mal pro Woche eine Portion gedünsteten Naturreis. Er enthält das Nervenvitamin B1. Nehmen Sie 1-mal pro Woche ein beruhigendes Bad mit Melissen- oder Lavendel-Zusatz.

Das entspannt.

Was hilft gegen negatives Denken?

Sehr oft leiden Menschen, die keine positiven Gedanken fassen können, an einem Mangel am Spurenelement Zink. Nehmen Sie daher einige Zeit täglich 1 Kapsel Zink mit Betakarotin (Apotheke).

Machen Sie regelmäßige Entspannungsübungen. Verspannungen sowie Verkrampfungen sind oft die Ursache für negatives Denken. Ein Beispiel: Lehnen Sie sich fest an die Rückenlehne eines Stuhls, breiten Sie die Arme ganz weit nach hinten aus. Bemühen Sie sich, einmal täglich von Herzen zu lachen. Essen Sie täglich 2 Bananen. Die Inhaltsstoffe Serotonin und Norepinephrin fördern die gute Laune und das positive Denken.

Honig-Apfel und Lavendel bei innerer Unruhe

Es gibt eine Reihe von Rezepten, die bei innerer Unruhe helfen: Nehmen Sie 2-mal pro Woche ein Medizinal-Entspannungsbad mit Lavendelöl aus der Apotheke. Oder bereiten Sie sich einen »Beruhigungsapfel«: ein ungeschälter Apfel wird klein geschnitten, mit 1/2 Liter siedendem Wasser begossen. 1 Stunde ziehen lassen. 2 Teelöffel Honig dazugeben. Dann den Apfel verzehren und den Saft trinken.

Versuchen Sie den hervorragenden Tee des berühmten französischen Heilkräuterexperten Maurice Messegue. Mischen Sie 2 Teile Lindenblüten, 2 Teile Eisenkraut, 2 Teile Majoran, 2 Teile Kirschenstiele und 2 Teile Melisse. Davon überbrühen Sie 1 gehäuften Teelöffel mit 1 Tasse kochendem Wasser, 6 Minuten ziehen lassen, durchseihen, mit etwas Honig süßen und 2 Tassen pro Tag trinken.

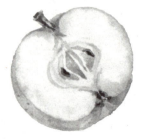

Gammalinolen-Säure gegen Mondsucht

An Tagen des Mondeinflusses kann Ihr Organismus nicht die lebenswichtige Gammalinolen-Säure erzeugen. Daher müssen Sie diese zuführen. Sie finden reichlich davon im Nachtkerzenöl sowie im Borretschöl. Beides kann man in Kapseln in der Apotheke kaufen. Zusätzlich sollten Sie an den Tagen des Vollmondes Wurzelgemüse essen und täglich 1/4 Liter Gemüsesaft trinken. Das alles kann mithelfen, die Mondsucht leichter zu ertragen.

Kardamom macht stark für den Stress-Alltag

Bei großem Stress: Besorgen Sie sich aus der Apotheke Kardamom-Körner, und kauen Sie mehrmals am Tag einige dieser Körner.

Sie werden bald merken, dass die Inhaltsstoffe des Kardamoms Ihnen neue Kraft geben und Ihnen die unbegründeten Ängste nehmen. Diese Therapie nützt übrigens auch, wenn man auf Grund von zu viel Stress in depressive Stimmungen gerät.

Schlafstörungen

Trockenfrüchte zum Weiterschlafen – bei Durchschlafstörungen

Ärzte vermuten, dass bei manchen Menschen im Schlaf der Traubenzuckergehalt im Gehirn sinkt. Das ist die Ursache fürs Aufwachen.

Daher: Legen Sie sich klein gehackte Trockenfrüchte, Datteln, Pflaumen, Feigen, Rosinen auf den Nachttisch, und genießen Sie davon kleine Portionen. Sie sparen damit sehr oft eine Schlaftablette.

Gehen Sie nicht zu spät ins Bett. Essen Sie abends nicht zu viel und vor allem keine schweren Speisen.

Also: leichte Kost genießen. Stehen Sie auf, und trinken Sie ein Glas Milch mit 2 Teelöffeln Honig und 2 Teelöffeln Melissengeist. Sie werden dann schnell wieder einschlafen, weil der Zuckerspiegel wieder ausbalanciert ist und das vegetative Nervensystem beruhigt wird.

Sie sollten auch immer Holundersaft aus dem Reformladen bereitstehen haben. Trinken Sie 1/8 Liter in kleinen Schlucken. Versuchen Sie nicht, mit Gewalt wieder einzuschlafen. Beginnen Sie, in einem Buch zu blättern und zu lesen. Sehr oft kommt dann die Müdigkeit wieder ganz von selbst.

Es hilft auch, Melissen-Honig-Milch zu trinken, sich ins Bett zu legen und mit einem Taschentuch, das Sie mit Melissengeist getränkt haben, das so genannte Sonnengeflecht am Oberbauch einzureiben. Nachdem die ätherischen Öle des Melissengeistes äußerlich und innerlich zu wirken begonnen haben, werden Sie entspannt einschlafen.

AKUPRESSUR

Seelische Krankheiten

Wer mit Akupressur gegen seelische Störungen ankämpfen will, muss sich Folgendes einprägen:

- Gegen seelische Krankheiten müssen Sie besonders vorsichtig und zurückhaltend die empfindlichen Druckpunkte suchen.

- Akupressieren Sie sanft und niemals mit starkem Druck.

- Klopfen Sie mit den Fingerkuppen nur dort, wo es ausdrücklich angegeben ist.

- Wenden Sie die Akupressur an, wenn Sie alleine sind, denn nur volle Konzentration führt zum Erfolg.

- Atmen Sie beim Akupressieren regelmäßig tief aus und ein.

- Erfahrungen haben ergeben, dass die Akupressur gegen seelische Krankheiten am raschesten wirkt, wenn man kurz zuvor ein warmes Wannenbad oder eine heiße Dusche genommen hat.

Empfehlenswert bei depressiven Verstimmungen ist die Einnahme von Johanniskrautdragees aus der Apotheke.

Beim Ausüben der Akupressur sollte den Körper ein angenehm wohliges Empfinden durchströmen.

Depressionen

Depressionen können sowohl durch äußere Einflüsse, Lebensumstände (Verlust eines Partners, Verlust des Arbeitsplatzes, Kränkungen, Misserfolg) als auch durch bestimmte Stoffwechselerkrankungen hervorgerufen werden.

Grundsätzlich gehören Depressionen vom Arzt behandelt. Zusätzlich kann man auch mit Akupressur die Psyche beeinflussen.

Massieren Sie mit der Hand den Oberbauch an der empfindlichsten Stelle, danach Punkt um Punkt entlang der Körpermitte vom Nabel abwärts, Sie regen damit den Energiemeridian an. Anschließend pressen Sie den Daumennagel einer Hand an den Nagelfalzwinkel des Mittelfingers der anderen Hand. Massieren Sie mit dem Daumen einen Punkt auf dem Kreislaufmeridian etwas oberhalb der Haupthandfalte.

Seele

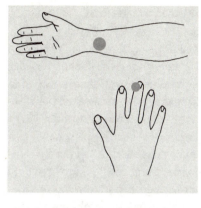

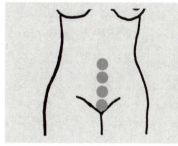

Eifersucht

Eifersucht hat nichts mit Liebe zu tun und entwickelt in einer Partnerschaft eine enorm zerstörerische Kraft.

Jeder sollte daher trachten, seine Eifersucht in gewissen Grenzen zu halten und ihr vorzubeugen. Wenn Sie spüren, wie die Eifersucht an Ihnen frisst – egal, ob begründet oder unbegründet –, so pressen Sie die Zeigefinger zugleich auf beide Backenknochen. Massieren Sie

unmittelbar darauf das innere Ende der Augenbrauen, und klopfen Sie zart mit den Mittelfingerkuppen auf die Hautstellen zwischen Nase und Oberlippe.

Minderwertigkeitskomplexe

Versuchen Sie auch einmal, Ihre Unsicherheit mit Akupressur »wegzuzaubern«. Greifen Sie mit beiden Zeigefingern hinter die Ohrläppchen, und drücken Sie zart in die Vertiefung zwischen den Knochen. Dann legen Sie den Daumen fest in die Vertiefung an der Schädelbasis. Anschließend reiben Sie Ihre inneren Knöchel und drücken den Daumen gegen die Mitte der Fußsohle.

Nervosität

Es gibt Menschen, die bei außergewöhnlichen Ereignissen die Nerven verlieren. Sie müssen Baldriantropfen nehmen, um die vor ihnen liegenden Aufgaben zu bewältigen.

Auch die Akupressur bringt Hilfe gegen die Nervosität: Drücken Sie den Zeigefinger vier Sekunden lang genau in die Mitte des Schädelknochens, damit regen Sie den Energiefluss optimal an.

Dann pressen Sie den Daumen in die Vertiefung an der Schädelbasis. Empfehlenswert ist es, den Daumen leicht kreisen zu lassen. Pressen Sie anschließend die Zeigefinger hinter die Kinnladen und massieren sich auf der Brust unmittelbar vor der Achselhöhle.

Seelische Spannungen abbauen

Ein uraltes chinesisches Sprichwort besagt: »Die Lebenskraft liegt an der Schädelbasis!«

Egal, ob Mann, Frau oder Kind – wir alle sind durch Pflichten, durch die moderne Technik und durch Überbeanspruchung der Sinne überfordert und benötigen mehr Widerstandskraft.

An der Schädelbasis – dort, wo am Ende des Kopfes der Nacken beginnt – gibt es einen Akupressur-Punkt, der das Geheimnis der Seelenkraft birgt. Legen Sie den Zeigefinger an diese Stelle, die Sie auf Grund ihrer Vertiefung leicht finden. Es handelt sich dabei um einen vergrößerten Teil des Rückenmarks nach dessen Eintritt in die Hirnschale. Die Medizin nennt diesen Punkt Medulla oblongata. Von hier aus werden Atmung, Herztätigkeit, Reflexe und Blutdruck geregelt.

Heben Sie den Kopf leicht an, und drücken Sie mit dem Daumen oder mit dem Zeigefinger gegen die Vertiefung an der Schädelbasis. Sofort werden Signale an die Zentren im Gehirn weitergegeben. Sie spüren sehr bald, wie sich Ihre seelischen Spannungen legen und einer neuen Vitalität Platz machen.

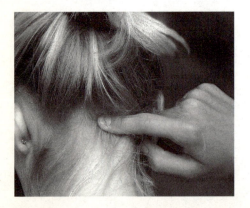

Müdigkeit vertreiben

Wer von Ihnen hat sich nicht schon abgeschlagen und todmüde gefühlt und durfte dennoch nicht schlappmachen und zu Bett gehen? In solchen Situationen ist die Akupressur eine ideale Helferin.

Legen Sie den Zeigefinger, den Mittelfinger und den Ringfinger einer Hand auf den Kehlkopf. Suchen Sie mit dem Daumen auf einer Seite des Halses die Halsschlagader. Diese ist an jener Stelle, an der Sie ein Pochen verspüren. Dort dürfen Sie nicht drücken. Drücken Sie mit den Fingern links und rechts der Schlagader den Hals entlang. Abschließend streichen Sie mit der Daumenkuppe vom Kiefer abwärts zur Halsschlagader. Diese Bewegung muss sehr gleichmäßig durchgeführt werden. Wiederholen Sie diese Massage möglichst dreimal hintereinander. Und zwar auf der rechten und dann auf der linken Seite.

Jetzt wenden Sie sich dem Nacken zu. An der Schädelbasis, genau in der Mitte, befindet sich eine kleine Einbuchtung. Hinter dieser Einbuchtung liegt im Inneren des Schädels ein sehr wichtiger Teil des Nervensystems, vom Mediziner Medulla oblongata genannt.

Drücken Sie einmal mit dem Mittelfinger hin. Sie werden sofort bemerken, wie empfindlich diese Einbuchtung ist. Pressen Sie drei Sekunden lang, lassen Sie den Finger dort, und machen Sie eine kurze Pause. Dann wiederholen Sie auch diesen Vorgang dreimal.

Danach gleiten Sie mit beiden Zeigefingern von diesem heiklen Punkt etwa drei Zentimeter waagrecht nach außen. Dort gibt es wieder auf Druck schmerzhafte Stellen. Das sind Muskeln, die direkt mit dem Kopf verbunden sind. Drücken Sie nun mit den Zeigefingern links und rechts vom Gouverneur-Meridian den Hals entlang von oben nach unten. Nach dieser Akupressur legen Sie sich hin und strecken sich kräftig durch.

Jetzt ist es wichtig sich körperlich und seelisch zu entspannen. Wer kann, sollte wenige Minuten schlafen. Wenn Sie sich wieder erheben, ist die Müdigkeit wie weggeblasen.

Die Liebeslust fördern

Die Akupressur – das haben inzwischen auch die Sexualwissenschaftler der westlichen Welt erkannt – ist durch die Beeinflussung des autonomen Nervensystems für das Liebesleben von unschätzbarem Wert.

Für Mann und Frau gleichermaßen wichtig ist die Vertiefung an der Schädelbasis. Hier sitzt der Motor für Vitalität und Sexualfreude. Sie sollten jeden Morgen nach dem Aufwachen an dieser Stelle mit Ihrem Mittelfinger fest drücken. Wiederholen Sie den Vorgang öfter!

Drücken Sie außerdem mit dem Daumen gegen den unteren Lendenwirbel und auf die Vertiefungen rechts und links neben der Wirbelsäule. Am besten gelingt Ihnen dieser Griff, wenn Sie die Hände in die Hüften legen, so dass der Daumen nach hinten gerichtet ist. Dann liegt er nämlich genau über den gesuchten Vertiefungen zu beiden Seiten der Wirbelsäule.

Kranke und schwache Körperorgane stören die Sexualität. Darum regen Sie durch Akupressur Ihre Bauchorgane an! Drücken Sie den Zeigefinger links und rechts neben den Nabel, und regulieren Sie damit etwaige Verdauungsstörungen.

Regen Sie die Leber an, indem Sie die Fingerspitzen beider Hände unter den rechten Rippenbogen legen. Atmen Sie dabei tief ein.

Männer müssen, um ihre sexuelle Kraft zu stärken, täglich den so genannten Akupressur-Hodendruck durchführen. Der Hodensack wird mit einer Hand ergriffen und sanft bis zu zehnmal gedrückt. Zwischen dem Hodensack und dem After beginnen die Meridiane »Direktor« und »Gouverneur«, die beiden wichtigsten Energiemeridiane. Hier müssen Sie mit dem Zeigefinger einen festen Druck ausüben, um sich in Hochform zu bringen.

Ein weiterer wichtiger Punkt liegt zwischen dem After und dem Steißbein. Drücken Sie fest darauf. Dieser Punkt ist auch für Frauen wichtig.

Frauen haben ihren sexuellen Akupressur-Punkt an jener Stelle, wo die beiden Schambeine zusammenstoßen. Links und rechts

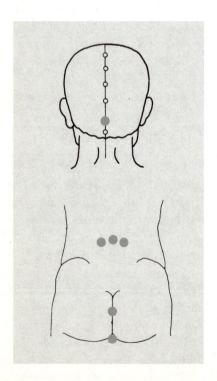

der Schamgegend liegen weitere Druckpunkte, die vibriert werden müssen. Dadurch werden Milz, Magen und Nieren angeregt, was wieder eine sexuelle Aktivierung zur Folge hat.

Wichtig: Jede Akupressur in der Gegend um die Sexualorgane muss vorsichtig und zurückhaltend durchgeführt werden.

Impotenz

Die Impotenz bereitet vielen Männern große Sorgen und beeinflusst oft ihr ganzes Leben negativ. Die Angst, keine Erektion zu erreichen, kann seelisch sehr belasten.

Die Akupressur ist eine natürliche und einfache Methode, Impotenz zu bekämpfen.

Die entscheidenden Punkte gegen Impotenz liegen über den Schulterblättern, am Gewebe zwischen dem vierten und fünften Finger, zu beiden Seiten des sechsten Brustwirbels, rechts und links vom 1. Lendenwirbel, an der Außenseite des Ellenbogens, über dem ersten Kreuzbeinjoch, zu beiden Seiten des Steißbeins und in der Mitte der Gesäßhälfte, zusätzlich in der Kniekehle.

Vorzeitiger Samenerguss

Der vorzeitige Samenerguss beim Sexualverkehr ist der Albtraum vieler Männer. Die Akupressur ermöglicht es, den vorzeitigen Samenerguss zu verhindern und die Erektionszeit zu verlängern.

Die entscheidenden Akupressur-Punkte befinden sich an der Innenseite des Fußes unter dem Knöchel, auf dem dritten Lendenwirbel, am Gewebe des Daumens (Di 4), am so genannten »närrischen Bein«

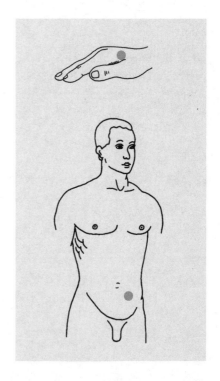

VON KOPF BIS FUSS

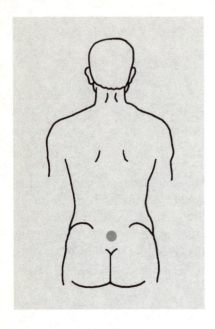

Potenzstörung

Viele Männer kennen diese Situation. Man freut sich auf die sexuelle Vereinigung mit der Partnerin. Wenn es aber dann so weit ist, klappt es manchmal nicht.

Vor diesem »Manchmal« aber hat jeder Mann Angst. Die Akupressur kann helfen!

Drücken Sie den Daumen gegen die äußeren Knöchel beider Füße. Dann ergreifen Sie mit Daumen und Zeigefinger die großen Zehen und rütteln sie sehr kräftig. Wenn unsichere Männer diese Druckpunkte vor jeder sexuellen Vereinigung beeinflussen, gibt es dieses verflixte »Manchmal« bald nicht mehr.

des Ellenbogens und eine Hand breit schräg unter dem Nabel nach außen.

Verdauung

ℹ ALLGEMEIN

Der Verdauungsapparat nimmt einen großen Teil unseres Körpers ein, er beginnt beim Mund und endet beim After. Dazwischen befinden sich die Speiseröhre, der Magen und die verschiedenen Därme.

Wir müssen essen, um leben zu können. Denn die Energie, die wir zum Atmen, Bewegen, Denken und vielem anderen brauchen, gewinnt unser Körper aus der Nahrung. Unser Kraftwerk Verdauungstrakt ist rund um die Uhr im Einsatz: zerkleinern, mischen, weitertransportieren.

Rund fünf Meter weit reist alles, was wir essen. Dabei sucht sich das Verdauungssystem die wichtigen Inhaltsstoffe heraus und stößt die schädlichen ab. Das klingt einfach, dahintersteckt jedoch ein hochkomplexer Apparat.

Zuerst wird die Nahrung im Mund zerkleinert und gelangt über die Speiseröhre in den Magen. Dort wird Säure produziert, und die Nahrung wird weiter zerkleinert. Der entstandene Brei wandert in den Zwölffingerdarm, wo die Aufnahme beginnt. Hier wird der Saft der Bauchspeicheldrüse und Galle zugesetzt, und es beginnt ein Fermentierungsprozess. Dann können kleinere Nahrungsbestandteile über die Darmwand aufgenommen werden. Über das Blut gelangen die aufgenommenen Nahrungsbestandteile dann in die Leber. Die Leber baut unter anderem Eiweißmoleküle zusammen, die schließlich dem Körper zur Verfügung gestellt werden.

🌿 HEILKRÄUTER

Die Mariendistel hilft der Leber

Wer Alkohol trinkt, fette Speisen isst, Medikamente nehmen muss und vielen Umweltbelastungen ausgesetzt ist, der sollte seiner Leber bei ihrer Entgiftungsarbeit helfen, sollte der »Entgiftungs-Zentrale« des Körpers neue Kraft geben. Jüngste Studien der Naturmedizin haben gezeigt, dass sich genau dafür eine Heilpflanze ganz hervorragend eignet: die Mariendistel. Die uralte Tradition dieses Krautes konnte jetzt wissenschaftlich bestätigt werden. Der erste, der die positive Wirkung der Mariendistel auf die Leber beobachtete, war der deutsche Arzt Dr. Johann Gottfried Rademacher, der zu Goethes Zeiten lebte. Dann geriet die Pflanze in Vergessenheit. Erst im Jahr 1968 entdeckte man eine Reihe von Wirkstoffen in der Mariendistel, allen voran das Silymarin in den Früchten, welches die Wirkung von Giften in der Leber abbaut.

Wie stark die Wirkstoffe in der Mariendistel sind, hat im Jahr 1971 ein gewagter Selbstversuch eines Arztes bewiesen.

Das Ergebnis: Die Mariendistel schwächt im Körper des Menschen die Wirkung von giftigen Pilzen ab. Daher findet man in Büchern für Pilzesammler oft den Hinweis: Zu Pilzgerichten immer Mariendisteltee trinken.

Heute hat die Mariendistel mit ihren Wirksubstanzen Silymarin und Alepa forte hauptsächlich Bedeutung gegen Alkoholfolgen sowie gegen Umweltbelastungen, die in der Leber ihren Niederschlag finden.

Leber-Aufbaukur mit der Mariendistel:

Trinken Sie 3 Wochen lang 3-mal täglich eine Tasse Mariendisteltee. Ein Teelöffel Mariendistelfrüchte wird mit einer Tasse kochendem Wasser übergossen, 10 Minuten ziehen lassen, durchseihen, trinken.

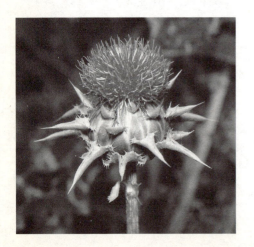

Pfefferminze gegen Koliken und Blähungen

Er gehört zu unserem Küchen- oder Büroalltag: der Pfefferminztee aus dem Teebeutel vom Supermarkt nebenan.

Wir sollten dieses Kraut viel mehr schätzen. Pfefferminze – frisch aus dem Garten oder vom Gemüsehändler, getrocknet aus der Apotheke oder Drogerie – ist ein wertvoller Bestandteil der modernen Pflanzenheilkunde. In der Pfefferminze stecken viele Heilkräfte, die wir bewusst nützen sollten.

Die Pfefferminze ist reich an ätherischen Ölen Menthol, Menthon, Methylazetat, Methofurau, Pulegon, Cineol, Isomethol. Sie enthält aber auch Cholin und Vitamin E. Der Hauptbestandteil ist das Menthol der Pfefferminze. Es wirkt gegen Bakterien und Parasiten. Daher wird Pfefferminze in Alkohol gelöst gegen Fadenpilz-Erkrankungen eingesetzt.

Die gebräuchlichste Anwendung der Pfefferminze ist der Kräutertee. Die Zubereitung: Ein gehäufter Teelöffel getrocknetes Pfefferminzkraut (Drogerie, Reformladen) mit einer Tasse kochendem Wasser übergießen, 8 Minuten ziehen lassen, durchseihen, ungesüßt oder mit ganz wenig Honig trinken.

Wenn Sie frisches Pfefferminzkraut verwenden: gut waschen, die Blätter nudelig schneiden, einen Esslöffel davon mit einer Tasse kochendem Wasser übergießen, nur 1 bis 2 Minuten ziehen lassen, durchseihen.

Pfefferminztee ist ein hervorragendes Hausmittel gegen Magen- und Darmkoliken und gegen Magenkrämpfe. Das ist der krampflösenden Wirkung der Pfefferminze zu verdanken. Auch Blähungen können damit wirkungsvoll bekämpft werden.

Dank des reichen Anteils an Flavonoiden regt Pfefferminztee die Leber und Galle an und aktiviert den Gallenfluss. Umschläge und Auflagen mit Pfefferminztee heilen durch den Inhaltsstoff Azulen Entzündungen und Geschwüre auf der Haut.

Grundsätzlich aber muss man wissen: Medizinische Wirkung kann man nur vom Pfefferminzkraut aus Apotheke, Drogerie und Reformladen, nicht von den Teesäckchen aus dem Lebensmittelhandel erwarten.

Prof. Bankhofers Spezial-Tipp:

Viele Gewürze runden nicht nur den Geschmack der Speisen ab, sondern helfen auch unserer Verdauung.

Niemals Pfefferminztee länger als 14 Tage bis 3 Wochen trinken – zwischendurch pausieren.

Was wenige wissen: Inhalationen mit Pfefferminztee oder mit Pfefferminzöl in heißem Wasser helfen bei Katarrhen der oberen Atemwege und Bronchien. Außerdem bekämpfen diese Inhalationen Konzentrationsstörungen.

Aber auch hier gilt: Das Öl darf niemals über einen längeren Zeitraum verwendet werden, höchstens ein paar Tage. Bei Säuglingen darf es überhaupt nicht angewendet werden.

Gut zu wissen: In der Apotheke gibt es Einreibemittel, Salben und Massageöl mit Pfefferminzöl und Menthol, wunderbar für eine verbesserte Durchblutung, Schmerzlinderung und Kühlung der Haut.

Für den Magen

Kräutertees für den »nervösen« Magen

Bei »nervösem Magen« kommen die Beschwerden vom vegetativen Nervensystem. Dagegen gibt es wirksame Kräutertees: Löwenzahntee oder Tausendguldenkrauttee (Apotheke). Jeweils 1 Teelöffel des getrockneten Krautes mit 1 Tasse Wasser kurz aufkochen, dann 15 Minuten ziehen lassen. Morgens und abends 1 Tasse etwa eine halbe Stunde vor einer Mahlzeit trinken. Viele Ärzte empfehlen, 1-mal am Tag in eine Tasse 2 Teelöffel Melissengeist einzurühren, weil seine ätherischen Öle unmittelbar über das vegetative Nervensystem eingreifen und daher die Wirkung des Kräutertees unterstützen.

Wermut und Schafgarbe bei nervösem Magen

Es gibt eine sehr wirkungsvolle Naturheilkur gegen Magen- und Darmnervosität, die vor vielen Jahren von dem Schweizer Pflanzenfor-

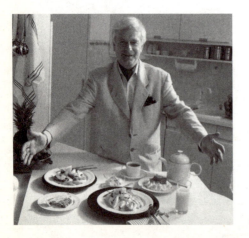

scher Walther Schoenenberger entwickelt wurde.

Es ist die sinnvolle Kombination von Schafgarbe und Wermut. Die Inhaltsstoffe beider Kräuter entkrampfen und beruhigen, fördern aber auch zugleich harmonische Magen- und Darm-Funktionen. Besorgen Sie sich Wermutsaft und Schafgarbensaft (Apotheke, Drogerie). Sie nehmen zuerst täglich 3-mal 1 Esslöffel Wermutsaft mit etwas Wasser ein, danach den Schafgarbensaft.

Die Kur dauert so lange, bis die Flaschen leer sind. Nehmen Sie den Saft jeweils 15 Minuten vor einer Mahlzeit.

Was hilft bei Gastritis?

Gastritis muss ärztlich abgeklärt werden. Womöglich steckt eine Helicobacter-Infektion dahinter, die mit Medikamenten behandelt werden muss.

Machen Sie in regelmäßigen Abständen eine Rollkur mit Kamillentee. 1 Esslöffel Kamillenblüten (Apotheke) mit 1 Tasse kochendem Wasser übergießen, 10 Minuten ziehen lassen, durchseihen, lauwarm trinken. Dann hinlegen und jeweils 3 Minuten auf den Bauch, auf die rechte Seite, auf den Rücken und auf die linke Seite legen.

Auf diese Weise können die Wirkstoffe der Kamille auf die gesamte Magenschleimhaut einwirken.

Suchen Sie in Ihrer Freizeit Ruhe und Erholung. Sorgen Sie für mindestens 8 Stunden Schlaf jede Nacht. Trinken Sie über einen längeren Zeitraum 15 Minuten vor jeder Hauptmahlzeit 1/16 Liter Kartoffelsaft (Reformladen). Von selbstgepresstem Kartoffelsaft ist abzuraten. Es sollte milchsauer vergoren sein.

Gelber Enzian bei Magenverstimmung

Es gibt ein wirkungsvolles Rezept der legendären Schweizer Heilpflanzenforscherin Dr. Helen Dünner: Die Bitterstoffe in den Wurzeln des gelben Enzians geben dem Magen schnell wieder neue Kraft und bekämpfen Magenverstimmungen. Nehmen Sie einige Zeit 3-mal täglich eine Enzian-Kräutertablette (Reformhaus) mit reichlich Flüssigkeit.

Kräutertee und Eis bei Brechreiz

Nervös bedingt, leiden manche Menschen am Morgen unter Brechreiz. Wenn Sie starken Brechreiz verspüren, lutschen Sie kleine Eisstückchen. Oder trinken Sie in kleinen Schlucken kalten Kräutertee: Mischen Sie 10 g Baldrian und 40 g Kamille. 1 Esslöffel davon wird mit 1 Tasse kochendem Wasser überbrüht, 10 Minuten zugedeckt ziehen lassen, durchseihen, kalt werden lassen, ungesüßt trinken.

Sie werden staunen, wie schnell der Brechreiz verschwindet.

Nelkenwurz und Ingwer bekämpfen Verdauungsschwäche

Nützen Sie bei Verdauungsschwäche die Kräfte aus der Nelkenwurz. Sie bekommen die Wurzel in Pulverform in der Apotheke zu kaufen. 1 Teelöffel davon wird mit 1 Tasse Wasser 5 Minuten aufgekocht, dann durchseihen. Trinken Sie 3 Wochen lang täglich 3 Tassen.

Würzen Sie Süßspeisen (Obst, Puddings) mit Ingwer, der den Appetit anregt und die Verdauung fördert.

Blähungen:
Diese Tees können helfen

Mischen Sie jeweils 2 Esslöffel Fenchel, Kamillenblüten, Kümmel und Wermut. Von der Mischung 1 Teelöffel mit einer Tasse kochendem Wasser übergießen, 8 Minuten ziehen lassen. Als Soforthilfe 2 Tassen trinken.

Als Dauerbehandlung zur Vorbeugung: vor jeder Mahlzeit 1 Tasse.

Oder mischen Sie je 2 Esslöffel Melissenblätter, Angelika-Wurzel und Fenchel. Davon 1 Teelöffel mit 1 Tasse kaltem Wasser ansetzen, zum Kochen bringen, 5 bis 10 Minuten sieden lassen, ungesüßt vor jeder Mahlzeit 1 Tasse trinken.

Blähungen und Schmerzen:
Kräutermix

Es ist sehr leicht möglich, dass man nach dem Essen von starken Blähungen geplagt wird. Die Ursache von Schmerzen kann auch eine verminderte Produktion von Gallensaft und Verkrampfungen im Magen-Darm-Trakt sein.

Hier hilft ein Kräutertee-Mix sehr oft. Mischen Sie zu gleichen Teilen Pfefferminzblätter, Brennnesselblätter und Kamillenblüten. 1 Esslöffel davon wird mit 1 Tasse kochendem Wasser übergossen, 8 Minuten ziehen lassen, abseihen, ungesüßt in kleinen Schlucken nach dem Essen oder bereits zum Essen trinken.

Kräuter gegen Blähungen

Trinken Sie 3-mal täglich 1 Esslöffel Fenchelsaft (Reformhaus) in etwas Wasser verrührt.

Oder: Bringen Sie 1 Esslöffel Anissamen mit 1 Tasse kalter Milch zum Kochen. Durchseihen, warm trinken.

Oder: Mischen Sie 5 g Anis, 5 g Kümmel, 20 g Kamille und 20 g Melissenblätter. 1 Esslöffel davon mit 1 Tasse kochendem Wasser aufgießen, 8 Minuten ziehen lassen, durchseihen, ungesüßt trinken.

Nächtliches Sodbrennen: Eibischtee hilft

Häufiges Sodbrennen birgt die Gefahr von gefährlichen Schleimhautveränderungen. Es gibt wirkungsvolle Medikamente, die garantiert helfen.

Zunächst kann man Folgendes versuchen: Trinken Sie jeden Abend vor dem Zubettgehen 1 Tasse Eibischtee. 4 Teelöffel Eibischwurzeln werden mit 1/4 Liter kaltem Wasser übergossen. 2 Stunden stehen lassen, dazwischen immer wieder rühren. Dann abseihen. Den Tee leicht erwärmen und schluckweise trinken. Wenn das Sodbrennen nicht besser wird, müssen Sie zum Arzt gehen!

Schlehdorn – ein sanftes Abführmittel

Versuchen Sie bei Verstopfung Schlehdornblüten aus der Apotheke. 1 Teelöffel wird in 1 Tasse Wasser 1 Minute gekocht, durchseihen, ungesüßt oder mit ganz wenig Honig trinken. Bei Verstopfung: viel trinken, ballaststoffreich essen.

Schafgarbe und Himbeere als Hämorrhoiden-Salbe

Bereiten Sie sich selbst eine Salbe zu: Erhitzen Sie 120 g ungesalzenes Schweineschmalz, geben Sie 10 g klein gehackte Schafgarbenblüten und 10 g klein gehackte Himbeerblätter aus der Drogerie dazu. Gut verrühren. Dann erkalten las-

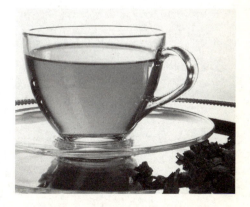

sen und dabei durch ein Leinentuch pressen.

In Gefäßen kühl aufbewahren und morgens sowie abends die Hämorrhoiden damit eincremen.

Für die Galle

Bitternuss-Tropfen nach Alkoholgenuss

Wenn man etwas zu viel getrunken hat, dann nimmt man 15 Tropfen von der Bitternuss – Nux Vomica genannt – auf ein Stück Vollkornbrot und kaut dieses gut.

Artischocke und Mariendistel bei Leber-Problemen

Stellen Sie Ihre Ernährung für längere Zeit auf überwiegend Rohkost um. Trinken Sie 3 Monate lang jeden Tag 3-mal 2 Esslöffel Artischockensaft aus dem Reformladen, der Drogerie oder aus der Apotheke mit etwas Wasser. Damit hat der Schweizer Pflanzenforscher Walther Schoenenberger vielen Leberkranken geholfen.

Und trinken Sie 3 Wochen lang täglich 3 Tassen Mariendisteltee.

Kräutertees gegen Gallen-Kolik

Abgesehen davon, dass Sie bei Gallenproblemen – wenn Sie es noch nicht getan haben – unbedingt in ärztliche Behandlung kommen müssen, sollten Sie bei einer Kolik folgendes Tee- Rezept anwenden:

Lassen Sie sich in der Apotheke je 4 Teile Birkenblätter, Holunderblätter und Mädesüßblätter sowie 3 Teile Hauhechelwurzel und Sandseggenwurzel mischen. Übergießen Sie 1 gehäuften Esslöffel davon mit 1 Tasse Wasser, ein paar Stunden ansetzen, dann einmal aufkochen, durchseihen und ungesüßt lauwarm trinken.

Oder: Trinken Sie 1 Tasse Pfefferminztee.

Oder: Lassen Sie sich in der Apotheke einen speziellen Gallenkolik-Tee mischen: 3 Teile Gänsefingerkraut, 2 Teile Leinsamen, 1 Teil Odermennig, 2 Teile Pfefferminze. 1 Teelöffel mit 1 Tasse kochendem Wasser überbrühen, 15 Minuten ziehen lassen, durchseihen. 3 Tassen am Tag ungesüßt schluckweise trinken.

Einmal am Tag sollten Sie 1 Esslöffel Schwedentrunk (Apotheke) auf der Zunge zergehen lassen.

Verdauung

Löwenzahnblättertee: gut für Leber und Galle

Löwenzahnblättertee enthält viele wertvolle Bitterstoffe. Sie aktivieren Leber und Galle und eignen sich ebenfalls ideal zur Entschlackung des Organismus.

Und so wird der Tee zubereitet: Sammeln Sie zarte Löwenzahnblätter, gut waschen, klein hacken. 2 Teelöffel davon mit 1/4 Liter kochendem Wasser übergießen, 15 Minuten ziehen lassen, durchseihen.

Man trinkt im Rahmen einer Frühjahrskur eine Woche lang jeden Morgen auf nüchternen Magen vor dem Frühstück 1 Tasse ungesüßt.

HAUSMITTEL-SCHATZ

Hausmittel gegen Verstopfung

Eine erschütternde Bilanz: Viele Menschen leiden an einem gravierenden Verdauungsproblem – sie haben Verstopfung. Dauert das Problem zu lange, kann das im Laufe der Zeit zu Magen- und Darmkrebs, zu Hämorrhoiden, Erkrankungen der Galle, der Leber und der Nieren, zu Diabetes und Herz- und Kreislaufproblemen führen. Doch allein die Tatsache einer vorhandenen Verstopfung bringt den Betroffenen viel Leid: häufige Kopfschmerzen, Übelkeit, Leibschmerzen, Müdigkeit, Lustlosigkeit, Leistungsabfall, verstärkte rheumatische Schmerzen.

Die meisten Menschen, die an Verstopfung leiden, machen 2 gravierende Fehler:

- Entweder tun sie gar nichts dagegen.

- Oder sie greifen zu Abführ-Medikamenten, ohne überhaupt zuvor mit einem Arzt zu sprechen. Die meisten Abführmittel stören den Kaliumhaushalt des Organis-

---

Prof. Bankhofers Spezial-Tipp:

Schon Pfarrer Kneipp empfahl Sauerkraut als »rechten Besen für den Darm«. Sauerkraut enthält nicht nur viel Vitamin K, sondern kurbelt auch unsere Verdauung an.

mus. Der Mineralstoff Kalium ist aber wiederum für die Verdauung wichtig. Also gerät der Betroffene in einen Teufelskreis und braucht immer mehr Mittel. Damit werden die Darmmuskeln geschädigt.

Dabei ist es einfach, die Verstopfung aus der Welt zu schaffen.

Ich habe gemeinsam mit erfahrenen Ärzten, Ernährungsfachleuten, Naturheilexperten und Medizinwissenschaftlern ein Programm gegen die Verstopfung zusammengestellt. Tausende Menschen haben die Therapien getestet, sind begeistert, wurden gesund.

Und hier die 6 Verdauungstricks gegen Verstopfung und für ein gesünderes Leben:

Prof. Bankhofers
Spezial-Tipp:

Bei Verdauungsproblemen naschen Sie Anis-Plätzchen. Die Naturarznei Anis bekämpft Blähungen, fördert die Verdauung und hilft bei schlechter Laune.

Verdauungs-Trick Nr. 1 – Bewegung

Bewegen Sie Ihren Körper regelmäßig beim Radfahren, Schwimmen, Wandern. Ideal: Bodengymnastik morgens und abends. Zum Beispiel: Auf dem Rücken liegen, Hände in die Hüfte stützen, Beine hoch und Radfahr-Bewegungen machen. Auch Training auf dem Hometrainer fördert die Verdauung.

Verdauungs-Trick Nr. 2 – Massage

Mindestens zweimal am Tag hinlegen und sanft mit beiden Handflächen den Bauch massieren. Oder: Mehrmals am Tag vom Steißbein weg mit beiden Händen die Wirbelsäule und die Muskelflächen links und rechts davon massieren. Eine hervorragende Hilfe bei Stuhldrang, damit's klappt.

Verdauungs-Trick Nr. 3 – Wasser

Die einfachste Methode der Welt, um zu einer geregelten Verdauung zu kommen: Gießen Sie abends 1/4 Liter Leitungswasser oder stilles Mineralwasser in ein Glas, lassen Sie es stehen und zimmerwarm werden. Am nächsten Morgen nach dem Aufstehen auf nüchternen Magen trinken. Das war lange Jahre das Geheimrezept der Hollywoodstars.

Füllen Sie eine Gummiwärmflasche mit heißem Wasser, und legen Sie sich diese mehrmals am Tag auf den Bauch. Oder: Warm und heiß duschen, dabei Rücken und Bauch mit einer Naturborstenbürste massieren. Oder: Nehmen Sie 25 Minuten lang ein heißes Wannenbad – am besten abends.

Verdauungs-Trick Nr. 4 – Matetee, Salbei und Knoblauch

Sehr bewährt hat sich auch für viele eine Kur mit Matetee (Apotheke). Das sind die getrockneten Blätter des südamerikanischen Matebaumes, die sehr viele Bitterstoffe enthalten.

Für viele das beste Mittel: Trinken Sie einige Zeit täglich Salbeitee. 1/2 Liter kaltes Wasser mit 1 gehäuften Esslöffel Salbeiblätter (Apotheke, Drogerie) zustellen, 3 Minuten kochen lassen, durchseihen, dreimal am Tag trinken.

Oder: Trinken Sie zweimal täglich 1 Tasse Ysoptee (Apotheke, Reformladen).

Am Wiener Kaiserhof setzte man gegen Verstopfung Knoblauchtinktur ein: 250 g Knoblauch zerdrücken, mit 1 Liter Branntwein (60 Prozent) übergießen, 16 Tage verschlossen ans Fenster stellen, abseihen, in eine dunkle Flasche füllen, bei Verstopfung 10 bis 20 Tropfen einnehmen.

Verdauungs-Trick Nr. 5 – Ernährung

Grundsätzlich kann man die Verstopfung erfolgreich bekämpfen oder ihr vorbeugen, wenn man regelmäßig Ballaststoffe zu sich nimmt, also Naturprodukte, die über einen Anteil an unverdaulichen Inhaltsstoffen verfügen, die den Darm in Bewegung halten. Viel Obst und Gemüse essen, am besten roh, Vollkornbrot und Müsli genießen, auch sonst Vollkornprodukte essen.

Und hier die besten Spezial-Tricks aus dem Bereich der Ernährung:

- Essen Sie 1 Becher Jogurt mit 1 Esslöffel goldgelbem Leinsamen.

- Ebenso wirksam ist Jogurt mit 2 Esslöffeln Weizenkleie. Danach trinken Sie 1 Glas frisch gepressten Orangensaft.

- Nehmen Sie einmal täglich 1 Esslöffel Milchzuckerpulver (Drogerie).

- Weichen Sie abends 6 Dörrpflaumen in 1 Tasse lauwarmem Wasser ein, zudecken. Am nächsten Morgen trinken Sie die Flüssigkeit und essen die Pflaumen auf nüchternen Magen.

- Trinken Sie täglich 1/2 Liter Kefir-Milch.

- Essen Sie des Öfteren Rhabarber-Kompott.

- Reiben Sie abends 1 Apfel, rühren Sie 100 g Magertopfen (Magerquark) und 1 Teelöffel Milchzucker ein. Essen Sie das vor dem Schlafengehen.

Das schlägt auf den Magen

Was hilft gegen das Rülpsen?

Sie essen zu hastig oder sprechen beim Essen zu viel. Sie schlucken dabei zu viel Luft mit der Nahrung. Diese Luft wird vom Körper wieder ausgestoßen. Darum rülpsen Sie. Vermutlich leiden Sie zusätzlich an Blähungen. Trinken Sie zu den Mahlzeiten Kümmeltee. 1 Teelöffel Kümmelsamen werden mit 1 Tasse kochendem Wasser übergossen, 8 Minuten ziehen lassen, durchseihen und ungesüßt trinken. Nach den Mahlzeiten legen Sie ein Heizkissen oder eine Wärmflasche auf den Bauch, und massieren Sie den Bauch sanft. Essen Sie langsam, kauen Sie gut, sprechen Sie dabei so wenig wie möglich.

Bei Magen- und Leberproblemen: Nur Obstessig ist erlaubt!

Für Magen- und Leberkranke kommt nur reiner, biologischer Obstessig aus dem Reformladen oder aus der Drogerie in Frage. Er wird aus Apfelwein gewonnen, ist reich am Mineralstoff Kalium, hat nur 5 % Säure und ist daher sehr mild.

Bananen: Die beste Gastritis-Vorbeugung

Eine Studie an der Universität von Birmingham unter der Leitung von Prof. Dr. Ralph Best hat ergeben: Täglich 3 Bananen können Gastritis – auch Magenschleimhautentzündung genannt – verhindern.

Die Inhaltsstoffe der Banane fördern den Aufbau der Magenschleimschicht, welche die Schleimhaut vor der aggressiven Magensäure schützt. Wer beruflich viel Stress hat und schon einmal ein Magengeschwür hatte, kann mit dem Konsum von Bananen die Gefahr einer Gastritis bis zu 75 Prozent reduzieren.

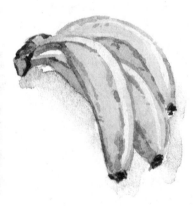

Gestörte Darmflora:
So baut man sie wieder auf

Falsche Ernährung und Antibiotika können die Darmflora zerstören. Das sind jene positiven, gesunden Bakterien, die unsere Nahrung verwerten, Vitamine aufbauen, den Darm entgiften und unser Immunsystem stärken. In leichten Fällen genügt es, einige Zeit Bio-Jogurt zu trinken.

Die beste Kur aber: Führen Sie biologische Kulturen – so genannte Biocult-Kulturen – von gesunden Bakterien zu. Es gibt sie in der Apotheke in Tablettenform. Man nimmt über einen längeren Zeitraum 3-mal täglich 2 Tabletten vor oder zu den Mahlzeiten.

Hausmittel gegen Blähungen

Gegen starke Blähungen trinken Sie während des Essens 1 Tasse Salbeitee. Oder nehmen Sie unmittelbar nach jeder Mahlzeit 2 Stutenmilch-Kapseln aus der Apotheke mit etwas Flüssigkeit. Auch Kümmeltee und Fencheltee können helfen.

Oder: Legen Sie sich im Laufe des Tages öfters für einige Zeit auf eine harte Unterlage, etwa auf den Fußboden. Sie müssen dabei auf dem Bauch liegen. Mischen Sie 2 Liter heißes Wasser mit 1 Liter Apfelessig. Tauchen Sie ein Leinentuch ein, wringen Sie es aus, und legen Sie es auf den Bauch. Sobald es lauwarm ist, ein neues, heißes Tuch auflegen. Oder legen Sie eine Wärmflasche auf den Bauch.

Oder kochen Sie 2 Esslöffel Dillsamen in 1/4 Liter Weißwein auf. Dann abkühlen lassen, durchseihen und bei Blähungen 1 Schnapsglas davon trinken.

Ideale Nahrung bei Neigung zu starken Blähungen

Meiden Sie in Ihrem Speiseplan Kohl, Hülsenfrüchte und Pflaumen. Ideal sind Jogurt, sämtliche Sauermilchprodukte, mageres Fleisch und Zitrusfrüchte. Sie sollten in Ihrer Freizeit mehr Bewegung machen: Gymnastik, Rad fahren, Wandern. Und Sie sollten einige Zeit nach jeder Mahlzeit 1 Teelöffel Heilerde für den inneren Gebrauch aus der Apotheke mit 1/8 Liter Wasser übergießen, fest umrühren. Das Ganze wird in einem Zug ausgetrunken.

Kartoffelsaft bei Sodbrennen

Der Schweizer Heilpflanzenforscher und Apotheker Walther Schoenenberger hat ein spezielles Rezept erprobt, das sich seither vielfach bewährt hat: Besorgen Sie sich aus dem Reformladen eine Flasche Kartoffelsaft, und trinken Sie einige Zeit 2-mal täglich vor den Mahlzeiten 1/8 Liter in kleinen, langsamen Schlucken. Der Kartoffelsaft bindet überschüssige Magensäure und bringt schnell Erleichterung.

Sodbrennen beim Joggen: Die Sportart ändern!

Prof. Dr. Donald Castell von der Universität Winston-Salem hat das genau untersucht, weil viele Jogger darunter leiden. Wer ein sensibles Verdauungssystem hat, sollte diesen Freizeitsport nicht ausüben. Beim Laufen schwappt die am Magenboden angesammelte Magensäure umher und dringt dabei in die Speiseröhre vor, wo sie dann das unangenehme Sodbrennen hervorruft.

Sie sollten daher besser eine andere Sportart wählen: etwa Radfahren, Schwimmen oder Bodengymnastik.

Weißkrautsaft bei saurem Aufstoßen

Machen Sie eine 14-Tage-Kur mit Weißkraut-Saft. Geben Sie Weißkraut-Blätter in den Entsafter, oder kaufen Sie Weißkraut-Saft im Reformladen. Trinken Sie täglich – über den Tag verteilt – einen Liter von dem Saft. Das saure Aufstoßen wird schnell nachlassen.

Die Wegwarte bringt den Darm in Schwung

Sehr bewährt hat sich das uralte Rezept mit dem Wegwarte-Tee. 1 Teelöffel Wegwarte (Apotheke) mit 1 Tasse kochendem Wasser überbrühen, 5 Minuten ziehen lassen, durchseihen, mittags und abends davon 1 Tasse trinken, am besten 1/2 Stunde vor dem Essen. Zusätzlich Bodengymnastik betreiben, viel rohes Gemüse und frisches Obst essen und täglich 2 bis 3 Liter Mineralwasser trinken.

Oder: Matetee wird aus den Blättern des Matebaumes gewonnen, eines südamerikanischen Stechpalmengewächses. Die starken Gerb- und Bitterstoffe der Blätter fördern die Verdauungsvorgänge im menschlichen Organismus.

Oder: Ein Rezept, das bei vielen Menschen mit Verdauungsproblemen Erfolg hat und das auch sehr oft von Hausärzten weitergegeben wird: Essen Sie abends vor dem Zubettgehen 1 Esslöffel goldgelben Leinsamen, danach 1 Esslöffel Apfelkonfitüre (Mus). Dann trinken Sie 1 Tasse Sauermilch nach. Am nächsten Morgen wird das Programm wiederholt. Und weiter noch 2 Tage. Spätestens dann zeigt sich wieder ein geregelter Stuhlgang.

Was hilft bei Darmkatarrh?

Essen Sie bei Darmkatarrh ganz besonders milde und magenschonende Speisen: Haferschleimsuppe, Möhrensuppe, geraffelte Äpfel und Bananen. Trinken Sie 8 Tage lang jeden Morgen in langsamen Schlucken 1/8 Liter zuckerfreien Heidelbeersaft (Reformladen). Halten Sie Bauch und Unterleib warm. Lassen Sie sich in der Apotheke folgenden Kräutertee mischen: zu gleichen Teilen Fenchel, Zinnkraut, Schlehdornblüten, Wacholder, Johanniskraut und Wegwarte. 1 Teelöffel davon mit 1 Tasse kochendem Wasser überbrühen, 5 Minuten ziehen lassen, durchseihen, warm und ungesüßt trinken. 10 Tage lang täglich 2 Tassen.

Medizinalkohle gegen Darminfektionen

Medizinalkohle wird aus pflanzlichem Material wie Holz, Torf oder Zellulose hergestellt. Sie bindet Giftstoffe und Bakterien in Magen und Darm, weil die kleinen, feinen Kohlestäubchen eine riesige Oberfläche bilden. Bei Durchfall nimmt man 3 bis 8 Tabletten (Apotheke).

Heidelbeeren und Rotwein gegen Durchfall

Sehr wirksam gegen Durchfall ist folgendes Rezept: Kochen Sie eine Hand voll getrockneter Heidelbeeren aus der Apotheke mit einer Tasse Rotwein auf. Zusätzlich lassen Sie sich in der Apotheke folgende Kräuter zu gleichen Teilen mischen: Eichenrinde, Kalmus, Blutwurz, Kamille, Johanniskraut und getrocknete Heidelbeeren. 1 Teelöffel davon mit 1 Tasse kochendem Wasser aufgießen, 10 Minuten ziehen lassen, durchseihen. Man trinkt 2 bis 3 Tassen am Tag. Oder essen Sie einen Tag lang nichts anderes als Karottensuppe: 500 g Karotten werden in Räder geschnitten und in 1 Liter Wasser weich gekocht. Dann pürieren Sie die Karotten im Saft und essen die Suppe auf den Tag verteilt.

Was hilft gegen Afterjucken?

Benützen Sie ausschließlich weiches, unbedrucktes Toilettenpapier, auf keinen Fall Recycling-Papier. Dadurch können zusätzliche Reizungen entstehen. Verwenden Sie danach feuchte Toilettentücher, oder spülen Sie mit warmem Wasser nach. Dann gut abtrocknen. Auch übertriebene Hygiene ist schlecht.

Einen entzündeten Hautbereich sollten Sie mit einem Wund-Gel oder mit Propolis-Salbe (Apotheke) einmassieren. Tragen Sie keine zu engen Hosen.

Lassen Sie bei einer Untersuchung feststellen, ob Sie vielleicht an einem Hautpilz leiden. Afterjucken kann die Folge von Diabetes, seelischer Belastung und von Hormonstörungen sein. Machen Sie Sitzbäder mit Kamillentee, Zinnkraut- oder Eichenrindentee.

Reiben Sie die betroffenen Stellen mit einer Salbe ein, oder führen Sie ein Zäpfchen ein, beides aus dem Wirkstoff Eulatin der indianischen Hamamelis-Pflanze (Apotheke).

Sprechen Sie mit Ihrem Arzt darüber. Meiden Sie starken Bohnenkaffee, Schwarztee, Nikotin, Zitrusfrüchte und scharfe Gewürze.

Natürliche Heilmittel bei Hämorrhoiden

Geben Sie mehrere Wochen lang jeden Abend 1 Handvoll Kamillenblüten in einen Eimer, gießen Sie 4 Liter kochendes Wasser darauf. Dann setzen Sie sich so auf den Eimer, dass die Kamillendämpfe direkt auf die Hämorrhoiden einwirken können. Als Therapie von innen trinken Sie ein paar Monate lang täglich 1/4 Liter naturtrüben Apfelsaft. Nehmen Sie regelmäßig Sitzbäder mit 3 Liter Eichenrindentee oder Zinnkrauttee. Nützen Sie vor allem eine Neuentdeckung der Medizin: die Kraft aus dem uralten indianischen Hamamelis-Strauch. Jüngste Studien haben ergeben, dass damit hervorragende Erfolge erzielt werden können. Bei einer 21-Tage-Behandlung mit Hamamelis kam es ab dem 3. Tag zu einer deutlichen Besserung, was Blutungen, Brennen, Schmerzen und Juckreiz betraf. Den Wirkstoff Eulatin aus der Hamamelis-Pflanze gibt es in der Apotheke als Zäpfchen und als Salbe. Legen Sie Eis-Kompressen auf. Die Kälte zieht die Blutgefäße zusammen und lässt die Entzündung abklingen.

Wenn die Galle hochkommt

Mariendisteltee und Stutenmilch entgiften die Leber

Zur Entgiftung und Stärkung der Leber verordnen heute viele Ärzte das regelmäßige Trinken von Mariendisteltee aus der Apotheke. Trinken Sie 3 Wochen lang 3-mal täglich 1 Tasse ungesüßt. Oder aber Sie machen, wie es der Arzt Dr. Gustav Skreiner in einer Studie nachweisen konnte, eine 3-Monate-Kur mit Stutenmilch. Sie trinken entweder täglich 1/4 Liter frische Stutenmilch oder nehmen 3-mal täglich 1 Stutenmilchkapsel aus der Apotheke mit etwas Flüssigkeit.

Diese Therapien geben der Leber neue Kraft. Nutzen Sie die leberaufbauende Kraft des Inhaltsstoffes Cynarin in der Artischocke, und trinken Sie 3 Wochen lang täglich 3 Tassen Artischockentee aus der Apotheke. Nehmen Sie vor den Mahlzeiten in etwas Wasser 2 Esslöffel Artischockensaft aus dem Reformladen oder aus der Drogerie zu sich. Essen Sie möglichst oft Artischocken. Es gibt viele köstliche Rezepte. Essen Sie aber auch häufig Spargelgerichte. Trinken Sie 10 Tage lang 3-mal täglich 1 Tasse Salbeitee ungesüßt.

Ein Glas Milch gegen Gallensteinbildung

Rettich und Radieschen sind ideal zur Stärkung der Galle. Eine neue medizinische Erkenntnis besagt: Es ist sinnvoll, abends 1/4 Liter Milch zu trinken. Das entleert die Gallenblase vor dem Zubettgehen. Dadurch wird die Bildung von Gallensteinen erschwert.

Prof. Bankhofers
Spezial-Tipp:

Wenn Sie bei einer Mahlzeit zu viel Fleisch gegessen haben und ein Völlegefühl verspüren, essen Sie einfach 2 Kiwis. Diese können die Eiweiß-Verarbeitung fördern, die Verdauung anregen und das körperliche Wohlbefinden steigern.

Gallensteine durch zu viel Sonne

Übermäßiges Sonnenbaden erhöht neben der Gefahr eines Sonnenbrandes und von Hautkrebs auch das Risiko für Gallensteinbildung und Gallenbeschwerden. Das hat der holländische Arzt Dr. Stan Pavel von der dermatologischen Abteilung des Universitäts-Hospitals in Leiden im Rahmen einer Studie an über 200 Personen herausgefunden. Die starke UV-Strahlung regt die Pigmentbildung an. Damit werden auch mehr Stoffwechselprodukte ausgeschieden. Diese sammeln sich in höheren Konzentrationen in der Galle an und können sehr schnell Steine bilden.

Olivenöl-Kur vertreibt Gallensteine

Nehmen Sie als Vorbereitung 14 Tage lang jeden Morgen und jeden Abend 1 Esslöffel Olivenöl ein. Dann kommt die eigentliche Kur.

Trinken Sie morgens 1/8 Liter Olivenöl in kleinen Schlucken, und legen Sie sich unmittelbar danach auf die rechte Seite ins Bett. Bleiben Sie 2 Stunden liegen. Sehr oft geht dann schon der erste Grieß ab. Sie sollten die Kur aber unbedingt mit Ihrem Arzt absprechen.

Quark (Topfen) und Bananen zum Entgiften der Leber

Sie sollten zur Leberentgiftung 3 Wochen lang auf jeglichen Alkohol verzichten und keine Nahrungsmittel aus der Dose essen.

Ernähren Sie sich fettarm. Und machen Sie 1-mal im Monat eine Leber-Kur von 2 bis 3 Tagen. Am besten am Wochenende. Sie essen an diesen Tagen ausschließlich Topfen und Bananen. Zu den Hauptmahlzeiten gibt es Topfen, so viel Sie essen wollen, dazu mittags und abends bis zu 2 Bananen. Rauchen einstellen, täglich 2 Liter Mineralwasser trinken.

Optimal entschlacken mit roher Gurke und Spargel

Sie sollten zur Entschlackung die wertvollen Inhaltsstoffe der Gurke nützen. Wenn Sie einige Zeit täglich 1/2 Salatgurke roh verzehren, dann werden sehr rasch Giftstoffe aus dem Körper transportiert. Die Nierentätigkeit wird aktiviert, Rheuma- und Gichtbeschwerden können reduziert werden. In unserer heutigen umweltbelasteten Zeit sollten viel mehr Menschen so eine Entgiftungs-Kur mit der Gurke durchführen.

Es ist wissenschaftlich nachgewiesen, dass ganz bestimmte Enzyme sowie die Aminosäure Asparagin im Spargel hervorragend entwässern und entschlacken. Man kann mit Spargel allein nicht abnehmen. Aber seine Vitalstoffe sind eine wunderbare Unterstützung jeder kalorienarmen Ernährung.

Sie sollten einige Zeit täglich 500 g Spargel verzehren.

Was hilft bei zu viel Harnsäure?

Verzichten Sie in nächster Zeit auf den Genuss von Fleisch. Essen Sie überwiegend rohes Gemüse und frisches Obst. Ganz besonders sinnvoll: Kopfsalat, Karotten, Schwarze Johannisbeeren, Rote Bete, Holunderbeeren, Milch und Milchprodukte. Absolut meiden müssen Sie: Pilze, Alkohol, Zitrusfrüchte, Hülsenfrüchte, Kohlgemüse und Spinat.

Machen Sie regelmäßig Bewegung: Gehen Sie Rad fahren, schwimmen und wandern. Meiden Sie geistige und körperliche Überanstrengung. Auch das kann den Harnsäurespiegel in die Höhe treiben.

Lassen Sie sich in der Apotheke folgende Kräuter mischen: 2 Teile Eichenrinde und 3 Teile Hauhechel. Davon 1 Teelöffel mit 1 Tasse kaltem Wasser zustellen, aufkochen, warm stellen. Weiters jeweils 6 Teile weiße Taubnesselblüten und 4 Teile Labkraut. Davon 2 Teelöffel in den bestehenden Kräutertee geben, alles 15 Minuten ziehen lassen. Durchseihen. 3 Wochen lang täglich 3 Tassen trinken: morgens auf nüchternen Magen, mittags vor dem Essen und abends 1/2 Stunde vor dem Schlafengehen.

Gute Erfolge gegen zu viel Harnsäure erzielt man aber auch mit einer 3-Wochen-Kur mit täglich 3 Tassen Birkenblättertee. Nehmen Sie einige Zeit 3-mal täglich 10 bis 15 homöopathische Harnsäure-Tropfen, die sich aus den Säften der Berberitze und der Herbstzeitlose zusammensetzen. Trinken Sie über einen längeren Zeitraum täglich 2 Liter Mineralwasser.

Oder machen Sie eine 3-Wochen-Kur mit täglich 1/2 Liter Grünen-Hafer-Tee (Apotheke, Reformhaus, Drogerie). Oder Sie lösen täglich 1 Briefchen hoch dosiertes Magnesium-Granulat (Apotheke) in 1/4 Liter Wasser auf und trinken die Flüssigkeit in kleinen Schlucken. Trinken Sie 10 Tage lang täglich 1/4 Liter Rote-Bete-Saft (Reformladen).

Gicht – die Folge von zu viel Harnsäure – gehört ärztlich behandelt.

AKUPRESSUR

Schnelle Hilfe bei Schluckauf

Unsere Großmütter hatten eine Liste von Maßnahmen und Regeln zur Hand, wenn ein Familienmitglied Schluckauf bekam. Da hieß es: »Trink 17 Schluck Wasser!« oder »Halte den Atem an, und zähle bis 30!« oder »Lass einen Teelöffel voll Honig im Mund zergehen!«

Schluckauf kann jeden von uns augenblicklich ereilen: weil wir zu hastig gegessen, zu schnell getrunken, zu viel gesprochen haben. Der ganze Körper ist erschüttert, und wir sind machtlos. Wenn wir Schluckauf haben, zieht sich das Zwerchfell krampfartig zusammen. Das kann Stunden anhalten.

Daher bei den ersten Anzeichen von Schluckauf sofort die Akupressur einsetzen. Setzen Sie sich hin, und entspannen Sie sich. Beugen Sie sich vor, und drücken Sie mit dem Mittelfinger den Punkt seitlich unter-

Prof. Bankhofers
Spezial-Tipp:

Eine unangenehme Situation: Sie sind mit anderen Menschen beisammen und bekommen plötzlich heftigen Schluckauf. Ihre Hände können helfen. Beißen Sie in den Nagel Ihres kleinen Fingers, oder halten Sie sich mit den Zeigefingern in kurzen Abständen die Ohren zu.

Verdauung

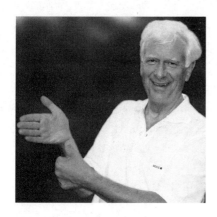

halb der Kniescheibe in der kleinen Vertiefung an der Außenseite. Führen Sie an dieser Stelle auf dem Knochen eine kreisende Bewegung aus. Fast immer nützt diese Massage, um dem Schluckauf Einhalt zu gebieten. Dort befindet sich ein »Harmonisierungspunkt«, der bei vielen Beschwerden gut wirksam ist. Massieren Sie zart die Innenseite der Handgelenke mit einer Daumenkuppe, dann die Außenseite, ein Stück weiter oben.

Sodbrennen – nicht immer harmlos

Jeder 4. Erwachsene leidet unter Sodbrennen. Es entsteht durch ein Hochfließen von Magensäure in die Speiseröhre. Die Magensäure wird von Drüsen der Magenschleimhaut gebildet und besteht aus Salzsäure und Pepsin. Der Magen selbst ist zum Schutz gegen die starke Magensäure mit einer dicken Schleimhaut überzogen. Der saure Magensaft durchmischt die Nahrung zum Brei, sorgt für die Eiweißverdauung und beginnt die Fettzerlegung. Wie viel Magensaft ausgeschüttet wird, hängt nicht nur von der Nahrung ab, sondern ist hormonell – sehr kompliziert – gesteuert.

Stress und Stoffe, die bei Entzündung entstehen, oder der gefährliche (und häufige) Keim Helicobacter pylori bringen das System durcheinander. Pro Tag entstehen bis zu zwei Liter Magensäure. Wenn die Magensäure die Speiseröhre hochsteigt, verursacht das das bekannte Gefühl des Sodbrennens.

Wenn das Sodbrennen oft wiederkehrt, müssen Sie unbedingt zum Arzt gehen!

Häufiges Sodbrennen ist nicht ungefährlich, weil die Magensäure die empfindliche Schleimhaut der Speiseröhre verletzt und das die Basis für Geschwüre und krebsige Veränderungen sein kann. Auch bei Magenproblemen wird nach dem Keim Helicobacter gefahndet, der am häufigsten für Schleimhautveränderungen im Magen verantwortlich ist. Moderne Medikamente werden Sie verlässlich davon befreien.

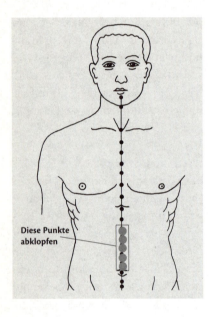

Diese Punkte abklopfen

Nun zur Akupressur als Erste Hilfe und Vorbeugung:

Mit dem Zeigefinger fest auf den Knochen des Brustbeins pressen.

Dann drücken Sie mit dem Zeigefinger links und rechts auf die Schlüsselbeine. In allen drei Fällen soll der Druck leicht schmerzen. Zusätzlich klopfen Sie mit dem Zeige- und Mittelfinger die Mitte der Magengrube bis zum Nabel ab.

Diese Prozedur darf nur beim Ausatmen angewandt werden. Erfreulich ist, dass diese Methode auch als Vorbeugungsmaßnahme gegen Sodbrennen wirkt: entweder am Morgen beim Aufstehen, wenn der Magen rebelliert, oder vor einem geplanten Festessen.

Magenbeschwerden lindern

Geht es Ihnen auch so? Man setzt sich mit großem Appetit an den festlich gedeckten Tisch und genießt mit Freude all die Köstlichkeiten, die serviert werden. Man kann nicht aufhören, und das feine Dessert ist das Tüpfelchen auf dem »i«.

Aber danach: Magenschmerzen, Völlegefühl und Blähungen verursachen Unbehagen...

Die Druckpunkte gegen Magenbeschwerden: Rutschen Sie mit der Spitze des Zeigefingers unter das Brustbein, und drücken Sie fest ins Gewebe. Sie dürfen dabei keinen Knochen spüren. Bei Magenproblemen ist man an dieser Stelle besonders empfindlich – nur leicht massieren. Dann pressen Sie die Kuppen der Mittelfinger auf die Zäpfchen

Verdauung

der Schlüsselbeinknochen. Zum Schluss drücken Sie mit beiden Daumen links und rechts der Wirbelsäule in Höhe der untersten Rippe in die Haut. Die Anwendungen werden so lange wiederholt, bis eine Besserung der Magenbeschwerden eintritt.

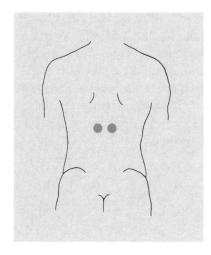

Verstopfung

Von Verstopfung spricht man, wenn der Stuhlgang mengenmäßig zu gering, zu trocken oder zu selten erfolgt.

»Normaler« Stuhlgang heißt durchaus nicht »täglich« – normal kann zwischen dreimal täglich bis einmal in 3 Tagen sein.

Fehlinterpretationen von »normal« führen leider sehr oft zu unkontrollierter Einnahme von Abführmitteln, die dann tatsächlich ein Erschlaffen der Darmmuskulatur verursachen und damit einer hartnäckigen Verstopfung Vorschub leisten.

Jede Verstopfung lässt sich kurieren, wenn die tägliche Trinkmenge erhöht wird, wenn man Vollwertkost genießt und mehr Bewegung macht.

Ein altes chinesisches Sprichwort sagt: »Wenn der Darm sich nicht leert, vergiftet er den Körper!«

Und so wird die Akupressur gegen Verstopfung gemacht:

Drücken Sie den Zeigefinger an die Fußsohle, und zwar hinter dem vierten Mittelfußknochen.

Dann pressen Sie die Mittelfinger seitlich unter die Kniescheibe und am Beginn des Wadenbeins. Anschließend massieren Sie mit dem Daumen das Handgelenk beim kleinen Finger und die Mitte des Oberarms. Zuletzt vibrieren Sie mit dem Daumen über dem dritten Kreuzbeinwirbel, zu beiden Seiten des fünften Lendenwirbels und am Unterarm seitlich über dem Handgelenk.

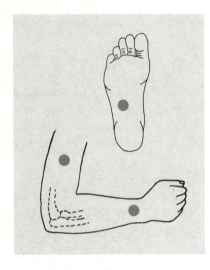

Durchfall schnell stoppen

Die meisten Durchfälle entstehen durch Infektionen – oft sind verunreinigtes Trinkwasser und mangelnde Hygiene die Ursache. Am besten man fastet, aber trinkt ausreichend: Schwarztee, Cola ohne Kohlensäure, Mineralwasser. Den Getränken wenig Zucker und etwas Kochsalz beifügen. Jeder Mensch wird von Durchfall – was auch immer die Ursache sein mag – geschwächt. Das kann bei Kindern und älteren Menschen gefährliche Formen annehmen.

Wird eine bakterielle Infektion vermutet, sollte man einen Arzt konsultieren. Wenn der Durchfall explosionsartig einsetzt, wenn Fieber dazukommt oder wenn er öfter wiederkehrt, sollte man sich unverzüglich in ärztliche Behandlung begeben.

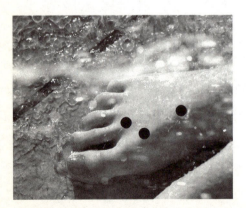

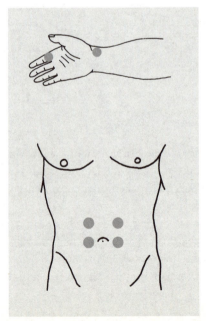

So kann man Durchfall mit Akupressur lindern:

Drücken Sie mit einem Finger die Mitte der Fußoberseite, die Innenseite des ersten Mittelfußknochens und das Gewebe zwischen der zweiten und dritten Zehe, dann massieren Sie das dritte Gelenk des Zeigefingers daumenseitig und die Innenfläche des Handgelenks und klopfen mit der Zeigefingerkuppe seitlich und schräg oberhalb des Nabels auf die Bauchdecke.

Brechreiz verhindern

Auf den folgenden Akupressur-Trick schwöre ich! Bei meinen zahlreichen Flügen zu Sendeterminen passiert es auch mir manchmal, dass Turbulenzen Übelkeit verursachen. Ich drücke dann fest den Punkt an der Innenseite des Handgelenks, danach die Ellenbogenfalte an der Außenseite des Arms – und die Übelkeit verschwindet wieder.

Falls es bei Ihnen nicht gleich klappt, so drücken Sie die Daumenkuppe auch unterhalb der Kniescheibe fest ins Gewebe.

Weitere Akupressurpunkte gegen Übelkeit:

Pressen Sie mit dem Zeigefinger den Punkt über der Augenbrauenmitte, dann in den Achselhöhlen. Der feste Druck mit dem Daumennagel auf die Mitte der Zeigefingerkuppe stabilisiert den Kreislauf.

Blase und Niere

ℹ ALLGEMEIN

Schon im Mutterleib wird der Harn nur in den beiden Nieren erzeugt. Die weiteren Organe wie Harnleiter, Harnblase und Harnröhre dienen nur als Vorratsbehälter oder Kanalsystem.

Die beiden Nieren liegen in der Lendengegend, jeweils neben der Wirbelsäule hinter dem Bauchfell im Schutz der unteren Rippen.

Die Aufgaben der Nieren sind sehr unterschiedlich. Sie versuchen nützliche Stoffe dem Körper zu erhalten und schädliche in den Urin zu verarbeiten. Weiters regulieren sie die Wasserausscheidung und damit den Salz- und Wasserhaushalt, halten Säure und Basen im Gleichgewicht, beeinflussen den Blutdruck und die Hormonbildung.

Jeder Niere entspringt ein Harnleiter, der in die Harnblase mündet. Die Blase ist mehr als nur ein speicherndes Hohlorgan. Bei einer Ausweitung der Blase wird gleichzeitig die Spannung des Schließmuskels erhöht. Wenn die Blase entleert werden soll, wird die Spannung der Harnblase erhöht und die Spannung des Schließmuskels herabgesetzt.

🌿 HEILKRÄUTER

Kresse für Nieren und Schilddrüse

Die Kresse ist in den letzten Jahren zu einem ganz besonders beliebten Küchenkraut geworden. Den ganzen Frühling, Sommer und Herbst gedeiht sie fast überall, ist mit jedem Boden zufrieden und braucht keine besondere Pflege.

Kresse ist nicht nur schmackhaft, sie ist auch sehr gesund.

- Kresse enthält ätherische Senf-Öle, die ihren etwas scharfen Geschmack ausmachen. Sie können nämlich Bakterien abtöten. Auf diese Weise wird die Kresse zu einem »Mini-Penizillin« aus dem Kräutergarten, allerdings mit einem Vorteil: Sie schadet den für uns wichtigen Darmbakterien nicht.

- Wer regelmäßig Kresse isst, unterstützt die Arbeit der Nieren.

- Bei Harnwegserkrankungen und Harnleiterbeschwerden wirkt die Kresse in gewisser Weise wie ein Antibiotikum.

- Die Kresse liefert dem Organismus reichlich Vitamin A, Betakarotin, C und Vitamine der B-Gruppe.

- Die wohl wertvollste Aufgabe der Kresse: Sie versorgt unseren Körper mit dem lebenswichtigen Spurenelement Jod.

Wichtig ist, dass die Kresse frisch geerntet und roh verzehrt wird: gut gewaschen und gehackt auf einem Vollkornbrot mit Butter, in den Salat gemischt, auf die Suppe oder auf gekochten Spargel gestreut.

Gerade in der warmen Jahreszeit, wenn dieses Kraut im Freien wächst und besonders viele Inhaltsstoffe hat, sollten wir regelmäßig Kresse genießen, am besten täglich 3 bis 4 Esslöffel voll. Wer keinen Platz und keine Zeit hat, Kresse selbst im Garten, auf dem Balkon oder auf dem Fensterbrett zu ziehen, bekommt sie täglich frisch im Gemüseladen oder auf dem Markt.

Hilfe für die Nieren

4 Kräuter gegen Winter-Infektionen

Neueste phytotherapeutische Studien haben ergeben, dass vier Kräuter gezielt gegen Harnwegsinfektionen wirken, wenn ihre Inhaltsstoffe gemeinsam eingesetzt werden. Diese Kräuter sind Myrrhe, Sonnenhut, Meerrettich und Kapuzinerkresse. Die Kapuzinerkresse und der Meerrettich enthalten Wirkstoffe, welche schädliche Mikroorganismen in ihrem Wachstum hindern und sogar abtöten. Die Kapuzinerkresse stärkt durch Reizimpulse die Abwehrkraft der Harnwege. Und der Sonnenhut verhindert ein Chronischwerden des Leidens. Wichtig ist, dass diese Naturprodukte die natürliche Darmflora nicht schädigen. Erkundigen Sie sich in Ihrer Apotheke nach Präparaten, welche diese Stoffe enthalten und eine Infektabwehr auf pflanzlicher Grundlage garantieren.

Petersilie stärkt die Blase

Im Frühjahr verringert sich die Zahl der weiblichen Hormone im Organismus der Frau. Und diese Hormone stärken auch die Blase. Daher ist diese Körperregion jetzt anfälliger. Sinnvolle vorbeugende Maßnahmen: warme Unterwäsche und warmes Schuhwerk anziehen, nicht zu lange im Freien aufhalten und nirgends hinsetzen. Bauen Sie reichlich rohe Petersilie in Ihren Speiseplan ein. Die Inhaltsstoffe der Petersilie stärken die Abwehrkräfte der Blase.

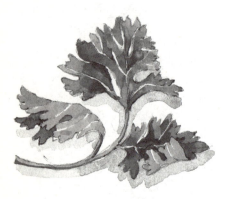

Bärentraubenblätter bei Erkältung der Blase

Besorgen Sie sich aus der Apotheke Bärentraubenblätter. Setzen Sie 2 Esslöffel davon 12 Stunden lang in 1/2 Liter kaltem Wasser an. Dann durchseihen, den Tee erwärmen, täglich 2 Tassen in kleinen Schlucken trinken.

Käsepappel und Zinnkraut gegen Blasenkrampf

Legen Sie sich heiße, nasse Tücher auf die Blasengegend. Nehmen Sie ein Sitzbad, und fügen Sie dem Badewasser 3 Liter Käsepappeltee bei. Oder gießen Sie 3 Liter Zinnkrauttee dazu. Nach dem Sitzbad sollten Sie eine Stunde im Bett liegen. Warm zugedeckt, versteht sich.

Prostatavergrößerung: Die Sägepalme hilft

Nach jüngsten amerikanischen Studien gibt es hervorragende Erfolge gegen Prostatavergrößerung mit dem Extrakt aus der Sägepalmenfrucht. Es gibt inzwischen auch in Deutschland und Österreich in Apotheken Prostata-Kapseln mit den Inhaltsstoffen der Sägepalmenfrucht.

Birkenblättertee gegen Steinbildung

Machen Sie bei Neigung zu Steinleiden mehrmals im Jahr eine Kräutertee-Kur mit Birkenblättertee. Er erhöht nicht nur die Harnbildung, sondern verstärkt auch den Druck in der Harnröhre, so dass Steinbildungen verhindert werden können. Eine Kur dauert 3 Wochen. Trinken Sie 3- bis 4-mal täglich zwischen den Mahlzeiten 1 Tasse, jeweils frisch zubereitet. Und das ist das Rezept: 1 Esslöffel Birkenblätter aus der Apotheke wird mit 1/4 Liter kochendem Wasser übergossen, 10 Minuten ziehen lassen, durchseihen, lauwarm trinken.

Eine ähnliche Wirkung hat auch Heidekrauttee, auch Erikatee genannt. Bei Steinleiden muss der Arzt unbedingt konsultiert werden!

Brennnesseltee wirksam gegen Steinleiden

Das deutsche Bundesgesundheitsamt hat es bestätigt: Die Kur mit Brennnesseltee ist eine erfolgreiche Therapie gegen Nierensand und kleine Nierensteine.

Man muss allerdings 3 Wochen lang täglich 1 Liter Brennnesseltee trinken. Die Zubereitung: 4 Teelöffel getrocknete Brennnesselblätter (Apotheke, Drogerie) mit 1 Liter kochendem Wasser überbrühen, 10 Minuten ziehen lassen, durchseihen, nicht süßen.

Birkenblätter und Haferstroh beruhigen die Nierenbeckenentzündung

Nierenbeckenentzündungen gehören unbedingt ärztlich behandelt. Das versteht sich von selbst! Zusätzlich hilft: Fasten Sie ein bis zwei Tage, und nehmen Sie lediglich 2 bis 3 Tassen lauwarmen Birkenblättertee zu sich, aber nur esslöffelweise. Der Tee darf nicht gesüßt werden. Außerdem genießen Sie einige Zeit jeden Tag ein Vollbad mit Haferstrohextrakt aus der Apotheke oder Drogerie.

HAUSMITTELSCHATZ

Nierenstörungen vorbeugen

Die Deutschen und Österreicher sind ein Volk der Kaffeetrinker. Kaffee ist – das haben viele wissenschaftliche Studien inzwischen nachgewiesen – nicht gesundheitsschädlich.

Aber dennoch – wenn man nicht richtig damit umgeht – kann er zu Nierenproblemen führen. Dasselbe passiert übrigens auch mit Schwarztee. Und Wasser kann vorbeugend vor diesem Problem bewahren.

Was wenige wissen: Wer 1 Tasse Kaffee oder 1 Tasse Schwarztee trinkt, der scheidet danach 2 Tassen Flüssigkeit aus. So sehr entwässern diese Getränke.

Trinkt nun jemand 1 Liter Kaffee pro Tag, dann scheidet der Körper 2 Liter Flüssigkeit aus. Dieses Flüssigkeitsdefizit macht mit der Zeit den Nieren schwer zu schaffen. Und so verhindert man das: Nach jeder Tasse Kaffee oder Schwarztee sollten Sie 1 Tasse Wasser trinken.

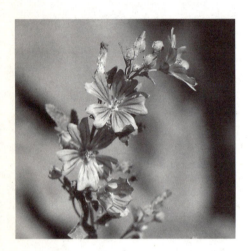

Wenn etwas an die Nieren geht

Heiße Umschläge und Käsepappel bei Blasenkrämpfen

Derartige Krämpfe treten sehr häufig als Folge einer Blasenentzündung auf, und zwar aus Angst vor Schmerzen beim Wasserlassen. Tauchen Sie ein Tuch in heißes Wasser, wringen Sie es aus, und machen Sie damit Umschläge auf den Unterleib. Oder legen Sie eine Wärmflasche auf. Legen Sie ein Wolltuch darüber. Und machen Sie einmal am Tag ein heißes Sitzbad, dem Sie 2 Liter Käsepappeltee beifügen.

Blasenkatarrh – was hilft?

Der Blasenkatarrh muss ärztlich behandelt werden. Legen Sie sich unbedingt für ein paar Tage ins Bett. Allein schon die gleichmäßige Wärme wirkt heilend. Nehmen Sie 2- bis 3-mal die Woche ein ansteigendes Sitzbad. Das Wasser in der Wanne sollte etwa 35 Grad Celsius haben. Setzen Sie sich hinein, und lassen Sie im Verlauf von 20 Minuten heißes Wasser dazu, so dass sich das Wasser auf 42 Grad Celsius erhitzt.

Wer ein schwaches Herz hat, darf diese Maßnahme nicht durchführen. Garen Sie 3 Kilo Kartoffeln, zerdrücken Sie sie, solange sie heiß sind, und legen Sie den Brei auf die Blasengegend. Ein trockenes Leinentuch darüber, 20 Minuten einwirken lassen.

Essen Sie einige Male ein Kürbisgericht. Die Inhaltsstoffe dieses Gemüses fördern die Heilung.

Preiselbeersaft hilft bei Blasenreizung

Wissenschaftler der Frauenklinik in Boston, USA, haben erst kürzlich im Rahmen einer Studie herausgefunden: Preiselbeersaft verringert die Zahl der Bakterien in der Harnblase und senkt die Häufigkeit von Blasenentzündungen. Die Voraussetzung dafür: Man muss über einen längeren Zeitraum 1/4-Liter-Glas Preiselbeersaft trinken, mindestens acht Wochen lang. Sie sollten diese Kur in Absprache mit Ihrem Arzt durchführen.

Sitzbäder und Obst bei Entzündungen der Prostata

Bei einer Prostataentzündung haben sich Sitzbäder sehr bewährt, die allerdings einige Zeit täglich durchgeführt werden sollten. Lassen Sie Wasser mit 35 Grad Celsius in die Wanne, und gießen Sie 3 Liter Zinnkrauttee dazu.

Dann setzen Sie sich ins Wasser, und lassen Sie im Laufe von 20 Minuten so viel heißes Wasser nach, bis es eine Temperatur von 42 Grad erreicht hat. Danach mit einem kalten Wasserstrahl kurz abbrausen. Die Prostataentzündung gehört ärztlich behandelt!

Viel Flüssigkeit und Bewegung treiben den Harnleiterstein aus

Prof. Dr. G. Steahler, Leiter der Abteilung Urologie am Klinikum der Universität Heidelberg, hat darauf hingewiesen, dass 90 % aller Harnleitersteine von selbst abgehen, wenn man gewisse Hausmittel anwendet: Reichlich Bewegung machen, wie etwa Rad fahren, Seilhüpfen, Treppen gehen, täglich 2 Liter Flüssigkeit trinken, Mineralwasser, Harntee, Sekt oder Weißbier, heiße Wannenbäder genießen, Wärmflasche auflegen. Dabei ist es wichtig, ständig in ärztlicher Behandlung zu sein. Der Mediziner kann bei manchen Steinarten auflösende Mittel verordnen. Operationen führt man heute nur durch, wenn die Schmerzen nicht aufhören oder wenn eine Gefahr für die Niere besteht. Dann gibt es immer noch die Möglichkeit, dass man den Stein mit einer Schlinge durch die Harnröhre zieht oder einen Ultraschall-Steinzertrümmerer einsetzt.

Apfelsaft und Meerrettich bekämpfen Harnstein-Bildung

Trinken Sie über einen längeren Zeitraum täglich 2 Liter naturtrüben Apfelsaft. Und bereiten Sie sich folgendes Spezialrezept zu: Übergießen Sie 10 dünne Scheiben frischen Meerrettich mit 1/4 Liter Weißwein, und lassen Sie das Ganze 12 Stunden stehen. Dann durchseihen und in kleinen Schlucken trinken.

Keine Steinbildung durch Kalzium

Es besteht durch die Aufnahme von Kalzium keine Gefahr für Nierensteine. Im Gegenteil: Das Risiko wird sogar geringer. Der Mensch braucht für seine Gesundheit täglich 1200 mg Kalzium, das beispielsweise 1 Liter Milch liefert.

Heißes Wasser und Bier bei einer Steinkolik

Diese Tipps werden auch von Ärzten immer wieder empfohlen: Setzen Sie sich in ein heißes Wannenbad, damit sich alle Gefäße weiten und der Stein weitertransportiert wird. Trinken Sie treibende Flüssigkeiten: Mineralwasser mit viel Gas, Bier oder Sekt. Machen Sie viel Bewegung.

Saftkuren und Bäder bei Funktionsstörung der Nieren

Nierenkrankheiten gehören in die Hand des Arztes. Zusätzlich machen Sie 2-mal die Woche ein Zinnkraut-Bad: 5 Handvoll Zinnkraut aus der Apotheke werden 1 Stunde lang in 3 Liter kaltem Wasser angesetzt.

Dann einmal kurz aufkochen, 10 Minuten ziehen lassen. Nach dem Durchseihen die Flüssigkeit ins Badewasser gießen. Ein Bad sollte 25 Minuten dauern. Außerdem machen Sie einige Wochen eine Kur mit frischen Obst- und Gemüsesäften.

Trinken Sie jeden Morgen vor dem Frühstück einmal frisch gepressten Apfelsaft, dann wieder Birnensaft, Pflaumensaft, Traubensaft, Rote-Bete-Saft und Karottensaft. Geben Sie jedes Mal ein wenig Zitronensaft dazu.

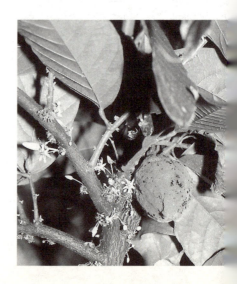

Kakao ohne Zucker wirkt entwässernd

Das Gefährliche an der Trinkschokolade oder am Kakao ist – sowohl für die Figur als auch für die Zähne – der Zucker. Der Kakao selbst ist – was wenige wissen – für den Organismus gesundheitsfördernd. Er wurde bereits vor 400 Jahren als Heilmittel gelobt. Die Inhaltsstoffe der Kakaobohne helfen gegen zu hohes Fieber, gegen leichte Vergiftungen und machen aus dem Kakao-Getränk ein hervorragendes Mittel zum Entwässern und Durchspülen der Harnwege. Wenn Sie also Ihren geliebten Kakao trinken, dann nehmen Sie dazu so wenig Zucker wie möglich.

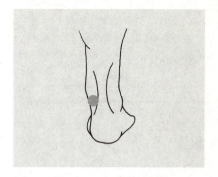

 AKUPRESSUR

Wenn die Prostata Probleme macht

In den mittleren Lebensjahren eines Mannes kommt es häufig zur gutartigen Prostata-Vergrößerung. Die Drüse zu Beginn der Harnröhre am Blaseneingang wächst und engt die Harnröhre immer mehr ein. Dadurch wird zunächst der Harnfluss gestört, dann kommt es auch zum gefährlichen Stau des Restharns in der Blase und zu Entzündungen.

Versuchen Sie, mit der Akupressur das Fortschreiten zu verhindern:

Pressen Sie die Spitze des Zeigefingers vom Nabel weg senkrecht nach unten bis zum Penis. Dann setzen Sie den Daumen hinter dem inneren Fußknöchel an, drücken und massieren gleich anschließend die Stelle darüber.

Prof. Bankhofers
Spezial-Tipp:

Akupressur in der Bauchgegend darf niemals unmittelbar nach einer Mahlzeit angewendet werden.

VON KOPF BIS FUSS

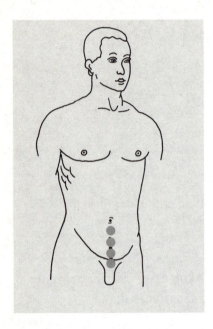

Beschwerden durch die Prostata gehören unbedingt ärztlich behandelt.

Im Frühstadium kann man oft Naturheilmittel einsetzen, bei fortgeschrittener Prostata-Vergrößerung gibt es dann wirkungsvolle Medikamente, oder der Arzt rät zur Operation. Am besten ist es, regelmäßig zur Vorsorge-Untersuchung zu gehen!

Blasenentzündungen

Eine sehr ernst zu nehmende Krankheit ist die Blasenentzündung. Die Harnblase ist entzündet und schmerzt. Der Drang zum Urinieren wird immer stärker und macht den Besuch eines Theaters oder einer Gesellschaft unmöglich.

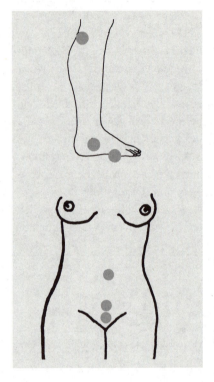

Frauen sind häufiger betroffen, weil sie eine kurze Harnröhre haben und die Entzündung schnell in die Blase aufsteigt. Die Symptome setzen meist akut ein und zwingen die Patientin zur Bettruhe. Neben dem Brennen beim Wasserlassen kommt oft ein unangenehmer schmerzhafter Blasenkrampf dazu,

Blase und Niere

Blut im Harn ist nicht selten, und Unterbauchschmerzen und Kreuzschmerzen peinigen die Patientin. Die Blasenentzündung muss unbedingt ärztlich behandelt werden, meist müssen Medikamente eingesetzt werden. Die Akupressur hilft zusätzlich, die unangenehme Erkrankung zu lindern.

Die Akupressur-Punkte gegen Harnstörungen liegen etwa einen Finger breit über dem Nabel, in der Schamgegend, in der Leiste, in der Mitte des Oberschenkels, an der Innenseite des Knies, drei Finger breit unter dem Knie und ein Stück unter der Kniekehle.

Sie drücken mit dem Mittelfinger unterhalb der Kniekehle, dann pressen Sie die äußeren Knöchel sowie den fünften Mittelfußknochen. Dann massieren Sie zwei Stellen über der Schamfuge, diese Punkte lindern Schmerzen im Unterleib.

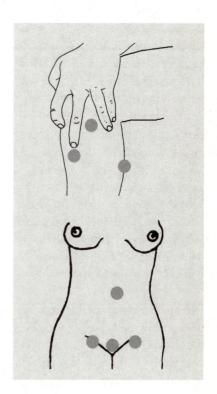

Harnstörungen

Mit zunehmendem Alter werden viele Menschen von Harnstörungen geplagt. Die einen klagen über Harnfluss; hier geht der Urin unkontrolliert ab. Vertrauen Sie sich Ihrem Arzt an, Inkontinenz ist behandelbar! Andere wiederum leiden unter sehr schmerzhaftem Harnverhalten. Hier muss sofort der Arzt alarmiert werden, der den Harn durch einen Katheter ableitet. Die Akupressur ermöglicht es uns jedoch, die Zeit bis zum Eintreffen des Arztes zu überbrücken:

Haut und Haar

ℹ ALLGEMEIN

Haut

Die Haut ist das größte Organ des menschlichen Körpers mit vielen unterschiedlichen Funktionen. Über die beim Erwachsenen etwa 1,7 Quadratmeter große Hautoberfläche wird unter anderem der Wärmehaushalt des Körpers reguliert, die Haut hält den Körper zusammen, schützt vor Druck und ist Ausscheidungs- und Tastorgan in einem. Im gesunden Zustand schützt uns die Haut vor Krankheitskeimen, vor Bakterien und Pilzen. Als Bestandteil eines allgemeingültigen Schönheitsideals hat sie einen großen Einfluss auf die Lebensqualität eines Menschen.

Die Haut besteht aus drei verschiedenen Schichten. Ganz außen liegt die dünne Oberhaut, die sich aus der Hornschicht, der Stachelzellschicht und der Basalzellschicht mit den pigmentbildenden Zellen zusammensetzt.

Ständig werden neue Zellen gebildet und alte abgestoßen, so dass sich die Oberhaut alle vier Wochen von Grund auf erneuert. An die Oberhaut schließt sich die etwas dickere Lederhaut an. Hier liegen Blut- und Lymphgefäße, Haarwurzeln, Nervenenden sowie Schweiß-, Duft- und Talgdrüsen.

Die Unterhaut mit Fettschicht, Blutgefäßen und Nerven stellt das Bindeglied zwischen Muskulatur und Haut dar.

Das Unterhautfettgewebe, das den Körper vor Wärmeverlusten schützt, beeinflusst auch die äußere Körperform.

Haare

Die Haare des Menschen erfüllen keinerlei vitale Funktion. Auch wenn uns alle Haare ausgehen würden oder abrasiert werden, bliebe die körperliche Gesundheit ungestört.

Die psychologische Funktion der Haare ist da viel bedeutender. Einerseits dient das Kopfhaar als Schmuck des Menschen, andererseits spielt es in der sexuellen Anziehungskraft eine große Rolle.

Haut und Haare

Das einzelne Haar besteht aus einer eiweißreichen Hornsubstanz. Eine Schuppenschicht bildet die Oberfläche des Haares und ist für dessen Schutz und Elastizität verantwortlich.

Die menschliche Kopfhaut trägt im Normalfall rund 100 000 Haare. Rund 100 Haare fallen üblicherweise pro Tag aus und wachsen in demselben Maß wieder nach.

Täglich wächst das Kopfhaar um 0,37 mm.

Prof. Bankhofers Spezial-Tipp:

Leiden Sie an glanzlosem Haar?
Dann sollten Sie ein ganz einfaches Hausmittel anwenden: Mischen Sie 1 Liter lauwarmes Wasser mit 10 Esslöffel Apfelessig. Spülen Sie damit das Haar 10 Minuten lang.

🌿 HEILKRÄUTER

Kräuter für Haut und Haare

Lindenblütenmilch gegen geschwollene Augen

Helfen Sie sich mit Lindenblütenmilch. Geben Sie 2 Teelöffel Lindenblüten aus der Apotheke in eine Tasse, gießen Sie mit 1/4 Liter kochender Milch auf, decken Sie die Tasse zu, und lassen Sie das Ganze 15 Minuten ziehen. Dann durchseihen. Tauchen Sie nun in die etwas abgekühlte Lindenblütenmilch einen Wattebausch, und legen Sie ihn auf die angeschwollenen Augenpartien auf. Sie müssen den Vorgang oft wiederholen.

Salbei reinigt verstopfte Poren

Das Heilkraut Salbei ist bekannt für seine hautreinigende Wirkung. 3 Wochen jeden Tag vor dem Zubettgehen 1/2 Liter Wasser mit 2 gehäuften Esslöffeln Salbeiblättern 3 Minuten kochen.

Dann halten Sie 5 bis 10 Minuten lang Ihr Gesicht über den Salbeidampf. Sie werden sehen: Das reinigt die verstopften Hautporen.

Löwenzahn gegen unreinen Teint

Gegen unreinen Teint hat sich der Tee aus Löwenzahnwurzeln (Apotheke) bewährt: 1/2 Teelöffel mit 1 Tasse Wasser aufkochen, danach 7 Minuten ziehen lassen. Trinken Sie täglich 2 bis 3 Tassen ungesüßt.

Zusätzlich reiben Sie Karotten, verrühren Sie sie mit ganz wenig Jogurt, und reiben Sie damit das Gesicht ein. Nach 15 Minuten abwaschen und den Teint mit einer Creme pflegen, die 10% Vitamin E (Apotheke) enthält.

Kamille und Hamamelis gegen rissige Brustwarzen

Bereiten Sie sich jeden Abend 1 Tasse Kamillentee, tauchen Sie ein Leinentuch ein, auswringen und 15 Minuten auf die Brustwarzen legen. Danach abtrocknen und mit Hamamelis-Salbe (Apotheke) einreiben. Der Wirkstoff Hametum aus der uralten Indianer-Pflanze fördert ganz schnell die Heilung.

Kräutertee gegen Altersflecken

Sie können die Flecken aufhellen und weniger sichtbar machen, wenn Sie sie täglich mit Zitronenscheiben einreiben. Nehmen Sie regelmäßig Kieselerde-Tabletten (Reformladen) und das Spurenelement Selen in Kapselform (Apotheke). Oder bereiten Sie sich folgenden Kräutertee zu: 3 Teile römische Kamille und 2 Teile Ringelblumenblüten. Davon 1 Esslöffel in 1/4 Liter Wasser kurz aufkochen, dann 20 Minuten ziehen lassen. Trinken Sie täglich 2 bis 3 Tassen lauwarm.

Petersilie und Lavendel vertreiben Mücken

Besorgen Sie sich Petersiliensaft aus dem Reformladen, und reiben Sie die Haut damit ein. Oder massieren Sie die freien Stellen des Körpers mit Lavendelöl aus der Apotheke ein. Auch Zimtöl, Nelkenöl und Senföl können gute Dienste leisten.

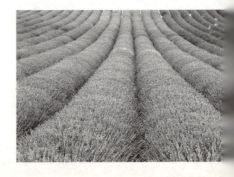

Brennnessel und Arnika gegen fettige Kopfhaut

Verwenden Sie so selten wie möglich einen heißen Haarföhn. Lassen Sie das Haar besser an der Luft trocknen. Bürsten Sie es oft gegen den Strich. Waschen Sie es ausschließlich mit alkalifreier Seife aus der Apotheke. Spülen Sie es mit Brennnesseltee. Setzen Sie dem Waschwasser Essig oder Zitronensaft bei. Und geben Sie in 3 Liter Brennnesseltee zum Spülen 1/2 Teelöffel Arnika-Tinktur aus der Apotheke.

Salbei gegen feuchte Hände

Wenn Sie unter ständig feuchten Händen leiden, versuchen Sie eine Kur mit den Wirkstoffen des Salbeikrautes. Salbei hilft auf natürliche Weise über das vegetative Nervensystem. Trinken Sie einige Zeit täglich 1 Liter Salbeitee.

Wenn Sie den bitteren Geschmack nicht mögen oder tagsüber keine Gelegenheit haben, sich den Tee zuzubereiten, dann machen Sie eine längere Kur mit Salbei-Kräutertabletten aus dem Reformhaus. Nehmen Sie 3-mal täglich jeweils 2 Tabletten, und zwar eine halbe Stunde vor der Mahlzeit.

Teebaum-Öl: Naturkraft gegen Fuß- und Nagelpilz

Untersuchungen haben ergeben, dass das Teebaum-Öl eine hervorragende Wirkung gegen Viren, Bakterien und Pilze zeigt. Der australische Teebaum ist ein Myrtengewächs. Das ätherische Öl aus den Blättern des Baumes war schon den Ureinwohnern Australiens als Naturheilmittel bekannt. Einreibungen mit Teebaum-Öl (Apotheke) zeigen vor allem bei Pilzerkrankungen beachtliche Erfolge.

HAUSMITTEL-SCHATZ

Glatte, schöne Haut

Falten im Gesicht

Berühmte weibliche Filmstars bestätigen es immer wieder. Erfahrene Kosmetikfachleute wissen es: Wenn Frauen in die Jahre kommen, dann dürfen sie niemals »austrocknen«. Sie müssen täglich bis zu 2 Liter Wasser trinken. Dadurch bleibt das Hautgewebe jung und straff. Die Faltenbildung wird stark gebremst. Äußerlich sollten Frauen zusätzlich

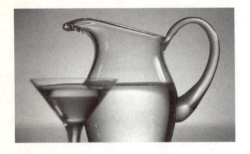

mehrmals täglich mit frischem Wasser die Gesichtshaut benetzen.

Vitamincocktail gegen die ersten zarten Falten

Wissenschaftler am internationalen Freiöl-Institut für Hautforschung in Nürnberg haben herausgefunden: Die Hautalterung und damit auch die Faltenbildung werden durch die so genannten »freien Radikale« – durch hoch aggressive Moleküle aus Umweltschadstoffen sowie aus dem Stoffwechsel – verursacht. Man kann sie mit Natursubstanzen bekämpfen: Bauen Sie in Ihre tägliche Ernährung die Vitamine A (Karotten, Spinat, Mais), C (Kiwis, Paprikaschoten) und E (Vollkornprodukte, Weizenkeimöl) ein.

Sauerkraut reinigt die Hautporen

Es gibt ein einfaches und sehr wirksames Rezept, das ich jeder Frau grundsätzlich zum Reinigen der Gesichtshaut empfehle: rohes Sauerkraut. Nehmen Sie 100 g Sauerkraut, drücken Sie es über einem Teller mit der bloßen Hand aus. Legen Sie sich entspannt hin, und drücken Sie das Sauerkraut mit den Händen auf die Gesichtshaut, damit die Wirkstoffe – Vitamine und Mineralstoffe – in die Haut eindringen können.

Bleiben Sie so 15 Minuten liegen. Dann weg mit dem Sauerkraut. Waschen Sie das Gesicht, und massieren Sie eine hoch dosierte Vitamin-E-Salbe (Apotheke) ein.

Naturcreme gegen raue Hautstellen

Vorerst sollten Sie einige Zeit jeden Tag eine Multivitamin-Brausetablette ohne Zucker aus der Apotheke mit 1/8 Liter Wasser zu sich nehmen, weil die Haut auch Vitamine von innen braucht.

Für die äußere Pflege mischen Sie sich Ihre eigene Creme gegen raue Haut: 100 g kaltgepresstes Olivenöl, 150 g Mandelöl, 50 g Rizinusöl, 20 g Johanniskraut, 20 g Schafgarbe, 20 g Spitzwegerichblätter, 10 g zerstoßener Gurkensamen und 20 g Arnikablüten werden in einen Topf gegeben. Diesen stellen Sie ins Wasserbad. Die Masse muss 1 Stunde köcheln. Dann kommen 5 g Kampfer hinzu. Stellen Sie das Gemisch 5 Tage lang an einen dunklen, kühlen Ort. Beim Durchseihen durch ein Tuch die Pflanzen gut auspressen. Mandelöl nachgießen, bis das Ganze 300 g wiegt. Dann 30 g geschmolzenes Bienenwachs unter ständigem Rühren zugießen. Dann vom Herd nehmen und an einem kühlen Ort weiterrühren, bis sich eine Creme gebildet hat. Zum Schluss 5 g Lavendelöl dazumischen. Damit reiben Sie 2-mal am Tag die rauen Hautstellen ein.

Probieren Sie doch einmal einige Zeit lang 1- bis 2-mal die Woche ein Sahnebad. Das wirkt bei vielen Frauen mit trockener Haut ganz hervorragend. Geben Sie in eine kleine Schüssel 5 Esslöffel Sahne und 15 Tropfen Kamillenöl. Das Ganze gut verrühren. Dann gießen Sie die Mischung ins heiße Badewasser. Bleiben Sie 20 Minuten in der Wanne.

Maisstärke-Maske gegen große Poren

Bereiten Sie sich eine eigene, spezielle Gesichtsmaske zu, welche gezielt große Hautporen bekämpft. 30 g Maisstärke, 30 g Talkumpuder, 20 g Magnesiumkarbonat und 20 g Bockshornkleesamen-Pulver werden verrührt. 2 Esslöffel davon werden dann jeweils zum sofortigen Gebrauch mit 30 g Zitronensaft, 30 g Tomatensaft und 30 g Gurkensaft verrührt.

Tragen Sie diesen Naturbrei auf die Gesichtshaut auf, und lassen Sie die Maske – am besten im Liegen – 15 Minuten einwirken. Nach dem Eintrocknen mit feuchter Watte entfernen. Danach mit einer Propolis-Creme pflegen.

Gurken-Cocktail für jugendliche Haut

Trinken Sie 2-mal die Woche einen Gurken-Cocktail: Mixen Sie 1/4 Liter Buttermilch, 1/2 Salatgurke in Rädern, 1 Esslöffel gehackte Petersilie, 1 kleine Zwiebel und 1 Knoblauchzehe in Ihrem Mixer. Langsam trinken. Und äußerlich legen Sie sich 14 Tage lang jeden Abend die Masse einer gehobelten Gurke aufs Gesicht, und lassen Sie das Ganze 15 Minuten einwirken.

Propolis-Tropfen und Salbei gegen unreine Haut

Reinigen Sie abends vor dem Zubettgehen Ihr Gesicht. Dann ver-

Prof. Bankhofers Spezial-Tipp:

Jeder von uns sollte schon der Gesundheit zuliebe Fröhlichkeit verbreiten, selbst lachen und andere zum Lachen bringen.

rühren Sie 30 Tropfen Propolis-Tinktur oder Propolis-Tropfen (Apotheke) mit etwas Wasser, und betupfen Sie damit die unreinen Hautstellen. Lassen Sie die Propolis-Flüssigkeit trocknen und über Nacht einwirken.

Meerrettich gegen Sonnenflecken

Gegen so genannte Sonnenflecken, die im Grunde nichts anderes als große Sommersprossen sind, gibt es einige wirkungsvolle Rezepte. Allerdings kann man die Flecken damit nicht vollkommen wegbringen. Man kann sie aber aufhellen und weniger sichtbar machen. Bringen Sie 1/2 Liter Milch zum Kochen. Rühren Sie 100 g geriebenen Meerrettich hinein. Nochmals kurz aufkochen, durchseihen. Ein Leinentuch eintauchen, leicht auswringen, vor dem Zubettgehen Umschläge auf die Haut machen. Erst am nächsten Morgen abwaschen.

Oder: Schneiden Sie eine Zitrone in zwei Hälften, und massieren Sie mit den Schnittflächen die Hautflecken. Lassen Sie den Zitronensaft ebenfalls über Nacht einwirken.

Besorgen Sie sich Hauswurzsaft aus der Apotheke oder Drogerie, und reiben Sie damit wiederholt die Haut ein. Machen Sie eine 6 Wochen dauernde Kur mit täglich 1 Kapsel mit dem Spurenelement Selen. Und essen Sie in dieser Zeit 2-mal die Woche Hirse als Hauptgericht.

Jüngste amerikanische Untersuchungen haben ergeben, dass gezielte Kuren mit Vitamin E lästige und hässliche Flecken im Gesicht erfolgreich bekämpfen. Man nimmt 6 Wochen lang täglich 1 Kapsel Vitamin E aus der Apotheke mit etwas Flüssigkeit. Oder aber Sie reiben sich das Gesicht 2-mal am Tag mit einer hochdosierten Vitamin-E-Salbe aus der Apotheke ein.

In leichten Fällen nützt es mitunter, die Haut mit einer Gurkenscheibe einzureiben. Und: Verwenden Sie vor jedem Sonnenbad eine Sonnencreme mit besonders hohem

Schutzfaktor, denn Altersflecken entstehen bei einer vererbten Anlage durch zu intensive Sonnenbestrahlung.

Petersilie gegen Gesichts-Äderchen

Viele erfahrene Kosmetikerinnen schwören auf die Petersilien-Maske, die man einige Zeit 1-mal die Woche auflegt. Wiegen Sie frische Petersilie ganz fein. Dann drücken Sie die Masse mit beiden Händen vorsichtig auf Ihren Teint, legen sich hin und lassen den Petersiliensaft 10 bis 15 Minuten einwirken. Parallel sollten Sie eine 6-wöchige Kur mit täglich 3 Stutenmilch-Kapseln und 1 Selen-Kapsel (Apotheke) durchführen.

Heilerde bei Akne auf der Brust

Besorgen Sie sich Heilerde aus der Apotheke, rühren Sie aus 3 bis 4 Esslöffeln mit heißem Wasser einen dicken Brei an, und tragen Sie diesen täglich auf die betroffenen Stellen auf der Brust auf. 20 Minuten einwirken lassen, dann wieder abwaschen.

Danach massieren Sie die Brust mit einer hoch dosierten Vitamin-E-Salbe aus der Apotheke ein. Nehmen Sie zusätzlich 3 Wochen lang täglich 1 Multivitamin-Brausetablette ohne Zucker (Apotheke).

Versuchen Sie Hefetabletten aus der Apotheke, die mit etwas Flüssigkeit genommen werden. Zusätzlich täglich 1 Zink-Brausetablette in etwas Wasser und 2-mal am Tag eine jodhaltige Salbe auftragen.

Quark- (Topfen-) Maske gegen Schwangerschafts-Pickel im Gesicht

Sehr oft spielt die Haut bei schwangeren Frauen verrückt. Und sehr oft ist das auf den seelischen Stress zurückzuführen, den dieser Zustand mit sich bringt. Sie sollten einige Zeit jeden Tag folgende Gesichtsmaske anlegen:

4 Esslöffel Quark werden mit 4 Esslöffeln Rahm (saurer Sahne) verrührt. Dazu kommen 1 Eigelb und 2 Esslöffel fein geriebene Karotten. Das Ganze aufs Gesicht legen und 5 Minuten einwirken lassen. Am besten, man legt sich dabei entspannt hin. Auch Gesichtsdämpfe mit Kamillentee können helfen.

Was tun bei blutender Akne?

Beruhigen Sie die Blutung und die entzündete Haut mit der Kraft der Aloe vera. Besorgen Sie 100%igen Aloe-vera-Saft in der Apotheke. Tränken Sie mehrmals am Tag ein Papiertaschentuch damit. Betupfen Sie die betroffenen Stellen, oder legen Sie es auf.

Mindestens 15 Minuten einwirken lassen, eventuell Auflage wiederholen. Pflegen Sie die Haut danach mit einer hoch dosierten Vitamin-E-Salbe aus der Apotheke.

Kalzium gegen Juckreiz nach dem Sonnenbad

Juckende Haut nach Sonnenbestrahlung ist sehr oft der Beweis für einen Kalzium-Mangel im Körper. Sie sollten diesen Mineralstoff in größeren Mengen zuführen: Trinken Sie täglich Milch. Essen Sie Jogurt und Käse. Oder nehmen Sie einige Zeit ein Kalzium-Präparat aus der Apotheke.

Sellerie und Birnen erhalten die Urlaubsbräune länger

Gehen Sie auch nach dem Urlaub – mit Maß und Ziel – weiter in die Sonne. Essen Sie häufig Birnen und Sellerie. Sie enthalten bräunende Phenol-Substanzen.

Essen Sie Grapefruits. Sie liefern das bräunende Bergamotte-Öl. Oder nehmen Sie einige Zeit Kapseln aus der Apotheke, die das Provitamin A Betakarotin enthalten. Betakarotin konserviert die Bräune der Haut.

Was hilft bei Gesichtshaut-Jucken?

Besorgen Sie sich Weizenkeimöl (Reformladen), wie man es für das Anrichten von Salat verwendet, und massieren Sie die Gesichtshaut damit 2-mal am Tag ein. Das darin enthaltene natürliche Vitamin E beruhigt die Haut. Führen Sie Ihrem Organismus reichlich und regelmäßig den Mineralstoff Kalzium zu:

Prof. Bankhofers Spezial-Tipp:

Sollten Sie sich bei hektischen Festtagsvorbereitungen in der Küche verbrühen oder verbrennen: Halten Sie die betroffene Hautstelle so lange unter kaltes, fließendes Wasser, bis der Schmerz nachlässt.

Haut und Haare

Trinken Sie täglich 1/2 bis 3/4 Liter Milch oder Jogurt, zumindest einige Zeit.

Wenn Sie Milchprodukte nicht vertragen, dann besorgen Sie sich ein Kalzium-Präparat aus der Apotheke. Verwenden Sie zur Reinigung Ihres Gesichts keine der üblichen Seifen, sondern ein medizinisches Waschstück aus der Apotheke. Folgende Kräutertees – jeweils 3 Wochen lang 3-mal täglich 1 Tasse – machen die Gesichtshaut stabil gegen Juckreiz: Brennnesseltee, Liebstöckelwurzeltee oder Pfefferminztee. Die Tees müssen ungesüßt getrunken werden.

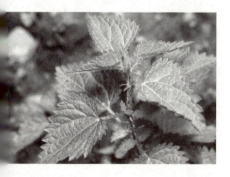

Trinken Sie regelmäßig Mineralwasser, das reichlich Kieselsäure enthält. Und essen Sie 2-mal pro Woche Speisen aus Goldhirse. Sehr empfehlenswert ist das tägliche Einreiben der Haut mit Essigwasser. Das alles stärkt den Säureschutzmantel der Haut.

Zinnkraut bei Schwangerschaftsstreifen

Grundsätzlich sollte eine schwangere Frau schon vorher durch vorsorgliche Pflege gegen starke Schwangerschaftsstreifen vorbeugen. Wenn Sie aber bereits darunter leiden, so sollten Sie sich die Erfahrungen moderner Ärzte und Kosmetikfachleute zunutze machen.

Kochen Sie sich mehrmals am Tag starken Zinnkrauttee, tauchen Sie ein Leinentuch ein, und legen Sie es sich auf die betreffenden Hautstellen. Oder besorgen Sie sich im Kosmetikfachhandel eine Salbe, wie sie auch gegen Cellulitis eingesetzt werden kann.

Was hilft bei übermäßigem Schwitzen?

Machen Sie eine Salbei-Kur: 10 Tage täglich 1 Liter Salbeitee trinken.

Duschen Sie am Morgen den ganzen Körper zuerst sehr warm, dann kalt ab. Und reiben Sie anschließend die Körperstellen, die übermäßig schwitzen, mit Franzbranntwein-Gel ein. Oder bereiten Sie sich eine Mischung aus 3 Teilen warmem Wasser und 1 Teil Apfelessig. Dann tauchen Sie einen Lappen ein und reiben damit die betroffenen Körperstellen ein.

Halten Sie sich, sooft Sie Zeit dazu haben, in der freien Natur auf. Führen Sie Luftbäder durch, und setzen Sie Ihren Körper unbekleidet der Luft aus.

Mit Ananas-Saft, Äpfeln und Laserstrahl gegen Warzen

Versuchen Sie einige wirksame Hausmittel: Tauchen Sie einen Wattebausch in frischen Ananassaft, und legen Sie ihn auf die Warze auf. Sie können auch ein Stück Ananas darauf binden. Die Enzyme der Frucht lösen die Warze mit der Zeit. Sehr wirksam kann auch das ständige Einwirken des frisch gepressten Saftes eines sauren Apfels sein. Oder aber Sie lassen sich die Warze mit einem CO_2-Laser – also mit einem Lichtstrahl – wegdampfen.

Damit Haare wieder sprießen

Schwacher Haarwuchs – was hilft?

Bürsten Sie Ihr Haar jeden Morgen und vor dem Waschen mit einer Naturborstenbürste, und zwar gegen den Strich. Schneiden Sie 1 rohe Zwiebel in dünne Scheiben, legen Sie sich diese ins Haar, binden Sie ein Tuch darüber, und lassen Sie diese kuriose Packung 1-mal pro Woche über Nacht einwirken.

Stellen Sie Ihre Ernährung auf Vollwertkost um: Müsli, Vollkornteigwaren, Naturreis, Hirse.

Waschen Sie Ihre Haare ausschließlich mit einem Brennnesselabsud: eine Handvoll getrocknete Brennnesselblätter (Apotheke, Drogerie) 5 Minuten in 1 Liter Wasser und 1 Liter Apfelessig kochen. Durchseihen und sehr warm verwenden.

Reiben Sie die Kopfhaut mindestens 1-mal am Tag mit Klettenwurzelöl (Apotheke) ein.

Trinken Sie einige Wochen täglich 1/8 Liter Mineralwasser mit 1 Multi-Vitamin-Brausetablette ohne Zucker (Apotheke). Kauen Sie anstelle von Schokolade und Bonbons Trockenfrüchte, vorwiegend Pflaumen, Datteln und Feigen.

Aus Untersuchungen des bekannten deutschen Wissenschaftlers und Frauenarztes Prof. Dr. Arthur Wischnik vom Zentralklinikum Augsburg geht hervor, dass gerade im Frühling und Frühsommer bei Haar- und Hautproblemen sowie bei schlechter Laune sehr oft ein Mangel am Spurenelement Zink die Ursache ist.

Bauen Sie in nächster Zeit möglichst oft Naturprodukte in Ihren Speiseplan ein, die reich an Zink sind: Meeresfisch, Austern, Haferflocken, Weizenkeime. Oder machen Sie eine Kur mit schnell verfügbarem Zink D in Tablettenform (Apotheke).

Eier, Honig, Sesamöl gegen trockenes Haar

Bereiten Sie sich bei trockenem Haar selbst einen sehr wirkungsvollen Haar-Balsam zu, eine Pflege-Packung, mit der Ihr Haar wieder glänzend, weich und gut frisierbar wird. Verrühren Sie in einer Schüssel 1 Ei, 1 Teelöffel Honig und 2 Teelöffel Sesamöl (Apotheke, Reformhaus) mehrere Minuten lang mit einem Schneebesen.

Dann verteilen Sie diese Packung gleichmäßig auf Ihr Haar. Massieren Sie vor allem auch die Haarspitzen ein. Nun geben Sie ein warmes Handtuch über den Kopf. 30 Minuten einwirken lassen. Dann Haare waschen, spülen.

Frau Prof. Dr. Eva-Maria Kokoschka von der Universität Wien rät zu einer Kur von innen: Essen Sie Müsli, Champignons, Milch, Jogurt, Käse, Hähnchenbrust, Hirsebrei, Meeresfisch und Austern. Damit bekommt Ihr Haar wertvolle Vitamine, Mineralstoffe und Spurenelemente.

Besorgen Sie sich aus der Apotheke Nachtkerzenöl-Kapseln, nehmen Sie sie ein, stechen Sie aber auch die Kapsel auf, und reiben Sie zusätzlich das Öl in die Kopfhaut. Der Wirkstoff Neobonsen aus dem Nachtkerzenöl gibt dem Haar neue Kraft für Gesundheit und Schönheit.

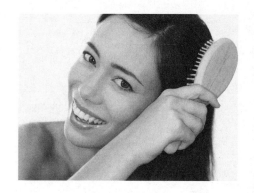

Schuppen mit Juckreiz: Pilze sind schuld!

Schuppen im Haar mit Juckreiz haben in den meisten Fällen ihre Ursache in einem lästigen Hautpilz. Es

VON KOPF BIS FUSS

**Prof. Bankhofers
Spezial-Tipp:**

Bei trockener und schuppiger Kopfhaut hilft folgendes Naturrezept: Verrühren Sie 25 Gramm Klettenwurzelöl mit 1 Eigelb und 1 Teelöffel Zitronensaft. Massieren Sie diese Masse in die Kopfhaut ein, während der Nacht einwirken lassen und mit lauwarmem Wasser ausspülen.

handelt sich an der Kopfhaut um einen Hefepilz mit dem Namen Pitysporum ovale. Er setzt sich auf die Talgdrüsen der Kopfhaut und vermehrt sich dort rasant.

Sie sollten Ihre Haare regelmäßig mit einem Antischuppenmittel (Apotheke) pflegen, das ein spezielles Anti-Pilzmittel enthält. Es handelt sich dabei um die medizinische Substanz Ketoconazol.

Haarschuppen – was hilft?

Essen Sie reichlich frisches Obst und Gemüse. Trinken Sie 3 Wochen lang jeden Morgen auf nüchternen Magen 1 Schnapsgläschen Brennnesselsaft aus dem Reformladen.

Waschen Sie sich 2-mal die Woche das Haar mit dieser Rezeptur: 2 Esslöffel Bockshornkleesamen werden in 1 Liter Wasser 1/2 Stunde gekocht. Durchseihen. Nehmen Sie einige Zeit täglich 10 Tropfen Zinnkraut-Tinktur aus der Apotheke in etwas Wasser ein. Bereiten Sie sich selbst Ihr eigenes Anti-Schuppen-Öl: 100 g frische Brennnesseln auspressen. Den Saft mit 200 g Wasser 10 Minuten kochen. 50 g Seifenkrautwurzeln aus der Apotheke dazugeben und das Ganze noch einmal 10 Minuten kochen. Durchseihen und mit 200 g Rizinusöl mischen. Dieses Öl massieren Sie einen Monat lang jeden Abend gründlich in die Kopfhaut ein. Nehmen Sie unterstützend gegen Schuppen 2 Monate lang jeden Tag 1 Multivitamin-Brausetablette ohne Zucker aus der Apotheke in 1/8 Liter stillem Mineralwasser.

Machen Sie eine Ei-Kur: Verteilen Sie 2 Eigelb im Haar, und massieren Sie diese 10 Minuten in die Kopfhaut ein. Danach mit lauwarmem Wasser abspülen.

Kochen Sie 4 Teelöffel getrocknetes Thymian-Kraut (Apotheke, Drogerie) in 1/2 Liter Wasser auf. Dann 10 Minuten ziehen lassen und durchseihen. Über die sauberen

Haare gießen, sanft einmassieren und trocknen lassen. Nicht nachspülen und nicht föhnen. Besondere Erfolge erzielen viele Betroffene mit Kastanienwasser: 60 g Edelkastanienblätter werden mit 1 Liter Wasser aufgegossen. 15 Minuten ziehen lassen, durchseihen. Damit werden regelmäßig Haare und Kopfhaut eingerieben.

Oder: Lassen Sie sich in der Apotheke 5 Teile Lupinensamen, 3 Teile Frauenmantel-Blätter und 3 Teile Weidenrinde mischen. Davon kochen Sie 110 g in 1 Liter Wasser 10 Minuten lang. Damit waschen Sie eine Zeitlang jeden Abend Kopfhaut und Haare.

Gurke und Meisterwurz gegen Damenbart

Mehr Frauen, als man vermutet, leiden unter dem so genannten Damenbart. Die Medizin spricht von Hirsutismus. Die schmerzhafte Methode ist das mühevolle Ausreißen der Haare mit einer Pinzette. Danach muss die Haut durch Einreibungen mit Ringelblumen- oder Kamillensalbe gegen Entzündungen geschützt werden. Mitunter hilft es, wenn man wochenlang die Haut mit frischem Gurkensaft einreibt.

Nehmen Sie einige Wochen lang 2-mal täglich je 1 Messerspitze Meisterwurz-Wurzel-Pulver aus der Apotheke ein. Wenn das alles nicht hilft, müssen Sie zum Frauenarzt gehen und klären, ob ein Hormonproblem dahintersteckt.

AKUPRESSUR

Mehr Farbe ins Gesicht ...

Wer gesunde Frische im Gesicht vermissen lässt, strahlt keine Vitalität aus. Allzu blass und fahl wirkt unvorteilhaft. Eine leichte Massage nach den Methoden der Chinesen hilft.

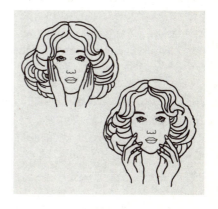

Heben Sie den Kopf an, und legen Sie beide Hände auf das Gesicht. Die Handballen sollen dabei an den

Backenknochen anliegen. Stellen Sie die Finger leicht auf, und klopfen Sie mit den Kuppen etwa zwanzig bis dreißig Sekunden auf den Kiefer. Anschließend schlagen Sie leicht mit den Händen gegen die Wangen und mit den Fingerspitzen gegen die Stirn.

Jetzt rutschen Sie mit den Fingerspitzen bis unter die Unterlippe und vibrieren auf der Hautpartie rund um den Mund, und zwar im Uhrzeigersinn.

Faltenfrei älter werden

Eine Frau ist immer so alt, wie sie aussieht und sich fühlt, sagt ein Sprichwort. Die Akupressur darf in diesem Sinne als Verjüngungskur, fast als Lebenselixier betrachtet werden.

Dazu eine sehr wertvolle unterstützende Maßnahme: Trinken Sie täglich 2 Liter Wasser, oder machen Sie eine Kur mit Ziegenmilch. Genießen Sie eine Woche lang jeden Tag 1 Liter Ziegenmilch.

Und so bekämpfen Sie Falten, am besten schon vorbeugend ab dem dreißigsten Lebensjahr:

Drücken Sie den Zeigefinger sanft, aber bestimmt gegen das innere Ende der Augenbrauen. Dann pressen Sie die Kuppe des Mittelfingers gegen den Nasenflügel. Schließlich legen Sie den Daumen an den Mundwinkel, und dann beklopfen Sie die äußere Ecke des Kieferknochens gemeinsam mit Zeige- und Mittelfinger. Selbstverständlich muss diese Massage gleichzeitig auf beiden Gesichtshälften durchgeführt werden. Damit lässt sich mit der Zeit messbar und sichtbar die Faltentiefe reduzieren.

Faltenbildung am Hals

Falten am Hals sind für jede Frau unerfreulich – viele teure Kosmetikpräparate versprechen wirksame Hilfe dagegen. Am besten jedoch helfen neben der Hautpflege regelmäßige kalte Kneippanwendungen, die die Durchblutung der Haut fördern, und eine gezielte Massage nach der chinesischen Tradition.

Drücken Sie den Zeigefinger der rechten Hand in die Knochenmulde, in der die beiden Schlüsselbeine zusammenlaufen. Anschließend pressen Sie die Daumenkuppen links und rechts davon direkt auf den Schlüsselbeinknochen. Dann drücken Sie die bei-

Haut und Haare

den Mittelfinger gegen den Hinterkopf, und zwar je drei Fingerbreit links und rechts von der Mittellinie entfernt. Klopfen Sie gegen die Nackenmuskeln. Zusätzlich sollten Sie mit den Fingerkuppen beider Hände seitlich gegen den Hals klopfen und vom Kinn weg zum Brustansatz streichen.

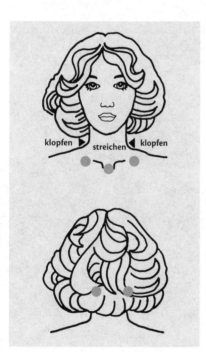

Orangenhaut

Die Chinesen setzten schon früh die Akupressur gegen die Orangenhaut ein: In alten chinesischen Aufzeichnungen ist schon die Rede von einer »Haut, die sich wie welkes Laub zusammenzieht«.

Die Orangenhaut beruht auf einer anlagebedingten Schwäche des Bindehautgewebes, Fett lagert sich ein und erzeugt die hässlichen Dellen. Sie sollten unbedingt Übergewicht vermeiden und mit kalten Kneippgüssen das Gewebe straffen. Zusätzlich kann auch regelmäßige Akupressur Erfolg bringen:

Pressen Sie den Daumen dicht unter dem Hüftgelenk an die Hüfte, drücken Sie ihn anschließend vorn an den Oberschenkel, und massieren Sie danach die Kniekehle.

Zusätzlich können Sie noch die Innenseite unterhalb des Knöchels akupressieren, damit regen Sie den Nierenmeridian an.

> **Prof. Bankhofers Spezial-Tipp:**
>
> *Bei der Akupressur langsam und konzentriert vorgehen. Wenn Sie den Druckpunkt gefunden haben, schließen Sie die Augen.*

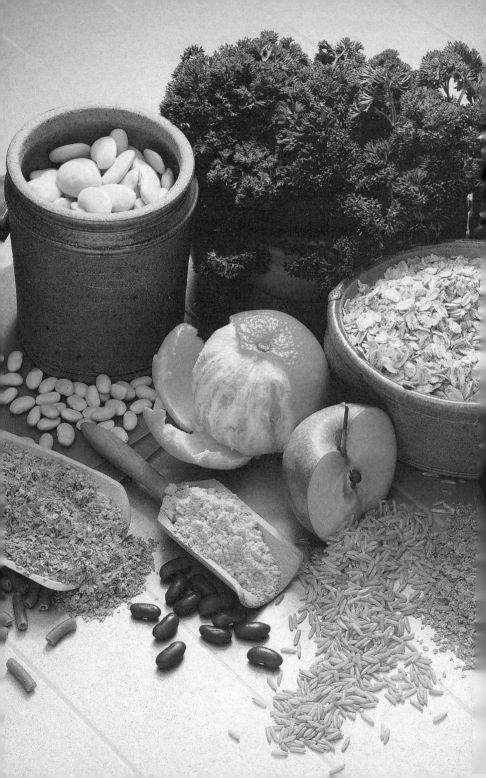

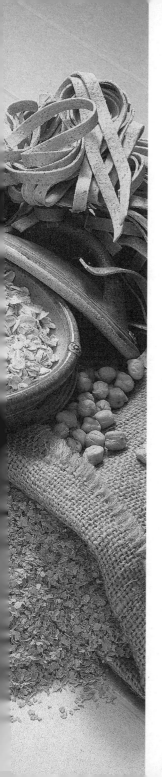

GESUNDE ERNÄHRUNG
Naturküche

Schon mit einfachen Tricks kann man viel für die Gesundheit tun: Viel Obst und Gemüse essen, Fleisch nur als Beilage genießen und dem Fisch mehr Beachtung schenken, tierische Fette vermeiden und pflanzliche Öle einsetzen.

Wer sich für die Naturküche entscheidet, hat bald weniger Gewichtsprobleme, fühlt sich wohl, hat mehr Lebensfreude und geht mit mehr Vitalität durchs Leben.

Naturküche

Vollwertkost als Medizin

Erfahrene Mediziner in aller Welt bestätigen es: Fast alle gefürchteten und hartnäckigen Zivilisationskrankheiten sind die Folge einer jahre- und jahrzehntelangen falschen Ernährung. Das bedeutet: Wir essen uns krank.

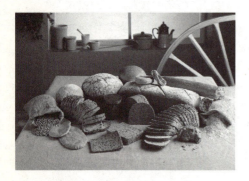

Wer für seine Gesundheit etwas tun will, der muss rechtzeitig schlechte Essensgewohnheiten aufgeben und sich in seiner täglichen Ernährung umstellen. Dazu muss jeder wissen, wo die eigentlichen Gefahren bei der Nahrungsaufnahme liegen.

Wie kommt es also, dass wir uns krank essen?

Die zwei wesentlichen Hauptgründe dafür sind:

- Wir bedenken zu wenig, dass wir überwiegend zu denaturierten Produkten greifen, die unserem Organismus zu wenig Wertstoffe zuführen.

- Wir konsumieren in vermehrtem Maße Nahrungsmittel mit gesundheitsschädlichen Zusätzen, die zum Teil auf die fortschreitende Umweltverschmutzung, zum Teil auf landwirtschaftliche Praktiken zurückzuführen sind. Schließlich aber sind auch Konservierungsstoffe in Nahrungsmitteln dazuzuzählen.

Für beide Fälle gilt die Grundregel:

Wir müssen lernen bewusster zu essen. Die natürlichen Nahrungsmittel sollen uns wieder wichtiger werden.

Außerdem müssen wir uns bemühen, zu Produkten zu greifen, die möglichst wenig Gifte und Schadstoffe enthalten.

Die Hälfte aller Erwachsenen und ein Fünftel der Kinder in Mitteleuropa sind, internationalen Statistiken zufolge, übergewichtig. Dieses Übergewicht ist der erste Schritt zu einer Kette von Krankheiten, und es ist die Folge unvernünftiger Ernährung. Man kann ganz ehrlich sagen: Möglichst natürliches Essen kann uns vor erhöhtem Blutdruck, Zuckerkrankheit, Gicht, Rheuma, Herz-Kreislauf-Störungen, Herzinfarkt, Durchblutungsstörungen und Cholesterinerhöhung im Blut bewahren. Eine unbedachte Nahrungsaufnahme bringt vielen Menschen nicht nur Übergewicht, sondern verkürzt auch das Leben! Übergewicht und Stoffwechselerkrankungen treten meist nicht nur auf, weil wir grundsätzlich zu viel essen, sondern weil wir auch zu wenig Gesundes essen.

Man könnte fast sagen: Wir werden dick und krank, weil wir zu wenig essen, nämlich zu wenig von den wertvollen Produkten. Was wir alle wieder brauchen, ist eine sinnvolle Ernährung. Und das bedeutet: unverfälschte Frischkost aus der Natur, Vitamine, Mineralien, Spurenelemente, Fermente, unveränderte, biologisch angebaute Getreideprodukte aus Vollkorn, genügend Ballaststoffe zur besseren Verdauung.

Was aber tun wir? Wir essen zu lange gekochte und damit entwertete Speisen, zu viel tierisches Eiweiß, reichlich erhitzte Fette, Produkte aus weißem Mehl, zu viel weißen Zucker, zu viel konservierte Fertigspeisen. Wir wollen beginnen, unseren Organismus überwiegend mit wertvollen Produkten zu verwöhnen. Dazu müssen wir uns aber ganz mit dem Wert unserer Nahrungsmittel befassen.

Sie werden schon sehen: Das ist einfacher, als man denkt.

Vollkornbrot macht schlank!

Das Brot ist seit frühester Geschichte eines der wichtigsten Grundnahrungsmittel des Menschen. Doch nicht alles, was heutzutage als »gesundes Brot« angeboten wird, ist wirklich gesund.

Die moderne Lebensmittelindustrie, die Chemie in der Landwirtschaft

GESUNDE ERNÄHRUNG

Prof. Bankhofers Spezial-Tipp:

Schwarzbrot ist nicht immer gesünder als Weißbrot! Zum Käse ist Weißbrot bekömmlicher. Die Zusammensetzung des Weißbrotes macht es möglich, dass die dreifache Menge Kalzium aus dem Käse in den Organismus gelangt.

Grundsätzlich aber muss einmal gesagt werden: In weiten Bevölkerungskreisen herrscht ein großer Irrtum.

Viele Leute glauben nämlich, Vollkornbrot muss ein sehr dunkles Brot sein, in dem ganze Getreidekörner verbacken wurden. Das stimmt ganz und gar nicht.

Vollkornbrot ist immer ein Brot, das aus Vollkornmehl oder Vollkornschrot oder aber aus beidem hergestellt wurde. Wesentlich am Vollkornbrot ist, dass der Keim und all die wertvollen Randschichten des Getreidekorns enthalten sind, die im Brot aus weißem Mehl nicht mehr vorkommen.

und die Versorgung der Bevölkerung mit Brot im großen Stil mit Haltbarkeitsansprüchen haben dazu geführt, dass sich mitunter die Qualität des Produktes wesentlich verändert hat.

Doch es gibt für gesundheitsbewusste Menschen einen Weg, um an wertvolles Brot heranzukommen, wie es unser Organismus braucht.

In der Bundesrepublik Deutschland, in Österreich und in der Schweiz werden derzeit rund 200 Brotsorten angeboten.

Der Anteil des weißen Brotes und des Kleingebäcks aus Weißmehl ist weitaus größer als jener des Vollkornbrotes.

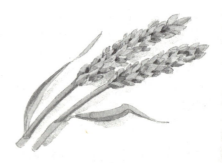

Von diesem wertvollen Brot, das uns optimal mit notwendigen Vitalstoffen – mit Vitaminen, Mineralstoffen und Spurenelementen – versorgen könnte, wird leider immer noch viel zu wenig gegessen. Dabei hat gerade das Vollkornbrot so viele hervorragende Eigenschaften, die alle anderen Brot- und Gebäcksorten nicht aufweisen:

- Vollkornbrot enthält weniger Kalorien als Weißbrot. Was dick macht, ist alles, was aufs Brot draufkommt: Butter, Aufstrich, Wurst usw.

- Vollkornbrot enthält keine belastenden Fett- und Zuckerzusätze, wie sie beispielsweise das Weißbrot aufweist.

- Auch der wünschenswerte Wassergehalt des Vollkornbrotes ist bedeutend höher, weil es aus so vielen wasserverbindenden Quellstoffen besteht.

- Das Innere des Vollkornbrotes ist fester als beim Normalbrot. Die Rinde ist dicker und härter. Das ist für die Kautätigkeit des Menschen ebenso wichtig wie für das Schlankbleiben und Schlankwerden.

- Wer Vollkornbrot kaut, produziert dafür sechsmal so viel Speichel wie etwa bei Weißbrot. Mehr Kauen und mehr Speichel aber bedeuten: mehr Energieverbrauch. Und Energieverbrauch heißt Abbau von Fettdepots im Körper.

- Wer Vollkornbrot isst, bleibt längere Zeit satt. Erstens füllt dieses Brot mit seinen reichlichen Ballaststoffen den Magen und Darm besser, und zweitens sinkt der Blutzuckerspiegel, der ja das Hungergefühl auslöst, nach dem Verzehr von Vollkornbrot viel langsamer als beim Konsum von Weißbrot.

- Vollkornbrot entgiftet auf ideale Weise unseren Organismus. Die Ballaststoffe quellen im Magen-Darm-Kanal auf und füllen ihn vollkommen aus. Sie leiten damit einen ganz wichtigen Verdauungsvorgang ein, der wiederum zu einem erhöhten Energieverbrauch führt. Diese Ballaststoffe mit den anderen Vitalstoffen des Brotes regen die Darmtätigkeit an und beschleunigen sie.

- Ernährungspsychologen konnten beobachten: Wir legen und streichen auf ein Vollkornbrot weit weniger als auf die weiche Masse des Normalbrotes, und zwar weil Vollkornbrot kerniger ist und einen volleren und ausgeprägteren Geschmack hat.

- Ein gesunder Organismus muss regelmäßig entwässert werden. Dabei helfen die Mineralsalze Kalium und Magnesium. Sie sind im Vollkornbrot besonders stark vertreten. Wir finden darin viermal so viel Kalium und sechsmal so viel Magnesium wie in einem Brot aus weißem Mehl.

- Vollkornbrot regelt den Verdauungsablauf. Wer täglich am Morgen ein oder zwei Schnitten davon isst, hat bald keine Probleme mehr mit Verstopfung und anderen Störungen des Darmkanals.

Durch den Verzehr von Normal- und Weißbrot wurden keine besonderen Ansprüche an den Verdauungstrakt gestellt. Jetzt müssen Zähne, Magen und Darm mehr arbeiten, wodurch mitunter anfangs Blähungen auftreten können. Man sollte daher mit kleinen und gut gekauten Mengen anfangen. Essen Sie als Übergang Brot aus Weizenvollkornmehl oder aus Feinstschrot.

Später erst greifen Sie zum klassischen Vollkornbrot aus Roggen- und Weizenmehl. Achten Sie beim Kauf von Vollkornbrot darauf, dass das Korn aus biologischem Anbau kommt und dass es keine Fremdstoffe zur längeren Haltbarkeit enthält.

Mit Müsli frisch in den Tag

Wer sich fest vorgenommen hat, seine Ernährungsgewohnheiten zu überdenken und dabei gesündere Wege zu gehen, und wer vielleicht schon den ersten Schritt zum Vollkornbrot getan hat, der wird nach einer weiteren Alternative suchen.

Dafür bietet sich ideal – das Müsli an. Es ist problemlos anzuschaffen, anzurichten und zu verzehren, und es ist als Frühstück ein gesunder Tagesanfang. Wer ganz normale und nicht unbedingt gesunde Nahrung zu sich nimmt und täglich sein Müsli konsumiert, kann dennoch behaupten, dass er schon sehr viel für sich tut.

Selbstverständlich kann man Müsli den ganzen Tag über auf den Speiseplan setzen. Zumeist aber wird es als Frühstück propagiert. Das hat seinen besonderen Grund: Es hängt mit der natürlichen Leistungskurve des Menschen zusammen.

Die meisten von uns erzielen ihre größte geistige und körperliche Leistung am frühen Vormittag. Am späten Vormittag beginnt diese Leistungsbereitschaft bereits wieder abzusinken. Am Nachmittag geht sie spürbar nach unten. Am frühen Abend steigt sie noch einmal an, um dann auf einen Tiefpunkt zu sinken.

Das trifft mit wenigen Ausnahmen auf die meisten von uns zu. Damit diese natürliche Leistungsbereitschaft auch tatsächlich genutzt werden kann, ist eine ausreichende Energieversorgung Voraussetzung. Wenn wir beispielsweise das Frühstück ganz weglassen oder zu wenig wertvolle Nahrung zu uns nehmen, sind wir nicht in der Lage, die Höchstwerte unserer Leistungskurve zu erreichen. Wir werden geistig und körperlich schneller müde. Wenn wir aber besonders vitalstoffreich frühstücken, können wir unsere Leistungsspitze am Vormittag sogar noch verlängern und das Leistungstief der Mittagszeit abschwächen. Das bedeutet: Mit dem Müsli verbessern wir unsere gesamte Tagesform.

Warum nennt man nun das Müsli die klassische Vollwertnahrung? Ganz einfach: Es ist eine Vital-Bombe, die uns mit allem versorgt, was wir zum Funktionieren unseres Stoffwechsels brauchen. Mit dem Müsli bekommen wir zahlreiche Vitamine geliefert: E, B1, B2, B6 und Niacin; ferner die Mineralstoffe und Spurenelemente Eisen, Kupfer, Mangan, Magnesium und Kalium; darüber hinaus die lebenswichtigen Ballaststoffe, die der Körper für einen reibungslosen Ablauf der Verdauung benötigt. Die im Müsli enthaltene Kombination von Vollkorngetreide, Trockenobst, Frischobst, Nüssen und Milch versorgt unseren Organismus mit lebenswichtigen Baustoffen. In der Jugend wie im Alter kann regelmäßiges Müsli-Essen das Allgemeinbefinden verbessern und gewisse Leiden mildern.

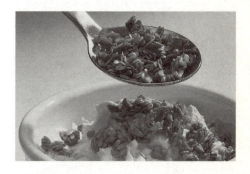

Und das sind die notwendigen Hauptbestandteile des Müslis:

- Das ideale Müsli enthält fünf verschiedene Vollkornarten: Weizen, Gerste, Hafer, Hirse und Roggen. Das natürliche, keimfähige Korn muss aus biologischem Anbau stammen, da es im Rohzustand verzehrt wird.

- Am besten ist, man besorgt sich aus dem Reformhaus oder aus der Reformabteilung eines Lebensmittelgeschäftes Kornflocken. Sie müssen allerdings nach dem so genannten Kollath-Verfahren bearbeitet sein. Das heißt, beim Auswalzen wurden die Keime nicht zerstört.

- Das Müsli braucht Trockenfrüchte wie Datteln, Feigen, Rosinen.

- Auch Nüsse oder Haselnüsse – ganz oder gehackt – gehören ins Müsli. Sie gelten als »Gehirnnahrung« und stärken die Konzentration.

- Etwas Weizenkeimöl – ein Teelöffel pro Portion – unterstützt die Arbeit der Herzkranzgefäße.

- Wer Phantasie hat, wird seinem Müsli jeweils frische Früchte – der Jahreszeit entsprechend – beimischen.

- Ein gesundes Vollkornmüsli darf nicht mit weißem Zucker gesüßt werden. Zum Müsli gehört echter inländischer Bienenhonig.

Und nun zur Flüssigkeit, mit der das Müsli gemischt wird: Die meisten gießen erwärmte Milch dazu, andere wieder ziehen kalte Milch vor. Viele rühren es mit Jogurt, Bifidus oder Sanogurt, mit Kefir und Molke an. Manchen schmeckt es mit frischen Obstsäften oder gar nur mit Kräutertee oder Mineralwasser besser.

Hier ein paar wertvolle Tipps für Müsli-Anfänger:

- Essen Sie das Müsli niemals hastig, schon gar nicht im Stehen. Kauen Sie gut.

- Essen Sie zwei Stunden lang danach nichts Schweres, vor allem kein Fleisch.

- Mischen Sie sich nicht Riesenmengen auf einem Teller ab. Sie bekommen sonst Magenbeschwerden. Es genügen für eine Mahlzeit drei, vier Esslöffel.

- Wenn Sie sich das Getreide fürs Müsli selbst zu Hause schroten oder mahlen, dann weichen Sie das Mahlgut vorher über Nacht in etwas Wasser ein.

- Wenn Sie sich Fertig-Müsli in der Packung kaufen, so veredeln Sie es mit Frischobst, und achten Sie beim Kauf genau auf die Inhaltsbezeichnung, damit Sie nur erstklassige Ware nach Hause bringen.

Nehmen Sie einmal an sich einen Ernährungstest vor: Essen Sie eine Woche lang ein normales Frühstück mit Kaffee, Semmel, Marmelade usw. und eine Woche Müsli.

Und beobachten Sie genau, wann Sie sich wohler und aktiver fühlen.

Sie werden sehen: Das Müsli wird siegen. Obendrein sind Sie mit dem Müsli mitten in der gesunden Ernährung.

Lebenselixier Getreide

Das Getreide und seine Nutzung für die Ernährung des Menschen ist so alt wie die Kulturgeschichte der Menschheit. Das keimfähige Vollgetreide – also das Getreidekorn mit Randschicht und Keim als Ganzes – war gemeinsam mit den Hülsenfrüchten lange Zeit in allen Ländern der Erde die Ernährungsgrundlage für die Bevölkerung. Das Korn wurde als Ganzes gelagert, behielt seine Keimfähigkeit und lieferte Vitamine, Mineralien und die für die Verdauung so hochwertige Zellulose. Damit war das Getreidekorn der hochwertigste Vitalstoff und Energieträger.

Das Getreidekorn wurde erst kurz vor der Verwendung frisch zerrieben oder gemahlen und zu einem Brei oder zu Brot verarbeitet.

Die Ernährungskatastrophe begann sich mit dem Industriezeitalter im 19. Jahrhundert anzubahnen. Das brachte für einen Großteil der Menschheit eine gefährliche und grundlegende Veränderung der Lebensmittelqualität: Man lagerte nicht mehr das ganze Korn, sondern das gemahlene Korn. Die Mehlvorräte aber verdarben in den Speichern. Durch Oxidation des Keimöls wurde das Getreide stickig und übel riechend.

Prof. Bankhofers Spezial-Tipp:

Wertvolle, schonend zubereitete Naturprodukte schützen unsere Gesundheit. Wenn wir zu wenig Gesundes essen, werden wir krank!

GESUNDE ERNÄHRUNG

Man begann in den Mühlen, Randschichten und Keime auszusieben und zu entfernen. Der wertvolle »Abfall« wurde der Tierfutterverwertung zugeführt.

Der verbliebene Stärkekern war nun lange lagerfähig. Wir sprechen vom weißen Auszugsmehl. Ernährungswissenschafter sagen nun: Die ständige Aufnahme eines derart vitalstoffarmen Mehls kann gesundheitsgefährdende Folgen haben.

Die hohe Eiweißzufuhr und der reichliche Konsum von isolierten Kohlenhydraten fördern Gicht, Rheuma, Herz- und Kreislauferkrankungen.

Damit ist auch für viele Experten das radikale Ansteigen der Zivilisationskrankheiten vom Beginn des 20. Jahrhunderts erklärt.

Namhafte Ärzte und Ernährungswissenschafter wie Dr. Maximilian Bircher-Benner, Prof. Dr. Günter Werner Kollath und Dr. J. G. Schnitzer haben immer wieder gefordert: Nur das volle Korn ist ein Lebenselixier. Keim und Randschichten sind für unsere Gesundheit wichtig.

Wir müssen uns im Klaren sein: Nur das volle Getreidekorn enthält alle lebenswichtigen Wertstoffe, die unser Organismus braucht, um vor Mangelerkrankungen geschützt zu sein. All die Vitamine, Mineralien und Spurenelemente geben uns nicht nur Kraft, sondern tragen auch dazu bei, dass die aufgenommene Nahrung problemlos zerlegt und sinnvoll dem Organismus zugeführt wird. Das Umsteigen auf Vollkornernährung geht fast immer einher mit einer natürlichen, sinnvollen und unproblematischen Gewichtsreduktion.

Die Erkenntnis, dass Vollkorn für unsere Gesundheit von entscheidender Wichtigkeit ist, spricht sich allmählich herum.

Daher kann man sich heutzutage nicht nur im Reformgeschäft und in manchen Drogerien an einer Mühle das Korn frisch mahlen lassen.

Sogar in Diskontläden werden in Regalen bereits Vollkornmehle angeboten.

So wie unsere Vorfahren selbstverständlich alle Speisen, in denen Mehl vorkam, mit Vollkornmehl zubereiteten, so sollten wir heute einfach in all unseren Rezepten das weiße Mehl durch Vollkornmehl ersetzen.

Es gibt Menschen, die inzwischen behaupten, dass sich das Vollkornmehl sogar viel besser verarbeiten lässt.

Die Wirkung der einzelnen Vollkornarten auf unseren Organismus:

- Gerste ist reich an Vitamin B1 und B2, E, Niacin und Pantothensäure. Sie beeinflusst Darm, Lunge, Nerven, Bandscheiben, Bindegewebe und Wirbelsäule positiv.

- Weizen hat besonders viele Mineralien in den Randschichten, weiters die Vitamine B1, B2, E und das Provitamin A. Vollweizen ist gut für Geist, Herz, Kreislauf und Vitalität.

- Hafer hat reichlich alle Vitamin-B-Komplexe sowie Mineralien und Spurenelemente. Er belebt Geist, Muskeln, Herz und Kreislauf.

- Roggen wirkt positiv auf Leber, Magen, Darm und Verdauung. Er enthält besonders viel Kieselsäure und Kalium.

- Hirse enthält reichlich Eisen, Magnesium, Phosphor und alle B-Vitamine. Hirse hebt die Laune und wirkt positiv auf Haut, Finger- und Zehennägel sowie auf unser Haar.

- Buchweizen – in Österreich etwas in Vergessenheit geraten – kann erfolgreich bei Eisenmangel und Vitamin-B-Mangel eingesetzt werden.

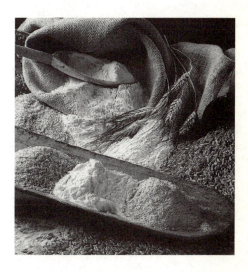

Starke Nerven durch Naturreis

Umweltbelastungen, vor allem der ständig zunehmende Lärm, aber auch Stress, Hektik und Reizüberforderungen greifen unsere Nerven an. Viele Menschen – und zwar in

GESUNDE ERNÄHRUNG

allen Altersgruppen – leiden an Nervosität und Nervenschwäche. Sie sind dadurch vielen Problemen und Anforderungen des Alltags nicht gewachsen.

Nur wenige wissen, dass man dagegen sehr erfolgreich mit vernünftiger, gesunder Ernährung ankämpfen kann.

Vielfach ist sogar die falsche Ernährung schuld an unserem Nervenzustand. Die vielen denaturierten und veränderten Lebensmittel verursachen im Organismus einen Mangel an Vitaminen und Mineralstoffen. Für die Nervenkraft ist in erster Linie Vitamin B1 verantwortlich. Daher müssen wir zur Kräftigung unserer Nerven in unseren Speiseplan all jene Produkte einbauen, die uns den Nervensprit liefern.

Dazu gehört in erster Linie der Naturreis mit dem Silberhäutchen. Biologisch gehört der Reis zum Getreide. Die Ernährungsgewohnheiten haben ihn in die Kategorie der Beilagen wie etwa Kartoffeln eingereiht.

Mit der Züchtung von Reis wurde bereits vor rund 3000 Jahren in Indien begonnen. In Europa kennt man ihn seit 800 vor Christi Geburt. Von jeher wurde er nach der Ernte in eigenen Reismühlen von den Spelzen befreit. Im vorigen Jahrhundert aber begann man als Errungenschaft der Zivilisation, den Reis zu polieren, ihn in einem eigenen Verfahren von seinem silbernen Häutchen zu befreien.

Bis etwa 1890 verzehrten die Bewohner Zentralasiens und Indiens den Naturreis mit dem Häutchen. Dann brachten die europäischen Kolonialherren den Eingeborenen die Methode des Reispolierens bei. Dadurch kam es zur Katastrophe.

Die Menschen, die sich fast ausschließlich von Reis ernährten, erkrankten an Beriberi, Herzversagen, Nervenstörungen und Verdauungsstörungen. Zuerst vermutete man eine geheimnisvolle Viruserkrankung. Dann wusste man, woran es lag. Als man nämlich der Bevölkerung wieder den vollwertigen Reis vorsetzte, wurden alle wieder gesund. Die Symptome verschwanden.

Heute weiß man: In dem eher unansehnlichen und scheinbar nutzlosen Häutchen des Reises ist in erster Linie das kostbare Vitamin B1 enthalten. Dieses Vitamin wird vom menschlichen Organismus nicht nennenswert gespeichert und muss ihm daher ununterbrochen erneut zugeführt werden. Gerade das Vitamin B1 aber ist für die Kohlenhydratverwertung im Zentralnervensystem verantwortlich.

Wenn wir nun den angebotenen weißen, polierten Reis ohne Häutchen essen, erkranken wir zwar nicht gleich an Beriberi. Aber auf Grund eines Vitamin-B1-Defizits werden unsere Nerven schwächer.

Mit dem Silberhäutchen wird der Reis auch des wertvollen Mineralstoffes Magnesium beraubt. Magnesiummangel verursacht ebenfalls Störungen im Nervenbereich, im Kreislauf, bei den Muskeln, am Herzen und an den Nieren. Wer zu wenig Vitamin B1 und zu wenig Magnesium hat, der zeigt sich öfter gereizt und unbeherrscht.

Ernährungswissenschaftlich ist interessant: In 200 Gramm Naturreis mit dem Häutchen ist genau die Menge Magnesium enthalten, die ein Mensch täglich für einen reibungslosen Ablauf im Organismus braucht. Wer sich vom polierten Reis die notwendige Menge holen wollte, müsste täglich zwei Kilo davon essen. Das zeigt den enormen Wert von Naturreis. Der so genannte Natur- oder Vollreis mit dem Häutchen ist überhaupt ein Wunderwerk der Natur.

Er enthält einen ungewöhnlich hohen Anteil an Kalium, viel Kalzium, Magnesium, Phosphor, Kupfer, Mangan, Zinn, Bor und Fluor sowie andere Spurenelemente, die Vitamine E, B1, B2 und B6 sowie Pantothensäure.

Für alle, die gesund leben und schlank werden oder bleiben wollen, ist sicher interessant, dass der Naturreis besonders viele Hauptnährstoffe enthält. Bereits mit einer kleinen Menge dieser Nahrung wird man schnell satt.

Aus der Medizin wissen wir heute nach verschiedenen Testreihen: Auch der regelmäßige Alkoholkonsum und der hohe Konsum an weißem Zucker entziehen dem Körper viel Vitamin B1, weil es zur Verbrennung gebraucht wird.

Daher sollten gerade jene, die einem Gläschen Wein, Bier oder Schnaps nicht abgeneigt sind, viel Naturreis konsumieren.

Der Vorteil für alle, die schrittweise eine gesunde Ernährung anstreben: Reis ist das am leichtesten verdauliche Getreide, das es gibt. Während die Gewöhnung an Vollkorn eine starke Umstellung des Magen- und Darmtraktes erfordert, ist dies beim Naturreis nicht der Fall.

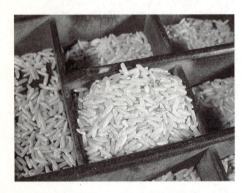

Wer also seinen Nerven Kraft und seinem Herzen Schutz geben will, der sollte regelmäßig den Naturreis in den Speiseplan einbauen. Falls Sie vorher nur geschälten, polierten Reis zu sich genommen haben, dann sind Sie geschmacklich beeinflusst und sollten anfangs den Naturreis für neue Rezepte und nicht für die gleichen Speisen einsetzen. So meistern Sie rasch die Umgewöhnung. Und vor allem: Beim Naturreis müssen Sie besser und intensiver kauen und beißen. Und das ist gut so.

Rezept-Tipp:

Ein Naturreisrezept zum Ausprobieren:

Naturreis mit Kräutern

Zutaten: 1 Tasse Naturreis, 2 Tassen Wasser, Kräutersalz, Hefeextrakt, frische Kräuter wie Petersilie, Dill, Schnittlauch, Butter, etwas Milch.

Zubereitung: Der Naturreis wird gedünstet und dann vor dem Servieren mit Butter und Milch verrührt und mit den klein gehackten Kräutern und dem Kräutersalz vermischt. Man kann auch grüne Erbsen und etwas fein gehackten Schinken dazumischen. Vor dem Servieren kann man geriebenen Käse darübergeben. Man reicht grünen Salat dazu.

Gemüse weckt die Lebensgeister

Gemüse darf in unserer Nahrung nicht fehlen.

Am gesündesten ist es im rohen Zustand, wenn es sich um biologisch angebautes Gemüse ohne schädigende chemische Zusätze handelt.

Wer Gemüse in der Küche verarbeitet, muss es schonend behandeln. Jeder von uns sollte Gemüse so oft wie nur möglich in den Speiseplan einbauen.

Rohgemüse steht in der höchsten Rangstufe der menschlichen Nahrungsmittel.

Schon vor Jahrzehnten hat der Schweizer Ernährungsfachmann Dr. Maximilian Bircher-Benner erklärt:

- Das rohe Gemüse ist dem gekochten an Geschmacksreichtum weit überlegen.

- Das rohe Gemüse weist eine Fülle von Mineralien, Spurenelementen und Vitaminen auf, die im gekochten kaum mehr oder gar nicht mehr enthalten sind.

- Das rohe Gemüse bietet die Grundlage für eine optimale Versorgung des Verdauungstraktes mit reichlich Ballaststoffen.

Die beste Möglichkeit, rohes Gemüse auf den Tisch zu bringen: Servieren Sie Rohkostteller und Salate.

Gewöhnen Sie sich aber auch an, fallweise oder regelmäßig – je nach Gusto und Durchhaltekraft – komplette Mahlzeiten nur aus Rohgemüse zusammenzustellen. Man braucht dafür verschiedene Gemüsesorten, die auch in der Farbe verschieden sein sollten. Arrangieren Sie diese Gemüsearten auf einer großen Platte hübsch und appetitanregend. Durch Beigabe von Zwiebeln, Lauch und Gewürzkräutern, von Oliven, Petersilie und Rahm (saure Sahne) kann man beispielsweise Gurken, Tomaten, Radieschen und grünen Kopfsalat besonders schmackhaft machen.

Wenn das rohe Gemüse als Beilage zu einer Mahlzeit gedacht ist, so nehmen Sie sich den Mut, und essen Sie es vorher. Das tut dem Organismus besonders gut. Es ist sehr vorteilhaft, im Restaurant den Salat, den der Kellner zum Fleischgericht bringt, ebenfalls genüsslich als gesunde Einleitung zu essen.

Ernährungswissenschaftliche Untersuchungen haben ergeben, dass in diesem Fall der Körper intensiv die Vitalstoffe aufnimmt und dann weit problemloser alles andere verarbeitet, das nachher kommt, auch wenn es nicht so ganz gesund ist.

Eines müssen wir uns immer vor Augen halten: Das Gemüse – und selbstverständlich auch das Obst – sind im Rahmen unserer Ernährung in der Lage, uns ausreichend mit Vitaminen verschiedenster Art, mit Mineralstoffen, Spurenelementen, ätherischen Ölen und Rohfasern zu versorgen. Das Angebot ist rund ums Jahr reichlich.

Und das ist der »Gemüseknigge« für den richtigen Umgang mit Gemüse:

- Am gesündesten ist das rohe Gemüse.

- Wer Gemüse zubereiten möchte, der soll es sorgsam tun. Kochen Sie Gemüse nicht zu Tode, sondern dünsten Sie es nur ganz kurz. Dann bleiben noch viele Vitamine und Mineralstoffe enthalten.

- In der schönen Jahreszeit – Frühjahr, Sommer und Herbst – ist frisches Gemüse vom Feld, aus dem eigenen Garten, vom Markt, aus der Gärtnerei oder aus dem Gemüsegeschäft vorzuziehen.

- Im Winter kann das Gemüse aus der Tiefkühltruhe ein wesentlicher Gesundheitsfaktor in unserer Ernährung sein, weil beim Tieffrieren ein Großteil der Vitamine und Mineralstoffe erhalten bleibt.

Hier eine Wertskala der wichtigsten Gemüsearten für den Hausgebrauch:

- Viel Karotin, Vitamin C, Kohlenhydrate und Rohfasern enthalten Karotten, Petersilwurzeln, Rettich, Schwarzwurzeln und weiße Rüben. Das sind die Wurzelgemüse.

- Die Knollengewächse liefern uns viele Mineralstoffe: die Rote Rübe (Rote Bete), Radieschen, Sellerie, Kohlrabi und Kohlrüben.

- Die Zwiebeln – Küchenzwiebeln und Lauch – sind reich an Mineralstoffen.

- Genauso wertvoll ist Spargel, der auch viele Mineralstoffe enthält.

- Zum Blattgemüse gehören Weißkohl, Rotkohl, Wirsing, Karfiol (Rosenkohl), Grünkohl, Chinakohl. Sie enthalten viel Vitamin C.

- Der Blattsalat vom Feld liefert Mineralien, Spurenelemente und Sonnenenergie. Dazu gehören Kresse, Feldsalat, Löwenzahn, Chicorée, Endivie und Schnittsalat.

- Zum Spinatgemüse zählen Spinat, Mangold, Sauerampfer und Brennnesseln. Sie vermitteln uns Vitamin C, Karotin und Mineralstoffe, vorwiegend Eisen und Magnesium.

Erbsen als Jungbrunnen

Die süßen grünen Erbsen sind als Beilage zu Fleisch und Reis eine beliebte Hülsenfrucht. Sie schmecken köstlich und stellen gleichzeitig eine wertvolle natürliche Nahrung für den Organismus dar.

- Viele wissen gar nicht, dass der regelmäßige Genuss von jungen Erbsen die geistigen Aktivitäten enorm steigert. Die Ursache dafür liegt im hohen Anteil an Spurenelementen und Mineralstoffen: Phosphor, Eisen und Kupfer.

- Erbsen sind reich an Vitamin E, das die Wände unserer Körperzellen vor feindlichen Angriffen schützt. Somit stellt der regelmäßige Verzehr in gewisser Weise auch einen inneren Umweltschutz dar. Indische Ernährungswissenschaftler behaupten sogar, dass regelmäßiger Erbsenkonsum ein besonderer Jungbrunnen ist.

- Beachtlich ist auch der Gehalt am Mineralstoff Kalium in den Erbsen, der wichtig für das Funktionieren von Muskeln, Nerven und Verdauung ist.

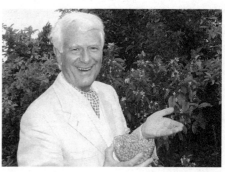

- Nicht zu unterschätzen ist auch der Mineralstoff Magnesium in der Erbse, der stark gegen Verkrampfungen, Stress und Kopfschmerzen macht.

- Relativ wenig bekannt ist, dass Erbsen ein Alkaloid enthalten, das eng mit einer Anti-Fruchtbarkeits-Komponente verbunden ist. Das bedeutet: In gewisser Weise stellt die Erbse eine »Pille« aus dem Gemüsegarten dar. In Bengalen und Indien werden Erbsen in rohem Zustand und Erbsenhülsen in der Suppe als Empfängnisverhütungsmittel eingesetzt. Deutsche Ärzte allerdings warnen davor, sich allzu sehr darauf zu verlassen.

- Tatsache aber ist: Frauen, die sich sehnlichst ein Kind wünschen, werden von erfahrenen Gynäkologen immer wieder gewarnt, keine allzu großen Mengen Erbsen zu essen.

- Erbsen werden sehr oft auch als Kräftigungsmittel bei älteren Menschen und bei Patienten nach schwerer Krankheit mit Erfolg eingesetzt.

Wichtig ist, dass die Erbsen für Gerichte schonend zubereitet werden. Ideal: sanft dünsten. Die Erbsen sollen so rasch wie möglich nach der Ernte gegessen werden. Vorsicht vor übermäßigem Erbsengenuss gilt für all jene, die leicht Blähungen bekommen und einen nervösen Magen haben. Auch bei Magengeschwüren und chronischem Durchfall sollte man Erbsen meiden.

Prof. Bankhofers
Spezial-Tipp:

Mit jungen Erbsen können Sie auch Kinder begeistern, die sonst kaum Gemüse essen.

Spinat – das Anti-Stress-Gemüse

Alle Jahre, wenn auf Märkten und in Gemüseläden der frisch geerntete Spinat angeboten wird, kommt dieses Gemüse bei vielen Familien auf den Speiseplan.

Die beste Motivation dafür kommt aus den USA. Die weltberühmte Harvard-Universität in Boston hat in einer Studie nachgewiesen: Spinat ist eine Superarznei.

Jahrzehntelang galt dieses grüne Gemüse in erster Linie als wertvoller Lieferant für das Spurenelement Eisen. Millionen blasser Kinder wurden von ihren Eltern dazu angehalten, Spinat zu essen, obwohl sie ihn nicht mochten. Heute weiß man, dass der Spinat diese angeblich riesigen Mengen an Eisen gar nicht enthält.

Die Behauptung beruhte schlicht und einfach auf einem Kommafehler in einem wissenschaftlichen Labor. Heute ist es erwiesen:

Für Kinder ist Spinat gar nicht so wichtig. Im Gegenteil: Die darin enthaltenen Pflanzensäuren können bei den Kleinen mitunter allergische Reaktionen hervorrufen.

Naturküche

Hingegen ist Spinat ein wertvoller Bestandteil der Erwachsenenernährung. Und das sind die nachgewiesenen gesundheitlichen Vorteile des Spinats. Ernährungswissenschaftler nennen ihn neuerdings »Anti-Stress-Gemüse«, weil er reichlich vom Anti-Stress-Mineral Magnesium und vom Nervenvitamin B1 anliefert. Da Spinat beachtliche Mengen an Folsäure – auch Vitamin B4 genannt – enthält, ist er ein Jungmacher. Die Folsäure bremst die Adernverkalkung.

Was aber Spinat so interessant macht: Das Gemüse ist besonders wichtig für unsere Augen. Spinat enthält reichliche Mengen an Vitamin A und Betakarotin. Beide Substanzen sind sehr wichtig für die Sehkraft, und zwar für die Bildung des Sehpurpurs im Auge.

Außerdem hat man im Spinat große Mengen an Pflanzenfarbstoffen entdeckt, die so genannten Karotinoide. Sie schützen unsere Augen. Wer häufig und regelmäßig Spinat isst, der verringert damit nachweislich die Gefahr, im Laufe des Lebens an einem sehr verbreiteten Augenleiden zu erkranken. Es handelt sich dabei um die so genannte Makuladegeneration, bei der der zentrale Netzhautbereich des Auges zerfällt. Der Betroffene kann in der Folge erblinden. Die Karotinoide im Spinat machen die Netzhaut stark gegen die Angriffe von aggressiven Molekülen, die als »freie Radikale« bezeichnet werden. Sie entstehen in unserem Körper bei den eigenen Stoffwechselvorgängen, gelangen aber auch aus der belasteten Umwelt in unseren Organismus.

Die Zwiebel darf man nicht unterschätzen

Die Zwiebel zählt zu den bekanntesten Küchengewürzen. Sie wird von fast jeder Hausfrau ganz selbstverständlich Tag für Tag verwendet. Viele denken gar nicht daran, dass die Zwiebel aber gleichzeitig eine enorme Rolle für die Erhaltung unserer Gesundheit spielt.

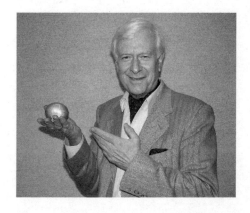

195

Schon in der Antike schätzte man die Zwiebel als Heilmittel zum Stärken, Harntreiben und gegen Infektionen. Heute bestätigen Mediziner und Ernährungswissenschaftler: Der regelmäßige Genuss von Zwiebeln – am besten roh – ist ein wesentlicher Faktor für Wohlbefinden, Vitalität und fürs Jungbleiben.

Und das macht die Zwiebel so wertvoll:

- Sie enthält Vitamin C, liefert dem Organismus aber auch die Vitamine der B-Gruppe und Vitamin A in interessanten Mengen.

- In der Zwiebel sind der Mineralstoff Kalium und die Spurenelemente Eisen, Silizium, Phosphor und Schwefel enthalten.

- Eine ganz besondere Rolle spielen die Enzyme und ätherischen Öle. Ihr Zusammenwirken macht das Gewürz zu einem Jugendelixier. Der russische Forscher Prof. Dr. Gurwitsch behauptete bereits vor einigen Jahren auf Grund von Messungen: Die Zwiebel sendet beim Verzehr geheimnisvolle Strahlen aus, welche die Teilung der Körperzellen fördern und daher verjüngend wirken.

Und das alles leistet die Zwiebel für unsere Gesundheit: Ihre Inhaltsstoffe sind herzstärkend. Sie wirken positiv auf Magen und Darm, stärken dort die Abwehrkräfte. Zwiebelkonsum kann zu hohen Blutdruck ein wenig senken, fördert die Durchblutung, regt den Stoffwechsel an, aktiviert die Leber und stellt eine wirksame Waffe gegen Erkältungskrankheiten dar.

Die Zwiebel hat einen positiven Einfluss auf zu hohe Blutfett- und Blutzuckerwerte. Außerdem bremsen die Inhaltsstoffe der Zwiebel – ähnlich wie es beim Knoblauch der Fall ist – die Arteriosklerose. Nachweislich werden auch die Atemwege gestärkt.

Zusätzlich aber gibt es auch wirkungsvolle Hausmittel mit Zwiebeln:

- Gegen Hustenschleim: Eine kleine Zwiebel in Stücke hacken, in einem Gefäß fingerdick mit Honig bedecken, 24 Stunden verschlossen stehen lassen. Von dem süßen Zwiebelsaft mehrmals am Tag 1 Teelöffel einnehmen.

- Bei Bronchitis und Husten: 2 große Zwiebeln in Stücke schneiden, in 1 Liter Wasser aufkochen, die aufsteigenden Zwiebeldämpfe einatmen.

- Bei Rheumabeschwerden: Einige Zwiebeln zerdrücken und zu einem Brei verrühren, als Umschlag auflegen.

- Bei Schlafproblemen: 1 große Zwiebel halbieren, mit den Schnittflächen nach unten in einen Topf mit 1/4 Liter Milch 15 Minuten ziehen lassen. Dann die Zwiebelmilch mit etwas Honig vor dem Zubettgehen trinken.

Karotten helfen nicht nur unseren Augen

Prinz Charles von England zum Beispiel hat einmal bei einer Pressekonferenz schmunzelnd verraten, woher er sich frischen Schwung holt, was ihn aktiv hält. Sein Fitmacher heißt auf Lateinisch: Daucus carota, zu Deutsch: die Karotte. Dass er tatsächlich auf die Kraft der Karotten schwört, stellt er auch unter Beweis. Er hat auf den königlichen Liegenschaften einen großen Gemüsegarten, auf dem streng kontrolliert angebaut wird. Der Brite ist ein eifriger Verfechter der Fruchtwechselwirtschaft:

Auf demselben Boden wird eine Gemüsesorte nur alle 4 Jahre angebaut, damit die Erde sich wieder erholen kann und nicht ausgelaugt wird. Übrigens: Er baut in seinem Gemüsegarten 23 Karottensorten an: von gelb bis rot, in allen Nuancen.

Die Karotte als Fitmacher ist im Grunde genommen nichts Neues. Schon in der Antike aßen Griechen und Römer die »Carota«, um Schwung und Kraft für den ganzen Tag zu haben. Das kann man den Schriften von Dioskurides und Plinius entnehmen.

Aus dem Mittelalter ist uns ein amüsantes Dokument über die kräftigende Wirkung der Karotte erhalten geblieben. Diese Schrift stammt von dem Arzt Matthiolus. Er berichtet: »Die Karotte ist, wenn sie von zarter Beschaffenheit, eine sehr lebensfreundliche Speis.

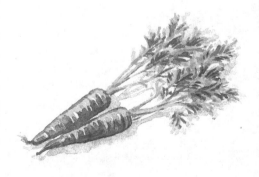

Sie macht den Menschen fröhlich und arbeitsam, gibt ihm Kraft. Zudem kann sie leicht verdauet werden und gibt Anlass für einen erfreulichen Stuhlgang, wichtig für ein gesund Leben!«

Man beobachtete also damals ganz genau, dass man mit Karotten in der täglichen Nahrung sehr viel Aktivität und Schwung tanken konnte.

Heute weiß man aus ernährungswissenschaftlichen Untersuchungen, warum das so ist.

- Die Karotte liefert dem Organismus den Mineralstoff Magnesium sowie das Spurenelement Eisen, beides Substanzen, die uns vor Müdigkeit und Schlappheit bewahren können.

- Die Karotte enthält interessante Mengen an Kalzium, das unseren Knochen Kraft gibt.

- Vor allem aber ist die Karotte ein Spitzenlieferant für das Vitamin A und für seine Vorstufe, das Provitamin A – Betakarotin. Beide bilden im menschlichen Körper in sämtlichen Zellen so genannte Karotinoide, die inzwischen als Krebsschutzstoffe gelten. Sie bringen sogar Körperzellen wieder in Schwung, die durch Umweltgifte bereits bis zu einem gewissen Grad geschädigt sind.

- Karotten versorgen unseren Verdauungstrakt aber auch mit reichlich Pektin, wie man es sonst nur in Äpfeln findet. Damit können wir uns länger jugendlich und fit halten.

All diese wertvollen Inhaltsstoffe machen die Karotte zu einem Gemüse für Fitness und Vitalität: Wenn Sie die Leistungskraft Ihres Kindes in der Schule verbessern wollen, dann setzen Sie ihm oft Karotten vor. Es ist schon lange bekannt, dass Kinder in der Wachstumsphase mit Karotten mehr Vitalität bekommen. Interessant für Erwachsene und Kinder: Karotten sind ein Anti-Stress-Gemüse, und Stress führt zu vorzeitiger Müdigkeit und Erschöpfung.

Mehr Lebens- und Liebeskraft durch Sauerkraut

Der Biochemiker und Mediziner Prof. Dr. Felix Kindore von der Universität in Pittsburg, Pennsylvania, hat im Rahmen einer Studie nachgewiesen: Mit einem sehr bekann-

Naturküche

ten, preiswerten und wohlschmeckenden sowie einfachen Gemüse kann man enorm Fitness, Lebens- und Liebeskraft tanken. Und dieses Gemüse ist das Sauerkraut.

Es ist kaum zu glauben: Gerade die Amerikaner, die sich immer über die Deutschen als Sauerkrautesser lustig machen und sie lächelnd als »Krauts« bezeichnen, haben nun das Sauerkraut zum Lebenselixier ernannt.

Den Wert des Sauerkrauts haben bereits die Phönizier auf ihren Schiffen erkannt. Es war die Garantie für eine gesunde Mannschaft an Bord. Der griechische Arzt Hippokrates verordnete in der Antike vielen seiner Patienten Sauerkraut als Aufbaumittel. Bei den römischen Legionären war es ein Teil der Pflichtverpflegung. Später dann nannte Pfarrer Kneipp das Sauerkraut den »Gesundheitsbesen« für den Darm.

Nun hat Prof. Dr. Felix Kindore genau nachgewiesen: Der regelmäßige Genuss von Sauerkraut befreit den Darm von Giften und hilft, Krankheiten zu verhindern. 200 Gramm Sauerkraut – eine normale Portion – decken einen beachtlichen Teil der lebenswichtigen Ballaststoffe, die wir für das Funktionieren der Verdauung brauchen. Mit dieser Menge tanken wir auch reichlich Vitamin C. Und diese 200 Gramm Sauerkraut haben bloß 40 Kalorien – ideal zum Schlankwerden und Schlankbleiben.

Das spektakulärste Ergebnis von Prof. Dr. Kindores Untersuchungen an 441 Männern und Frauen: Der Genuss von Sauerkraut – mindestens zweimal die Woche – erhält jung, vital und verbessert die Liebeslust und Liebeskraft. Entscheidend für diese Eigenschaften ist zweifellos die Fülle an Vitaminen, Mineralstoffen und Spurenelementen, die im Sauerkraut enthalten sind.

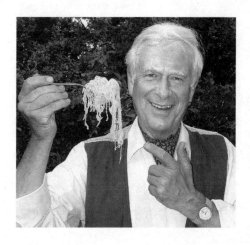

■ Der hohe Anteil an Folsäure beugt dem Altern vor.

- Die Liebeskraft und Liebeslust bei Mann und Frau werden durch die Spurenelemente Zink und Molybdän gestärkt.

Tomaten machen stark

Viele falsche Behauptungen sind schuld daran, dass manche Menschen eine gewisse Distanz zu Tomaten entwickeln. Vielleicht haben Sie auch schon einmal gehört: »Die Tomate verursacht und fördert Arthritis, weil sie zur giftigen Nachtschattenfamilie gehört!«

Oder: »Die Tomate verursacht Krebs!«

Oder: »Die Tomate macht liebestoll!«

Keiner weiß im Grunde genommen, woher diese Meldungen stammen. Wissenschaftler haben heute längst nachgewiesen, dass sie nicht stimmen.

Mehr noch: Sie haben herausgefunden, dass die Tomaten eine Reihe von beachtlichen gesundheitsfördernden Eigenschaften haben.

Daher: Freuen Sie sich, wenn die knallroten, saftigen und süßen Tomaten auf dem Markt angeboten werden.

Die wilde Tomate gab es erstmals in den Tropen der Anden. Heute ist sie auch bei uns heimisch und wird in vielen Kleingärten angebaut.

Die reife Gemüsefrucht ist reich an den Mineralstoffen Kalium für die Verdauung, Kalzium für die Knochen, Phosphor fürs Gehirn und Eisen fürs Blut.

Sie enthält viel Vitamin E, C und jene der Gruppe B. Sie liefert dem menschlichen Organismus auch die Spurenelemente Zink und Selen.

Tomaten haben viele gesundheitsfördernde Eigenschaften:

- Tomaten regen die Speichelbildung und damit die Vorverdauung der Speisen im Mund an.
- Sie fördern die Blutbildung und beugen einer Anämie vor.
- Der hohe Gehalt an Kalium und Faserstoffen gibt der Verdauung und im Speziellen der Arbeit des Darms besonderen Schwung.

- Nach Untersuchungen amerikanischer Ärzte kann die Tomate einer Blinddarmentzündung vorbeugen.

- Die Inhaltsstoffe der Tomate wirken auf den gesamten Magen- und Darmbereich entkrampfend. Dadurch wird auch die Verstopfung erfolgreich bekämpft.

- Tomaten geben der Magen- und Darmschleimhaut Kraft und beugen in diesem Bereich Entzündungen vor.

- Tomaten fördern außerdem den Gallenfluss und wirken unterstützend positiv auf die Leber.

- Ärzte haben in einer Studie herausgefunden, dass der regelmäßige Genuss von Tomaten in gewisser Weise vor Magen-, Prostata-, vor allem aber vor Lungenkrebs schützen kann. Die Studie wurde an 14 000 Amerikanern und 3000 Norwegern durchgeführt. Die Erklärung für die Schutzwirkung dürfte am hohen Anteil an Betakarotin und des Karotinoids mit Namen Lykopin liegen.

Allerdings muss man mitunter auch vorsichtig im Umgang mit Tomaten sein. Essen Sie keine grünen Früchte. Sie enthalten große Mengen des Giftstoffes Solanin.

Prof. Bankhofers Spezial-Tipp:

Wenn Sie Ihrem Immunsystem immer wieder neue Kraft geben wollen, dann nehmen Sie zwischendurch eine Spezial-Mahlzeit für die natürlichen Abwehrkräfte zu sich: eine Salzgurke, 3 Gabeln voll Sauerkraut, 1/4 Liter Rote-Bete-Saft. Diese milchsauer vergorene Gemüse-Nahrung ist ein wirkungsvolles Mittel zur Stärkung der Abwehrkräfte.

Peperoni stärkt das Herz

Im Gegensatz zu den Gemüse-Paprikaschoten gibt es den so genannten kleinen, schmalen Gewürzpaprika, der unter den Bezeichnungen Peperoni, Chili oder Cayennepfeffer bekannt ist. Die meisten von uns setzen die Peperoni in der Küche ein, wenn es darum geht, Speisen besonders würzig und scharf zuzubereiten. Doch die Peperoni hat auch in der Naturheilkunde gegen verschiedene Befindlichkeitsstörungen und Alltagsbeschwerden eine beachtliche Bedeutung.

Der Hauptbestandteil in der Peperoni ist das Alkaloid Capsaicin. Die Peperoni ist außerdem reich an Scharfstoffen, an Vitamin C und A, an Karotinoiden und ätherischen Ölen. All diese Wirkstoffe haben auf unseren Organismus einen ganz besonderen Einfluss:

- Der Saft der Peperoni oder des Cayennepfeffers wird in der Medizin als Reizmittel in Form von Einreibungen bei rheumatischen Beschwerden und Gelenkrheuma angewendet. Die weiße Milch, deren Wirkung auf den Substanzen Nonivamid und Infrotto ultra beruht, gibt's in der Apotheke.

- Wer Speisen mit Peperoni würzt, regt damit den Kreislauf an. Der amerikanische Kräuterheilkundige und Arzt Dr. T. J. Tyler schreibt dazu: »Peperoni sind die kräftigsten Herzstimulantien mit dauerhafter Wirkung!«

Und das haben Ernährungswissenschaftler über die Wirkung der Peperoni im menschlichen Organismus herausgefunden:

- Das Essen und Verdauen von Nahrung kostet Kraft. Hat der Verdauungstrakt Nahrung bekommen, fordert er Blut an. Das Herz muss mit mehr Energie arbeiten und mehr Blut fördern. Daher kommt es zu einem Ansteigen des Herzschlagvolumens. Das Capsaicin in der Peperoni verstärkt die Herzleistung.

- Die Wirkung geht aber noch weiter: Wer Peperoni in seiner Speise hat, der hilft damit, die Zahl jener Blutplättchen zu reduzieren, welche für Blutgerinnsel und Herzinfarkt verantwortlich sind. Dieser positive Einfluss hält bis zu 3 Stunden nach dem Essen an.

- Wer mit Peperoni würzt, kann damit auch die körpereigenen Abwehrkräfte gegen Erkältungskrankheiten, vor allem gegen den ersten Schnupfen im Herbst, stärken. Das liegt zum Teil auch am hohen Anteil an Vitamin C.

- In kleinen Mengen kann die Peperoni appetitanregend und verdauungsfördernd wirken.

Allerdings muss man wissen: Zu viele Peperoni können zu Magenproblemen sowie zu Leber- und Nierenschäden führen. Genießen Sie die positive Schärfe immer mit Maß und Ziel.

Mit Vitalstoffen soll man sorgsam umgehen

Wenn der Frühling ins Land gezogen ist, steht uns wieder frische, heimische Ware aus Gärten und von Feldern zur Verfügung. Gerade bei diesem Gemüse und Obst ist es so wichtig, dass wir richtig damit umgehen. Die frischen Gewächse sind besonders zart und verderblich, und ihr Gehalt an Vitaminen ist besonders instabil.

Das erste Gemüse im Land ist alljährlich der Kopfsalat. Er ist besonders heikel. Eine Untersuchung des Institutes für medizinische Vitamin- und Mineralstoff-Forschung in Bad Soden hat ergeben: Wenn ein Kopfsalat mehr als 4 Tage von der Ernte weg bis zum Verbraucher unterwegs ist, dann enthält er kein Vitamin C mehr.

Daraus lernen wir:

- Kaufen Sie heimischen Salat, der möglichst von nahen Feldern oder Gärten kommt.

- Kaufen Sie nach Möglichkeit direkt beim Gärtner ein. Nur wenige haben die Möglichkeit, den Salat aus dem eigenen Garten zu ernten.

- Verbrauchen Sie den Salat unmittelbar nach dem Kauf. Lassen Sie ihn nicht viele Stunden zu Hause liegen.

- Bereiten Sie ihn unmittelbar vor dem Servieren zu. Langes Einwirken der Marinade tötet viele Wirkstoffe im Salat ab. Der äußerliche Beweis dafür: Er fällt zusammen.

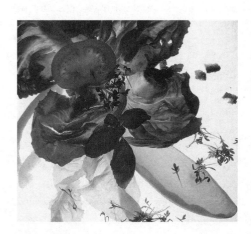

Für sämtliche Frühlingsgemüse, die besonders sanft behandelt werden müssen, damit alle Vitalstoffe erhalten bleiben und in unseren Organismus gelangen, gelten einige wichtige Regeln:

- Gemüse muss auf Grund unserer Umweltsituation gereinigt, am besten gewaschen werden. Das soll zwar gründlich geschehen, aber mit Vorsicht: Waschen Sie Obst und Gemüse nicht mit heißem oder warmem, sondern mit kaltem Wasser. Dann bleiben die Vitamine besser erhalten.

- Lassen Sie die Naturprodukte aber nicht stundenlang unter fließendem Wasser liegen. Dabei waschen sich die Vitalstoffe aus.

- Legen Sie Gemüse und Obst aber auch niemals für längere Zeit in ein Gefäß mit kaltem Wasser. Da passiert dann das Gleiche.

- Kochen Sie Ihr Gemüse in Wasser nicht zu Tode. Dabei killen Sie nämlich sämtliche Vitamine und auch die meisten Mineralstoffe und Spurenelemente. Junges Frühjahrsgemüse in wallendem Wasser zu kochen ist ein Verbrechen gegenüber der gesunden Ernährung.

- Die ideale Methode zum Garen von Gemüse ist und bleibt das schonende Dämpfen mit ganz wenig Wasser in einem dazu geeigneten Topf.

- Doch auch in Bezug auf das Dämpfen muss man gerade im Frühjahr Acht geben. Während man in den Wintermonaten gelagertes Gemüse bis zu 10 oder gar 15 Minuten gar dämpfen muss, damit es weich ist, braucht das zarte Frühjahrsgemüse meist nur zwischen 3 und 6 Minuten. Wer länger garen lässt als notwendig, der ruiniert die wertvollen Inhaltsstoffe, und das Gemüse ist schließlich nur mehr der Lieferant für Ballaststoffe. Und das ist nicht gerade im Sinn der Sache.

Ein paar Beispiele für Garzeiten:

- Wenn man Wurzelgemüse in reichlich Wasser kocht, verliert man bis zu 48 Prozent Vitamin C.

- Wenn man Kartoffeln mit der Schale im Wasser kocht, so verlieren sie bis zu 30 Prozent Vitamin C.

- Wenn man hingegen die Kartoffeln mit Schale in ganz wenig Wasser dämpft, beträgt der Verlust an Vitamin C nur 20 Prozent.

- Kocht man die Kartoffeln hingegen ohne Schale in Wasser, gehen 40 Prozent Vitamin C verloren, bei der Herstellung von Kartoffelpüree bis zu 50 Prozent.

- Wenn man Grüngemüse 15 bis 20 Minuten in reichlich Wasser kocht, gehen bis zu 75 Prozent Vitamin C verloren.

- Wenn man hingegen das Gemüse 5 Minuten dämpft, beträgt der Verlust nur bis zu 25 Prozent.

- Beim Dämpfen sind es nur bis zu 28 Prozent.

Zusätzlich ein wichtiger Hinweis:

- Kaufen Sie lieber kein Frischgemüse, das stundenlang auf der Straße ungeschützt dem Autoverkehr und seinen Abgasen ausgesetzt war. Es ist mit sehr vielen Schadstoffen angereichert.

- Kaufen Sie auch kein Gemüse, das stundenlang der prallen Sonne ausgesetzt war. Dadurch sind viele Inhaltsstoffe kaputtgegangen.

Kürbis und Knoblauch: eine gute Kombination

Ein uraltes Rezept für Gesundheit und Vitalität ist zu einem neuen Trend geworden: die Kombination von Kürbis und Knoblauch. In früheren Zeiten machten viele Menschen speziell auf dem Land eifrig davon Gebrauch. Wissenschaftliche Erkenntnisse der letzten Jahre sowohl über den Knoblauch als auch über die Kürbiskerne bestätigen die Wirkung der alten Tradition. Und so nützt man heute wieder verstärkt die Vitalkraft aus dem Bauerngarten.

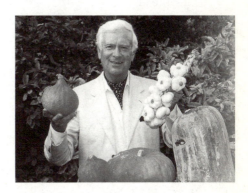

Wenn man Darstellungen aus dem 18. und 19. Jahrhundert in Büchern ansieht, so kann man deutlich erkennen: Viele Bauern bauten in ihrem Garten hinter dem Haus Knoblauch und Kürbis unmittelbar nebeneinander an. Die beiden Naturprodukte gehörten im Bewusstsein vieler Landwirte von damals einfach zusammen. Sie symbolisierten Lebenskraft, Vitalität und Gesundheit bis ins hohe Alter. Knoblauchzehen und Kürbiskerne galten auf vielen Bauernhöfen als Naturarznei. Die jungen Leute tankten Kraft für ihre harte Arbeit, indem sie einfach eine frische Knoblauchzehe und ein paar Kürbiskerne gemeinsam in den Mund nahmen und langsam und intensiv kauten.

Die alten Leute drehten den Knoblauch und die Kürbiskerne durch die Fleischmaschine und aßen den gemischten Brei.

Prof. Bankhofers Spezial-Tipp:

Wenn Sie einmal Zeit haben, inspizieren Sie Ihre Hausapotheke. Viele Naturarzneien und Medikamente haben ein Ablaufdatum. Aber auch Heilkräuter verlieren nach einem Jahr ihre Wirkung.

Knoblauch erhält die Gefäße jung

Der Knoblauch ist eine der ältesten Heilpflanzen. Er galt immer schon als Naturmedizin, die vor Krankheiten schützt und Herz sowie Kreislauf stärkt.

Aber erst in den vergangenen 10 Jahren sind die ersten wissenschaftlichen Studien mit Knoblauch durchgeführt worden.

Sie haben ergeben:

- Wer regelmäßig Knoblauch nimmt, hat eine bessere Durchblutung.

- Der regelmäßige Einsatz von Knoblauch kann zu hohen Blutdruck senken.

- Aufsehen erregende Studien in Berlin haben bewiesen: Knoblauch kann der Adernverkalkung vorbeugen. Er kann sie sogar stoppen und bis zu einem gewissen Grad rückgängig machen.

- Knoblauch senkt erhöhte und zu hohe Cholesterinwerte: Er hebt das schützende HDL, senkt das LDL.

Naturküche

- Eine Studie in Mainz hat den Beweis erbracht: Wer lange Zeit Knoblauch nimmt, der hat im Endeffekt um 10 bis 15 Jahre jüngere und elastischere Gefäße. Knoblauch ist ein Jungmacher.

- Man weiß heute auch: Knoblauch schützt vor Erkältungen.

- Knoblauch fördert die Potenz und die Liebeslust.

- Für unsere moderne Zeit sehr wichtig: Knoblauch schützt den Organismus vor aggressiven Umweltschadstoffen, den so genannten freien Radikalen.

- Knoblauch hat eine hohe antioxidative Wirkung.

- Durch den Einfluss des Knoblauchs wird unser Blut flüssiger.

- Ein hoher Gehalt am Spurenelement Selen macht den Knoblauch zu einem wichtigen Mithelfer am Aufbau der Immunkraft.

Man hat herausgefunden: Im Knoblauch wirkt nicht nur das Allicin, sondern auch Ajoene, Diallylsulfid und Vinyldithiine haben einen entscheidenden gesundheitsfördernden Einfluss auf unseren Organismus.

Kürbiskerne für Blase und Prostata

Der Kürbis ist reich an lebenswichtigen Substanzen: Er liefert reichlich Vitamin A, Vitamin E, C und B4, auch Folsäure genannt, weiters Kalium, Kalzium, Phosphor, Magnesium, Zink und Selen.

Die eigentliche Naturarznei aber sind die weichschaligen grünen Kerne einer speziellen Kürbisart, die man seit dem 16. Jahrhundert kennt. Das ist auf die wertvollen Inhaltsstoffe zurückzuführen:

- Die Kürbiskerne sind reich an so genannten Delta-7-Sterolen. Das sind Wirksubstanzen, die der Prostatavergrößerung beim Mann vorbeugen und eine bereits vorhandene gutartige Vergrößerung auch positiv beeinflussen.

- Weiters findet man in den Kürbiskernen reichlich Vitamin E.

- Kürbiskerne enthalten auch schützende Polyphenole und Katechine, die Herz und Kreislauf stärken.

- Die Substanzen Cucurbitin und das Sitosterin stärken die Blase von Mann und Frau und wirken damit vorbeugend gegen Blasenkatarrh und Harnwegsentzündungen.

- Das Konsumieren von Kürbiskernen unterstützt aber auch die Immunkraft, denn auch die Kerne liefern – wie der Knoblauch – die Spurenelemente Selen, Mangan, Zink und Kupfer.

- Eine besondere Bedeutung kommt den pflanzlichen Hormonstoffen und einer Reihe von Bioflavonoiden in den Kürbiskernen zu.

- Außerdem fördern Kürbiskerne den Harnfluss und senken das Risiko für die Bildung von Kalzium-Oxalat-Nierensteinen sowie von Blasensteinen.

Obst statt Suppe

Frisches, rohes Obst schmeckt köstlich und ist für ein gesundes Leben von besonderer Bedeutung. Ideal ist es, wenn wir jede Mahlzeit mit Obst beginnen, wenn wir sozusagen Obst anstelle der Suppe oder noch vor der Suppe verzehren. Ernährungsphysiologen und Ärzte raten heute eindringlich dazu.

Leider aber spielt Obst nach wie vor bei einem Großteil der Bevölkerung eine untergeordnete Rolle.

Reihenuntersuchungen und Labortests in der Schweiz sowie in Deutschland haben ergeben: Unsere übliche Nahrung – durchwegs gekochte Speisen – bringt die Leukozyten – die weißen Blutkörperchen – im Organismus derart in Aufruhr, dass diese im Blut in Abwehrbereitschaft geraten, als ob ein Angriff von Bakterien stattfinden würde.

Das sollte uns zu denken geben. Die Ernährungsmedizin spricht in einem solchen Fall von einer so genannten Verdauungsleukozytose.

Wer nun jahraus jahrein nur denaturierte Nahrungsmittel zu sich nimmt, erzeugt im Körper eine immerwährende Abwehr, die nach Jahrzehnten zum Grundstock für Erkrankungen werden kann, weil der Körper ständig mit ungesunden Faktoren konfrontiert wird.

Man weiß heute, dass es zu diesem »Aufmarsch« von Abwehrstoffen nicht kommt, wenn der Körper genügend rohes Obst, aber auch rohes Gemüse zugeführt bekommt. Daher ist der Ruf nach dem täglichen frischen Obst vor jeder Mahlzeit mehr als berechtigt, weil es ein gesundes, harmonisches Funktionieren des gesamten Verdauungsapparates garantiert.

Allerdings gibt es eine Reihe von Dingen, die man für den täglichen Verzehr von frischem Obst wissen muss:

- Kauen Sie das Obst gut und langsam. Nehmen Sie sich Zeit dafür. Essen Sie rohes Obst niemals hastig.

- Am gesündesten ist es, wenn man das Obst der eigenen Landschaft zu der Jahreszeit konsumiert, in der es reif ist. Nur im Winter sollte man auch auf ausländische und exotische Obstsorten zurückgreifen.

- Am besten ist es, wenn man die ganze Frucht genießt und nicht etwa nur den ausgepressten Fruchtsaft. Fruchtsäfte kann man zusätzlich trinken. Sie ersetzen aber niemals die ganze Frucht. Im Gegenteil: Obstsäfte im Übermaß getrunken, können manchmal zu Verstopfung und anderen Verdauungsstörungen führen.

- Jeder muss selbst herausfinden, welche Mengen an rohem Obst er verträgt. Das ist oftmals sehr verschieden.

- Vorsicht beim übermäßigen Verzehr von Zitrusfrüchten, wie Zitronen, Grapefruits, Orangen und Mandarinen. Sie führen dem Körper sehr viel Oxalsäure zu, was bei manchen Menschen zur rascheren Bildung von Oxalatsteinen in Nieren und Harnwegen führen kann. In unseren Gegenden sind die säurehaltigsten Obstsorten die schwarzen und roten Johannisbeeren.

- In der kalten Jahreszeit muss man Obst essen, das gut gelagert wurde. Angefaulte Äpfel beinhalten natürliche Gifte. Verschimmelte Nüsse enthalten hochgradig Krebs erregende Aflatoxine, und unreife Mandarinen beinhalten Papein, welches Durchfall erzeugt.

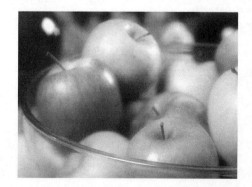

Bei einer Rangordnung von empfehlenswerten Obstsorten muss man an erster Stelle den Apfel nennen. Ein altes britisches Sprichwort sagt: »One apple a day keeps the doctor away!« Das heißt so viel wie: Ein Apfel jeden Tag erspart den Arzt.

Äpfel können während des ganzen Jahres gegessen werden. Es stehen verschiedene Sorten für jeden Geschmack zur Verfügung. Der Apfel ist leicht verdaulich. Er kann von Gesunden und Kranken verzehrt werden. Die Kranken reiben ihn. Und er hat reichlich Vitamine, Mineralien und Spurenelemente.

Nach dem Apfel kommt gleich die Weintraube. Sie zählt zu den ältesten und bekanntesten Obstsorten der Welt. Sie wirkt verdauungsfördernd und gibt dem Körper Kraft.

Die Birnen stärken durch ihren Gehalt an Phosphor unsere Konzentration und unser Gehirn.

Kirschen fördern die Arbeit der Niere, Rhabarber hilft vielen Frauen, Wechselprobleme zu bewältigen, Erdbeeren machen fröhlich und bringen den Kreislauf in Schwung.

Von den exotischen Früchten steht die Banane an erster Stelle. Sie beruhigt unsere Nerven, gibt Kraft und ist sehr leicht verdaulich.

Immer wieder ergibt sich die Frage: Soll man in unserer umweltgefährdeten Welt das Obst mit Schale essen? Die Antwort lautet: Wenn man weiß, dass das Obst aus biologischem Anbau kommt, genügt es, die Frucht lange und gut unter fließendem Wasser zu waschen. Dann kann und soll man sie mit der Schale verzehren, weil darin besonders wertvolle Vitalstoffe sitzen. Kommt das Obst aus nicht biologischem Anbau oder wurde es an einer Autostraße geerntet, so ist es besser, die Frucht geschält zu verzehren.

Jede Hausfrau sollte sich angewöhnen, möglichst oft rohes Obst auf den Tisch zu bringen.

Apfel

Aus Sicht der Vollwertkost lohnt es sich, den Apfel aus allen anderen Obstsorten hervorzuheben. Rund ums Jahr ist der Apfel in unseren Regionen die wertvollste heimische Frucht, weil man ihn auch lange lagern kann. Im Volksmund hat man immer den Apfel als Gesundheitsspender gepriesen. Nun haben

Naturküche

einige wissenschaftliche Untersuchungen und Studien exakt nachgewiesen:

Die Heilwirkung des Apfels ist auf einigen Gebieten unbestritten.

Die Wildform des Apfels stammt aus Asien. Unser Kulturapfel wird seit rund 3000 Jahren angebaut. Die Römer kannten 22 Apfelsorten. Heute gibt es Tausende. Sie alle wurden aus insgesamt 25 Arten gezüchtet.

Der Apfel wächst in allen Erdteilen, wo es humusreichen und feuchten Boden gibt. Der Apfel ist aus ernährungswissenschaftlicher Sicht reich am Mineralstoff Kalzium, an den Spurenelementen Phosphor und Eisen und an den Vitaminen C, A, B1, B2 und Niacin. Besonders zu erwähnen sind die zellschützenden organischen Säuren Apfel- und Zitronensäure sowie Pektin und Pottasche gegen Darmgifte.

Ganz besonders wird für die Ernährung die harmonische Ausgewogenheit all dieser Inhaltsstoffe geschätzt.

> **Prof. Bankhofers Spezial-Tipp:**
>
> *Eine einseitige und extreme Diät ist sinnlos und kann den Organismus belasten. Die bessere Lösung: Machen Sie zwischendurch öfter mal einen Apfeltag. Trinken Sie über den Tag verteilt 2 bis 3 Liter naturtrüben Apfelsaft, und essen Sie – ebenfalls über den Tag verteilt – ein Kilo geraffelte Äpfel. Sonst nichts.*

Die Ergebnisse von Studien, die über die gesundheitliche Bedeutung des Apfels in letzter Zeit durchgeführt wurden:

- Der amerikanische Arzt Prof. Dr. Ancel Keys aus Minneapolis weist nach, dass ein Apfel vor dem Zubettgehen einen tiefen, festen Schlaf garantiert. Die Wirkung beruht auf der gleichmäßigen Verteilung des Blutzuckers während der Nacht. In diesem Zusammenhang ist interessant, dass der deutsche Arzt Dr. Christoph Hufeland bereits seinen Patienten Goethe, Schiller, Ludwig Uhland und Jean Paul einen »Einschlafapfel« verordnete.

- Prof. Dr. Ancel Keys hat aber auch noch etwas anderes entdeckt. Er empfiehlt täglich zwei saftige Äpfel gegen Arterienverkalkung und Infarktgefährdung.

- Äpfel beeinflussen aber auch positiv den Blutdruck. Die Inhaltsstoffe schwemmen übermäßige Mengen an Kochsalz und Wasser aus dem Organismus. Dadurch entsteht bei Bluthochdruck eine regulierende Wirkung. Untersuchungen dazu gibt es von dem österreichischen Arzt Univ.-Prof. Dr. Josef Jagic. Sein Rat: Jeden Morgen auf nüchternen Magen einen Apfel gegen Bluthochdruck.

- Der amerikanische Mediziner Dr. Jeffrey S. Hyams empfiehlt zur Förderung des Stuhlganges und zur Bekämpfung der verbreiteten Verstopfung den regelmäßigen Apfelkonsum. Denn der Apfel liefert Magen und Darm reichlich Ballaststoffe, reguliert das Wachstum der Darmflora und kurbelt damit insgesamt die Verdauung an.

- Der Wiener Arzt Dr. Ewald Riegler rät: Wenn man die ersten Anzeichen einer Migräne spürt, kann man mit dem Genuss eines Apfels sehr oft dem Anfall vorbeugen.

- Auch ein zünftiger Alkoholkater ist mitunter schnell besiegt, wenn man drei knackige Äpfel auf nüchternen Magen verzehrt. Das stoppt oft die Kopfschmerzen.

- Die wohl spektakulärste und aktuellste Studie über den gesundheitlichen Einfluss des Apfels auf den menschlichen Organismus stammt aus Wien und wurde im Herbst 1991 veröffentlicht. Univ.-Prof. Dr. Helmut Sinzinger, II. Medizinische Universitätsklinik in Wien, berichtet, dass bei den Probanden im Alter von 8 bis 73 Jahren, die erhöhte Cholesterinwerte aufwiesen, im Rahmen einer sechswöchigen Therapie mit der regelmäßigen Einnahme von Apfelquellpektin das »gute, schützende« HDL-Cholesterin etwas anstieg, das so genannte »böse« LDL-Cholesterin hingegen zwischen 9 und 30 (!) Prozent gesenkt wurde.

Fleisch als Beilage

Viele kritische Beobachter der alternativen, gesunden Ernährung fragen immer wieder: »Muss das Fleisch vollkommen vom Speisezettel gestrichen werden? Schließlich ist der Mensch ein Mischkostesser...« Die Antwort liegt klar auf der Hand: Vegetarismus ist ganz sicher nicht die Idealform einer Ernährung für die breite Bevölkerung. Der gesamte Verdauungsapparat des Menschen ist auch auf den Genuss von Fleisch eingestellt. Das tierische Eiweiß hat für unseren Organismus alle notwendigen 21 Aminosäuren, die er unbedingt braucht, um sein körpereigenes Eiweiß aufzubauen. Diese 21 Aminosäuren existieren auch in der Milch und in Milchprodukten, so dass ein Vegetarier keinen Mangel leiden muss.

Es ist jedoch nicht Sinn der Sache, wenn man jemandem im Zuge einer gesunden Ernährung das Fleischessen abgewöhnen möchte. Allerdings sollte man schon einige Grundregeln beachten:

- Machen Sie das Fleisch nicht zum Mittelpunkt Ihrer Ernährung, wie das bei vielen von uns leider der Fall ist. Am gesündesten ist es, wenn das Fleisch zur köstlichen Beilage wird.

- Sie haben mich ganz richtig verstanden: Essen Sie nur wenig Fleisch zu jeder Mahlzeit. Ein Beispiel am Huhn: Konsumieren Sie niemals ein ganzes Huhn zu einer Mahlzeit. Teilen Sie es sinnvoll ein. An einem Tag bereiten Sie Hühnersuppe zu und servieren nachher ein Vollwertgericht. Am zweiten Tag werden einige Stücke vom Huhn gekocht oder gebraten. Dazu gibt es Salat und Petersilienkartoffel. Am dritten Tag wird der Rest des Hühnerfleisches mit Reis als Hühnerrisotto oder als Hühnersalat angerichtet.

- Essen Sie nicht täglich Fleisch. Machen Sie es wie unsere Vorfahren, die aus wirtschaftlichen Gründen dazu gezwungen waren: Sie haben einmal, höchstens zweimal in der Woche Fleisch auf den Tisch gebracht, an anderen Tagen Gemüse mit Brot, Hülsenfrüchte, Kartoffelgerichte.

- Essen Sie nur ganz selten oder gar nicht Innereien, fettes Fleisch vom Grill, geräuchertes Fleisch.

- Wegen der Salmonellengefahr muss das Auftauwasser bei Gefriergeflügel sofort weggegossen werden. Waschen Sie Hände und Küchengeräte nach der Zubereitung gründlich ab.

- Versehen Sie jede Fleischspeise mit natürlichen Vitalstoffen. Essen Sie viel Salat oder rohes Gemüse dazu.

Es wird nun immer wieder die berechtigte Frage gestellt: Wenn man schon Fleisch isst, welche Fleischsorten sollte man dabei vorziehen, welche sollte man meiden? Auch darauf ist die Antwort ganz einfach und einleuchtend:

- Heutzutage ist für den menschlichen Organismus das gesündeste Fleisch jenes vom Lamm.

- Meiden Sie, wenn möglich, Fleisch von Masttieren.

So sollte man Fleisch zubereiten, damit es vom Standpunkt der gesunden Ernährung vertretbar ist:

- Wir sollten uns auch beim Fleisch bemühen, alle positiven Stoffe zu bewahren, um sie dem Organismus zuzuführen.

- Das ist nur dann möglich, wenn es nicht über 150 Grad Celsius erhitzt wird. Da betragen die Vitaminverluste nur 50 Prozent. Bei höheren Temperaturen gehen die Vitamine bis zu 80 Prozent verloren.

- Verkohltes Fleisch enthält Krebs erregende Stoffe und muss weggegeben werden.

- Am gesündesten ist es, Fleisch zu kochen. Der Grillvorgang ist dem Braten vorzuziehen.

Zu viel Fleisch macht depressiv

Ernährungswissenschaftler warnen seit Jahren vor einem übermäßigen Fleischgenuss. Demnach sollte man nicht mehr als 2- bis 3-mal die Woche Fleisch essen, weil sonst der Organismus die mit dem Fleisch angelieferte Harnsäure nicht restlos verarbeiten kann. Nun aber haben jüngste Forschungen eine zusätzliche Gefahr des Fleischüberkonsums an den Tag gebracht: Zu viel Fleisch macht depressiv.

Und das sind die sensationellen, neuen medizinischen Untersuchungsergebnisse einer Forschungsgruppe am Max-Planck-Institut für Psychiatrie in München:

- Ausschließliche oder überwiegende Ernährung mit Fleisch liefert dem Körper zu viele Proteine, also zu viele Eiweißbausteine.

- Proteine aber beeinflussen die Seele negativ, sobald sie in der Nahrung überwiegen.

- Eiweißreiche Speisen haben keinen »seelischen Nährwert«.

- Je weniger Kohlenhydrate jemand mit dem Essen zu sich nimmt, desto schlechter ist seine Stimmung. Der Anteil an Kohlenhydraten sollte bei jedem Menschen täglich mindestens 55 Prozent betragen. Gesunde Kohlenhydratträger sind Obst, Gemüse, Vollkornprodukte, Kartoffeln, Naturreis, Vollkornnudeln.

- Der Mangel an Kohlenhydraten bewirkt ein so genanntes biochemisches Tief im Gehirn.

Diese Erkenntnis bedeutet aber nicht, dass wir auf jegliches Fleisch verzichten müssen, um nicht depressiv zu werden.

Aber es sollte eben nicht zu viel Fleisch sein. Sechs Wochen lang unterzogen sich junge Frauen freiwillig am Max-Planck-Institut in München unter strengster Kontrolle einer Diät, die überwiegend aus Fleisch bestand. Viele Diäten bieten fleischreiche Kost an, weil Fleisch relativ kalorienarm ist. Die Frauen bekamen täglich Nahrung für 1000 Kalorien, ausschließlich Fleisch. Die Folge: Bei allen Beteiligten waren deutlich depressive Stimmungen zu beobachten, die sogar bis zur Selbstmordstimmung führten.

Prof. Bankhofers Spezial-Tipp:

Fleisch und vor allem Wurstwaren enthalten auch meist viel tierisches Fett, das den Cholesterinspiegel belastet. Also: Fleisch hin und wieder, Wurst eher selten.

Und das sind die genauen medizinischen Erklärungen für dieses interessante Phänomen:

- Das Fleisch liefert Aminosäuren ins Blut. Als Eiweißbausteine helfen diese Aminosäuren, ganz bestimmte Stoffe im Körper aufzubauen, die Signale zwischen den Nervenzellen weitergeben.

- Für eine gute, positive Gemütsverfassung brauchen bestimmte Nervenzellen die Hormonsubstanz Serotonin. Wer entsprechend mit Serotonin versorgt wird, ist optimistischer, fröhlicher, hat bessere Nerven, kann besser schlafen und ist ausgeglichener.

- Dieses Serotonin kann aber im Körper nur aus der Aminosäure Tryptophan gebildet werden.

- Und jetzt kommt das Verhängnisvolle im biochemischen Prozess des Menschen. Bei einem sehr hohen Konsum von Fleisch wird das Tryptophan zurückgedrängt. Der Grund: Andere Aminosäuren werden beschleunigt und drängen sich auf dem Weg zum Gehirn vor. Es ist im Gehirn zu wenig Tryptophan vorhanden. Daher kann nicht genug Serotonin fürs Gehirn gebildet werden.

Der Mensch verliert seinen Optimismus, seinen geistig-seelischen Schwung und wird depressiv.

Mit reichlich Genuss von frischem Obst, rohem Gemüse und Vollkornprodukten kann das erfolgreich verhindert werden, wenn man gleichzeitig nicht so oft und nicht so große Portionen Fleisch isst.

Wenig Salz – viel Gewürz

Der berühmte Arzt, Magier und Philosoph Paracelsus schrieb im 15. Jahrhundert: »Jedes Ding ist eigentlich Gift. Allein die Dosis entscheidet, dass es kein Gift ist...!« – Das gilt im besonderen Maße für das Salz. Das Kochsalz, in der Chemie als Natriumchlorid bezeichnet, besteht aus unterschiedlichen Mengen von Natrium und Chlor, meist in einem Verhältnis 40 Prozent Natrium und 60 Prozent Chlor.

Dieses Salz ist für den menschlichen Organismus lebensnotwendig, weil es entscheidend für die Regulierung des Wasserhaushaltes im Körper ist. Dieser kann ohne Zufuhr von Kochsalz nicht funktionieren. Allerdings genügt dafür eine ganz kleine Men-

Naturküche

ge, nämlich etwa 3 bis 5 Gramm Salz pro Tag. Der durchschnittliche Salzverbrauch eines Menschen in unseren Regionen liegt jedoch weit darüber, nämlich zwischen 13 bis 17 Gramm. Viele Mediziner behaupten, dass damit bereits eine »schleichende Kochsalzvergiftung« vor sich geht.

Sie sind der Ansicht, dass man nicht nur von Alkohol- und Nikotinmissbrauch, sondern auch von Salzmissbrauch sprechen muss, um den Menschen die Gefahr des Salzüberkonsums vor Augen zu führen.

Das Alarmzeichen ist der Bluthochdruck, der dann in der Folge zu Herzinfarkt, Schlaganfall und Nierenversagen führen kann.

Im Zuge einer gesunden Nahrungsaufnahme müssen daher speziell in Bezug auf den Salzkonsum ganz bestimmte Regeln beachtet werden:

- Wenn Sie die Suppe salzen, so ist das nicht zu verurteilen. Kosten Sie die Suppe aber zuerst. Viele Menschen haben die Unart, grundsätzlich vorher zum Salzstreuer zu greifen und nachzusalzen, ohne die Speise vorher geprüft zu haben.

- Salz sollte nur zur Verfeinerung verwendet werden, nicht aber, damit ein typischer Salzgeschmack geschaffen wird.

- Besorgen Sie sich zwischendurch immer wieder salzarmes Brot. Durch Brot nimmt der Mensch viel Salz zu sich.

- Ernähren Sie sich nicht allzu oft mit Fertiggerichten. Diese sind meist mit sehr hohen Mengen an Kochsalz versetzt.

- Essen Sie nicht zu viele Nahrungsmittel, die einen besonders hohen Salzgehalt aufweisen: Salzstangen, Camembertkäse, Wurst, Heringe, roher Schinken, Speck, konservierter Fisch und konserviertes Fleisch, Salzknabbergebäck.

- Wenn Sie Salz kaufen, achten Sie darauf, dass Sie jodiertes Salz nehmen.

- Gewöhnen Sie sich an, anstelle von zu viel Salz vielfältige Gewürze in der Küche einzusetzen. Viele Hausfrauen sind da recht einfallslos geworden. Gewürze sind nämlich nicht, wie viele glauben, in erster Linie als geschmackliche Draufgabe anzusehen. Gewürze sind eine notwendige Verdauungshilfe, die uns manche Krankheit ersparen helfen.

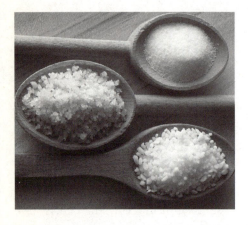

Das sind die Hauptleistungen, die Gewürze in unserem Organismus bewirken:

- Sie helfen, schwer verdauliche Speisen in ihre Einzelbestandteile zu zerlegen, die dann leichter verarbeitet und verwertet werden können.

- Sie unterstützen den Organismus, die Fette abzubauen.

- Sie halten den Verdauungsvorgang optimal in Schwung.

Wer daher Wert auf gesunde Kost, auf eine umweltbewusste, möglichst giftfreie und leicht verdauliche Nahrung legt, der sollte das Einmaleins der Gewürze in der Küche beherrschen. Denn es ist natürlich nicht so, dass man einfach wahllos Speisen mit irgendwelchen Gewürzen versieht. Es ist eine kleine Wissenschaft, welche Gewürze man bei welchen Gerichten verwenden soll.

Teigwaren würzen wir mit Petersilie, Curry, Edelhefe, Kräuter- oder Selleriesalz. Tomatensoße lässt sich ideal mit Paprika, Piment, Kräutersalz und Curry verbessern. Spinat schmeckt vorzüglich mit Knoblauch, Muskat, Thymian. Den Kartoffelsalat würzt man mit Basilikum, Zwiebel, Dill, Bohnenkraut, Selleriesalz. Erbsen verlangen nach Petersilie, Koriander und Kräutersalz. Bohnen würzt man mit Bohnenkraut, Muskat und Thymian, grüne Bohnen mit Petersilie, Bohnenkraut und Kräutersalz.

Und diese Gewürze gehören je nach Geschmack zu Fleisch und Fleischsoßen: Hefeextrakt, Knoblauchpulver, Kräutersalz, Curry, Lorbeerblätter, frischer Knoblauch, Zwiebelpulver, Salbei, Beifuß.

Ganz wichtig ist zu wissen: Anis löst Blähungen, Basilikum fördert die Nierentätigkeit. Beifuß verhindert Magenübersäuerung, Borretsch Entzündungen im Verdauungstrakt.

Estragon regt die Speichelbildung an, Ingwer durchblutet den Magen besonders gut. Knoblauch entgiftet den Darm und regt die Galle an, verhindert Magenkrämpfe. Kümmel hilft bei der Fettverdauung. Liebstöckel fördert den Harnfluss. Petersilie regt die Nieren an. Thymian fördert die Arbeit der Drüsen.

Mit Unkraut kann man zaubern

Mitunter sind gerade die nützlichsten Kräuter jene, die der Mensch achtlos als »Unkraut« übersieht oder gar zertritt und ausrotten möchte. Unkraut ist die beste Medizin gegen manche Krankheiten, gegen Übergewicht und gegen die Schadstoffe in unserer Nahrung. Manches Unkraut als Nahrung garantiert eine sinnvolle Zufuhr von Vitalstoffen. Darum muss für das Unkraut eine Lanze gebrochen werden.

An erster Stelle steht da eine Pflanze, die Millionen Menschen in der zivilisierten Welt aus Unkenntnis mit den ärgsten chemischen Giften auf Wiesen und in Gärten verfolgen, für deren Vernichtung sie viel Geld ausgeben und die Umwelt gefährden. Es ist der Löwenzahn.

Jeder, der schlank bleiben oder schlank werden möchte, der seinen Körper entgiften will, sollte den Löwenzahn in den Speiseplan aufnehmen. Löwenzahn ist ein Superkraut für Ihre Fitness. Am wirkungsvollsten ist Löwenzahn im Frühjahr, was die Blätter betrifft. Die Wurzeln können das ganze Jahr über zur Teezubereitung verwendet werden.

Im Frühjahr enthält die Löwenzahnpflanze bis tief in die Wurzeln Cholin, Xantophylle, Gerb- und Bitterstoffe sowie viele Spurenelemente und Mineralien. Der Löwenzahn frischt den Stoffwechsel im menschlichen Organismus auf. Er bringt

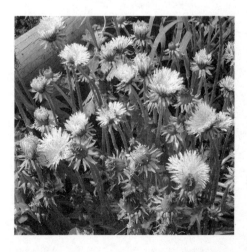

den Verdauungstrakt, die Lunge, die Leber, die Bauchspeicheldrüse und die Nieren in Schwung. Alle Organe arbeiten besser. Dadurch werden auch auf natürliche Weise Fettdepots abgebaut.

Das Angenehme ist, dass beim Pflücken des Löwenzahns niemand in Gefahr gerät, eine falsche Pflanze zu ernten. Der Löwenzahn hat ein so typisches und unverkennbares Aussehen, dass selbst für den Laien eine Verwechslung unmöglich ist.

Man findet die Pflanze auf Wiesen, im Garten und am Waldesrand. Niemals darf Löwenzahn zum Verzehr am Straßenrand, in der Nähe von Autobahnen oder Industrieanlagen geerntet werden. Der Schwefel- und Bleigehalt der Pflanze könnten nämlich gefährlich werden.

Am besten schmecken das helle Herz, die jungen Blattstiele und die jungen, grünen Blätter.

Die Hausapotheke soll voll mit Gewürzen sein

Meist werden den Speisen nur deshalb Gewürze beigegeben, damit die betreffenden Gerichte einfach besser schmecken und bekömmlicher – also leichter verdaulich – sind. Nur wenige wissen heutzutage, dass Gewürze ganz gezielt Förderer der menschlichen Gesundheit sein können, wenn man sie richtig einsetzt.

Mit bestimmten Gewürzen im Essen kann man Schmerzen lindern und beheben, kann bestimmte Krankheiten bekämpfen und positiv beeinflussen.

Wir sollten uns daher beim Betreten der Küche und beim Anblick des Gewürzregals immer vor Augen halten: Im Grunde genommen ist dieses Gewürzregal auch eine Art Hausapotheke. Wer kocht, der wird mit dem Würzen gleichzeitig auch zum Arzt für die ganze Familie.

Dazu ist es allerdings wichtig, dass man viele verschiedene Gewürze kennt und verwendet und sich nicht immer nur einfallslos mit Salz und Pfeffer begnügt, wie es in vielen Haushalten der Fall ist.

Und ebenso wichtig ist es, dass man weiß, welche Gewürze man gegen welche Leiden und Beschwerden nützen kann. Dann hat man nämlich die Möglichkeit, sich und andere übers tägliche Essen auf schmackhafte Weise mit den Kräften der Natur zu versorgen. Gewürze unterstützen die Verdauung und bilden vermehrt Speichelferment, so dass die Nahrung bereits im Mund besser aufgeschlossen wird. Vieles, was nämlich im Mund nicht geschieht, kann dann im Magen nicht mehr nachgeholt werden.

Gewürze fördern aber auch den Fluss von Magen- und Gallensäften. Blutdruck und Durchblutung verbessern sich. Die Nieren scheiden besser aus.

Nach langjährigen Forschungen und Beobachtungen auf dem Gebiet der Gewürztherapie stellt der Arzt Dr. Rainer Schroth fest: »Wir finden in unseren Gewürzen ätherische Öle, Schleimstoffe, Gerbstoffe, Harze, pflanzliche Hormone, Fermente, Vitamine, bakterientötende Substanzen sowie Spurenelemente, die der Gesundheit dienen.«

Die verblüffende medizinische Wirkung von Gewürzen, die in keiner Küche fehlen sollten:

- Rosmarin, Lavendel, Kümmel und Muskat wirken appetitanregend.

- Die Arteriosklerose wird durch Knoblauch gebremst und sogar zum Teil abgebaut.

- Schluckauf und Aufstoßen können durch Pfefferminze und Anis bekämpft werden.

- Gegen Augenentzündung hilft reichlich Fenchel.

- Nervöse Menschen sollten mit Melisse, Lavendel, Zimt, Safran und Kümmel würzen.

- Gegen Bluthochdruck setzt man Knoblauch ein.

- Ein zu hoher Cholesterinspiegel im Blut wird mit Knoblauch und Petersilie bekämpft.

- Bei Problemen der Atemwege würzt man großzügig mit Thymian und Fenchel.

- Bei Gallenproblemen helfen Beifuß, Oregano und Rosmarin.

- Gicht- und Rheumapatienten tun gut daran, wenn sie in der Küche häufig Kren (Meerrettich), Sellerie und Wacholder verwenden.

- Herzbeschwerden nach zu üppigem Essen kann man mit Paprikapulver vorbeugen. Der Paprika als Gewürz verstärkt die Leistung des Herzens und verringert gleichzeitig die Anzahl der kleinen Blutplättchen, die zu einem Blutgerinnsel führen können.

- Bei Harnproblemen würzt man mit Liebstöckel, Petersilie und Sellerie.

- Bei Magen- und Darmkatarrh verwendet man in den Speisen Majoran, Bohnenkraut und Koriander.

- Als Gewürz gegen Migräne setzt man häufig Pfefferminze und Melisse ein.

Basilikum

Ganz sicher haben Sie auch schon in Ihrem Urlaub am Mittelmeer, vor allem in Italien, Mozzarella mit Tomaten und Basilikum oder Spagetti Pesto, ebenfalls mit Basilikumsoße, gegessen. Vielleicht bauen Sie dieses würzige Kraut selbst in Ihrem Garten an und verwenden es oft in der Küche.

Haben Sie aber auch gewusst, dass die Basilikumblätter mit ihrem kräftigen Geschmack und dem nelkenartigen Geruch auch für unsere Gesundheit viele Vorteile bieten? Ja, man könnte sogar sagen: Mitunter kann Basilikum die ganze Hausapotheke ersetzen. Das Basilikum stammt aus Indien, wird seit Jahrtausenden im Mittelmeerraum angebaut und ist in Westeuropa seit dem 16. Jahrhundert bekannt.

Schon damals galt das Kraut als hilfreich fürs Jungbleiben und für die Liebeskraft bis ins hohe Alter. Im vorigen Jahrhundert wurde es in Form von Tee gegen Augenbeschwerden, Nierenprobleme und Traurigkeit eingesetzt.

Heute gibt es exakte wissenschaftliche Untersuchungen von der Universität Benares, Indien, wo die speziellen Wirkungen von Basilikum zu finden sind:

- Die Heilkraft des Basilikums ist auf die in den Blättern enthaltenen Mineralstoffe, Spurenelemente und Enzyme, in erster Li-

Naturküche

nie aber auf das gelblich grüne ätherische Öl Methylchavicol sowie auf die übrigen ätherischen Öle Estragol, Eugenol, Lineol und Linalool zurückzuführen. Eine gewisse unterstützende Wirkung bringen auch spezielle Tannine.

- Basilikumtee wirkt gegen Husten und leichte Erkältungen.

Die Zubereitung:

Einen Esslöffel getrocknete Basilikumblätter mit einer Tasse kochendem Wasser übergießen, 8 Minuten ziehen lassen. Durchseihen, mit etwas Honig süßen. 3-mal täglich eine Tasse trinken. Bei Rachenentzündung kann man damit auch spülen und gurgeln.

- Die Enzyme im Basilikumtee fördern auch den Abbau von Fettdepots im Körper. Daher eignet sich der Tee unterstützend bei Diäten.

- Arthritis-Patienten empfinden eine Schmerzerleichterung durch die 3-Wochen-Kur mit täglich 3 Tassen Basilikumtee.

- Auch bei Verstopfung und Magenkatarrh hilft Basilikum.

- Wer Basilikumblätter zerdrückt und nach einem Insektenstich auf die Haut legt, verspürt weder Schmerzen noch Brennen und Jucken.

- Altersforscher haben herausgefunden, dass der regelmäßige Konsum von Basilikum in der Nahrung den gesamten Organismus kräftigt, die Vitalität von Körper und Geist fördert und depressive, traurige Gedanken bekämpft.

Basilikum im Speiseplan ist daher ein richtiger Jungmacher.

Angenehme Nebenwirkung:

Eine Basilikum-Pflanze auf dem Balkon oder am Fenster verscheucht Insekten, vor allem Fliegen.

Petersilie

Das erste Küchenkraut nach dem langen Winter ist die Petersilie. Jeder kennt sie. Sie ist das am meisten verwendete Gewürzkraut beim Zubereiten von Speisen.

Petersilie schmeckt nicht nur gut. Sie ist auch eine natürliche Arznei. Wir sollten daher reichlich Gebrauch davon machen, am besten in rohem Zustand.

Die Petersilie enthält bis zu 7 Prozent ätherische Öle, 20 Prozent pflanzliche Öle, den Hauptwirkstoff Apiin, viele Mineralstoffe, Schleimstoffe und geringe Mengen an natürlichem Zucker. Während man Blätter und Wurzel der Petersilie bedenkenlos essen kann, ist beim Petersiliensamen Vorsicht geboten. Er enthält Apiol, eine giftige Kampfer-Art.

Petersilie kann unsere Gesundheit in verschiedener Weise positiv beeinflussen:

- Das Küchenkraut wirkt enorm entwässernd. Dadurch wird die Arbeit der Niere unterstützt. Wer ein Nierenleiden hat, sollte allerdings sparsam mit Petersilie umgehen und mit dem Arzt darüber sprechen.

- Weil Petersilie harntreibend wirkt, hilft sie auch, den Körper regelmäßig zu entgiften.

- Auch die Arbeit der Milz wird von der Petersilie gefördert und unterstützt.

- Die Leber bekommt positive Impulse von der Petersilie.

- Da die Petersilie die Schweißbildung fördert, werden durch den Konsum dieses Küchenkrautes auch über die Haut Gifte rascher ausgeschieden.

- Chronische Hautprobleme werden durch Petersilie verbessert.

- Petersilie in den Speisen unterbindet Blähungen, an denen viele Menschen leiden.

- Unsere Verdauungssäfte werden in ihrer Qualität durch die Petersilie verbessert.

- Petersilie stärkt den Körper gegen Infektionskrankheiten. Das Geheimnis: Petersilie ist eine ausgesprochene Vitamin-C-Bombe.

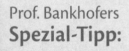

Prof. Bankhofers Spezial-Tipp:

Bei unangenehmen, schmerzenden Blähungen nach dem Essen hilft es, frische Petersilien-Stängel zu kauen.

Was wenige wissen: Ein Bund Petersilie hat 4-mal so viel Vitamin C wie ein halbes Kilo Orangen.

- Durch das Glykosid Apiin ist Petersilie auch im fortgeschrittenen Alter ein anregendes Mittel für die Liebeskraft.

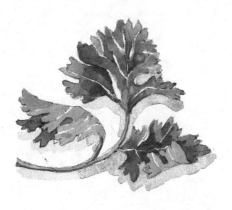

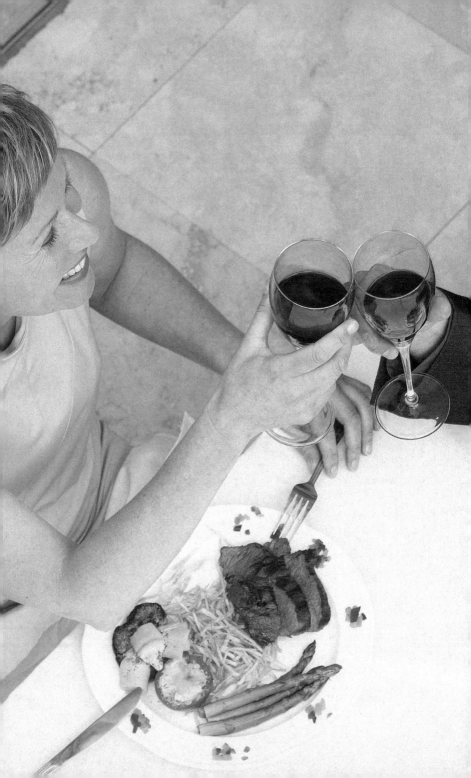

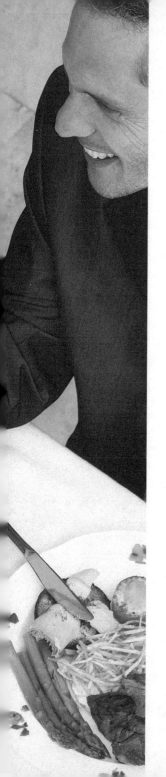

GESUNDE ERNÄHRUNG
Genuss ohne Reue

Die Summe aller Laster bleibt gleich! Gönnen Sie sich Laster, aber setzen Sie schützende Gegenmaßnahmen.

Jeder begeht regelmäßig in seinem Leben eine oder mehrere Sünden gegen seine Gesundheit. Oft genügen schon einfache Tricks, um »Ernährungsfehltritte« zu korrigieren.

Genuss ohne Reue

Die Summe aller Laster bleibt gleich

Wir sind eben keine Engel. Jeder begeht regelmäßig in seinem Leben eine oder mehrere Sünden gegen die Gesundheit. Der eine isst zu viel Süßes, der andere trinkt ein bisschen zu viel Alkohol. Wieder ein anderer übertreibt beim Bohnenkaffee, isst zu fett oder zu viel Fleisch.

Ich behaupte: Die Gefahr in unserer heutigen Zeit liegt in der Summe all dieser Sünden. Eine Sünde allein, die wir ganz und gar nicht aufgeben wollen, belastet uns nicht allzu sehr.

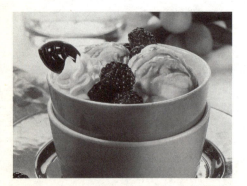

Gönnen Sie sich dieses Laster! Aber setzen Sie schützende Gegenmaßnahmen. Das ist der Trick bei der ganzen Angelegenheit.

Ich möchte zwei faszinierende Beispiele nennen:

- Wer Alkohol trinkt, verliert den Mineralstoff Magnesium und das Spurenelement Zink. Diese beiden lebenswichtigen Substanzen werden vom Alkohol aus der Zelle getrieben und rasch abgebaut. Damit im Organismus kein gefährliches Defizit an Magnesium und Zink entsteht, muss man beides aus bestimmten Nahrungsmitteln oder als Nahrungsergänzung aus der Apotheke zuführen.

- Viele von uns essen für ihr Leben gern Räucherspeck, allerdings mit schlechtem Gewissen. Es ist allgemein bekannt: Geräuchertes wird mit Nitrat-Salzen hergestellt. Diese werden beim Verdauen in unserem Körper zu Nitrosaminen, zu Krebs erregenden Stoffen. Wenn wir nun zu einem Stück Räucherspeck einige Tomaten essen, dann verhindert der rote Farbstoff Lycopin in den Tomaten die verhängnisvolle Umwandlung von Nitraten in Nitrosamine.

Es gibt viele Maßnahmen, mit denen wir in unserem täglichen Leben so manche Sünde entschärfen können, so dass die damit verbundenen Gefahren reduziert werden.

Einigen wir uns gemeinsam auf folgende »sympathische« Philosophie: Viele haben bisher, was den Lebensstil betrifft, 3-mal täglich gesündigt. Lasst uns ruhig weiter sündigen.

Aber nur mehr 3-mal wöchentlich. Und lasst uns diese Sünden obendrein mit einfachen Maßnahmen entschärfen. Dann können wir von einem Genuss ohne Reue sprechen.

Kleine Sünden verlängern das Leben

In der kalten Jahreszeit verbraucht unser Organismus – bedingt durch die tiefen Außentemperaturen – mehr Kalorien. Daher haben wir alle instinktiv den Drang dazu, mehr als gewöhnlich zu essen. Vermutlich greifen wir deshalb gerade im Winter besonders gern zu kalorienreichen und deftigen Speisen.

Ganz besonders zu den Weihnachts- und Neujahrsfeiertagen. Mancher von uns hat ein schlechtes Gewissen, wenn er sich zu den Mahlzeiten mit Genüssen verwöhnt, die nicht unbedingt der gesunden Ernährung zuzuordnen sind.

Grundsätzlich wäre dazu zu sagen: Wer vom Frühling bis zum Herbst überwiegend ausgewogene Nahrung zu sich nimmt, kann durchaus an kalten Wintertagen ein ganz klein wenig sündigen.

In diesem Zusammenhang hat – zur Erleichterung unseres Gewissens – der britische Pharmakologe Prof. Dr. John Wartburton aus London eine Studie durchgeführt, aus der eindeutig hervorgeht: Wer beim Essen manchmal sündigt, der lebt länger!

Das ist eine starke Aussage. Prof. Dr. Wartburton belegt sie mit ganz klaren Beobachtungen an über 4000 Menschen zwischen 20 und 70 Jahren. Zusätzlich hat er auch noch Gespräche mit 300 Senioren geführt. Und dabei hat er herausgefunden:

- Wer tagaus tagein nur Vollkornprodukte isst, jeden Morgen mit Müsli beginnt, immer nur Mineralwasser trinkt, der weist schlechtere gesundheitliche Werte auf als jene, die zwar grundsätzlich gesund leben, zwischendurch aber so richtig genießen und auch Nahrungsmittel essen, die nicht gerade zu den gesündesten gehören.

- Prof. Dr. Wartburton hat auch eine Erklärung dafür: Wer sich neben seiner strengen gesunden Kost absolut nichts gönnt, wer zwar mit Sehnsucht an ein Stück Schokolade denkt, aber dann doch darauf verzichtet, der baut in sich Verspannungen und Frust auf. Menschen, die sich nicht trauen, eine gebratene Gans zu essen, entwickeln im Unterbewusstsein Schuldgefühle und werden depressiv. Das schwächt aber das Immunsystem. Die Folge: eine verstärkte Anfälligkeit für eine Reihe von Krankheiten.

- Parallel dazu hat das Londoner Kings College die Essgewohnheiten von 200 Kindern untersucht. Auch dabei hat sich herausgestellt: All jene, die aus Angst vor gesundheitlichen Schäden – zum Teil unter dem Druck der Eltern – niemals Süßigkeiten naschen durften, hatten mehr gesundheitliche Probleme als jene Kinder, die dann doch hin und wieder Süßigkeiten genießen konnten.

Prof. Dr. Wartburton meint dazu: »Jeder sollte bemüht sein, sich generell gesund zu ernähren. Doch auch das Verbotene, die Esssünde, ist wichtig. Das verschafft Glücksmomente, in denen sich Körper und Geist total entspannen und ein Wohlgefühl vermitteln!«

Daher: Treffen Sie Ihre Ernährungsentscheidungen für so manchen kalten Wintertag, fürs Wochenende oder für ein Familienfest mit bestem Gewissen. Gönnen Sie sich auch »Sünden«. Denken Sie immer an die Botschaft von Prof. Dr. Wartburton: Wer beim Essen immer wieder einmal über die Stränge schlägt, ist glücklicher, lebt im Endeffekt gesünder und damit auch länger!

Schokolade macht glücklich

Die Ernährungswissenschaft kann heutzutage gemeinsam mit der Medizin längst nachweisen, dass ganz bestimmte Naturprodukte und

Genuss ohne Reue

Speisen den menschlichen Organismus positiv beeinflussen, Schmerzen lindern und Beschwerden heilen oder zumindest bessern können.

Überwiegend handelt es sich bei diesen Speisen um Obst, Gemüse, Kräuter und Vollkornprodukte. Schokolade ist in diesem Zusammenhang bisher selten genannt worden. Im Gegenteil: Schokolade gilt im Allgemeinen als nicht gerade gesundheitsfördernd und wird auf Grund des Gehaltes an Zucker kaum jemals in ein gesundes Ernährungsprogramm eingebaut.

Hautärzte verbieten ihren Patienten, die von Hautproblemen geplagt werden, den Genuss von Schokolade. Wer abnehmen möchte, muss die Schokolade aus seinem Speiseplan streichen oder zumindest auf ein Minimum reduzieren. Dasselbe gilt für all jene, die unter Verdauungsproblemen und Darmstörungen leiden. Ja, und für Diabetiker ist Schokolade selbstverständlich tabu. Trotz alledem greifen wir immer wieder mit magischer Sehnsucht nach einem Stückchen Schokolade. Viele geben es offen zu: Sie haben einen Heißhunger auf Schokolade und holen sich bei anstrengender körperlicher oder geistiger Arbeit mit einem Stückchen Kraft.

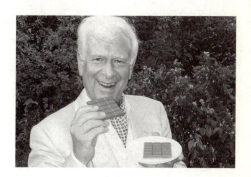

Es gibt Frauen und Männer, die in einem Stück Schokolade eine Belohnung für berufliche oder private Leistungen sehen. Und es gibt welche, die mitunter das Gefühl haben, dass sie nach Schokolade süchtig sind.

Des Rätsels Lösung: Schokolade macht glücklich! Der Konsum von Schokolade beeinflusst positiv unsere Stimmungen und Gefühle.

Dahinter gekommen ist der amerikanische Mediziner Dr. Michael Liebowitz aus Los Angeles. Er hat in jahrelangen Untersuchungen die Substanz gefunden, welche die Schokolade zu einem süßen Stimulator macht.

Es handelt sich um ein biogenes Amin mit dem Namen Phenyl-Äthyl-Amin. Diese Substanz wird zwar vom Körper auch selbst erzeugt, aber nur in sehr kleinen Mengen.

GESUNDE ERNÄHRUNG

Wozu benötigt nun der Organismus dieses Phenyl-Äthyl-Amin?

- Es gelangt übers Blut ins Gehirn und hilft, positive Nervenimpulse weiterzuleiten.

- Es beeinflusst das limbische System des Gehirns und steuert von hier aus positive Emotionen.

- Phenyl-Äthyl-Amin wirkt wie ein Aufputschmittel bei Niedergeschlagenheit und auch in der Liebe.

Prof. Bankhofers Spezial-Tipp:

Schokolade kann depressive Zustände wegzaubern. Diese Wechselwirkung von Schokolade und seelischer Stimmung ist keine bloße Spekulation. Sie ist wissenschaftlich nachgewiesen.

Damit ist das Geheimnis gelüftet, warum Schokolade glücklich machen kann. Das Phenyl-Äthyl-Amin macht's möglich. 1 Gramm Schokolade enthält rund 6 Mikrogramm von dieser Substanz. Dr. Michael Liebowitz betont, dass 10 Gramm Schokolade unter Umständen genügen, damit man sich besser fühlt. Diese ernährungswissenschaftliche, hoch interessante Entdeckung ist somit kein Freibrief für kiloweises Schokoladeessen.

Kein Wunder also, dass sich die Menschen – Jung und Alt – seit rund 1000 Jahren vom Zauber der Schokolade verführen lassen. Ein kleines Stück ist gut für manches lebensnotwendige Glücksgefühl.

Und hier ein Schokolade-Dessert zum Aufmöbeln der seelischen Stimmung.

Das Rezept ist für 1 Person berechnet:

1 Eigelb mit 15 g Honig schaumig schlagen, 1/8 Liter Milch, etwas Salz und 20 g Vollmilchschokolade dazugeben. Im Wasserbad alles zu einer cremigen und steifen Masse schlagen. Nicht kochen lassen!

2 Blatt weiße Gelatine in etwas kaltes Wasser einweichen, ausdrücken, in die heiße Creme rühren, ein paar Tropfen Cognac dazugeben. Unter Rühren kalt werden lassen. 30 Minuten im Kühlschrank stehen lassen. 1/32 l Schlagobers (Schlagsahne), 1 Eiweiß schlagen. Beides in

die Creme einrühren. Mit ein paar Schokosplittern servieren.

Plaudern und Naschen helfen bei Stress

Einer der größten Feinde unserer Gesundheit ist der Stress am Arbeitsplatz und im Privatleben. Er gefährdet Herz und Kreislauf, fördert den Bluthochdruck, die vorzeitige Arterienverkalkung, kann die Ursache für Kopfschmerzen, Migräne und schwerste Verdauungsprobleme sein.

Seit Jahren bemühen sich Mediziner und Wissenschaftler, Wege zu finden, wie man dem Stress vorbeugen und ihn rasch und gezielt bekämpfen kann. Man weiß inzwischen, dass die Aufnahme von Vitamin C und des Anti-Stress-Mineralstoffes Magnesium sinnvoll ist.

Nun aber hat ein britisches Wissenschaftler-Team unter der Leitung des Londoner Psychopharmakologen Prof. Dr. Wartburton eine ebenso kuriose wie unerwartete Behandlungsmöglichkeit gefunden. Sie lautet: Plaudern und Naschen.

Das ist das Ergebnis einer groß angelegten Studie an 5300 Büroangestellten in 16 europäischen Ländern. Beobachtungen, Messungen und Aussagen belegen es:

Private Gespräche mit Kollegen, eine Kaffee- oder Teepause, ein Stück Schokolade oder ein duftender Kuchen können enorm viel dazu beitragen, dass Stress und all die bedrohlichen Stressbelastungen abgebaut werden können.

Wenn Büroangestellte nach einem stressreichen, anstrengenden Vormittag erhöhte Blutdruckwerte und verstärkte Adrenalinausschüttungen aufwiesen, so war das alles nach einer Gesprächs- und Naschpause wie weggezaubert. Die Probanden konnten wieder ohne gesundheitliche Belastungen an die Arbeit gehen.

Prof. Dr. Wartburton hat auch eine exakte Erklärung dafür: »Genuss kann einen positiven Beitrag zur Stressabwehr und Stressbekämpfung leisten! Nur dort, wo man sich Zeit für Genusspausen zwischen hektischer Arbeit nimmt, reduziert man die gesundheitlichen Belastungen auf ein Minimum.

Jede Firmenleitung, die solche Pausen nicht gern sieht, fördert bei den

Angestellten und Arbeitern Befindlichkeitsstörungen und die Entstehung einer Reihe von ernsthaften Krankheiten.«

In diesem Zusammenhang warnt der Bonner Psychologe Prof. Dr. Reinhold Bergler: Wer der gesunden Ernährung oder der schlanken Linie wegen ein schlechtes Gewissen in Bezug auf solche Genusspausen hat, der löst damit zusätzlichen Stress aus und schadet der Gesundheit.

Das britische Ärzteteam kam zu dem Schluss: Wer viel leistet, viel Stress hat und daher gesundheitlich gefährdet ist, hat ein Recht auf mindestens zwei Genusspausen zwischendurch am Tag. Das ist immer noch besser als ein Medikament mit Nebenwirkungen – und erzielt in vielen Fällen den gleichen Effekt.

Gesundheit, die aus der Kälte kommt

Millionen Menschen lieben Speiseeis und haben dabei mitunter ein ganz schlechtes Ernährungsgewissen. Das stammt noch aus vergangenen Tagen, als die Oma dem Enkelkind gesagt hat: »Iss nicht so viel Eis! Du wirst dir den Magen erkälten!«

Ernährungswissenschaftler am Queen-Elizabeth-College haben festgestellt, dass dem Speiseeis unrecht getan wird. Es ist nicht so ungesund, wie es immer dargestellt wird. Im Gegenteil, in unserer Zeit, in der so viele Ernährungssünden begangen werden, kann man sogar in bestimmtem Maße von der »Gesundheit aus der Eistüte« sprechen.

Und das sind die Fakten:

- Man kann sich durch den Genuss von Speiseeis – natürlich in normalen Mengen – niemals den »Magen erkälten«. Messungen haben ergeben, dass das Eis zuerst schon im Mund und dann weiter während des Weges durch die Speiseröhre Körpertemperatur annimmt und als ganz normaler Speisebrei in den Magen gelangt.

- Heutzutage wird das Eis fast ausschließlich aus Milch hergestellt. Und das ist für junge Leute und ältere Menschen sehr wichtig. Da ohnehin viel zu wenig Milch konsumiert wird, kann der Organismus wenigstens über das Eis Milch und damit das lebenswichtige Spurenelement Kalzium tanken. Denn Milch ist und bleibt der wichtigste Kalziumlieferant für unsere Knochen.

Genuss ohne Reue

- Außerdem bekommt unser Organismus mit dem Eis aus der Milch die Vitamine A, D, C, E, K, B1, B2, B6 und B12 sowie die Mineralstoffe Magnesium, Eisen, Jod, Phosphor, Zink und Mangan.

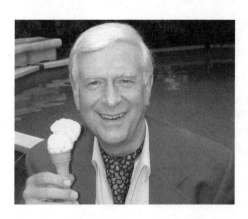

- Wenn das Eis mit frischen Früchten zubereitet wurde, dann enthält es auch die Mineralstoffe und Spurenelemente dieser Früchte.

- Viele moderne Eissalons mit eigener Eiserzeugung bieten aber auch schon Gemüseeis an: Karotteneis (Möhreneis), Spinateis, Petersilieneis und anderes mehr. Keine Frage: Wenn auch in kleinsten Mengen, so bekommt der Körper hier Vitamine, ätherische Substanzen und andere Wertstoffe aus der Natur.

- Und wer ein ausgesprochener Biofan ist und obendrein gern Eis isst – kein Problem! Immer öfter werden jetzt auch Müsli-Eissorten angeboten. Das Eis ist aus Milch erzeugt, aber nicht nur mit Obstmark, sondern auch mit Vollkornmüsli versehen, und zwar meist mit den Vollkornsorten Weizen, Hafer, Gerste und Hirse.

Sie sehen: Wir können mit Genuss unser geliebtes Eis verzehren und brauchen dabei gar kein schlechtes Gewissen zu haben. Wer allerdings Probleme mit seinem Körpergewicht hat und wer nicht zu viel Süßes essen soll, der muss beim Speiseeis eine Grundregel einhalten: Die Portion Eis muss anstelle einer Mahlzeit und darf nicht zusätzlich oder zwischendurch genossen werden!

Prof. Bankhofers Spezial-Tipp:

Jeder genießt an heißen Tagen gerne Eis. Achten Sie dabei aber darauf, dass Sie das Speiseeis nicht mit der Zunge gegen den Gaumen drücken. Dort sitzen Nerven, die durch die Kälte so sehr gereizt werden können, dass man Kopfschmerzen bekommen kann.

Trockenfrüchte als Naturarznei und Energiespender

Auch wenn wir auf den Seiten zuvor vom gesundheitlichen Wert von Süßigkeiten gesprochen haben, muss uns klar sein: Zu viel Süßes schadet.

Viele von uns naschen mit Leidenschaft Süßes und kommen davon nicht los. Da sie überwiegend ihren Gusto nach süßen Leckereien mit Bonbons, Torten, Kuchen, Keksen und anderen Knabbereien stillen, konsumieren die meisten viel zu viel Zucker. Damit gefährden sie den Organismus: Die Naschsucht bringt Übergewicht, Stoffwechselstörungen, eventuell Diabetes und Vitamin-B-Mangelerscheinungen. Zucker ist außerdem ein »Vitaminräuber«.

Wer zu viel Süßes aus Zucker nascht, der wird müde, verliert an Konzentration und verdirbt sich den Appetit auf Obst und Gemüse. Und da er zu wenig Ballaststoffe aufnimmt, droht auch mit der Zeit eine hartnäckige Verstopfung.

Man kann Süßes naschen und zugleich Vitalkraft tanken. Man muss nur zum richtigen Dessert greifen. Es sollte »Naturkonfekt« sein.

Bei diesen verlockenden Naturprodukten handelt es sich schlicht und einfach um die allseits bekannten – Trockenfrüchte. Sie sind für den Organismus ein absoluter Hit. Sie bewirken nämlich gerade das Gegenteil: Sie garantieren körperliche und geistige Fitness.

Unser Organismus braucht eine ständige Nachlieferung von Vitaminen, Mineralstoffen und Spurenelementen. Gerade dafür sind Trockenfrüchte ideal. Sie können das selbst testen:

- Wenn Sie sich morgens schlapp fühlen und keinen richtigen Schwung für den bevorstehenden Tag haben, dann kauen Sie 2 bis 3 Esslöffel gehackte Trockenfrüchte. Gleich werden Sie Kraft spüren.

- Wenn Sie lange Zeit am Steuer Ihres Wagens sitzen müssen, müde werden und sich nur schwer konzentrieren können, dann kauen Sie Trockenfrüchte. Und schon haben Sie wieder die notwendige Dynamik.

Genuss ohne Reue

- Wenn Sie sich nach einer Krankheit noch recht schwach fühlen, dann genießen Sie Trockenfrüchte. Die bringen Sie wieder auf Vordermann.

- Wenn Kinder in der Schule nur mit Mühe dem Unterricht folgen können, mitunter sogar dabei einschlafen, dann helfen Trockenfrüchte oft auf wunderbare Weise.

- Wenn ältere Menschen Schwächeanfälle bekommen, dann können sie wieder Fitness tanken, indem sie Trockenfrüchte kauen.

Ernährungswissenschaftler bezeichnen daher die Trockenfrüchte als natürliche Lebenselixiere. Sie haben viele Vorteile:

- Sie schmecken köstlich.

- Sie liefern in konzentrierter Form die wertvollen Inhaltsstoffe von Früchten.

- Sie quellen im Magen und im Darmbereich auf und sind damit ideale Ballaststofflieferanten.

- Das intensive Kauen, das bei Trockenfrüchten notwendig ist, fördert die Durchblutung im Ohr- und Kopfbereich.

- Beim Kauvorgang werden die Mineralstoffe, Vitamine und Spurenelemente zu einem Großteil bereits im Speichel des Mundes gelöst und werden von den Mundschleimhäuten besonders schnell aufgenommen.

Und das sind die wertvollsten Trockenfrüchte, die man anstelle von üblichen Süßigkeiten genießen sollte:

- Getrocknete Apfelringe sind besonders reich an Kalium für Nerven, Muskeln, Darm und Herz.

- Getrocknete Marillen (Aprikosen) sind eine Vitamin-A-Bombe für die Sehkraft und für die Schleimhäute. Sie verfügen ebenfalls über viel Kalium, außerdem über Kalzium für die Knochen und Phosphor für die geistige und körperliche Energie.

- Ähnliche Werte weisen getrocknete Bananenstücke auf.

- Datteln sind reich an Kalium, Kalzium, Phosphor und Magnesium, das wichtig für unsere Nerven, fürs Herz und für den Stressabbau ist.

- Bei getrockneten Feigen sind die Mengen derselben Inhaltsstoffe noch höher.

- Dörrpflaumen enthalten neben dem Kalium besonders viel Vitamin A und Phosphor.

- Spitzenprodukte in dieser Hinsicht sind Rosinen, auch getrocknete Weinbeeren genannt.

Wer gerne Süßes nascht, sollte zum Aufbau von geistiger und körperlicher Kraft anstelle einer Tüte mit Bonbons sein Gefäß mit klein gehackten Trockenfrüchten bei sich haben. Oder er sollte morgens den Tag mit gehackten Trockenfrüchten im Müsli beginnen.

Festtagsbraten – genießen ohne schlechtes Gewissen

Die Weihnachts- und Neujahrsfeiertage sind für die meisten von uns eine einzige Versuchung, was die Ernährung betrifft. Traditionelle Familienfeste, Besuche bei Verwandten und Freunden sind ausschließlich mit Essen und Trinken verbunden. Und was wir da so essen und trinken, ist nicht nur zu viel, es ist auch zu einem beachtlichen Teil für den Organismus nicht sonderlich bekömmlich.

Selbst Gesundheitsfanatiker sind darauf eingestellt, zum Jahresende zu sündigen, was den Speiseplan betrifft. Es sind Tage, an denen keiner so recht Lust hat, den »Heiligen« zu spielen und nur das zu essen und zu trinken, was dem Organismus hundertprozentig guttut. Die vorbildlichsten Müslifans beginnen den Tag mit Gänseleber und weißem Toastbrot. Und eifrige Salatesser genießen den Festtagsbraten.

Dagegen ist absolut nichts einzuwenden. Das soll auch so sein. Weihnachten und Silvester sind einmal im Jahr. Dieses »Sündigen« nach dem Kalender ist legitim, wenn es auch den Körper belastet.

Daher müssen gesundheitsbewusste Menschen einen Weg finden, wie sie die Gefahren der Feiertagsschlemmerei reduzieren oder entschärfen können. Es gibt da einige Tricks, damit man nicht mit schlechtem Gewissen isst und trinkt, damit man den besagten Festtagsbraten und viele andere lukullische Köstlichkeiten ohne Reue genießen kann.

Genuss ohne Reue

Wo liegen denn nun eigentlich die Gefahren? Die meisten Speisen, die uns zu den Feiertagen in der eigenen Familie und auf Besuch bei anderen serviert werden, haben meist zu wenig lebenswichtige Vitalstoffe:

- Wir essen zu viel Gekochtes, Gebratenes und Gebackenes und zu wenig Natürliches, Rohes.

- Wir übertreiben beim Konsum von Süßspeisen aller Art: vom Bonbon bis zur Torte mit Sahne.

- Wir essen insgesamt zu fett.

- Wir sparen bei Obst und Gemüse.

- Wir trinken zu viel Alkohol, zu viel starken Bohnenkaffee.

Krankenhäuser und Hausärzte bestätigen es. Nach den Feiertagen im Januar sind viele krank. Durch die Esssünden steigt der Blutdruck, eine vorhandene Zuckerkrankheit verschlechtert sich.

Gicht und Rheuma machen sich verstärkt bemerkbar. Herz und Kreislauf sind stark belastet, Durchblutungsstörungen stellen sich ein. Magen und Darm revoltieren und streiken.

Das alles müsste trotz knusprigem Festtagsbraten nicht sein, wenn wir auch zu den Feiertagen für ein ausgewogenes Gleichgewicht in der Ernährung sorgen würden.

Eines muss man klar sagen: Wer das ganze Jahr über exakt nach den Regeln der gesunden Ernährung lebt und wirklich nur einmal im Jahr zu Weihnachten und zum Jahreswechsel aus der Reihe fällt, der braucht sich keine Sorgen zu machen. Er ist nicht gefährdet, wenn er nach den Feiertagen wieder sein gesundes Essprogramm aufnimmt. Die anderen hingegen müssen mit den Tricks vertraut gemacht werden, mit denen sie die Festtage besser durchstehen.

Sie müssen ganz einfach jeder »sündigen« Mahlzeit zwischendurch ein gesundes Häppchen gegenübersetzen. Oder Sie müssen das Ungesunde listig mit etwas Gesundem servieren, damit die negative Wirkung verringert wird.

Das sind die wichtigsten Maßnahmen, die man setzen muss:

- Schlemmen Sie nicht sämtliche Festtage durch. Machen Sie Pause. Legen Sie dazwischen Tage ohne Fleisch mit viel Salat und Obst ein.

- Als Beilage zum Festtagsbraten müssen Sie Salate, eine Rohkostplatte und gedämpfte Kartoffeln (Pellkartoffeln) wählen, keine Knödel, keine Nudeln. Die Kartoffeln und das rohe Gemüse schaffen ein ideales Gleichgewicht, der Fleischüberkonsum wird besser verkraftet.

- Wenn Sie zu viel Alkohol getrunken, zu viel Süßes gegessen haben, gerät Ihr Organismus in ein Defizit von Vitaminen der Gruppe B sowie an Magnesium. Mit Naturreis als Beilage zum Silvesterbuffet, mit täglich 3 Esslöffeln Weizenkeimen holen Sie sehr schnell das Defizit wieder auf.

- Bei großen, anhaltenden Festtagssünden ist es sinnvoll, sich mit dem Apotheker ins Einvernehmen zu setzen.

- Zur Stärkung von Leber, Galle, Magen und Darm sind Frischpflanzensäfte und Kräutertees zu empfehlen. Artischocke, Kamille, Salbei, aber auch bestimmte Mischungen helfen.

Prof. Bankhofers Spezial-Tipp:

Wenn Sie Fleisch grillen, achten Sie darauf, dass der Grill nicht zu heiß ist. Erst wenn Sie Ihre Hand 2 Sekunden lang in Rosthöhe über die Glut halten können, dürfen Sie Fleisch drauflegen. Legen Sie das Fleisch erst auf den Rost, wenn die Glut mit einer weißen Ascheschicht überzogen ist.

Rotkraut entschärft das Fleisch

Sicher haben Sie das auch schon an sich selbst erlebt: Es gibt Zeiten, da kann man so manchen kulinarischen Genüssen einfach nicht widerstehen und wirft alle guten Vorsätze vom Maßhalten über Bord. Man leistet sich einen knusprigen Schweinebraten, dann wieder eine gebratene Ente. Und wenn man dann auf eine duftende Gans eingeladen wird, sagt man auch nicht »Nein!«. Aber irgendwie hat man schon ein schlechtes Gewissen, wenn man an die Kalorien, ans Übergewicht und an die Cholesterinwerte denkt.

Da hatte der wohlbeleibte berühmte österreichische Sänger und Schauspieler Leo Slezak, der von

1873 bis 1946 lebte und als Genießer galt, einen amüsanten Ausspruch: »Mein gutes Gewissen ist das Rotkraut!«

Er meinte damit: Wenn er zu einer Fleischspeise Rotkraut aß, dann hatte er das sichere Gefühl, dennoch etwas für die Gesundheit zu tun. Er war nicht der Erste, der dieser Meinung war.

Im 18. und 19. Jahrhundert war in Kochbüchern sehr oft davon die Rede, dass es »gedeihlicher für Körper und Seele« sei, zum Wild-, Gänse- und Entenbraten Rotkraut zu essen.

Es hätte die »Zauberkraft, dass man nach dem Essen nicht der Müdigkeit anheimfallen könnte!« Während das Weißkraut eher ein Arme-Leute-Essen mit einem Stück Brot und ohne Fleisch war, wurde das Rotkraut in den Häusern der vornehmen Gesellschaft zum Fleisch gereicht.

Wenn man auf uralten Speisekarten den Begriff »Brassica oleracea f. rubra « liest, so ist das nichts anderes als Rotkraut.

Müdigkeit ist ein weit verbreitetes Alltagsproblem in unserer Zeit: die Müdigkeit der Morgenmuffel, die Müdigkeit nach dem Essen, die schleppende Müdigkeit am Nachmittag.

Die Folgen: mangelnde Vitalität und Leistungsabfall. Keine Frage: Müdigkeit, die sich über lange Zeit hinzieht und mit einfachen Mitteln nicht in den Griff zu bekommen ist, kann ernste Ursachen haben und gehört in die Hand des Arztes.

Doch die alltägliche Müdigkeit ist sehr oft eine Folge von zu üppiger und falscher Ernährung. Rotkraut kann helfen, manche Sünden zu entschärfen.

Man kann es im Grunde genommen als Anti-Müdigkeits-Gemüse bezeichnen. Diese Eigenschaft ist den wertvollen Inhaltsstoffen zuzuschreiben:

- Wer müde ist, hat sehr oft Eisenmangel. Rotkraut hat doppelt so viel Eisen wie beispielsweise Weißkraut. Dieses Eisen wird ganz besonders schnell und leicht vom Organismus aufgenommen und verarbeitet.

- Zu viel Stress macht müde und nimmt viel Schwung. Rotkraut liefert reichlich Vitamin C. Das macht stark gegen Stress.

GESUNDE ERNÄHRUNG

- Die Voraussetzung für Vitalität ist ein funktionierender Kreislauf. Dafür ist der Mineralstoff Kalium mitverantwortlich. Rotkohl enthält reichlich davon, mehr als Weißkohl.

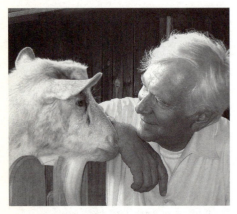

Auch als Tierfreund empfiehlt Prof. Bankhofer, weniger Fleisch zu essen.

Fleischtiger brauchen Basen

Im Volksmund nennt man Menschen, die für ihr Leben gern Fleisch essen und die sich eine Ernährung ohne Fleisch einfach nicht vorstellen können, Fleischtiger.

Dagegen wäre nichts einzuwenden, wenn das Fleischessen heutzutage nicht stark übertrieben würde. In vielen Haushalten und Betriebskantinen gibt es heute fast keine Mahlzeit mehr ohne Fleisch. Das ist für unseren Organismus belastend.

Unsere Vorfahren haben ein- bis zweimal in der Woche Fleisch gegessen, weil sie es sich finanziell nicht öfter leisten konnten.

Wir können es uns leisten und sind daher von dieser Gewohnheit längst abgekommen.

Wir sind im Grunde genommen enttäuscht, wenn wir eingeladen sind oder in der Werkskantine einmal eine Mahlzeit ohne Fleisch vorgesetzt bekommen. Viele sehen im Verzicht auf Fleisch einen Verlust der Lebensqualität.

Wir dürfen allerdings nicht vergessen: Zweimal die Woche Fleisch kann der Organismus spielend verkraften.

Mit jedem Stück Fleisch zu viel aber belasten wir den Körper mit Harnsäure. Und zu viel von dieser Säure bedeutet in der Folge: Stoffwechselstörungen, Nierenprobleme, Rheuma und Gicht.

Zum besseren Verständnis des Nahrungsgleichgewichts sollten wir wissen:

- In unserem Körperhaushalt gibt es Säuren und Basen.

- Dementsprechend liefern Nahrungsstoffe, die wir aufnehmen, ebenfalls Säuren und Basen.

- Zwischen Säuren und Basen muss ein harmonisches Verhältnis herrschen, damit das Essen nicht gesundheitsschädlich wird.

- Biologische, milchsauer vergorene Obst- und Gemüsesäfte zählen zu den klassischen Basenlieferanten.

Am beliebtesten sind der Rote-Rüben-Saft (Rote-Bete-Saft), Gemüsemixsäfte, Karottensaft (Möhrensaft), besonders gesund sind Sauerkrautsaft und Kartoffelsaft. Man trinkt zum Fleisch jeweils pro Mahlzeit 1/8 Liter in kleinen Schlucken.

Als basischer Ausgleich für Fleischgenießer haben sich Frischpflanzensäfte sehr bewährt: Brennnesselsaft, Löwenzahnsaft, Selleriesaft, Artischockensaft. Man trinkt 1/4 Stunde vor der Fleischmahlzeit 1 bis 2 Esslöffel davon in der 6fachen Menge Wasser.

Ernährungswissenschaftler haben nachgewiesen, dass bei häufigen Fleischmahlzeiten der Organismus mehr vom Mineralstoff Magnesium verbraucht.

Der Fleischgenießer leidet daher leichter als andere an einem Magnesiummangel.

Dem kann abgeholfen werden: durch magnesiumreiche Kost – Vollkorn, Nüsse, Mandeln, Sojaprodukte, Trockenfrüchte – und durch entsprechende unterstützende Magnesiumpräparate aus der Apotheke.

Heilerde bekämpft das Fett

Schlank werden und schlank bleiben, das sind aktuelle Schlagworte. Man isst weniger und meidet bei der Ernährung jedes kleinste Stück Fett. Es wird, wie es uns Mediziner und Ernährungsberater immer wieder raten, am besten vom Fleisch und von der Wurst das Fett weggeschnitten.

Da aber kommen so manchem auch heute noch beim Zusehen die Tränen. Selbst in unserer Wohlstandszeit, wo kaum jemand Hunger leiden muss, gibt es Mitmenschen, die gerade für fette Speisen eine große Schwäche haben.

Wer mit Leidenschaft Fettes genießt, den knusprigen Rand vom Braten ebenso liebt wie ein Stück Speck, wer den Schinken nur mit Fettrand anerkennt und auf Tortensowie Kuchenstücken eine doppelte Portion Schlagobers (Sahne) braucht, der schadet damit allerdings erheblich seiner Gesundheit:

- Wer sehr fett isst, nimmt damit viel mehr Kalorien zu sich und wird zu dick werden.

- Wer zu viel Fettes in seinen Speiseplan einbaut, der stört damit gewaltig den Fettstoffwechsel, weil das angelieferte Fett nicht komplett aufgearbeitet werden kann.

- Fette Speisen erhöhen den Cholesterinspiegel, fördern damit die Arteriosklerose und andere Herz- und Kreislauf-Erkrankungen.

- Außerdem werden Galle und Leber überfordert.

- Ganz abgesehen von der Übelkeit, die aufkommen kann, wenn man bei Fettem zu sehr zulangt.

Wer den Verzehr von fetten Speisen als echten Genuss erlebt, lässt sich durch solche Argumente meist nicht von seiner Leidenschaft abhalten. Es gibt aber Möglichkeiten, Fettes zu genießen ohne unbedingt danach allzu sehr büßen zu müssen: mit Hilfe der Heilerde.

Das Geheimnis lautet: Die angelieferten Fettmengen müssen so rasch wie möglich »entschärft« und gebunden werden, ehe sie weiterverarbeitet werden und im Organismus Schaden anrichten können.

In diesem Zusammenhang muss auch erwähnt werden, dass es Menschen gibt, die ehrlich der Meinung sind, sie würden gar kein oder kaum Fett essen, und die dennoch Riesenmengen davon konsumieren. Des Rätsels Lösung: Sie essen Produkte, die »unsichtbare Fette« enthalten: Desserts, bestimmte Wurstarten, die ganz und gar nicht fett aussehen, Käsesorten, Milch und Milchprodukte. Man sollte daher beim Einkauf immer auf den Etiketten von Lebensmitteln den Fettgehalt ablesen. Aber, wie gesagt: Es gibt viele unter uns, die bewusst nach fetten Produkten greifen.

Die ideale Lösung zum Entschärfen von konsumierten Fetten bietet die Heilerde. Heilerde ist übrigens eine der ältesten Arzneien und wurde bereits 3000 vor Christi in Ägypten auf einem medizinischen Papyrus und auf einer mesopotamischen Tontafel genannt. Heilerde ist Lößstaub, ein gold-beigebraunes sehr feines Pulver, aus 10 Meter Erdtiefe gestochen.

Und so wird die Heilerde nach dem Konsum von Fettem wirkungsvoll eingesetzt: Geben Sie unmittelbar nach der Mahlzeit einen Teelöffel Heilerde in ein Glas, gießen Sie 1/4 Liter stilles Mineralwasser auf, rühren Sie gut um, und trinken Sie dann dieses Heilerdewasser auf einmal. Die Heilerde mit feinsten Teilchen bildet im Magen und Darm eine riesige Oberfläche. Diese Fläche entfaltet eine sehr große Resorptionskraft. Das ist die Fähigkeit, Stoffe an die Oberfläche zu binden, sie anzulagern oder einzuschließen. Heilerde bindet auf diese Weise Schadstoffe, Darmgifte, Gärrückstände, Infektionskeime und Fette. Zusätzlich wirkt Heilerde durch ihren Gehalt an Kieselsäure und basischen Mineralstoffen ausgleichend auf den Magen. Auch Übelkeit nach fettem Essen kann mit dieser Naturarznei bekämpft werden. Schon wenige Minuten nach dem Trinken des Heilerdebreies verspürt man eine Erleichterung. Es ist aber nicht sinnvoll, wenn man nun immerfort regelmäßig Heilerde nach einer Mahlzeit konsumiert. Grundsätzlich sollte man niemals mehr als 2 Teelöffel pro Tag zu sich nehmen. Und auch das nicht ewig lang. Ernährungswissenschaftler geben zu bedenken, dass die Heilerde bis zu einem gewissen Teil auch wertvolle Inhaltsstoffe von Nahrungsmitteln bindet und daher auch auf Dauer die Zufuhr von Vitalstoffen gebremst werden könnte.

Vitamine schützen vor Geräuchertem

Wer von uns wird nicht schwach, wenn er gemütlich im Kreis von Freunden und Verwandten sitzt, wenn er auf einer Party eingeladen ist, in einem Weinlokal oder bei ei-

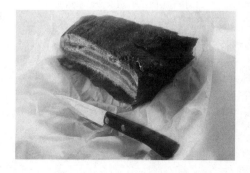

GESUNDE ERNÄHRUNG

Prof. Bankhofers
Spezial-Tipp:

Da zum Schutz gegen Krebs erregende Stoffe in unserer umweltbelasteten Zeit dem Vitamin E ganz besondere Bedeutung zuerkannt wird, ist eine Versorgung mit Vitamin-E-Kapseln empfehlenswert.

nem Landwirt einkehrt, wenn er Proviant für eine Wanderung einkauft?

Da locken immer wieder deftig gewürzte, lange Zeit haltbare Lebensmittel: Würste, gepökeltes Fleisch, geräuchertes Fleisch oder geräucherter Fisch. Wir wissen, dass es nicht gesund ist, viel davon zu essen. Aber wir langen zu – oft mit schlechtem Gewissen.

Viele von uns wissen gar nicht, warum Räucherware für unseren Organismus gesundheitsschädlich sein kann, warum Ernährungswissenschaftler schon seit vielen Jahren von Räucherwurst und Pökelfleisch abraten:

- Früher wurde Fleisch hauptsächlich durch Trocknen und Einsalzen konserviert. Heute wird fast alles gepökelt.

- Zum Pökeln benutzt man Nitrat oder Nitritpökelsalz. Durch den Pökelprozess bekommt das Fleisch eine rote hitzebeständige Farbe. Blutwurst und Schinken sehen deshalb so schön rot aus.

- Ohne das Pökeln würden die Fleischerzeugnisse grau aussehen. Zu alledem schafft das Nitritpökelsalz einen typischen Rauchgeschmack. Und obendrein hält die Ware länger, weil sich viele Bakterien nicht bilden können.

- Die große Gefahr für unsere Gesundheit: Das Nitritpökelsalz, aber auch zum Räuchern eingesetzte Nitrate können sich im Körper mit bestimmten Eiweißbestandteilen verbinden. Aus diesen Verbindungen werden die so genannten Nitrosamine.

Die Nitrosamine gehören nachweislich zu den wirksamsten Krebsauslösern in unseren Zellen. Sie entstehen beim Erhitzen von gepökeltem Fleisch oder Fisch über 170 Grad Celsius – also beim Braten oder Grillen –, sie bilden sich aber auch im Magen. Daher warnen Ernährungswissenschaftler alle, die gesundheitsbewusst leben wollen: Man sollte das Grillen und Braten von Gepökeltem möglichst unterlassen.

Allerdings ist es im Rahmen der heutigen Nahrungsmittelangebote kaum möglich, dem Gepökeltem, dem Geräucherten ganz auszuweichen. Ja, und viele mögen diese Köstlichkeiten ganz besonders und wollen nicht darauf verzichten. Wer also dennoch hin und wieder zu seinem heiß geliebten Räucherspeck oder seiner Wurst greift, der sollte zumindest wissen, was er tun muss, um für diesen Genuss nicht allzu sehr büßen zu müssen.

Am deutschen Institut für medizinische Vitamin- und Mineralstoff-Forschung in Bad Soden, an der Universität von Mühlheim an der Ruhr und am Linus-Pauling-Institut in den USA, dem größten Ernährungsforschungsinstitut der Welt, hat man im Zuge intensiver Umwelt- und Schadstoffforschungen herausgefunden, dass vor allem drei lebenswichtige Vitamine unsere Zellen vor den Krebs fördernden Nitrosaminen schützen: Vitamin C, Vitamin E und A, am besten gemeinsam.

Sie entschärfen die gefährlichen Substanzen und stärken die Zelle: das Vitamin C die Zellflüssigkeit, E die Zellwand, A die gesamte Zellstruktur.

Es ist daher sehr sinnvoll, zum Gepökelten und Geräucherten oder danach folgende Naturprodukte zu genießen: die Vitamin-C-Spender Kiwis, Orangen, grünen Paprika (Paprikaschoten), Petersilie, Grapefruits, Hagebuttentee, Sanddornsaft, – die Vitamin-A-Lieferanten Karotten (Möhren), grünes Gemüse und für das Vitamin E Milch, Milchprodukte, Weizenkeime, Weizenkeimöl, Nüsse, Vollkornprodukte.

Da wir alle heutzutage nicht wissen, wie viele Vitamine in unseren Naturprodukten durch Transport, Lagerung und industrielle Veränderung noch enthalten sind, gelten vor allem als Schutz vor den Folgen von

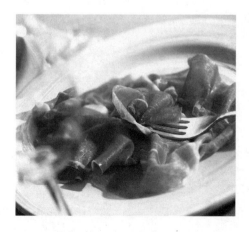

Gepökeltem Nahrungsergänzungen aus der Apotheke als sinnvoll.

Wer weiß, dass er relativ oft Wurst, Geräuchertes oder Gepökeltes isst, der sollte sich vom Apotheker einschlägigen Rat holen, ob es nicht sinnvoll wäre, zumindest eine Zeit lang den Organismus mit einem Multivitaminpräparat zu versorgen, welches die drei entscheidenden Vitamine A, E und C anliefert. Eines aber steht fest: Es ist besser, so wenig wie möglich Gepökeltes zu verzehren.

Damit Gegrilltes nicht der Gesundheit schadet

Strahlende Sommertage und warme Sommerabende laden zum Grillen ein. Es ist eine ganz besondere Art

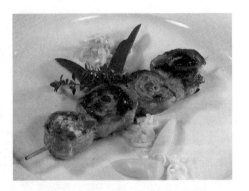

des geselligen Beisammenseins, garniert mit vielen duftenden Köstlichkeiten.

Doch Ernährungsfachleute warnen: Wenn man beim Grillen nicht ganz bestimmte Regeln beachtet, kann es unsere Gesundheit gefährden.

Im Rauch und im Ruß, der von der glühenden Holzkohle aufsteigt, befinden sich große Mengen Krebs erregender Stoffe. Es handelt sich dabei um die polyzyklischen, aromatischen Kohlenwasserstoffe – kurz PAK genannt.

Einer davon: das Benzpyren. Diese Substanzen entstehen, wenn Fett vom Rost in die Glut tropft. Dann steigen die Gifte im Rauch auf und setzen sich am Fleisch fest.

Was Sie dagegen tun können:

Halten Sie entsprechenden Abstand zwischen Glut und Fleisch. Vermeiden Sie beim Entzünden der Holzkohle starke Rauchentwicklung. Legen Sie das Grillgut erst auf, wenn die Glut mit einer weißen Asche überzogen ist.

Am besten ist ein stabiles Grillgerät, bei dem sich die Glut nicht unter dem Grillgut befindet. Ideal, wenn die Glut seitlich die Hitze auf das Fleisch abgibt. Untersuchungen haben ergeben: Steaks, die unter sich die Glut haben, enthalten 50-mal mehr Krebs erregende Stoffe als jene, die von einer seitlichen Glut gegrillt werden.

Eine wunderbare Lösung ist es auch, das Fleisch auf einer erhitzten Lavagesteinsplatte zu grillen.

Eine weitere Gefahr entsteht für die Gesundheit, wenn man gepökeltes Fleisch, geräucherte Wurst und Speck auf den Griller legt. Diese Produkte enthalten Nitritpökelsalz, das in der Grillhitze zu Krebs erregenden Nitrosaminen wird.

Was Sie dagegen tun können:

Grillen Sie keine Würstchen, keine Fleischwurst, keinen Speck, keine Bratwürste, kein Pökelfleisch, nichts Geräuchertes. Greifen Sie zu mageren Fleischsorten wie Lende, Steak, Hähnchenkeule, Hähnchenbrust oder zu Fisch. Versuchen Sie doch einmal vegetarisch zu grillen: Tomaten, Maiskolben, Zucchini, Kartoffeln. Gut gewürzt kann das köstlich schmecken.

Außerdem: Sie sollten im Sommer nicht täglich grillen.

So rauben uns Limos nicht das Kalzium

Man braucht sich nur am Wochenende in einem der großen Supermärkte umsehen, was da Frauen, Männer und Kinder an Getränken in ihre Einkaufswagen einladen: Trotz eines beachtlichen Anstiegs des Mineralwasserkonsums stehen nach wie vor die vielen kohlensäurehaltigen Limos an der Spitze. Man nennt sie auch »Softdrinks«. Wer an einem heißen Tag Durst hat und davon trinkt, wird genussvoll feststellen, dass diese beliebten Getränke köstlich schmecken. Mancher liebt es besonders, so eine Limo gleich aus der Flasche eisgekühlt durch die Kehle rinnen zu lassen. So etwas kann nicht gut gehen. Wer regelmäßig zu viel von diesen modernen Limos trinkt, handelt gegen viele Grundsätze der gesunden Ernährung:

- Wenn Sie sich mit der Zeit nicht eine Magenschleimhautentzündung zuziehen wollen, dann sollten Sie die Getränke nicht immer eiskalt hinunterleeren. Sie sollten einige Zeit warten, sobald Sie eine Flasche aus dem Kühlschrank genommen haben, und dann erst trinken.

- Bei einem Großteil dieser Limos muss man ungeheuer aufpassen. Sie enthalten enorm viel Zucker. Der wieder löscht nicht richtig den Durst. Im Gegenteil: Binnen kürzester Zeit hat der Betreffende schon wieder ein dringendes Bedürfnis nach Flüssigkeit. Außerdem – in unserer heutigen Zeit ein sehr aktueller Aspekt – liefern Getränke mit hohem Zuckergehalt viele Kalorien, was wieder der Figur schadet.

- Wenn Sie also Limos oder Softdrinks kaufen, greifen Sie vielleicht besser zu den kalorienarmen Getränken mit Zuckeraustauschstoffen. Das ist ganz deutlich auf den Flaschenetiketten angegeben.

- Die riesigen Mengen an Kohlensäure, die mitunter in diese Modegetränke hineingepumpt wurden, rufen sehr oft Blähungen hervor und belasten Menschen mit einem sensiblen Verdauungsapparat.

Neben diesen verhältnismäßig geringen Begleit- und Folgeproblemen bei kohlensäurehaltigen, alkoholfreien Erfrischungsgetränken gibt es – wenn man zu viel von diesen Limos trinkt – eine wesentliche Gefahr:

All diese Getränke sind sehr reich an Phosphaten. Das Spurenelement Phosphor ist zwar ein wesentlicher Baustein der menschlichen Zelle, der für die Wirksamkeit vieler Enzyme verantwortlich ist, aber zu viel davon kann dem Organismus schaden.

Und zwar kommt es oft im Laufe der Zeit zu gravierenden Stoffwechselstörungen, wenn man mit der täglichen Nahrung zu viele Phosphate und zu wenig vom Mineralstoff Kalzium zu sich nimmt.

Man sollte sich vor Augen halten: Phosphate müssen immer in einer ganz bestimmten Harmonie zum Kalzium im Körper vorhanden sein. Und zwar eins zu eins. Tatsächlich aber konsumieren die meisten von uns doppelt so viele Phosphate wie Kalzium.

Das führt in vielen Fällen zu gesundheitsschädlichen Entwicklungen, weil überschüssige Phosphate zu Kalzium-Räubern werden.

Wissenschaftler der WHO konnten beobachten: Kinder und ältere Menschen, die ganz besonders viel Kalzium brauchen, wiesen durch reichlichen Konsum von phosphathaltigen Getränken und Speisen

Genuss ohne Reue

Degenerationserscheinungen an der Wirbelsäule und an anderen Knochenteilen auf.

Welche Nahrungsmittel und Getränke überschwemmen uns förmlich mit Phosphaten?

In erster Linie sind es die Limos, alle Wurstsorten, viele Käsesorten, wie Emmentaler und Parmesan, Sojaprodukte, Hefe und getrocknete Pilze.

Das bedeutet aber jetzt nicht, dass Sie für immer auf Ihre heiß geliebten Softdrinks aus dem Supermarkt verzichten müssen, für immer der Wurst und all den anderen Phosphatbomben adieu sagen müssen.

Sie müssen nur wissen, wie Sie gezielt gegen das Überangebot an Phosphaten und den drohenden Mangel an Kalzium vorgehen. Die Lösung ist ganz einfach: Wenn Sie mit Leidenschaft phosphathaltige Limos und Lebensmittel genießen, dann müssen Sie auf der anderen Seite für eine regelmäßige »Gegenversorgung« mit Kalzium sorgen.

Trinken Sie täglich einen Liter Milch oder Jogurt, oder essen Sie 100 g Käse und trinken dazu 1 Glas Milch. Diese Menge versorgt einen Menschen mit genau der lebenswichtigen Tagesdosis an 1200 Milligramm Kalzium. Essen Sie Naturprodukte, die reichlich Kalzium anliefern: Brokkoli, Spinat, Grünkohl, Sellerie, Kohlrüben.

Für all jene, die diese Produkte nicht mögen oder einfach in der entsprechenden Menge nicht essen wollen, gibt es Hilfe vom Apotheker. Besorgen Sie sich aus der Apotheke ein entsprechendes Kalziumpräparat. Lassen Sie sich dort auch beraten, wie und in welcher Form Sie es – zumindest über einen gewissen Zeitraum – einnehmen sollten, um die fehlende Kalziumzufuhr aus der Ernährung zu ersetzen.

Die wichtigsten Kalziumlieferanten in unserer Ernährung:

100 g Lebensmittel	Kalzium
Milch / Milchprodukte	
Parmesan	1200 mg
Emmentaler, 45 % F. i. T.	1000 mg
Gouda, 45 % F. i. T.	750 mg
Mozzarella	403 mg
Brie, 70 % F. i. T.	250 mg
Jogurt, 3,6 %	120 mg
Vollmilch, 3,6 %	120 mg
Cottage Cheese	95 mg

GESUNDE ERNÄHRUNG

Samen / Nüsse

Haselnüsse, geröstet	209 mg

Obst

Feige, getrocknet	224 mg
Datteln	65 mg
Johannisbeeren, schwarz	53 mg
Orange, geschält	30 mg

Gemüse

Spinat, gekocht	123 mg
Brokkoli, gekocht	112 mg
Fenchel	109 mg
Tomate	14 mg
Champignons	11 mg

Getreide / Getreideprodukte

Haferflocken	54 mg
Vollkornbrot	22 mg

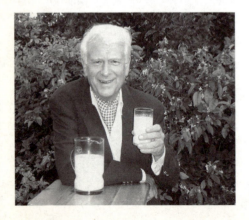

Damit Kaffee nicht gefährlich wird

Wer belohnt sich nicht gerne am Arbeitsplatz zwischendurch mit einer Tasse Bohnenkaffee? Wer sitzt nicht gern in der Freizeit mit Freunden bei einer Tasse Kaffee beisammen? Kaffee ist für Millionen Europäer so etwas wie ein Lebenselixier.

Manche brauchen ihn am Morgen, um in Schwung zu kommen. Andere wieder müssen nach dem Mittagessen ihren Kaffee haben, damit sie nicht müde werden. Wieder andere haben ihr Kaffee-Nachmittags-Ritual. Aber im Vordergrund steht die Gaumenfreude, der Genuss.

Irgendwie aber schwingt oft auch ein schlechtes Gewissen mit. Denn man liest und hört immer wieder, dass Kaffee eine gesundheitliche Belastung für den Organismus sein soll.

Lassen Sie sich von solchen Meldungen nicht verunsichern und nicht die Freude am Kaffee verderben. Es kommt – wie bei allem im Leben – nur darauf an, dass man den Kaffee mit Maß und Ziel trinkt. Und wenn man ganz bestimmte Fakten, die wissenschaftlich erforscht sind,

Genuss ohne Reue

kennt, dann kann man mit diesem köstlichen Getränk auch richtig umgehen, ohne der Gesundheit auch nur im Geringsten zu schaden.

Es beginnt schon damit, dass es unzulässig ist, beim Kaffee von einem »gesundheitsgefährdenden« Genuss zu sprechen. Viele Studien in den letzten Jahren haben ergeben: Bohnenkaffee – in Maßen getrunken – ist keine Gefahr für die Gesundheit. Außerdem muss man die positiven Seiten des Genießens für Körper und Seele mit auf die Waagschale werfen. Es ist längst bekannt: Genießen stärkt die Immunkraft, schützt vor Stressfolgen.

Mancher wird nun fragen: Was heißt in Maßen? Mediziner und Ernährungsexperten meinen: Etwa 4 Tassen Kaffee am Tag sind für einen gesunden Menschen eine vertretbare Menge.

In diesen Mengen ist Kaffee sehr oft auch Patienten mit erhöhtem oder hohem Blutdruck nicht verboten. Untersuchungen in Deutschland konnten da in den letzten Jahren einen Irrtum berichtigen: Bei etwa 3 Tassen Kaffee am Tag wird ein bestehender Bluthochdruck nicht negativ beeinflusst. Es kann durch Kaffee auch keine Bluthochdruck-

krankheit ausgelöst werden. Allerdings: Kaffee hebt kurzfristig den Blutdruck an. Das müssen Risikopatienten wissen.

Im Grunde genommen sollte jeder selbst beobachten, wie viel Kaffee er verträgt. Wer unentwegt Stress und Ärger hat, obendrein raucht und keine Bewegung macht, der sollte nicht auch noch literweise Kaffee in sich hineinleeren.

Es gibt sogar Situationen, in denen der Arzt dem Patienten das Kaffeetrinken ans Herz legt: etwa bei zu niedrigem Blutdruck, bei Kreislaufproblemen und bei Durchblutungsstörungen im Gehirn.

Man hört immer wieder: Bohnenkaffee fördert die Arterienverkal-

Prof. Bankhofers
Spezial-Tipp:

Wenn Sie etwas zu viel Alkohol getrunken haben, glauben Sie ja nicht, dass eine Tasse mit starkem Bohnenkaffee Sie schneller wieder nüchtern macht. Im Gegenteil: Der Kaffee verstärkt die Aufnahme des Alkohols in das Blut.

kung und hebt die Cholesterinwerte. Dazu gibt es eine aktuelle wissenschaftliche Studie aus Holland. Sie wurde am Institut für Ernährungswissenschaften in Utrecht durchgeführt. Die Studie hat ergeben: Es kommt darauf an, wie man den Bohnenkaffee zubereitet:

- Wer täglich 5–6 Tassen starken Kaffee trinkt, der mit Filter zubereitet wurde, weist nur eine minimale, nicht nennenswerte Erhöhung des Cholesterins auf, oft sogar überhaupt keine.

- Wer allerdings den Kaffee aus einer Espressomaschine trinkt, bei dem kommt es zu einer Erhöhung des Cholesterinspiegels um etwa 10 Prozent und mehr.

Die Erklärung dazu: Bohnenkaffee enthält außer Koffein noch weitere Aktivsubstanzen. Zwei davon sind das Cafestol und das Kahweol. Die beiden Wirkstoffe verändern den Fettstoffwechsel der Leber. Dadurch steigt der schädliche Anteil des Cholesterins, das LDL-Cholesterin.

Die beiden Substanzen dringen ungehindert durch die Siebe von Kaffee- und Espressomaschinen. Sie bleiben aber im feinporigen Papierfilz der Kaffeefilter zurück. Instantkaffees enthalten Cafestol und Kahweol in unbedeutenden Spuren.

Man muss aber betonen: All diese negativen Wirkungen bei normal zubereitetem Kaffee kommen nur zum Tragen, wenn man einfach zu viel davon trinkt. Und wenn man zu viel auf einmal trinkt. Es ist sinnvoll, den Kaffeegenuss – jeweils eine Tasse – über den Tag zu verteilen. Allein eine Pause von 15 Minuten zwischen zwei Tassen macht den Kaffee zu einem viel bekömmlicheren Getränk.

Es gibt auch die Möglichkeit, dem Bohnenkaffee Feigen-, Malz- oder Zichorienkaffee beizufügen. Damit werden Magen und Nerven geschont. Aber das ist Geschmackssache. Eines aber muss man wissen: Bohnenkaffee wirkt enorm harntreibend. Wer eine Tasse Kaffee trinkt, gibt 2 Tassen Flüssigkeit ab.

Bei 1 Liter Kaffee am Tag sind das 2 Liter. Wenn man nebenher sonst nichts trinkt, kommt es zu einem Flüssigkeitsdefizit im Körper. Das kann mit der Zeit Nierenprobleme geben. Halten Sie sich daher an die uralte Wiener Kaffeehaustradition: zu jeder Tasse Kaffee ein Glas Wasser.

Magnesium mindert den Kater

Alkohol ist die älteste Droge der Welt. Der Alkohol ist nicht von den Menschen erfunden worden. Sie haben ihn der Natur abgeschaut. Alkohol entsteht bei vielen biochemischen Vorgängen. Er ist sogar ein regelmäßiges Stoffwechselprodukt des menschlichen Organismus, ist daher auch in kleinsten Mengen im Körper des Antialkoholikers zu finden.

Es gibt Mediziner mit der Ansicht: In bescheidenen Mengen kann Alkohol speziell bei älteren Menschen positive Effekte hervorrufen: eine vorbeugende Wirkung gegen Herzinfarkt, Arteriosklerose und Schlaganfall, eine Anregung der Magensaftbildung und eine Förderung der Kontaktfreudigkeit gegen die Vereinsamung.

Gefährlich wird Alkohol immer dann, wenn er regelmäßig und in zu großen Mengen konsumiert wird. Dann sind Leber, Gehirn, Nieren, Schilddrüse, Herz, Kreislauf, Magen, Darm und Augen massiv gefährdet. Obwohl wir das wissen, zählt der Konsum von Alkohol zu den häufigsten Alltagssünden. Im Grunde genommen wissen alle von den Gefahren des Alkohols.

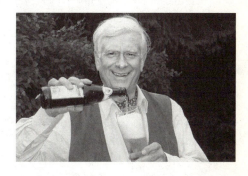

Selbst für ganz Vorsichtige gibt es rund ums Jahr immer wieder irgendwelche festlichen Anlässe, bei denen man zum Glas greift und die besten Vorsätze über den Haufen wirft. Sehen Sie, und das ist genau die Situation, über die ich berichten möchte: Wenn Sie nun einmal fallweise ganz gern ein Gläschen trinken, hin und wieder vielleicht sogar mehrere, so müssen Sie jetzt nicht gleich ein schlechtes Gewissen bekommen oder in Angst und Panik geraten.

Doch Sie sollten einfach wissen, was in Ihrem Organismus geschieht, wenn Sie Alkohol trinken. Erstens wird Ihnen vor Augen geführt, dass das Getränk im Körper eine Menge verändert und beeinflusst.

Und zweitens erkennen Sie, dass Sie nach der kleinen Alltagssünde weniger büßen müssen, wenn Sie etwas tun, was die Wirkung des Alkohols zumindest ein wenig abschwächt. Es ist tatsächlich so: Man kann mit kleinen Tricks die Gefahren des Alkohols im Körper verringern.

Alkohol beeinflusst die Funktion und Struktur fast aller inneren Organe sowie des peripheren und zentralen Nervensystems. Ganz deutlich aber wird beim Alkoholkonsum der Mangel am Mineralstoff Magnesium.

Wer Alkohol getrunken hat, weist unmittelbar danach einen massiven Abgang an Magnesiumreserven über die Nieren und Harnwege auf. Da nun das Magnesium über 300 Enzymreaktionen im Körper aktiviert, Herz und Nerven stärkt, sollte jeder von uns laut Empfehlung der Deutschen Gesellschaft für Ernährung 300 bis 400 Milligramm pro Tag aufnehmen.

Wir bekommen aber grundsätzlich durch Konsum von Weißmehl, zu viel Zucker, durch üppige Speisen und durch überdüngte Böden zu wenig Magnesium aus der Nahrung. Trinken wir nun Alkohol, so wird der Mangel an Magnesium noch bedenklicher. Die typischen Folgen, die wir vielfach auch als »Kater« bezeichnen: Reizbarkeit, Erschöpfung, Müdigkeit, innere Unruhe, Kopfschmerzen, Lärmempfindlichkeit, Taubheitsgefühl in Händen und Füßen, kalte Füße. Wenn Sie Alkohol getrunken haben oder genau wissen, dass Sie hin und wieder sündigen, dann sorgen Sie für eine entsprechende Magnesiumversorgung. Essen Sie Naturprodukte, die Magnesium enthalten: Naturreis, Nüsse, Vollkornbrot, Grünkern, Bananen, Blattsalate.

Sie können Magnesium auch in Form von Kautabletten, Kapseln, Dragees, Granulat oder Brausetabletten konsumieren. Da Alkohol die Leber belastet, sollten Sie Ihr »Entgiftungslabor« stärken. Auch da bietet Ihnen Ihre Apotheke Hilfe an: Artischockentee, Mariendisteltee oder die homöopathische Tinktur »Nux vomica« aus dem Saft der Bitternuss.

Raucher brauchen Vitamine

Sie kennen sicher die Situation: Man zündet sich eine Zigarette an, bläst den blauen Dunst vor sich hin und atmet den Großteil dabei ein. Doch man genießt das eigentlich gar nicht so richtig. Denn gleichzeitig meldet sich das schlechte Gewissen. Heute ist den meisten Rauchern bewusst, dass die Zigarette nicht gesund ist.

Ein Großteil der Nikotinkonsumenten kann sich diese Sucht nicht abgewöhnen. Trotz wiederholter Versuche schaffen sie es nicht. Sie lassen sich mit Akupunkturnadeln behandeln, essen kiloweise grüne Paprikaschoten oder wenden andere Tricks an – vergebens. Sie rauchen weiter oder, wenn sie kurz abgesetzt haben, greifen sie dann doch wieder zur Zigarette.

Jeder Raucher sollte sich vor Augen führen, wie schädlich und gefährlich das Rauchen für den Organismus ist:

- Teerstoffe und andere hoch aggressive Schadstoffe schädigen die Lunge, belasten die Bronchien.

- Von diesen Giftstoffen werden aber auch sämtliche Zellen im Körper attackiert. Rauchen wird zu einem massiven Angriff auf die Immunkraft.

- Rauchen ist ein ganz wesentlicher Risikofaktor für Herz- und Kreislauferkrankungen. Es fördert die Arteriosklerose und führt zu Durchblutungsstörungen mit all ihren Folgen.

Das Rauchen kommt – um es mit den Erfahrungen der modernen Wissenschaft auszudrücken – einer »hausgemachten Umweltbelastung« gleich.

Beim Verbrennen des Tabaks entstehen schädliche Atome und Moleküle, die man heute als »freie Radikale« bezeichnet. Sie greifen unsere Zellen an.

Trotz all dieser Gefahren des Rauchens lassen sich viele nicht von ihrer alltäglichen Sünde abhalten. Damit müssen sich überzeugte Gegner des Rauchens abfinden. Allerdings sagt ein amerikanisches Sprichwort: »Wenn du deinem besten Freund nicht helfen kannst, dass er sich das Rauchen abgewöhnt, dann hilf ihm wenigstens, die Gefahren der Zigarette zu reduzieren!«

GESUNDE ERNÄHRUNG

Prof. Bankhofers
Spezial-Tipp:

Wollen Sie mit dem Rauchen aufhören? Besorgen Sie sich Enzian-Tropfen vom Gelben Enzian. Geben Sie 30 Tropfen in ein Glas mit lauwarmem Wasser, und gurgeln Sie mehrmals am Tag damit. Das nimmt die Lust auf eine Zigarette.

Das hat viel für sich. Ärzte und Psychologen betonen: Man sollte mit positiven Gedanken und begeistert mit dem Rauchen aufhören. Wenn es nicht gelingt, sollte man das schlechte Gewissen nicht zu einer permanenten Angst werden lassen.

Da ist es viel besser, man überlegt: Wenn ich schon rauche, dann sollte ich doch zumindest etwas unternehmen, um die Gefahren des Rauchens zumindest in einem gewissen Rahmen zu entschärfen und zu vermindern.

Dazu aber muss man einiges wissen:

- Da beim Rauchen Umweltgifte und radioaktive Belastungen frei werden, braucht jede einzelne Körperzelle zu ihrem Schutz reichlich von den Vitaminen A, E und C.

- Amerikanische Wissenschaftler haben errechnet: Das Nikotin gefährdet die natürlichen Abwehrkräfte des Körpers, weil es die Schutzvitamine in verstärktem Maße zerstört.

- Wenn jemand täglich 10 bis 20 Zigaretten raucht, dann braucht er für einen verbesserten Schutz seines Immunsystems viermal mehr Vitamin C und zweimal mehr Vitamin E und A als der Nichtraucher.

- Daher gilt für den Raucher die Regel: Holen Sie sich reichlich Vitamin C aus Kiwis, Orangen, Pellkartoffeln, Paprikaschoten, frischer Petersilie, Sauerkraut. Tanken Sie Vitamin A aus Karotten (Möhren), Milch und Milchprodukten, Vitamin E aus Weizenkeimen, Nüssen und Vollkornprodukten.

- Sprechen Sie mit Ihrem Arzt und mit Ihrem Apotheker, ob es nicht sinnvoll wäre, bei Nikotinkonsum Vitaminpräparate einzunehmen.

- Da das Rauchen die Gefäße verengt und Durchblutungsstörungen verursacht, sollte man als »Gegenwaffe« Knoblauch einsetzen. Es ist heute nachgewiesen, dass seine Inhaltsstoffe der Arteriosklerose vorbeugen. Raucher sollten zumindest mehrmals im Jahr über einige Wochen täglich drei frische Knoblauchzehen oder standardisierte Knoblauchpräparate aus der Apotheke zu sich nehmen.

- Trinken Sie keinen Alkohol, machen Sie Bewegung, essen Sie nicht fett.

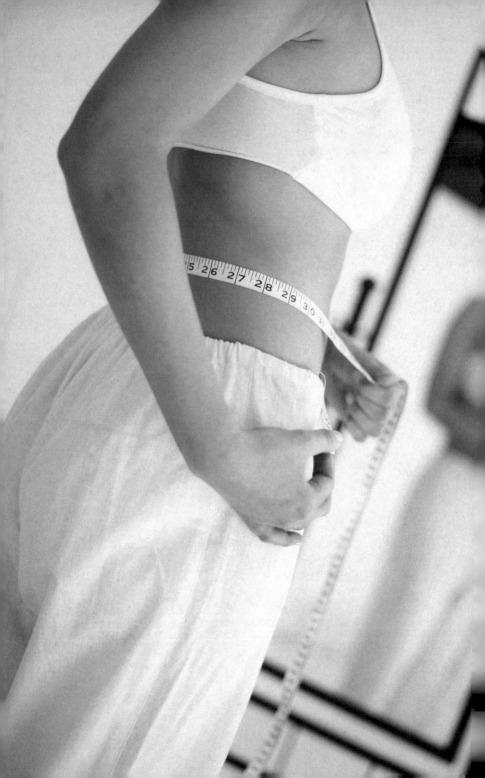

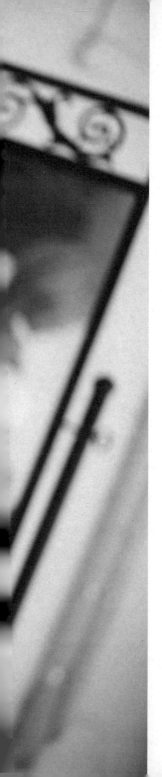

GESUNDE ERNÄHRUNG
Fastenkuren

Fasten war zu allen Zeiten im Laufe der Geschichte ein wichtiges Instrument, um den Körper von Giften zu befreien, zu reinigen. Das üppige Leben bedroht die Gesundheit des Körpers, die Klarheit des Denkens und die Harmonie der Seele.

Fastenkuren

Fasten und Abnehmen: Das sind keine zwei Paar Schuhe

Sicher haben Sie das auch schon erlebt: Wenn in einer Gesprächsrunde, im Fernsehen, Radio oder in der Zeitung die Rede vom Fasten ist, dann meldet sich jedes Mal irgendjemand und sagt: »Eines muss klar sein: Fasten hat mit Abnehmen absolut nichts zu tun.«

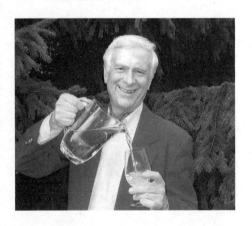

Das sind zwei Paar Schuhe. Man fastet um zu entschlacken, um eine innere Reinigung durchzuführen. Man macht eine Diät, um Übergewicht abzubauen!« Wenn man es ganz genau nimmt, so ist da sicher etwas Wahres dran. In der Praxis, im alltäglichen Leben, aber sieht das ganz anders aus. Da sind Fasten und Abnehmen ganz und gar nicht zwei Paar Schuhe. Wer jemals das wunderschöne und sinnvolle Abenteuer Fasten durchgemacht hat, der weiß, dass das die beste Ausgangsbasis fürs Abnehmen ist.

- Man lernt in der Phase des Fastens seinen Körper besser kennen. Man gewöhnt sich an, mehr in sich hineinzuhören.

- Man spürt, was es bedeutet, Stoffwechselschlacken und Umweltgifte zu entsorgen. Man ist von einer umfassenden Leichtigkeit beseelt.

- Man gewöhnt sich an, mehr Flüssigkeit zuzuführen und erfährt dabei die enorme Bedeutung des Trinkens.

Fastenkuren

- Man befasst sich endlich wieder mit den einzelnen Nahrungsmitteln und bekommt ein Gefühl für Natürliches. Gemüse und Obst haben plötzlich einen viel höheren Stellenwert.

- Man erlebt, wie wichtig es für Körper und Seele ist, zeitweise mit sich allein zu sein, in die Natur hinauszugehen und sich zu bewegen.

- Man erkennt, dass man nicht immer im Überfluss Nahrung aufnehmen darf, dass der Körper auch an seine Reserven erinnert werden muss.

- Man kann niemals leichter vom Rauchen und übermäßigen Alkohol- sowie Kaffeegenuss loskommen, als wenn man fastet.

- Man gewöhnt sich an, nicht unentwegt Radio zu hören oder fernzusehen. Damit aber entzieht man sich auch der Verlockung vieler Werbungen für nicht sehr gesundes Essen und Trinken.

Sie werden mir sicher Recht geben, wenn ich sage: Das alles sind wunderbare Voraussetzungen, um ein Abspeck-Programm in die Wege zu leiten.

Ich sehe das so, und viele Ärzte im In- und Ausland haben es mir in Gesprächen bestätigt: Wer fastet, setzt damit einen guten Grundstein für einen neuen gesunden Weg in die Zukunft.

Es mag sein, dass jemand, der ein klassisches Fasten hinter sich hat, gar nicht auf die Idee kommt, irgendein ausgefallenes Diät-Programm durchzuführen, das am Ende nicht nur keinen Erfolg bringt, sondern sogar zu einer Gewichtszunahme führt. Das ist auch gut so.

Abnehmen hat nur dann Sinn, wenn man einen neuen Lebensstil mit sinnvoller Ernährung und sportlicher Bewegung einhält. So wie die Ganzheitsmedizin im Westen und die Traditionelle Chinesische Medizin im Osten den menschlichen Körper mit Geist und Seele als eine harmonische Einheit sehen, so sollten wir auch das Fasten und das Abnehmen als Ganzes sehen: zwei Maßnahmen, die sich gegenseitig inspirieren, helfen und in erster Linie dazu beitragen, möglichst lange gesund zu bleiben.

Fasten regeneriert den Körper

Das Fasten hatte immer schon eine große Bedeutung für Körper, Geist und Seele.

Die Geschichte berichtet, dass Jesus Christus, Moses, Buddha und Mohammed beim Fasten zu ihren Erkenntnissen und Lebensordnungen gefunden haben. In allen großen Religionen wird daher das Fasten als Weg zur inneren Ordnung empfohlen.

Das üppige Leben beeinträchtigt nicht nur die Klarheit des Denkens und die Harmonie der Seele, sondern bedroht vor allem die Gesundheit des Körpers.

Im Laufe der Zeit wurde das Fasten auch als Heilmethode gegen viele Erkrankungen eingesetzt. Paracelsus z. B. bediente sich dieses Mittels sehr oft.

Mit dem Zunehmen der Pharmakologie und ihren Medikamenten und mit dem Nachlassen der Religionstreue der Menschen verlor das Fasten an Bedeutung.

Im 20. Jahrhundert ist es von der Medizin wiederentdeckt und gefördert worden und ist in unserer heutigen Zeit wichtiger denn je.

Viele Fakten sprechen für das Fasten:

- Wir essen zu viel. Und dazu noch das Falsche. Unser Körper wird tagtäglich mit zu fetter, ballaststoffarmer Nahrung belastet.

- Nahrung, aber auch unsere Luft ist von zahllosen Umweltschadstoffen belastet. Die stellen für unsere Gesundheit, unser Leben und vor allem für das vorzeitige Altern eine enorme Gefahr dar.

- Viele trinken reichlich Alkohol.

- Die meisten von uns machen zu wenig Bewegung.

- Wir haben Stress, oft privat und beruflich. Wir müssen uns in einer hektischen, egoistischen Zeit durchsetzen. Wir brauchen dazu starke Nerven.

- Wir leben in einer Informationsgesellschaft und werden von morgens bis abends in unserer Multimediawelt überfordert: Fernsehen, Hörfunk, Internet, E-Mail, Telefax, Telefon vom Festnetz bis zum Handy.

Fastenkuren

- Wir haben immer weniger Zeit für uns selbst, können kaum mehr allein sein und völlig zurückgezogen unsere Gedanken sammeln.

Die Folgen all dieser Belastungen sind Stress, seelischer Druck und gesundheitliche Störungen.

Fasten kann da helfen. Fasten kann in unserer Zeit zur Medizin für Körper und Seele werden. Es ist kein Zufall, dass die Medizin den Begriff »Heilfasten« geprägt hat.

Was bedeutet eigentlich Fasten?

Fasten heißt: Einige Zeit wird keine feste Nahrung aufgenommen, dafür aber dem Organismus viel Flüssigkeit zugeführt. Das ist logisch: Der Körper besteht aus 70 % Wasser und kann ohne Flüssigkeitszufuhr nicht existieren.

Auswirkungen des Fastens:

- Der Darm bekommt einen Generalservice.

- Fettpölsterchen an vielen Körperstellen werden abgebaut und für die Energieversorgung des Körpers herangezogen.

- Unser Körper ist für das Aufnehmen und Speichern von Nahrung und Nahrungssubstanzen programmiert. Beim Fasten heißt das Hauptziel aber: Ausscheiden. In der Praxis bedeutet das: Mit dem Fasten wird unsere körpereigene »Müllabfuhr« wieder in Schwung gebracht. Umweltschadstoffe in unserem Organismus, aber auch körpereigene Stoffwechselschlacken werden verstärkt ausgeschieden. Das ist ein sehr wichtiger Entgiftungsprozess. Wer nämlich zu viele Schadstoffe und Stoffwechselschlacken im Körper ansammelt, der schwächt die natürlichen Abwehrkräfte und ist damit verstärkt krankheitsanfällig.

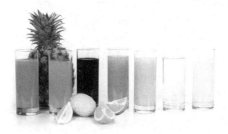

- Das Tempo der gesamten Stoffwechselabläufe wird herabgesetzt.

- Der Kreislauf ist in dieser Zeit nicht so stabil wie sonst.

Wichtige Voraussetzungen für die kleine Fastenkur zu Hause:

- Die ideale Zeit für eine Fastenkur zu Hause ist ein Kurzurlaub oder zumindest ein verlängertes Wochenende. Sie müssen aber darauf achten, dass diese Tage frei von Verpflichtungen und Zwängen sind, um sich ganz auf sich konzentrieren zu können.

- Auch zu Hause müssen Sie Stress und Lärm vermeiden. Meiden Sie daher alle Menschen, mit denen Sie leicht in Streit geraten. Sagen Sie alle privaten Termine und gesellschaftlichen Verpflichtungen ab.

- Machen Sie viel Bewegung. Herumsitzen passt nicht zum Fasten. Es muss allerdings eine sportliche Tätigkeit sein, die den Organismus nicht anstrengt.

- Lenken Sie auch kein Fahrzeug, um sich und andere nicht zu gefährden.

- Die Wirkung des Fastens hängt von der inneren Ruhe und Harmonie ab. Richtig ist es daher, wenn man während der Fastentage auf Fernsehen, Radio und auf Zeitungen verzichtet. Das Konsumieren von täglichen Nachrichten bedeutet nämlich erheblichen Stress. Der Wiener Labor-Mediziner Prof. DDr. Jörg Birkmayer hat das einmal gemessen. Nach den Hauptnachrichten im Fernsehen mit all den negativen Meldungen aus aller Welt steigen die Stresshormone enorm an. Aber auch die Triglyzeridwerte und der Blutdruck klettern hoch und belasten die Gesundheit.

Beginn von Fastenkuren

Die klassische Form des Fastens ist die große Heilfastenkur. Sie dauert 4 Wochen. 3 Wochen muss man fasten. Danach kommt eine Woche Aufbau-Diät. So eine Kur muss allerdings ausschließlich unter ärztlicher Aufsicht in einer Kuranstalt durchgeführt werden.

Man kann auch kleine Fastenkuren zu Hause durchführen. Sprechen Sie vorher mit Ihrem Hausarzt, vor allem, wenn Sie ein chronisches Leiden haben, ständig Medikamente

Fastenkuren

einnehmen müssen oder nicht ganz gesund sind.

Wenn Ihr Hausarzt keine Einwände hat, können Sie mit der kleinen Fastenkur beginnen.

1-Tag-Fasten

Wenn Sie etwas für Ihre Gesundheit tun wollen, dann legen Sie einen Fastentag ein. Der Fastentag macht Spaß und hilft Ihrer Verdauung. Sie werden die Erfahrung machen, dass Sie sich anschließend nicht nur viel wohler fühlen, sondern auch eine bessere Laune haben werden.

Gleichzeitig stellt der Fastentag einen »Schnupperkurs« für eine spätere größere Fastenkur dar und ist vor allem für jene gut geeignet, die nicht wissen, wie ihr Körper auf eine Fastenkur reagiert. Und so sieht der Ernährungsplan für diesen einen Tag aus:

Am Morgen: 1 Becher Magerjogurt ohne Früchte, dazu 2 Tassen ungesüßter Kräutertee: Pfefferminztee, Hagebuttentee, Mariendisteltee oder Melissentee.

Zu Mittag: 250 g Magertopfen (-quark) mit frischen, gehackten Kräutern. Unbedingt sollte Schnittlauch dabei sein. Er liefert Eisen und sehr viel Vitamin C.

Am Abend: Die gleiche Portion Magertopfen (-quark), diesmal aber mit etwas Mineralwasser schaumig geschlagen und mit klein geschnittenen frischen Früchten, am besten Kiwi, Apfel oder Birne, gemischt.

Den Fastentag kann jeder ausprobieren!

3-Tage-Fasten

Das 3-Tage-Fasten ist eine kleine Fastenkur für zu Hause, die nicht viel Zeit kostet und keinen großen

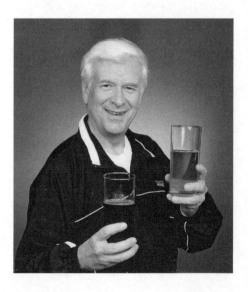

GESUNDE ERNÄHRUNG

Aufwand macht. Abnehmwillige, die dauernd Medikamente einnehmen müssen, sollten vor dem Fasten mit ihrem Arzt sprechen.

Begonnen wird die kleine Fastenkur mit einem Entlastungstag. So nennt man den Vorbereitungstag für das eigentliche Fasten. Der Körper soll von der gewohnten Ernährung »entlastet« werden. An diesem Tag darf man ausschließlich Obst essen. Die erlaubte Menge: 1,5 Kilo. Teilen Sie das Obst auf 3 Mahlzeiten am Tag auf. Mischen Sie am besten Äpfel, Birnen, Kiwis und Trauben. Da man diese Obstsorten heute rund ums Jahr kaufen kann, gibt es da keine Probleme.

Man trinkt an diesem Tag vom Morgen bis zum Abend 2 bis 3 Liter Wasser oder einen mit Wasser stark verdünnten naturtrüben Apfelsaft ohne Zuckerzusatz.

Nach diesem Entlastungstag beginnen nun die eigentlichen 3 Fastentage. Jeder Tag muss, was die Nahrungszufuhr betrifft, gleich aussehen. Morgens trinkt man 2 Tassen Pfefferminztee oder Mate-Tee, ungesüßt natürlich. Danach sollte man lesen, Musik hören, spazieren gehen, und zu Mittag gibt es dann die Fastensuppe.

Fastensuppen-Rezepte, die jeweils für 2 Personen gedacht sind:

- Schneiden Sie 1 kg Kartoffeln und 1 kg Gemüse (Karotten, Selleriewurzel, Petersilienwurzel, ein Stück Kohl, Zwiebel, Tomaten, Paprika) in kleine Stücke, und legen Sie es in einen Topf mit 2 Liter kaltem Wasser. Geben Sie 3 Esslöffel geschrotetes Dinkelkorn dazu, und würzen Sie mit Kümmel, Muskat, Pfefferkörnern, mit einem Lorbeerblatt, Liebstöckel und Ingwerpulver. Es darf kein Salz verwendet werden. Kochen Sie das Ganze nun 30 Minuten. Dann lassen Sie den Topf zugedeckt einige Zeit stehen. Danach durchseihen.

Diese Fastensuppe besteht nur aus der Flüssigkeit ohne Gemüse. Sie wird nun in kleinen Schlucken getrunken. Erlaubt ist, so viel man will.

Prof. Bankhofers Spezial-Tipp:

Fasten ist »Kosmetik von innen«. Die Haut wird in der Fastenzeit zarter und Fältchen glätten sich.

Fastenkuren

Die Suppe bringt dem Organismus viele gesundheitliche Vorteile: Sie ist basisch und baut die Übersäuerung im Körper ab, eine wesentliche Aufgabe des Fastens. Eine Übersäuerung ist für viele gesundheitliche Störungen verantwortlich. Die Fastensuppe schafft ein wertvolles basisches Gegengewicht und hilft, überschüssige Säuren abzubauen. Die Suppe hat aber noch einen Vorteil: Sie kann zu hohe und erhöhte Cholesterinwerte senken.

- 500 g Sellerieknollen waschen, putzen und schälen, in kleine Stücke schneiden. In einem Küchentopf mit 1 1/2 Liter Gemüsebrühe (Reformhaus) 25 Minuten kochen. Dann mit einem Mixstab alles pürieren, mit 3 Esslöffeln frisch gehackten Kräutern (Petersilie, Brennnesselspitzen und Kresse) würzen.

- 200 g rohe Kartoffeln schälen und in kleine Stücke schneiden. Dazu kommen 300 Gramm geputzte Karotten. Das Gemüse wird mit 1 1/2 Liter Gemüsebrühe (Reformhaus) übergossen und 25 Minuten weich gekocht. Im Mixer pürieren. 2 Esslöffel klein gehackte frische Brennnesselspitzen und 1 Esslöffel gehackte Petersilie hinzufügen.

- 100 g rohe Kartoffeln schälen, in kleine Stücke schneiden. Dann kommen 400 Gramm geputzte und klein geschnittene Petersilienwurzeln dazu. Man gießt mit 1 1/2 Liter Gemüsebrühe (Reformhaus) auf und lässt das Ganze 25 Minuten weich kochen. Dann gibt man 3 Esslöffel klein gehackten Kerbel dazu. Alles mit dem Mixstab pürieren, mit frisch geriebener Muskatnuss und ganz wenig Meersalz würzen.

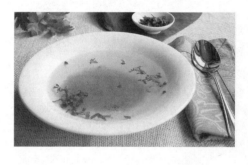

Beim Fasten muss auch abends nach strengen Regeln konsumiert werden. Da gibt es den Abendtrunk und sonst nichts.

Variante 1: Trinken Sie 1/8 Liter frisch gepressten Orangensaft mit 1/8 Liter Wasser gemischt. Sie können auch einen anderen Obstsaft wählen.

Variante 2: Trinken Sie in derselben Mischung 1/8 Liter Gemüsesaft aus biologischem Anbau mit 1/8 Liter Wasser.

Nach den 3 Fastentagen, an denen man morgens Pfefferminztee, mittags die Fastensuppe und abends den Abendtrunk zu sich genommen hat, gibt es 3 Aufbautage (siehe S. 273 ff.).

So unterstützt man die Ausscheidungsorgane während des Fastens

Abgebaut wird während des Fastens nur das Überflüssige, jene Depots, die wir uns in ständigen Zeiten des Überflusses »angegessen« haben. Während einer Fastenwoche können wir uns auf unsere innere Steuerung verlassen, Mangelerscheinungen treten nicht auf.

Ein Mindestmaß an Mineralstoffen und Vitaminen nehmen wir in Form von Fastensuppen und Obst- und Gemüsesäften zu uns. Ein zeitweiliger Eiweißverzicht entlastet unsere Eiweißspeicher, und der Fettverzicht führt zum Abbau unserer Depots.

In den Fettdepots sind auch viele Umweltgifte, Stoffwechselschlacken und andere Rückstände aus unserer Ernährung eingelagert. Die Ausscheidungsorgane haben also während der Fastenkur Schwerstarbeit zu leisten und müssen mit allen Kräften unterstützt werden.

Die Niere scheidet die wasserlöslichen Substanzen aus – daher genügend trinken, mehr als Sie Durst verspüren!

Galle, Leber und Darm sorgen für die Ausscheidung der fettlöslichen Rückstände – daher soll man den Darm vor allem zu Beginn der Fastenkur unterstützen:

Am besten mit einem Einlauf oder mit Glaubersalz. Einlaufgeräte bekommt man in jeder Apotheke. Den Einlauf führt man mit ca. 1 1/2 Liter körperwarmem Wasser durch. Man erreicht damit eine Darmentleerung in heftigen Schüben. Wer keinen Einlauf machen will, führt die Darmreinigung mit Glaubersalz durch.

Die Glaubersalzbehandlung dürfen Menschen mit empfindlichem Verdauungsapparat nicht durchführen. 30 g Glaubersalz in 1/2 Liter warmem Wasser auflösen und in der Früh auf nüchternen Magen trinken.

Es kommt zu einer durchfallartigen Entleerung des Darms, die bis zum Nachmittag andauern kann – also während des Glaubersalz-Tages immer in der Nähe einer Toilette bleiben. Um den Geschmack des Glaubersalztranks zu verbessern, kann man den Saft einer halben Zitrone dazugeben. Ein weiterer Vorteil: Jedes Hungergefühl erlischt während des Glaubersalztages.

Wenn man Bauchweh hat, legt man sich mit einer Wärmflasche ins Bett. Viele Fastentrainer schwören darauf, jeden Tag der Fastenkur mit einem Einlauf zu beginnen.

Andere empfehlen diese Prozedur nur zu Beginn des Fastens. Eine weitere Möglichkeit, die Leber täglich während des Fastens zu unterstützen, bieten Leberwickel und Heusack.

Probleme bei Fastenkuren

Typische Fasten-Reaktionen:

- Es tritt meist starker, penetranter Körpergeruch auf. Der Schweiß riecht intensiv und scharf.
- Parallel dazu leidet man unter starkem Mundgeruch mit einem dicken, unansehnlichen Zungenbelag.
- Die Nase rinnt, als ob man einen starken Schnupfen hätte.
- Man friert ständig und ist müde.
- Der Harn ist dunkel gefärbt und riecht intensiv und unangenehm.
- Bei Frauen und Mädchen kann sich die monatliche Periode verzögern.
- Sehr oft ist man geistig blockiert. Die Merkfähigkeit und das Erinnerungsvermögen sind gestört. Deshalb sollten Autofahrer in der Zeit des Fastens ihren Wagen nicht benutzen.

Prof. Bankhofers Spezial-Tipp:

Versuchen Sie, Musik einmal unter dem Aspekt der Gesundheit zu hören – Sie werden ein neues Musikerlebnis haben!

- In den ersten Fastentagen treten oft Schlafprobleme auf.
- Man ist ruhelos, nervös. Es treten immer wieder Stimmungsschwankungen auf.
- Was auffällt und positiv zu bewerten ist: Der Geruchs- und Geschmackssinn sind besonders ausgeprägt. Man empfindet bereits ganz wenig Salz als störend und empfindet es als ekelig, wenn im Nebenraum jemand eine Zigarette raucht.

Lassen Sie sich von den unangenehmen Nebenerscheinungen nicht abschrecken, und widmen Sie sich mit folgendem Verhalten ganz Ihrer Fastenkur:

- Achten Sie während des Fastens ganz besonders auf peinliche Körperhygiene. Eventuell sollten Sie zweimal am Tag duschen: morgens und abends. Sehr wichtig: Putzen Sie öfter am Tag die Zähne. Und sagen Sie dem Zungenbelag mit einer eigenen Zahnbürste den Kampf an. Bürsten Sie die hässliche Schicht vorsichtig weg.
- Wenn der Mundgeruch besonders penetrant ist, verrühren Sie in einem Glas Wasser 1 gehäuften Teelöffel Heilerde für den inneren Gebrauch (Apotheke) und trinken das Ganze mit Schwung. Die feine Heilerde bildet in Magen und Darm eine riesige Oberfläche, saugt Gifte und Gärstoffe auf und transportiert sie rasch über den Darm aus dem Körper.
- Streichen Sie aus Ihrem täglichen, gewohnten »Sündenregister« das Rauchen, den Alkohol, den maßlosen Genuss von starkem Bohnenkaffee, aber auch von Schwarztee.

Auch jegliche Süßigkeiten zwischendurch sind strengstens verboten. Das alles hat während des Fastens keinen Platz in Ihrem Leben. Stellen Sie sich gleich von Anfang an darauf ein.

Wenn Sie das nicht schaffen, dann hat es eigentlich keinen Sinn, mit einer Fastenkur zu beginnen.

Aber ehrlich: Gerade jene, die solche belastenden Lebensgewohnheiten haben, sollten regelmäßig fasten, damit sie den Körper wieder einmal entlasten.

- Gehen Sie viel ins Freie, und tanken Sie Sauerstoff. Machen Sie draußen auf einer Wiese oder im Wald Atemübungen.

- Ärzte weisen immer wieder darauf hin: Der Einsatz von Abführmitteln ist während des Fastens verboten. Die Einnahme von Medikamenten sollte zu Fastenbeginn mit dem Arzt abgeklärt werden.

- Wenn Sie wandern oder spazieren gehen, dann suchen Sie während des Fastens einsame Plätze auf, und mischen Sie sich nicht unter zu viele Menschen. Was Sie jetzt brauchen, ist Ruhe und Zurückgezogenheit, keine Kommunikation. Sie sollen ja viel über sich selbst nachdenken, zu einer inneren Harmonie finden.

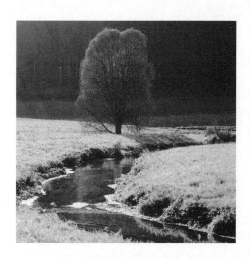

Fastenbrechen und Kostaufbau

Wer übers Wochenende eine kleine Fastenkur mit bestimmten Obst- oder Gemüsesorten durchführt, der braucht über den Kostaufbau danach nicht viel nachzudenken. Wichtig ist es dann, nicht gleich wieder in den Rhythmus mit ungesundem Essen und zu wenig Bewegung hineinzukommen, sondern sich fest vorzunehmen, einer gesunden Vollwertkost den Vorzug zu geben: Mit einem herrlichen Müsli in den Tag zu starten und vor allem am Abend üppiges Essen zu meiden.

Wenn man eine richtige kleine Fastenkur zu Hause durchgeführt hat – 3 oder 5 Tage gefastet hat – dann ist das Fastenbrechen und der Kostaufbau für den Erfolg der Kur und das Wohlfühlen sehr wichtig.

Viele Menschen, die tapfer gefastet haben, denken am letzten Tag schon voller Sehnsucht an die mit den Lieblingsspeisen gefüllten Teller. Endlich kann man wieder essen, was das Herz begehrt...

Doch die Enttäuschung ist groß: Vom großen Hunger ist beim Anblick einer üppigen Speise nichts übrig geblieben. Und wer sich trotzdem in den Genuss stürzt, bezahlt mit Übelkeit, Magendrücken, schweren Verdauungsstörungen.

Für den Kostaufbau rechnet man ebenfalls 3 bis 5 Tage. Bedingt durch das fehlende Angebot an fester Nahrung hat der Körper die Produktion von Verdauungssäften eingestellt – nun beginnen die Säfte wieder zu fließen, jeden Tag ein bisschen mehr.

Es ist besonders wichtig, auch während der Aufbautage ausreichend zu trinken: stilles Mineralwasser, verdünnte Obstsäfte oder Kräutertee.

Am ersten Aufbautag können wir drei kleine Mahlzeiten genießen.

Wir beginnen am Vormittag mit einem Apfel oder einer frischen rohen Karotte. Dazu knabbern wir 2 Haselnüsse oder 1 Walnuss. Zelebrieren Sie diese erste feste Mahlzeit nach den Fastentagen. Kauen Sie mit Andacht, speicheln Sie jeden Bissen sorgfältig ein, freuen Sie sich darüber, dass Sie jetzt wieder feste Nahrung essen dürfen.

Zu Mittag, etwa um 14 Uhr, gibt es eine Kartoffelsuppe: 1 große Kartoffel, 1 kleine Karotte, etwas Sellerie, wenn Sie mögen, und Porree. In 1/2 Liter Wasser dünsten, mit Salz und Kräutern würzen und mit 1 Esslöffel Rahm verfeinern. Achtung – nicht zu heiß essen. Wenn Sie satt sind, gleich aufhören, auch wenn von der Portion noch etwas übrig ist.

Am Abend löffeln Sie ein Jogurt mit geschrotetem Leinsamen und frischen Früchten, auf die Sie Lust haben. Wenn Sie noch Hunger haben, können Sie diesen mit 2 Stück Knäckebrot und einer Tasse Tee stillen.

Der 2. Aufbautag beginnt mit 2 Dörrzwetschken (am Vorabend in wenig Wasser einweichen) oder 1 Feige. Das hilft, die Verdauung wieder in Schwung zu bringen.

Zum Frühstück gibt es Kräutertee und eine kleine Portion Müsli mit 2 Esslöffel Jogurt und 1/2 Apfel.

Zu Mittag gibt es eine Hirse-Tomaten-Suppe (2 EL Hirse in 1/2 l Wasser kochen, 2 EL Tomatenmark, etwas Zucker dazugeben, mit Salz, Rosmarin und Salbei würzen, mit frischem Basilikum bestreuen).

Am Abend genießen Sie entweder 2 EL mageren Topfen (Quark) mit

Früchten oder ein 1/4 Jogurt mit etwas geschrotetem Leinsamen.

Danach können Sie noch Tee trinken und 2 Scheiben Knäckebrot knabbern.

Der 3. Aufbautag beginnt wieder mit einem Getreideflockenmüsli: 2 EL Getreideflocken, 2 EL Rosinen, 1/2 Banane, 2 EL Zitronensaft, 1 TL Honig, geröstete Sonneblumenkerne oder Haselnüsse und 2 EL süßer Rahm.

Zu Mittag dürfen Sie eine große Petersilienkartoffel mit 1 TL Butter, gedünstete Karotten in wenig Rahmsoße und als Dessert 1 Jogurt mit 1 EL Sanddornsaft und etwas Honig genießen.

Am Abend gibt es eine Getreide-Gemüse-Suppe: 1/2 Zwiebel, 1 EL frisch geschroteter Weizen in wenig Olivenöl anrösten, etwas Sellerie, 1 kleine Karotte klein schneiden, Liebstöckel, etwas Salz, alles in 1/2 Liter Gemüsebrühe (Brühwürfel-Suppe) weich kochen.

Verzichten Sie auch in den nächsten Tagen noch auf Nikotin, Kaffee und Alkohol. Die Nerven und alle inneren Organe, vor allem die Leber, reagieren nach dem Fasten sehr

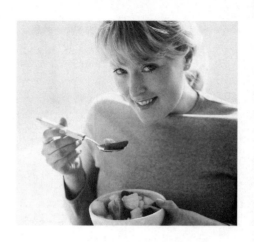

empfindlich, und jedes »Über-die-Stränge-schlagen« hat fatale Nachwirkungen. Es kann passieren, dass Sie nach 1 Tasse Kaffee die ganze Nacht wach liegen oder dass 2 Glas Wein Ihre Leberwerte sprunghaft verschlechtern!

Sie wissen nun, worauf es bei den Aufbautagen ankommt: Wenig mit Maßen genießen und dazu ausreichend trinken! Nun ist es an der Zeit, wenn Sie bis jetzt noch kein Anhänger der gesunden Vollwertkost sind, wirklich umzuschalten. Es fällt nie so leicht wie nach dem Fasten!

In der Woche nach den Aufbautagen können Sie Ihre Nahrung wieder langsam an Ihren Energiebedarf anpassen. Sie werden sehen: 1000 Kilokalorien am Tag werden Ihnen jetzt viel vorkommen – vor dem Fasten waren es gewiss 2000 Kalorien, die Sie täglich gegessen haben ...

Meine erfolgreichsten kleinen Fastenkuren

Schalttage

Wenn es mit dem Abnehmen nicht klappt: Dann schalten Sie sich ein!

Sie kennen sicher den Begriff »Einschalten« als Synonym für das Wort »Eingreifen«. Man sagt oft: »Dieses oder jenes hat nicht funktioniert. Da musste ich mich einfach einschalten!« Genauso ist es beim Abnehmen. Auch da muss man gelegentlich eingreifen, muss sich einschalten. Oft nur für einzelne Tage. Das sind dann die Schalttage.

Wer jemals daran gearbeitet hat, Übergewicht abzubauen, der weiß das: Man beginnt mit viel Schwung und Elan. Man hat Freude an dem gestarteten Abspeck-Programm. Man hält sich brav an alle vorgegebenen Schritte. Und man hat vom Start weg auch Erfolg. Die Waage zeigt es jeden Tag. Man freut sich. Und dann plötzlich geht es nicht weiter. Man nimmt kein Gramm mehr ab.

Bevor Sie sich vom Abspeckfrust überrollen lassen, sollten Sie kühlen und klaren Kopf bewahren und einfach einen Schalttag einlegen. Der Sinn liegt auf der Hand. Sie geben dem Körper ein Alarmzeichen: »Mach wieder etwas. Bau weiter Fett ab.« Beenden Sie vorübergehend das Abnehmprogramm, indem Sie den Körper mit etwas ganz Neuem konfrontieren. Doch auch für so einen Schalttag gibt es spezielle Regeln. Die Devise muss heißen: kein Fett, kein Eiweiß. Hier ein paar Vorschläge für sehr sinnvolle Schalttage:

Prof. Bankhofers Spezial-Tipp:

An »normalen« Tagen retten Sie sich mit viel frischem Obst und Gemüse über diese Zeit. Plötzlich geht dann die Gewichtsabnahme wieder weiter, und das Tief ist überwunden.

Traubentag

Genießen Sie einen Tag lang absolut nichts anderes als 1 1/2 Kilo süße Trauben. Trinken Sie – über den Tag verteilt – 2 bis 3 Liter Flüssigkeit, am besten Wasser mit etwas Zitronensaft oder ungesüßten Kräutertee. Weintrauben sind reich an Kalium, ein Traubentag entwässert daher kräftig.

Kartoffeltag

Essen Sie im Laufe eines Tages ausschließlich 1 bis 1 1/2 Kilo Pellkartoffeln (gedämpfte Erdäpfel), trinken Sie wieder über den Tag verteilt 2 bis 3 Liter Wasser oder Kräuter- oder Früchtetee.

Auch Kartoffeln sind besonders kaliumreich, ein Kartoffeltag entlastet und entwässert.

Man kann die Kartoffeln zu Mittag mit 1 EL mageren Kräutertopfen genießen, oder man kann einen Salat (Marinade mit Magerjogurt, ein paar Spritzern Zitrone und frischen Kräutern sowie einer Messerspitze Senf) zubereiten.

Auch als Püree (mit Magermilch zubereitet) kann man Kartoffeln wunderbar fettlos genießen.

Der Kartoffeltag fällt wirklich leicht und bringt als Schalttag hohen Nutzen.

Gemüsebrühe- und Weißbrottag

Löffeln Sie über den Tag verteilt 1 1/2 Liter klare Gemüsebrühe, und essen Sie dazu am ganzen Tag nur zwei Scheiben trockenes, altbackenes Weißbrot.

Sauerkrauttag

Ein besonders effektiver Entlastungstag ist der Sauerkrauttag. 100 Gramm Sauerkraut haben nur 17 Kalorien, reichlich Ballaststoffe, sind eine wahre Vitaminbombe und entschlacken den Körper wirkungsvoll.

Man beginnt den Tag mit 1/4 Liter Sauerkrautsaft aus dem Reformhaus.

Dann genießt man ein sparsames Frühstück mit Tee und Vollkornbrot oder einem frisch zubereiteten Müsli. Das Mittagessen und Abendessen ersetzt man durch je eine Portion frisches Sauerkraut.

Zu Mittag genießt man es gedünstet mit klein geschnittenen Karotten und einer Zwiebel (20 Minuten mit 1/8 Liter Weißwein dünsten), gewürzt mit Lorbeerblatt und Wacholderbeeren (die man vor dem Essen entfernt).

Am Abend bereitet man sich einen Sauerkrautsalat mit Äpfeln und ein paar gehackten Nüssen zu. Abschmecken mit Apfelessig und frischem Schnittlauch.

»Die fleißigen Sauerkrautesser werden am ältesten«, wusste schon Pfarrer Sebastian Kneipp!

Trinktag

Oder Sie konfrontieren Ihren Organismus an einem Schalttag nur mit Flüssigkeiten. Trinken Sie morgens 1/4 Liter Rote-Bete-Saft, vormittags 1/4 Liter Sauerkrautsaft, mittags 1/8 Liter Karottensaft mit 1/8 Liter frisch gepresstem Orangensaft gemischt, nachmittags 1/4 Liter naturtrüben Apfelsaft und abends 1/4 Liter roten Traubensaft. Auch an diesem Tag ist es wichtig, dass Sie zwischendurch immer wieder Wasser trinken: über den Tag verteilt 1 bis 1 1/2 Liter. Bei großem Hunger ist ein Stück Zwieback erlaubt.

Reistag

Sehr bewährt hat sich auch ein Schalttag mit Reis. Sie bereiten für diesen Tag bereits am Vorabend gedünsteten Naturreis vor.

Es muss so viel sein, dass Sie von 8 Uhr morgens an zu jeder vollen Stunde 2 Esslöffel Reis zu sich nehmen und intensiv kauen können. Ideal dazu: über den Tag verteilt 2–3 Liter lauwarmer ungesüßter Pfefferminztee oder Früchtetee.

Man kann den Reis auch auf 2 Portionen aufteilen. Den Tag beginnt man mit einem »normalen« Frühstück – 1 Tasse Kräutertee, 2 Scheiben Knäckebrot mit Magertopfen. Den ohne Salz gedünsteten Naturreis teilt man in 2 Portionen. Eine Portion genießt man zu Mittag mit gedünstetem Gemüse: Karotten, Mais, ein paar Erbsen. Darüber streut man frische Kräuter. Am Abend mischt man den Reis mit frischem, klein geschnittenem Obst, würzt mit ein paar Tropfen Zitronensaft und 1 TL Honig. Die Reismenge bleibt Ihrem Hunger oder Appetit überlassen – solange Sie ihn ohne Salz und vor allem ohne Fett genießen. Naturreis enthält sehr viel Kalium und wenig Natrium, er fördert daher die Entwässerung und entlastet unseren Organismus.

Außerdem enthält er das Anti-Stress-Mineral Magnesium und auch Eisen, das im Zug einer Diät, wenn man sehr wenig Fleisch isst, meist zu knapp aufgenommen wird. Ein

Reistag ist eine ideale Möglichkeit, um das Abnehmen wieder richtig anzukurbeln.

Noch ein Wort zu einer regelmäßigen Gewichtsabnahme: Gönnen Sie Ihrem Körper auch während des Abnehmens eine Ruhepause, und sind Sie zufrieden, wenn Sie das erreichte Gewicht eine Zeit lang halten können.

Der Körper verteidigt seine Fettreserven eisern, er wehrt sich gegen das Schrumpfen seiner Energievorräte und reagiert prompt mit sehr sparsamem Umgang mit dieser vorhandenen Energie – wie ein Ofen, der auf Sparflamme brennt, um möglichst lang mit dem Brennstoff auszukommen. Ständig werden Signale ans Gehirn geschickt: Hunger!

Und auf der anderen Seite nimmt man trotz des ständigen Hungers gar nichts ab. Das kann sehr frustrierend sein, man fühlt sich schlecht und gerät in Versuchung, alle Vorsätze über Bord zu werfen.

Bewahren Sie in dieser Situation Ruhe, und versuchen Sie einen Schalttag, bei dem Sie genug essen, aber eben nach den oben genannten Vorschlägen.

Milchtag

Eine weitere Möglichkeit für einen besonders angenehmen Schalttag möchte ich Ihnen noch nennen: den Milchtag. Genießen Sie – über den Tag verteilt – etwa 1,5 Liter fettarme Milch, Jogurt oder Buttermilch. Sie können auch eine Mahlzeit mit Magertopfen essen – z. B. mit Vanille und Mineralwasser cremig gerührt und mit frischen Früchten vermischt.

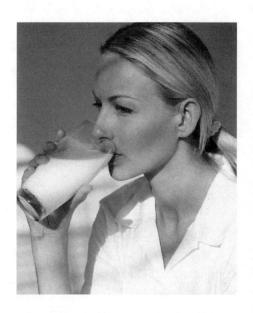

Dieser Schalttag führt dem Körper vor allem ausreichend Kalzium und hochwertiges Eiweiß zu – beides kommt beim Abnehmen regelmäßig zu kurz.

Sie sehen – Schalttage sind nicht nur empfehlenswert, um den Körper kurzzeitig zu entlasten oder die Abnahme in Gang zu bringen, sondern Schalttage bieten auch die Möglichkeit, Defizite, die bei Diäten oder ungesundem Essen entstehen, auszugleichen. Schalttage kann man regelmäßig durchführen: 1-mal in der Woche oder alle 14 Tage.

Wassertag

Gehören Sie auch zu jenen Menschen, die vor dem Sommer ganz schnell fit werden wollen? Dann probieren Sie die einfachste Entschlackungskur – den Wassertag. Trinken Sie ab 8 Uhr morgens zu jeder vollen Stunde 1/4 Liter kaltes Wasser mit ein paar Tropfen frisch gepresstem Zitronensaft, am besten in kleinen, langsamen Schlucken.

Eine Entschlackungskur mit Wasser kann auch kurmäßig – etwa 14 Tage bis 3 Wochen – durchgeführt werden. Es lassen sich damit Verstopfung, Kopfschmerzen, Migräne und Müdigkeit besiegen.

Allerdings: Die Entschlackungskur mit Wasser hat nur dann Sinn, wenn man parallel dazu den Organismus nicht zu sehr belastet. Das bedeutet: weniger essen, keine tierischen Fette, wenig Fleisch, reichlich Obst und Gemüse, Vollkornprodukte und fettarme Milchprodukte. Ideal dazu: täglich morgens Wassertreten und 1 Stunde spazieren gehen oder Rad fahren.

Kartoffel-Wochenende

Kartoffeln eignen sich hervorragend für ein kulinarisches Gesundheits-Wochenende.

Sie enthalten keinen Zucker, kaum Salz, 80 Prozent Wasser, hochwertiges Eiweiß, viel Vitamin C sowie reichlich von den Mineralstoffen Magnesium, Kalzium und Kalium für Herz, Nerven, Stoffwechsel und Verdauung. Kartoffeln machen satt, entschlacken und sind kalorienarm.

Nützen Sie also die Zeit, wenn die zartschaligen, heurigen Kartoffeln – kurz »Heurige« genannt – frisch geerntet auf den Markt kommen.

Die Rezepte sind jeweils für eine Person berechnet.

1. Tag – Freitag

Zu Mittag:
letzte normale Mahlzeit.

Am Nachmittag:
1/2 l Mineralwasser.

Am Abend:
3 mittelgroße neue Kartoffeln im Topf mit etwas Salzwasser dämpfen. Nach Wunsch Schale belassen oder entfernen. Auf einem Salatblatt anrichten und der Länge nach einschneiden.

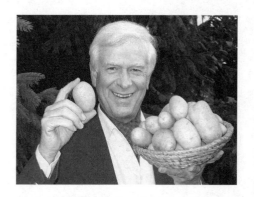

Den Spalt füllen mit einer Mischung aus 10 g Zwiebel, etwas grünem Pfeffer, etwas Honig, 1/16 l abgeronnenes Jogurt, 1 %, 1 Essiggurke, frischem Dillkraut (2–3 Esslöffel), 12 g Magertopfen (Magerquark). Mit etwas Kaviar garnieren (345 kcal).

2. Tag – Samstag

Am Morgen:
2 mittelgroße, geschälte, warme Kartoffeln, 10 g Butter, 2 Tassen Kräutertee, 2 TL Honig zum Süßen, 1 Apfel (320 kcal).

Zu Mittag:
100 g Putenbrust gebraten. Dazu Kartoffelsalat: 250 g neue Kartoffeln dämpfen, schälen, in Scheiben schneiden, mit 1/16 l Gemüsebrühe in einer Schüssel übergießen.

1 EL Distelöl, 1 EL Apfelessig, etwas Salz und Pfeffer, Honig, Senf vermischen. Alles mit 1/2 klein gehackten Zwiebel und gehackter Petersilie verrühren. Mit 1/4 Ei, 1/4 Tomate und Kürbiskernen garnieren (430 kcal).

Am Abend:
250 g Kartoffeln halbieren und mit der Schale im Backrohr backen: Schnittfläche nach oben, mit Kümmel bestreuen, mit etwas Butter bestreichen. Dazu 50 g Matjeshering in Zwiebel und Paprika eingelegt. Zum Eintauchen der Kartoffeln zur Auswahl: 3 EL Magertopfen (-quark), 20 %, mit etwas Jogurt, 1 %, und 1 EL Weizenkeimen abgerührt oder 3 EL Topfen, 20 %, mit 1 EL frischen, klein gehackten Kräutern oder 3 EL Topfen, 20 %, mit 1 EL Mungobohnen und 1 EL gehackten Paprikaschoten. 1/2 l Mineralwasser (305 kcal).

3. Tag – Sonntag

Am Morgen:

2 mittelgroße, geschälte, warme Kartoffeln, 30 g Topfen, 20 %, mit Kräutern, 1 Tasse Kräutertee, 1/4 l Mineralwasser, 1 grüne Paprika (210 kcal).

Zu Mittag:

250 g Kartoffeln ohne Schale in Scheiben schneiden. 10 g Schinken, 1/2 Zwiebel fein hacken, 20 g Lauch in Ringe schneiden, mit 10 g Öl 5 Minuten dünsten, 7 g Vollkornweizenmehl darüberstreuen. Mit 1/8 l heißer Gemüsebrühe aufgießen, 2 EL Jogurt, 1 %, einrühren, mit Salz, Pfeffer, Kresse, Thymian, Dill und Estragon würzen. Dann die Kartoffelscheiben dazugeben, 7 Minuten heiß werden lassen, mit Kräutern bestreut servieren (315 kcal).

Am Abend:

1 große Kartoffel in etwas Wasser dämpfen, Deckel abschneiden, aushöhlen. Kartoffelmasse mit 30 g gehacktem Schinken, 1/4 gehackten Zwiebel, Kräutern und 1/4 aufgeweichten Vollkornbrötchen vermischen, damit die Kartoffel füllen, 10 g Bierkäse daraufstreuen und in der Folie im Ofenrohr überbacken (430 kcal).

Jogurt-Topfen-Wochenende

Jogurt und Topfen (Quark) sind leicht verdaulich, liefern hochwertiges Eiweiß, haben kaum Fett (fettarme Produkte kaufen), fördern die Verdauung, verbessern die Vitalität und sind reich an Kalzium – dem Mineralstoff für Knochen, Haut und Nerven. Wenn Sie das Jogurt bzw. den Topfen mit Früchten und Kräutern kombinieren, versorgen Sie den Organismus zusätzlich mit vielen Vitaminen, Mineralstoffen und Spurenelementen.

Mit einem Jogurt-Topfen-Wochenende verbessern Sie Ihren gesamten Stoffwechsel! Die Rezepte sind jeweils für eine Person berechnet.

1. Tag – Freitag

Zu Mittag:

letzte normale Mahlzeit.

Am Nachmittag:

1 Becher Magerjogurt (106 kcal).

Am Abend:

150 g frische Erdbeeren mit 20 g Honig pürieren. Mit 200 g Jogurt, 1 %, verrühren. Nun den Saft 1/2 Zitrone und 1/2 Orange erhitzen, darin 3 Blatt Gelatine (vorher

Fastenkuren

aufgeweicht) auflösen. Die warme Flüssigkeit in die Jogurtmasse rühren. In eine Puddingform füllen, im Kühlschrank 2 Stunden fest werden lassen. Aus der Form stürzen, mit einigen Erdbeeren garniert servieren (219 kcal).

Alles in 1/2 Melonenschale füllen. Mit 50 g Magerjogurt garnieren. Mit 1 Schnitte Vollkorntoast und 30 g Magertopfen (-quark) servieren (200 kcal).

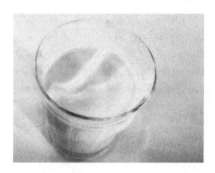

2. Tag – Samstag

Am Morgen:
2 Tassen Früchtetee mit 2 TL Honig. Müsli aus 1 EL Vollkornhaferflocken, 1/8 l Jogurt, 50 g Birne in Stücken, 60 g Banane in Rädern, 1 EL Rosinen, 1 EL gehackten Walnüssen und 1 TL Cornflakes (383 kcal).

Am Vormittag:
1 Apfel (75 kcal).

Zu Mittag:
200 g Magertopfen (-quark), verrührt mit 2 TL Honig und 250 g frischen, zerdrückten Erdbeeren (280 kcal).

Am Nachmittag:
1 Becher Magerjogurt (106 kcal).

Am Abend:
150 g entkernte Honigmelone in Stücke schneiden, mit etwas Zitronensaft würzen und mit 100 g frischen Erdbeeren und 60 g Birne in Stücken verrühren.

3. Tag – Sonntag

Am Morgen:
2 Tassen Früchtetee mit 2 TL Honig. 2 Scheiben Vollkorn-Knäcke mit 50 g magerem Kräutertopfen (-quark) (106 kcal).

Am Vormittag:
1 Becher Magerjogurt (60 kcal).

Zu Mittag:
100 g Magerjogurt und 100 g Magertopfen (Magerquark) mit 2 EL Honig, Saft von 1 Orange und 1/2 Zitrone verrühren. 100 g Heidelbeeren darunterrühren. In eine Dessertschale füllen, weitere 100 g Heidelbeeren darauf verteilen und servieren (293 kcal).

Am Nachmittag:
1 Kiwi (40 kcal).

Am Abend:
200 g Magerjogurt und 100 g Magertopfen (-quark) mit 100 g frisch gepresstem Orangensaft und 50 g Sanddornsaft (Reformladen) glatt rühren. 200 g Weintrauben waschen, halbieren, entkernen, ins Jogurt rühren.

10 g gehackte Walnüsse dazumischen (443 kcal).

Brokkoli-Reis-Wochenende

Brokkoli haben ganz wenig Kalorien und sind reich an lebenswichtigen Substanzen. Sie liefern uns sehr viel Vitamin C, alle Vitamine der Gruppe B, besonders reichlich Kalium, weiters Kalzium und Phosphor. Mit Brokkoli können Sie Herz, Muskeln und Nerven stärken, die Verdauung in Schwung bringen und ideal entschlacken.

In den USA sagt man: »A rice day is a nice day!« Das heißt so viel wie: Ein Reis-Tag ist ein netter, ein positiver Tag. Der Naturreis mit dem Silberhäutchen liefert 8 lebenswichtige Aminosäuren, eine beachtliche Menge an B-Vitaminen für die Nerven, für die Haut und gegen Stress. Reis versorgt uns mit Vitamin E. Reis ist hilfreich beim Abnehmen. Eine halbe Tasse gedünsteter Reis hat nur 82 kcal. Er ist kaliumreich und fördert die Ausschwemmung von Wasser und Stoffwechsel-Schlacken über die Nieren. Er verfügt über sehr wenig Natrium und hält daher kaum Wasser im Gewebe zurück. Gleichzeitig ist er eine Heilnahrung für Magen und Darm, stärkt Haare, Zähne, Nägel und Knochen.

Die Rezepte sind jeweils für eine Person berechnet.

1. Tag – Freitag

Zu Mittag:
letzte normale Mahlzeit.

Am Nachmittag:
50 g Karotten (11 kcal).

Am Abend:
200 g Brokkoli in kochendes Wasser geben, pfeffern, salzen, 10 Minuten kochen. Brokkoli abtropfen, warm stellen. 5 g Öl erhitzen, 5 g Mehl einrühren. Mit 1/16 l Brokkoli-Wasser und 1/16 l Gemüsebrühe (Reformladen) ablöschen. Mit Muskat, Salz, Pfeffer würzen. 7 Minuten

kochen. Die Soße vor dem Servieren über die Brokkoli gießen. Dazu 150 g gedünsteten Vollreis reichen (257 kcal).

2. Tag – Samstag

Am Morgen:
2 Tassen Kräutertee mit 2 TL Honig. Müsli: 1/8 l Magermilch, 15 g Vollkornhaferflocken, 10 g Rosinen, 50 g Banane in Rädern, 45 g Birne, 40 g Erdbeeren in kleinen Stücken, 10 g Walnüsse (320 kcal).

Am Vormittag:
50 g Karotten (11 kcal).

Zu Mittag:
200 g Brokkoli waschen, putzen, 10 Minuten in mit Salz und Muskat gewürztem Wasser kochen und in kleine Stücke schneiden. 8 g Mandelblätter in 5 g heißer Butter goldgelb anrösten. 150 g Vollreis dünsten, mit dem Brokkoli vermischen und zum Schluss die gerösteten Mandeln darüber streuen (309 kcal).

Am Nachmittag:
50 g Karotten (11 kcal).

Am Abend:
200 g Brokkoli zerkleinern, in kochendes Salzwasser geben, 10 Mi-

Prof. Bankhofers Spezial-Tipp:

Achten Sie immer darauf, dass die Brokkolistängel nach dem Garen weich sind.

nuten kochen. Herausnehmen, abtropfen. 10 g Butter erhitzen, Brokkoli dazugeben, mit Salz und Muskat würzen.

2 Eier verquirlen, mit 1 EL gehackter Petersilie und 1 TL geriebenem Bierkäse mischen, über den Brokkoli gießen. Wie ein Omelett servieren. Mit 1/4 gehackter roter Paprikaschote garniert servieren (354 kcal).

3. Tag – Sonntag

Am Morgen:
2 Scheiben Vollkorntoast, 30 g Schinken, 15 g Edeltilsiter (35 % F.i.T., 100 g Tomaten. 2 Tassen Kräutertee mit 2 TL Honig (245 kcal).

Am Vormittag:
50 g Karotten (11 kcal).

Zu Mittag:
150 g Reis in mit Salz und Muskat

gewürztem Wasser dünsten. 10 g Öl erhitzen, 1/2 gehackte Zwiebel leicht rösten, 25 g gekochten Schinken, würfelig geschnitten, kurz darin braten. Reis mit der Schinkenmasse vermischt servieren (294 kcal).

Am Nachmittag:
50 g Karotten (11 kcal).

Am Abend:
150 g Brokkoli zerkleinern, 10 Minuten in 1 Tasse Gemüsesuppe weich kochen. Auf eine Vollkorn-Toastscheibe geben. 8 g Öl erhitzen, 8 g Mehl dazugeben, mit 1/2 Tasse Magermilch aufgießen. Mit Pfeffer, Salz, Muskat würzen, 1 gehacktes Ei darunterrühren. Die Soße über die Brokkoli gießen. Toast im vorgeheizten Backofen 15 Minuten backen (356 kcal).

Apfel-Bananen-Wochenende

Nutzen Sie die gesundheitlichen Vorteile des Apfels und der Banane. Mit einem Apfel-Bananen-Wochenende können Sie Ihr Wohlbefinden steigern und Stress, Nervosität und Liebesunlust den Kampf ansagen.

Reife Äpfel schmecken nicht nur sehr gut, sondern sind auch reich an Vitaminen, Mineralstoffen, Spurenelementen und Enzymen. Sie liefern dem Organismus alle lebensnotwendigen Vitalstoffe und haben einen hohen Anteil an Pektin, das den Magen und den Darm entgiftet und die Verdauung reguliert. Äpfel helfen, den Cholesterinspiegel zu senken, bekämpfen Migräne und heben das allgemeine Wohlbefinden.

Bananen sind reich an Vitaminen, Mineralstoffen sowie den Hormonstoffen Serotonin und Norepinephrin. Sie stärken nicht nur das Herz, sondern bekämpfen auch Stress und Nervosität und fördern positives Denken.

Und es ist erwiesen, dass der Genuss von Bananen fröhlich macht! Tanken Sie für Ihre Lebensqualität diese Vitalstoffe, und widmen Sie dem Apfel und der Banane ein Wochenende. Die Rezepte sind jeweils für eine Person berechnet.

1. Tag – Freitag

Zu Mittag:
letzte normale Mahlzeit.

Am Nachmittag:
1/2 Banane (48 kcal).

Am Abend:
1/4 Zwiebel klein hacken, 1 Apfel, 50 g Schinkenwurst und 1/2 Essiggurke in Würfel schneiden. Salatsoße aus 1 TL Essig, 1 TL Olivenöl, etwas Salz, Pfeffer und Honig darübergießen. Gut umrühren. 20 Minuten stehen lassen. Dazu 1 Vollkorntoast mit ganz wenig Butter (313 kcal).

2. Tag – Samstag
Am Morgen:
2 Tassen Apfelschalentee mit etwas Honig gesüßt. 1 EL Vollkornhaferflocken mit 1/8 l Buttermilch, 1 EL Rosinen, 1 EL gehackten Walnüssen, 5 g Cornflakes und 1 in kleine Stücke geschnittenen Apfel mischen (310 kcal).

Am Vormittag:
1/2 Banane (48 kcal).

Zu Mittag:
1/4 klein gehackte Zwiebel, 1/2 klein geschnittener Apfel mit 1 TL Olivenöl schmoren. 1 EL Rosinen, 1 TL geschälte Mandeln, 1 TL gehackte Champignons sowie 3 Oliven dazugeben. Erhitzen. Mit etwas Salz, Honig und Curry würzen. Mit 60 g gedünstetem Naturreis verrühren (329 kcal).

Am Nachmittag:
1 mittelgroßer Apfel (81 kcal).

Am Abend:
1 Tomate schälen, in Scheiben schneiden, 1 Banane in Räder schneiden, mit Zitronensaft beträufeln. Alles auf einem Teller anrichten. Marinade aus dem Saft einer 1/4 Zitrone, 1 TL Olivenöl, etwas Curry, Pfeffer, Salz, gehacktem Schnittlauch und Kresse darübergießen. Dazu 1 Scheibe Vollkornbrot (345 kcal).

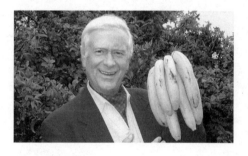

3. Tag – Sonntag
Am Morgen:
2 Tassen Malventee mit 2 TL Honig. 1 Scheibe Vollkornbrot mit 60 g Magertopfen (-quark), 3 EL Magerjogurt, 10 g gehackter Zwiebel, Kümmel, Salz, Paprikapulver und Schnittlauch. Danach 1 Banane, 1/2 TL Honig, Saft von 1/2 Orange mixen, in ein Glas gießen und mit Mineralwasser auffüllen (380 kcal).

Am Vormittag:
1 mittelgroßer Apfel (81 kcal).

Zu Mittag:
1 Banane mit Zitronensaft beträufeln, in 10 g Butter goldgelb braten. Mit einer Scheibe magerem Schinken umwickeln, 1 EL geriebenen Käse darüberstreuen, 5 Minuten im vorgeheizten Backofen grillen.

Dazu 1 Vollkorntoast (326 kcal).

Am Nachmittag:
1/2 Banane (48 kcal).

Am Abend:
Auf einem Holzteller 2 Äpfel in Schnitzen, 1 grüne Paprika in Streifen, 2 geviertelte Tomaten, 30 g Bierkäse, 1 Scheibe Vollkornbrot mit 1 TL Halbfettmargarine anrichten (410 kcal).

Melonen-Wochenende

Melonen sind die idealen Früchte zum Schlankwerden. Sie haben wenig Kalorien (100 g Wassermelone haben nur 23 Kalorien und 100 g Zuckermelone nur 30 Kalorien).

Wir unterscheiden heute zwischen der Wasser- und der Zuckermelone.

Auch die Papayafrucht – Baummelone genannt – gehört dazu.

Alle drei Melonenarten werden in der Volksmedizin als Entwässerungsmittel, gegen Verstopfung und fürs Abspecken eingesetzt.

Melonen sind sehr saftig und reich an allen wertvollen Substanzen, die der menschliche Organismus braucht, um gesund zu bleiben:

- Alle Melonensorten sind gesund und schmecken herrlich.

- Sie enthalten Kalzium für die Knochen, reichlich Kalium für Verdauung, Muskeln und Nerven, Magnesium für Herz und Kreislauf sowie gegen Stress.

- Die Melonen liefern besonders viel Vitamin C und A, zusätzlich noch Vitamin B1, B2 und Niacin.

- Die Melonen enthalten auch die Spurenelemente Eisen fürs Blut,

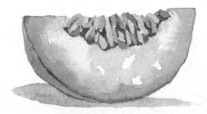

Phosphor fürs Gehirn, Zink für die Immunkraft und Liebeskraft und Jod für die Schilddrüse.

- Seit der Erforschung der Enzyme für die Gesundheit des Menschen weiß man auch, dass die Melone eine Reihe von wertvollen Enzymen enthält, welche den Appetit hemmen und daher das Abnehmen erleichtern.

Machen Sie ein Melonen-Wochenende, und Sie werden am Montag ideal entschlackt sein und weniger wiegen! Die Rezepte sind jeweils für 1 Person berechnet!

1. Tag – Freitag

Zu Mittag:
letzte normale Mahlzeit.

Am Nachmittag:
1 Stück Honigmelone mit 150 g (28 kcal).

Am Abend:
Wassermelone (so viel Sie essen wollen).

2. Tag – Samstag

Am Morgen:
2 Tassen Früchtetee mit 2 TL Honig, 1 EL Getreideflocken, 1/8 Liter Jogurt (1 %), 125 g entkernte Zuckermelone in Stücken (143 kcal).

Ab Vormittag essen Sie ca. 1 1/2 bis 2 kg Melonen (egal ob Wasser-, Zucker- oder Honigmelone) über den Tag verteilt und sonst nichts.

Jedoch müssen Sie unbedingt viel dazu trinken: 2 bis 3 Liter Mineralwasser. Und bewegen Sie sich viel, z.B. gehen Sie schwimmen, Rad fahren oder einfach nur spazieren (270–360 kcal).

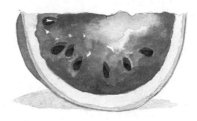

3. Tag – Sonntag

Am Morgen:
2 Tassen Früchtetee mit 2 TL Honig, 2 Scheiben Vollkornknäcke mit 2 EL fettarmem Topfen (Quark) mit Schnittlauch, 1 Stück Wassermelone mit 125 g (175 kcal).

Ab Vormittag sollten Sie, wie am Samstag, nurmehr Melonen essen, viel Mineralwasser trinken und Bewegung machen (270–360 kcal).

Vollkornnudeln-Wochenende

Profi-Sportler wissen längst: Die wertvollste Aufbaunahrung, die nicht dick macht und wertvolle Vitamine, Spurenelemente und Mineralstoffe liefert, sind Vollkornnudeln.

Ihrem Körper müssen sie Energie zuführen, damit er keine Mangelerscheinungen bekommt und nicht schlappmacht.

Machen Sie daher ein Vollkornnudeln-Wochenende. Tanken Sie Magnesium, Vitamin E und sämtliche B-Vitamine. Die Rezepte sind jeweils für eine Person berechnet.

1. Tag – Freitag

Zu Mittag:
letzte normale Mahlzeit.

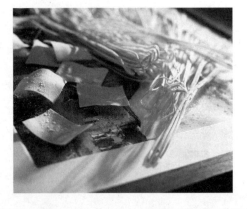

Am Nachmittag:
1 kleiner Apfel (81 kcal).

Am Abend:
40 g Vollkornnudeln in Salzwasser kochen, abschrecken, abtropfen lassen. 10 g Pinienkerne im Mörser zerdrücken, mit 10 g kaltgepresstem Olivenöl verrühren. 1 EL Jogurt (1 %) und 20 g geriebenen Parmesankäse dazurühren. Mit Meersalz und weißem Pfeffer würzen.

Die Nudeln mit der Soße vermischen, mit frisch gehackter Petersilie oder Basilikum bestreuen (387 kcal).

2. Tag – Samstag

Am Morgen:
2 Tassen Hagebuttentee mit 2 TL Honig.

1 Scheibe Vollkornbrot. 50 g Magertopfen (-quark) mit 2 EL Magermilch, 2 Dörrpflaumen gehackt, 1 Karotte und 1/2 Apfel, beides geraspelt, etwas Zitronensaft, 5 g Honig und etwas Zimtpulver verrühren (285 kcal).

Am Vormittag:
1 Kiwi (40 kcal).

Zu Mittag:
30 g Vollkornspagetti in Salzwas-

ser kochen, abschrecken. 1 gehackte Zwiebel in etwas Olivenöl glasig dünsten. 1 Karotte, 1/4 Lauchstange, 1 Tomate, alles klein geschnitten, kurz mitdünsten. 1/8 l Gemüsebrühe (Reformladen) dazugeben, köcheln lassen. Mit Knoblauch, Oregano, Basilikum, Thymian, Pfeffer und Salz würzen. Spagetti anrichten, die Gemüsesoße darübergießen, mit gehackten Kräutern bestreuen (240 kcal).

Am Nachmittag:
1 kleiner Apfel (81 kcal).

Am Abend:
60 g Vollkornnudeln in Salzwasser garen, abschrecken, abtropfen lassen.

1 Knoblauchzehe, 1 Scheibe Vollkorntoastbrot, 4 EL gehackte Petersilie und 8 EL gehacktes Basilikum, 1 EL Obstessig, etwas Salz und 1 EL Olivenöl im Mixer pürieren, mit 3 EL heißem Wasser verdünnen. Dann mit den Nudeln servieren (391 kcal).

3. Tag – Sonntag

Am Morgen:
2 Tassen Hagebuttentee mit 2 TL Honig, 1 Scheibe Vollkornbrot mit 1 TL Butter bestreichen, mit 30 g Tilsiter belegen. Dazu 1/4 rohe Salatgurke in Rädern, 1 Tomate (271 kcal).

Am Vormittag:
1 Kiwi (40 kcal).

Zu Mittag:
1/2 gehackte Zwiebel in 10 g Olivenöl glasig schwitzen, 1 Sellerieknolle, 1 Stück Lauch, 1 Blumenkohl, 1 Tasse grüne Bohnen, alles klein geschnitten, kurz mitdünsten, 1/4 l Gemüsebrühe aufgießen. 10 Minuten köcheln lassen.

Mit Knoblauch, Salz, Pfeffer, Tomatenmark würzen, 30 g Vollkornnudeln einkochen (336 kcal).

Am Nachmittag:
1 kleiner Apfel (81 kcal).

Am Abend:
100 g Chinakohl, 80 g gegarte Erbsen und 80 g gegarte Karotten, 1 Tomate, 2 Essiggurken, 1 Zwiebel, alles klein geschnitten, mit 100 g Magerjogurt, 1 TL Senf, 1 TL Ketchup, 2 EL Obstessig, Meersalz, Pfeffer, Paprikapulver, etwas Curry und Honig zu einem Salat mischen. 80 g gekochte Vollkornnudeln und 2 EL gehackten Schnittlauch dazurühren (320 kcal).

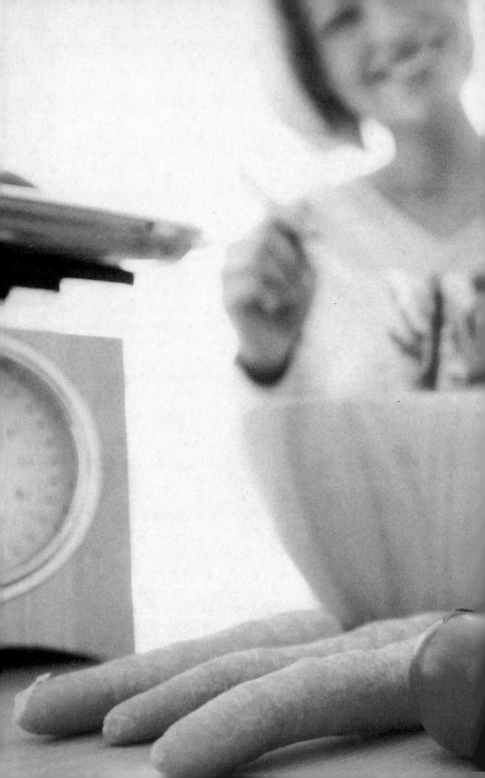

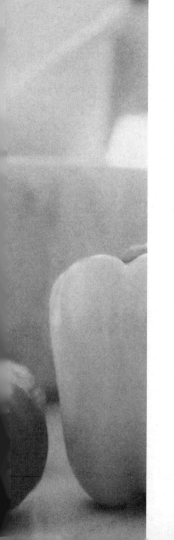

GESUNDE ERNÄHRUNG
Schlankheitstraining

Was muss man tun, um schlank zu werden und schlank zu bleiben? Man muss seine Lebensgewohnheiten umstellen und zu einer ausgewogenen, vollwertigen Ernährung finden. Und man muss regelmäßig körperliche Bewegung machen.

Schlankheitstraining

So bauen Sie auf gesunde Weise in 12 Lektionen Ihr Übergewicht ab

Die Waage zeigt vielen von uns unbarmherzig, dass wir wieder einmal zugenommen haben. Jeder, der davon betroffen ist, hat den berechtigten Wunsch, sein Übergewicht schnell und einfach für lange Zeit wieder loszuwerden. Ich will Ihnen dabei ein wenig helfen. Lassen Sie sich nicht auf eine radikale, einseitige Diät ein. Sie kann Ihnen mehr Schaden als Nutzen bringen. Sehr oft stellen sich unerwünschte Nebenwirkungen ein. Die Immunkraft wird geschwächt, und Ihr Organismus erleidet einen Mangel an lebenswichtigen Substanzen. Besonders gefährlich kann es sein, wenn man mit irgendwelchen obskuren Schlankheitspillen abzuspecken versucht. Das kann zu schweren Kreislaufstörungen und Organschäden führen. Vergessen Sie das. Gehen Sie den seriösen Weg. Und der heißt: Schlank ohne Diät – eine Methode, nach der Univ.-Prof. Dr. Rudolf Schoberberger vom Institut für Sozialmedizin an der Universität Wien mit seinem Team seit Jahren arbeitet. Ich möchte Sie mit den neuesten Tricks aus der Ernährungswissenschaft vertraut machen, damit Sie ohne spezielle Rezepte abnehmen und dann für lange Zeit schlank bleiben können! In meiner Schlankheitsschule können Sie in 12 Lektionen erlernen, wie einfach gesundes Abnehmen sein kann.

Lektion 1: So nehmen Sie beim Essen nicht zu

Wer abnehmen oder schlank bleiben möchte, der ist bereit, eine Menge dafür zu tun. Aber: So viel, wie man uns oft einreden möchte, ist das gar nicht. Wir müssen einzig und allein die Gründe kennen, warum wir so viele Kilos ansammeln.

Schlankheitstraining

Und auch das ist kein Geheimnis: Wir nehmen Tag für Tag Nahrungsmittelmengen zu uns, die einfach zu viele Kalorien anliefern. Wir müssen daher viel kalorienbewusster leben.

Doch aufgepasst: Es gibt für jeden Menschen eigene, individuelle Kaloriengesetze. Berechnen Sie also Ihren ganz persönlichen Kalorienhaushalt für ein Leben ohne Übergewicht.

- Wenn Sie Ihren ureigenen Energiebedarf kennen, dann können Sie mit dem Essen und Trinken Kalorien tanken, ohne dass Sie dick werden.

- Dieser Energiebedarf setzt sich zusammen: aus dem Grundumsatz und dem Arbeitsumsatz.

- Der Grundumsatz ist jene Menge an Energie, die der Körper für Herzschlag, Atmung, Leber, Nieren und Gehirn benötigt. Und so berechnen Sie Ihren Grundumsatz: Ihr Körpergewicht wird mit 25 multipliziert. Ein Beispiel: Wer 70 Kilo wiegt, hat einen Grundumsatz von 1750 Kalorien. Der Kalorienverbrauch für Verdauung und Wärme beträgt davon etwa 13 Prozent.

- Der Arbeitsumsatz ist jene Energiemenge, die für die Aktivitäten im Beruf und im Privatleben gebraucht wird. Er ist von Beruf und Alter abhängig.

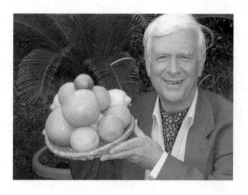

Zu der Frage, wie viele Kalorien jeder von uns aufnehmen kann, ohne dass er zunimmt, kann man verantwortungsbewusst nur ungefähre Richtlinien vorgeben. Der individuelle Bedarf und Verbrauch an Kalorien ist sehr unterschiedlich.

Am besten lässt er sich feststellen, wenn man sich die Zeit nimmt und Buchhaltung führt: über Einnahmen und Ausgaben von Kalorien durch Essen und Bewegung. Wenn sich dabei das Körpergewicht nicht verändert, dann kennt man seinen idealen, persönlichen Energiebedarf.

Das ist die Grundphilosophie der erfolgreichen Methode »Schlank ohne Diät«, die auf wissenschaftlicher Basis vom Institut für Sozialmedizin an der Universität Wien erarbeitet wurde.

In Zahlen ausgedrückt, könnte man sagen: Frauen im Alter von 19 bis 50 Jahren können pro Tag bis zu 2000 Kalorien aufnehmen, Männer zwischen 19 und 50 Jahren von 2200 bis zu 2400 Kalorien. Zwischen 51 und 60 sind es bei den Frauen etwa 1800, bei den Männern 2200 Kalorien.

Diese Zahlen gelten für Frauen und Männer mit leichter, sitzender Tätigkeit: Menschen mit mittelschwerer Tätigkeit dürfen pro Tag 600 Kalorien dazuzählen. Schwangere Frauen ab dem 4. Monat sollen um 300 Kalorien, stillende Mütter 700 Kalorien mehr essen.

Sie sehen: Es ist gar nicht so wenig, was man – ohne Angst vor dem Dickwerden – genießen darf.

Lektion 2:
Die 7 Gründe fürs Schlankwerden

Es gibt Tabellen, aus denen man ersehen kann, ob man Normalgewicht oder Übergewicht hat. Vergessen Sie das alles. Diese Zahlen sind nicht der Weisheit letzter Schluss. Viel wichtiger sind psychologische, gesundheitliche oder kosmetische Gründe.

Für den Arzt sieht die Angelegenheit so aus:

- Ein Patient muss abspecken, wenn durch das Übergewicht gesundheitliche Probleme entstehen: Herzbeschwerden, Atemnot, Wirbelsäulenschmerzen, Bluthochdruck, Diabetes, zu hohe Cholesterinwerte. Oder wenn durch das Abnehmen bestehende Probleme gebessert werden: z. B. Bluthochdruck oder hohe Cholesterinwerte.

- Ein Patient muss abnehmen, wenn er vor einem lebensnotwendigen operativen Eingriff steht und schlanker sein muss, weil die Operation sonst für den Organismus eine zu große Belastung darstellt.

- Abnehmen sollte jeder, der jünger als 30 Jahre ist und aus kosmetischen Gründen unter seinem Körpergewicht seelisch leidet.

Für uns selbst gibt es aber auch ganz deutliche, einfache Kriterien, die uns die Entscheidung erleichtern, ob wir abnehmen sollten oder nicht:

- Sie sollten abnehmen, wenn Sie beim Treppensteigen permanent Atemprobleme haben.

- Sie sollten abnehmen, wenn Sie einer sitzenden, beruflichen Tätigkeit nachgehen und Jahr für Jahr mehr Kilos auf die Waage bringen.

- Männer sollten abnehmen, wenn sie vom Hosengürtel auf Hosenträger »umsteigen« müssen.

- Jeder von uns sollte abnehmen, wenn er sich morgens nackt im Spiegel betrachtet und sich zu dick fühlt. Ehrlich sein: Würden Sie auf einer einsamen Insel auch für sich selbst abnehmen? Wenn Sie darauf mit »Ja!« antworten, dann beginnen Sie mit dem Abnehmen, bei »Nein!« lassen Sie es bleiben. Wenn man sich selbst wohl fühlt, ist es widersinnig, nur für die »anderen« schlank zu werden.

- Vergessen wir nicht: Die Natur hat jedem von uns eine körperliche Grundstruktur mitgegeben. Es kann gesundheitsschädlich sein, dagegen mit Gewalt anzukämpfen.

Ein Beispiel:

Eine mollige, kleine, hübsche Frau mit breitem Becken wird durchs Abnehmen schlanker. Aber sie wird niemals das Becken eines Mannequins bekommen!

Bedenken Sie: Abnehmen kann auch Probleme bringen. Wenn Sie ohne ärztliche Kontrolle über viele Wochen eine einseitige Diät durchführen, um viele Kilos abzunehmen, können Sie krank werden, schwere Mangelerscheinungen bekommen. Wenn Sie in kurzer Zeit zu viel abnehmen, kann das zu Depressionen, Aggressionen sowie zu Störungen im Liebes- und Sexualleben führen.

Lektion 3:
Der einfache Weg zum Idealgewicht

Millionen Menschen wollen abnehmen, weil sie der Meinung sind: »Ich bin zu dick!« Sie jubeln über jedes Kilo, das sie loswerden. Aber viele von uns wissen gar nicht: Wie viel sollte ein gesunder Mensch wiegen?

Nur dann, wenn man das ganz genau für sich selbst weiß, kann man sich sinnvolle Ziele setzen und gezielt ans Abnehmen gehen.

In der Ernährungsmedizin muss man zwischen drei wesentlichen Begriffen unterscheiden: dem Übergewicht, dem Normalgewicht und dem Idealgewicht.

Die Ausgangsposition für diese drei Begriffe ist das Normalgewicht. Und das ist ganz leicht zu berechnen: Ziehen Sie von Ihrer Körpergröße in Zentimetern die Zahl 100 ab. Zehn Prozent auf oder ab sind erlaubt. Ein

> **Prof. Bankhofers**
> **Spezial-Tipp:**
>
> Etwa 1,5 Kilogramm Nahrung braucht man täglich, um nicht ständig hungrig zu sein. Langen Sie beim Gemüse kräftig zu – das füllt den Magen und hat wenig Energie.

Beispiel: Wenn Sie 173 Zentimeter groß sind, beträgt Ihr Normalgewicht zwischen 64 und 80 Kilo. Man nennt dies auch die Broca-Formel.

Wenn Sie nun 10 Prozent oder mehr schwerer sind – in unserem Beispiel wären das ab 80 und mehr Kilo –, dann ist das bereits Übergewicht. Abnehmen ist angesagt.

Das Normalgewicht ist nach Ansicht von Ärzten und Ernährungsfachleuten ein durchaus zufrieden stellendes Gewicht. Das Idealgewicht wäre:

- Männer müssen 10 Prozent vom Normalgewicht abziehen.

- Frauen müssen 15 Prozent vom Normalgewicht abziehen.

Ärzte betonen aber in jüngster Zeit immer wieder: Das Idealgewicht ist nicht ideal. Heute spricht man vom Realgewicht. Die Voraussetzungen dafür: Der Betreffende sollte sich im Bereich des Normalgewichtes bewegen. Es sollten keine medizinischen Notwendigkeiten fürs Abnehmen vorhanden sein. Und man muss sich einfach wohl fühlen.

Das Umsteigen vom Normal- zum Idealgewicht kann allzu leicht übertrieben werden. Wenn das Normalgewicht um 20 Prozent unterschrit-

Schlankheitstraining

ten wird, ist das bereits Untergewicht – ein Fall für den Arzt. Viele aber gehen den Weg vom Übergewicht zum Normalgewicht. Wertvoller Begleiter dabei ist die Waage. Sie hat aber nur Sinn, wenn Sie damit richtig umgehen: Stellen Sie sich nicht zu oft auf die Waage. Das macht nervös. Wiegen Sie sich z.B. einmal pro Woche. Stellen Sie sich immer zur gleichen Tageszeit auf die Waage. Die ideale Zeit: morgens oder vormittags, unmittelbar nach dem Stuhlgang.

rungen, die eine enorme Gewichtszunahme verursachen, sind sehr selten. Nur 1 Prozent der Dicken ist davon betroffen. Die Vererbung von Übergewicht ist oft eine bequeme Ausrede. Offen gesagt: Vererbt wird in den meisten Familien nicht die Veranlagung zum Dicksein, sondern vielmehr der falsche Ess- und Lebensstil.

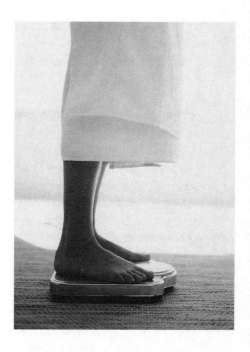

Lektion 4:
Dicke essen zu wenig!

Wer immer wieder versucht, von seinem Übergewicht wegzukommen, und es nur vorübergehend oder gar nicht schafft, der wird oft zu der Aussage verleitet: »Ich kann nichts dafür, dass ich dick bin. Es ist bei mir Erbanlage!«

Bedenken Sie: Wer so redet, der nimmt sich selbst den Mut zum Abnehmen. Die Natur hat manchen von uns ein etwas »kräftigeres« Aussehen zugedacht, aber kein gesundheitsschädliches Übergewicht.

Die Medizin beweist: Erbbedingte Hormonstörungen oder Drüsenstö-

Vielleicht haben Sie auch schon oft jemanden sagen gehört: »Ich weiß, ich sollte viel weniger essen!« Vielleicht haben Sie das selbst schon festgestellt. Allerdings: Die Formulierung ist im Grunde genommen falsch. Es geht nämlich beim Übergewicht in erster Linie nicht um das Vielessen.

Ich möchte sogar behaupten, wie das schon seinerzeit mein großer Lehrer und Freund, der Spitzensportler und Ernährungsexperte Ferry Dusika, betont hat: Dicke essen zu wenig!

Die Worte irritieren beim ersten Hinhören. Doch sie beinhalten viel Wahres. Die Kernfrage ist nämlich: Wovon essen die Dicken zu wenig?

Sie essen ohne Zweifel viel zu wenig von der unverfälschten, natürlichen Frischkost mit reichlich Vitaminen, Mineralstoffen, Spurenelementen, Enzymen und Ballaststoffen zur Versorgung des Organismus mit lebenswichtigen Vitalstoffen und zur besseren Verdauung.

Dagegen essen Übergewichtige zu kalorienreich, zu viel tierisches Eiweiß, zu viel versteckte Fette, zu große Mengen an Zucker und weißem Mehl.

Wenn Sie auf Vollwertkost umstellen, werden Sie wie von selbst abnehmen. Was wieder beweist: Dicke essen zu wenig – von den wertvollen Nahrungsmitteln.

Lektion 5: Heißhunger: Kurzschluss im Gehirn

Viele, die ihr Übergewicht loswerden wollen, seufzen: »Manchmal denke ich, dass ich es schaffe. Doch dann ist da wieder dieser unstillbare Heißhunger!« Dieser Heißhunger ist schuld daran, dass man Berge von Schokolade, Sahnetorte und anderes hinunterschlingt.

Mit Recht fragt man sich: Wie kommt es eigentlich zu diesem Heißhunger, der uns zu unkontrolliertem Essen verleitet?

Der österreichische Arzt, Medizinalrat Dr. Ulf Böhmig, hat das Rätsel gelöst.

Der Mensch verfügt über eine eigene Schaltzentrale für die Regelung des Appetits. Das sind die so genannten Regelzentren im Stammhirn. Hier wird das Gefühl für Hunger und Sattsein gesteuert. Man hat Appetit, wenn man Nahrung braucht. Man hört mit dem Essen auf, wenn man satt ist. Es kann allerdings in diesen Regelzentren zu einem »Kurzschluss« kommen. Die Impulse entgleisen: Es werden Hunger und Appetit simuliert.

Es gibt mehrere Gründe für so einen Kurzschluss im Gehirn: lang anhaltender, beruflicher Stress, seelischer Stress im Privatleben wie Trennung, ständiger Streit, ein Todesfall, aber auch eine allzu strenge Diät, bei der man zu lange auf wertvolle Nahrung verzichten musste.

Der Kurzschluss für Heißhunger entsteht aber auch durch Sorgen, Kummer, Kränkungen, Beleidigungen, durch die Einnahme von Beruhigungsmedikamenten über einen langen Zeitraum, sehr oft wird der Heißhunger durch einen alarmierenden Mangel an Mineralstoffen und Spurenelementen im Organismus ausgelöst.

Wenn eine oder mehrere dieser Ursachen auftreten, dann brennt sozusagen im Stammhirn eine Sicherung durch. Der Betroffene hat ständig ein Hungergefühl. Er greift in erster Linie nach seinen Lieblingsspeisen: süß oder pikant.

Man weiß heute, dass der Heißhunger vor allem dann eingeleitet wird, wenn im Organismus durch Fehler in der Ernährung ein Mangel an den Spurenelementen Eisen, Kupfer, Zink, Mangan und am Mineralstoff Magnesium besteht. Das Gehirn gibt den Auftrag, diese Mineralstoffe zu beschaffen. Tiere können in solchen Situationen gezielt Kräuter fressen, die die fehlenden Substanzen liefern. Dieser Urinstinkt ist dem Menschen verloren gegangen. Schwangere Frauen haben ihn mitunter noch.

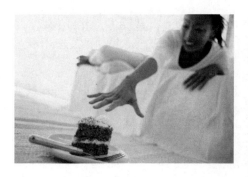

Lektion 6:
Zunehmen mit wenig Kalorien

Es klingt unglaublich, fast wie ein Scherz. Aber es ist tatsächlich so: Wer mit einer sehr strengen, kargen Diät abspecken möchte und sich extrem kalorienarm ernährt, der erlebt oft Böses.

Er nimmt plötzlich zu, als ob er unkontrolliert essen würde. Viele haben das schon mit Entsetzen erlebt. Ernährungswissenschaftler konnten nun das Rätsel klären.

Damit ergeben sich für alle, die schlank werden und schlank bleiben wollen, ganz neue Erkenntnisse.

Es gibt exakte Analysen vom Institut für Sportmedizin in Graz und vom Institut für Sozialmedizin an der Universität Wien, was bei einer besonders übertriebenen strengen Diät im Organismus vorgeht:

- Wer beim Abnehmen übertreibt, kann das Gegenteil bewirken. Senkt der Betreffende seine tägliche Kalorienzufuhr über einen längeren Zeitraum auf 900 und noch weniger Kalorien, dann wird im Körper ein Alarmsignal ausgelöst. Und das heißt entweder – aus einem Urinstinkt des Menschen heraus – »Fertig machen zum Winterschlaf!« oder »Karge Zeiten brechen an!« Der Organismus weiß nicht, dass die geringe Nahrungszufuhr gewollt ist. Er schaltet auf Notzeiten. Das heißt: Sein Grundumsatz sinkt. Er beginnt, die geringe Nahrungsmenge besonders gut auszuwerten, und schafft – es ist unfassbar – unter Umständen davon sogar Fettdepots als Reserve. Die Folge: Man nimmt zu – oder nicht mehr weiter ab.

- Parallel dazu begehen fast alle, die eine extreme Diät durchführen, einen gravierenden Fehler: Sie essen wenig und machen, weil sie geschwächt sind, absolut keine sportliche Bewegung. Damit aber geschieht etwas Verhängnisvolles: Der Körper verliert kein Fett, sondern wertvolle Muskelmasse. Das ist für den gesamten Stoffwechsel schlecht.

Was also muss man beim Abnehmen tun, dass man so etwas nicht erlebt?

- Wählen Sie Ihre Kalorienaufnahme so, dass die Gewichtsreduktion pro Woche durchschnittlich ein halbes Kilo beträgt.

- Trinken Sie bei einer Diät grundsätzlich 2 bis 3 Liter Mineralwasser oder ungesüßten Kräutertee täglich, damit Sie den Flüssigkeitsverlust schnell ersetzen.

- Nehmen Sie besser etwas mehr Kalorien auf, und machen Sie dafür regelmäßig Bewegung. Sie brauchen zur Diät einen Freizeitsport. In den USA hat man errechnet, dass sich – bei Jung und Alt – das Wandern ideal fürs Abnehmen eignet: täglich 25 Minuten.

Lektion 7:
So meistern Sie die Krisen einer Diät

Vielleicht haben Sie das auch schon selbst erlebt: Es gibt niemanden unter uns, der jemals eine länger andauernde Diät ohne Hungern und ohne Probleme durchgestanden hat. Wer die Gefahren und Krisen von langen Diäten nicht kennt und nicht beachtet, kann keinen Erfolg haben.

- Es kann beim Abnehmen zu gesundheitlichen Komplikationen kommen. Das trifft nicht auf Wochenenddiäten oder auf ein wohl durchdachtes Ernährungsprogramm zu. Doch vor einer langen Diät sollte man unbedingt mit dem Arzt sprechen und sich untersuchen lassen.

- Aus japanischen Studien weiß man, dass bei jeder längeren Diät das Immunsystem in einem ganz bestimmten Rhythmus gestört und geschwächt wird. Die Aktivität der natürlichen Abwehrkräfte sinkt fast immer am dritten Tag der Diät und bleibt mehrere Tage gestört, wenn man nicht sofort immunstärkende Substanzen zuführt.

- Man weiß aber auch, dass nach dem 10. Tag einer Diät sehr oft ein seelisches Tief kommt und bei den meisten Menschen die Lebensfreude sinkt. Auch da muss man gezielt mit Naturprodukten entgegenwirken.

- In der zweiten Woche einer Diät gibt es eine Krise. In den ersten 7 Tagen geht der Körper, wenn er weniger Nahrung bekommt, radikal an seine Reserven heran. Es sind also deutliche Gewichtsverluste zu merken. Dann aber geht es nur mühsam weiter. Man nimmt ein paar Tage gar nichts ab. Viele geben da auf.

Was also muss man konkret bedenken, wenn man durch verminderte Nahrungszufuhr erfolgreich abnehmen möchte?

Prof. Bankhofers Spezial-Tipp:

Sie können das selbst ausprobieren: Wenn Sie schlank werden und dann auch schlank bleiben wollen, müssen Sie gar nicht weniger essen. Sie müssen etwas anderes essen.

- Entschließen Sie sich für ein Ernährungsprogramm, das Ihnen Naturprodukte mit reichlich lebenswichtigen Substanzen anbietet: mit den Vitaminen A, C und E, den Mineralstoffen Magnesium, Kalium, Kalzium und den Spurenelementen Kupfer, Zink und Selen. Im Speiseplan müssen frisches Obst, rohes Gemüse und reichlich Fisch vertreten sein.

- Grundsätzlich zeigt die Erfahrung, dass die Lebensfreude beim Wenigeressen erhalten bleibt, wenn man es schafft, sich selbst im Alltag von der Nahrungsaufnahme abzulenken. Dazu gehört beispielsweise ein sinnvoller Freizeitplan.

- Schaffen Sie Ersatzhandlungen fürs übermäßige Essen: Kaufen Sie sich hübsche Kleidung, Schuhe, gehen Sie zur Kosmetikerin, zum Friseur.

- Belohnen Sie sich für jedes abgenommene Kilo mit einer nicht essbaren Freude: mit einem Buch, einer Schallplatte, einer Kleinigkeit, die Sie sich schon lange wünschen.

Lektion 8:
Die besten Tricks gegen den Hunger

Mitunter ist es gar nicht so wichtig, für welches Ernährungsprogramm man sich entscheidet, wenn man abnehmen möchte. Viel wichtiger ist, dass man während des Abspeckens ein ganz bestimmtes, besonders diszipliniertes Verhalten an den Tag legt.

Zugegeben: Das ist verdammt schwer. Denn da ist ständig der quälende Hunger, der verführerische Appetit. Wenn Sie gelernt haben, wie Sie beides in den Griff bekommen, werden Sie sich besser fühlen.

- Gewöhnen Sie sich an, jeden Bissen, den Sie in den Mund schieben, gründlich und langsam zu kauen. Dabei bildet sich mehr Speichel. Der Speisebrei bekommt mehr Volumen. Der Magen wird mit weniger Nahrung schneller gefüllt.

- Tragen Sie knapp taillierte Kleidungsstücke. Sie merken dann sofort, wenn Sie zu viel gegessen haben, weil Sie ein intensiveres Völlegefühl haben.

Schlankheitstraining

- Gehen Sie niemals zu einer Einladung, wenn Sie einen leeren Magen haben. Essen Sie vorher Obst, rohes Gemüse oder ein hart gekochtes Ei. Dann können Sie den Köstlichkeiten an der Tafel oder am Buffet besser widerstehen.

- Genießen Sie besser ganze Früchte anstelle von Obst- oder Gemüsesäften, die jetzt sehr modern sind. Der Saft ist schnell getrunken. Mit den Früchten sind Sie länger beschäftigt, essen mehr Ballaststoffe und sind länger satt.

- Gurgeln Sie mehrmals am Tag mit Mundwasser – Menthol oder Pfefferminze. Das bremst den Appetit auf Essen.

- Wenn Sie vor dem Fernsehapparat sitzen, sollten keine Nahrungsmittel in greifbarer Nähe sein.

- Sorgen Sie überhaupt dafür, dass Sie nicht zu viele Lebensmittelvorräte zu Hause haben. Sie werden dann nicht so sehr verleitet, den Kühlschrank oder die Vorratskammer zu plündern.

- Wenn Sie gern Wein trinken, dann mischen Sie ihn grundsätzlich 50 zu 50 mit stillem Mineralwasser ohne Kohlensäure. Sie halbieren damit die Kalorien des Weines. Kohlensäurehaltiges Mineralwasser ist ungeeignet. Denn was wenige wissen: Die Kohlensäure verstärkt enorm die Wirkung des Alkohols im Organismus.

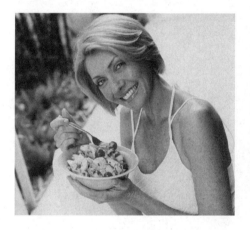

- Wenn Sie tagsüber gern Bonbons lutschen, dann wechseln Sie zu zuckerfreiem Kaugummi oder zu Obstkernen.

- Lenken Sie sich selbst von Hunger und Appetit ab: Gehen Sie oft ins Theater. Besuchen Sie Ausstellungen. Gehen Sie wandern.

Lektion 9: Kräuter helfen beim Abnehmen

Wer Übergewicht abbauen möchte, greift oft zu angepriesenen »Wundermitteln«, zu Medikamenten, die viel versprechen, wenig halten und obendrein viel Geld kosten, mitunter sogar für den Organismus gefährlich sein können.

Es muss einmal grundsätzlich gesagt werden: Es gibt keine »Zauberpräparate«, die den Vielesser schlank werden lassen. Allerdings kann man mit natürlichen Kräften das Abnehmen unterstützen.

Es gibt allseits bekannte Heil- und Küchenkräuter, deren ätherische Öle, pflanzliche Hormonstoffe und Spurenelemente unseren Appetit bremsen und Fettpolster abbauen helfen. Voraussetzung ist natürlich ein Reduzieren der Nahrungsaufnahme.

- Ein sehr wertvolles Heilkraut, das Kalorien einsparen hilft, ist der Salbei. Kauen Sie über den Tag verteilt 2 bis 3 getrocknete Salbeiblätter. Wichtig ist, dass die Mundschleimhäute den gelösten Saft der Blätter aufnehmen. Den Rest spucken Sie nach ein paar Minuten aus. Der Appetit wird gebremst.

- Das weiße Labkraut hilft beim Abnehmen, weil es den Stoffwechsel ankurbelt und entschlackt. 2 Teelöffel mit 1 Tasse kochendem Wasser überbrühen, 10 Minuten ziehen lassen, durchseihen. Eine Woche täglich 3 Tassen trinken.

- Oder trinken Sie 3 Wochen lang 3-mal täglich 1 Tasse Melissentee. Die Wirkstoffe der Melisse nehmen einen Teil der Esslust und beruhigen das vegetative Nervensystem. Dadurch wird ebenfalls der Appetit reduziert.

- Eine gute Unterstützung beim Abnehmen im Rahmen einer Diät bringt die Kresse. Dieses Küchenkraut ist besonders reich am Spurenelement Chrom, das unser Körper für einen gesunden, harmonischen Fettabbau benötigt. Außerdem reguliert das Chrom das Gefühl des Sattseins und fördert das Entschlacken. Im Rahmen einer Abspeckkur sollten Sie täglich eine Handvoll Kresse als Salat essen und gut kauen. Wenn Sie so eine Kressekur 3 Wochen durchführen, werden Sie be-

Schlankheitstraining

obachten: Ihr Hungergefühl wird zeitweise geringer.

- Ein weiterer, sehr bekannter Tee, dessen Inhaltsstoffe weniger Appetit aufkommen lassen, ist der Matetee, oft auch als Mategold bezeichnet, weil man ihn früher das »flüssige Gold der Inkas« genannt hat. Der Tee aus den Blättern des indianischen Matebaumes in Südamerika ist kein Schlankheitstee, wie oft fälschlicherweise angenommen wird. Er setzt allerdings das Hungergefühl herab. Das macht ihn zu einer wertvollen Unterstützung beim Abspecken. Man trinkt 2- bis 3-mal täglich 1 Tasse.

Lektion 10: Heimliche Schlankheitskur

Vergessen Sie alle quälenden und einseitigen Diäten um abzunehmen. Auf lange Sicht klappt es nicht. Sie verlieren die Lust und das Durchhaltevermögen. Besonders schwer ist das in einer Partnerschaft, wenn einer übergewichtig und einer schlank ist. Irgendwann wird der Übergewichtige doch zum Essen verführt, und alle guten Vorsätze sind dahin.

Ärzte haben nun im Rahmen eines Forschungsprogrammes herausgefunden, wie man abnehmen und dabei Spaß haben kann. Die Lösung von Prof. Dr. Charles Doornfield lautet: Man muss sich selbst und den Partner überlisten. Die erfolgreichste Diät ist die »heimliche Schlankheitskur.«

Prof. Bankhofers Spezial-Tipp:

Wer bei einer Diät sportlich aktiv ist, schafft optimale Bedingungen, Fettdepots abzubauen und Muskeln aufzubauen.

Das heißt: Planen Sie keine Diät mit bestimmten Rezepten oder Kalorienberechnungen. Setzen Sie sich keine großen, strengen Ziele. Tun Sie einfach so, als wollten Sie gar nicht abspecken. Aber: Tricksen Sie sich selbst und Ihren Partner mit einer ganz neuen Essensphilosophie aus.

Hier die wichtigsten Punkte:

- Gestalten Sie das Frühstück zu einem exotischen Fest. Servieren Sie zum Kaffee oder Tee frische Früchte und rohes Gemüse. Besonders zum Abnehmen geeignet: Ananas, Kiwis, Mangos, Melonen, Paprika, Gurken, Radieschen, Äpfel.

- Für den kleinen Hunger zwischendurch sollten Sie immer einen Apfel, eine Orange oder eine Grapefruit bei sich haben.

- Machen Sie 4-mal am Tag eine Trinkpause, damit der Organismus nicht »austrocknet«. Genießen Sie jeweils 1/4 Liter Mineralwasser mit etwas Zitronensaft. Das füllt den Magen und verhindert Hungergefühle.

- Nehmen Sie zur Arbeit belegte Brote mit: Zwischen dünnen Vollkornbrotscheiben Magerkäse und rohes Gemüse. Verringern Sie mit der Zeit die Anzahl der Brote.

- Wenn zu Hause gegessen wird, servieren Sie viel Gemüse, wenig Fleisch. Kleine Portionen auf kleinen Tellern sehen nach mehr aus, weil der Teller randvoll ist. Essen Sie das Abendbrot vor 20 Uhr. Danach höchstens noch einen Apfel.

- Gestalten Sie den Abend zwei- bis dreimal in der Woche ohne Fernsehen. Gehen Sie früher zu Bett. Sie sparen dann die üblichen Knabbereien und sind am nächsten Morgen ausgeschlafen und fit.

- Betreiben Sie am Wochenende Freizeitsport: Rad fahren, Wandern, Gymnastik, Schwimmen.

- Interessieren Sie sich beim Einkaufen für Leicht- oder Light-Produkte.

Lektion 11: Light-Produkte

Mehr und mehr Menschen interessieren sich für gesunde Ernährung. Die einen wollen damit Herz und Kreislauf schonen und den Cholesterinspiegel in den Griff bekommen. Andere wollen schlank werden oder schlank bleiben. Im Zuge dieses Trends ist ein neues Lebensmittelangebot entstanden. Es sind die Leicht-Produkte, auch Light-Produkte genannt. Viele fragen sich: Was können diese Produkte wirklich?

Zugegeben: Man könnte sich die Leicht-Produkte ersparen, wenn

Schlankheitstraining

man ganz einfach von der herkömmlichen täglichen Nahrung weniger konsumieren würde. Doch Studien und Befragungen am Institut für Sozialmedizin an der Universität Wien unter der Leitung von Univ.-Prof. Dr. Michael Kunze haben gezeigt: Eine Verhaltensänderung beim Essen ist für viele Menschen schwerer als die Entscheidung für ein neues kalorienärmeres Produkt.

Der Vorteil der Leicht-Produkte: Sie liefern dem Organismus weniger Energie, weil sie mit weniger Fett und weniger Zucker oder ohne Zucker zubereitet sind.

- Damit Wurst, Fleischpasteten, Käse und andere Milchprodukte weniger Kalorien haben, muss der Fettanteil verringert werden. Man kann bei den Light-Produkten den Fettgehalt auf der Packung ablesen.

- Es gibt allerdings Nahrungsmittel, bei denen man den vorhandenen Fettanteil nicht reduzieren kann, weil sonst die Struktur und der Geschmack des Produktes schlechter werden. So ist das zum Beispiel bei Schokolade. In diesem Fall sucht man einen anderen Weg: Man ersetzt die Kohlenhydrate durch Ballaststoffe oder durch künstliche Süßstoffe.

- Besonders einfach ist das bei Light-Getränken. 14 Prozent aller Getränke auf dem Markt sind Leicht-Produkte. Diese Getränke enthalten anstelle von Zucker künstliche Süßstoffe. Das Leichtbier hat weniger Alkohol und weniger Stammwürze.

- Bei Milchprodukten kann man von »light« sprechen, wenn sie ein Drittel weniger Kalorien als Vollmilchprodukte aufweisen. Wichtig: Der Gehalt am Mineralstoff Kalzium, bedeutsam für unsere Knochen, ist bei den Leicht-Produkten unverändert.

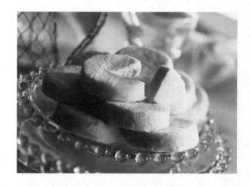

Über eines muss man sich im Klaren sein: Mit Light-Produkten kann man keine medizinischen Probleme lösen. Wenn jemand an Übergewicht und an einer Stoffwechselstörung leidet, so muss er auch mit Leicht-Produkten sparsam umgehen.

Ein gesunder Mensch kann damit sehr viel für seine Figur und für die Gesundheitsvorsorge tun. Absolut sinnlos werden Leicht-Produkte, wenn man größere Mengen davon isst. Dann ist alle Mühe vergebens.

Lektion 12:
12 goldene Regeln fürs Abnehmen

Geht es Ihnen auch so? Sie wollen abnehmen, haben aber weder die Zeit noch die Durchhaltekraft für eine lange, harte Diät. Wie schon gesagt: Es geht auch ohne Diät.

Man kann mit relativ einfachen Tricks durch kleine Änderungen in der gewohnten Ernährung ohne gesundheitliche Bedenken zum Ziel kommen. Es kostet nicht viel Zeit und nicht viel Disziplin.

Die 12 goldenen Regeln fürs Abnehmen, die Sie beherzigen müssen:

1. Trinken Sie längere Zeit nur ungezuckerte Getränke. Allein das Weglassen des Zuckers bei Kaffee und Tee kann mit der Zeit eine sinnvolle Gewichtsreduktion bringen.

2. Ersetzen Sie Weißgebäck und Weißbrot durch Vollkornbrot.

3. Setzen Sie sich wirklich nur dann zum Essen, wenn Sie Hunger haben. Sie werden staunen, wie oft eine Mahlzeit wegbleiben kann. Stehen Sie vom Essen auf, wenn Sie satt sind. Verwechseln Sie niemals Appetit mit Hunger.

4. Alkohol liefert viele Kalorien. Reduzieren Sie ihn, oder lassen Sie ihn ganz weg.

5. Verzichten Sie auf zu große Mengen Kochsalz. Verwenden Sie mehr Kräuter. Allerdings: Gar kein Salz ist auch gesundheitsgefährdend.

6. Führen Sie Ihrem Organismus täglich 2 bis 3 Liter Flüssigkeit zu. Ideal: Mineralwasser. Es ist ein wichtiges Transportmittel, um gespeicherte Giftstoffe im Körper auszuschwemmen. Auch ungesüßte Kräutertees sind empfehlenswert.

Schlankheitstraining

7. Kauen Sie beim Essen jeden Bissen lange und intensiv. Dann werden Sie mit weniger Nahrung schneller satt.

8. Essen Sie wenig Fleisch, und bevorzugen Sie magere Stücke. Schneiden Sie das Fett weg.

9. Wenn Sie Hunger verspüren und zum Essen ausgehen wollen, dann essen Sie vorweg einen Apfel oder ein großes Stück Wassermelone. Sie setzen sich dann bereits mit vollem Magen an den Tisch.

10. Eine Mahlzeit am Tag sollte eine große Schüssel mit Salat aus rohem Gemüse und leichter Marinade sein. Aber: Nicht zu spät am Abend!

11. Zweimal in der Woche sollten Sie einen absoluten Rohkosttag durchführen, an dem frisches Obst und rohes Gemüse in den Mittelpunkt Ihrer Ernährung rücken: Äpfel, Birnen, Kiwis, Trauben, Orangen, Karotten, Gurken, Tomaten, Radieschen, Sauerkraut, alles anstelle von gekochten Speisen.

12. Machen Sie jeden Tag Bewegung: eine halbe Stunde Schwimmen, eine halbe Stunde Rad fahren, eine Stunde Gehen, grundsätzlich Treppen steigen statt Lift fahren.

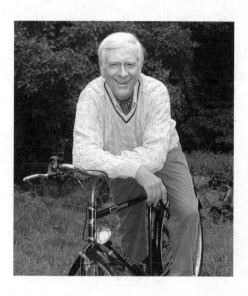

Probieren Sie diese 12 goldenen Regeln fürs Abnehmen einige Zeit aus. Sie werden Erfolg und Spaß damit haben.

Eine sinnvolle Hilfe fürs Abnehmen bietet Ihnen vor allem aber auch das Schlank-ohne-Diät-Set aus dem Kneipp-Verlag.

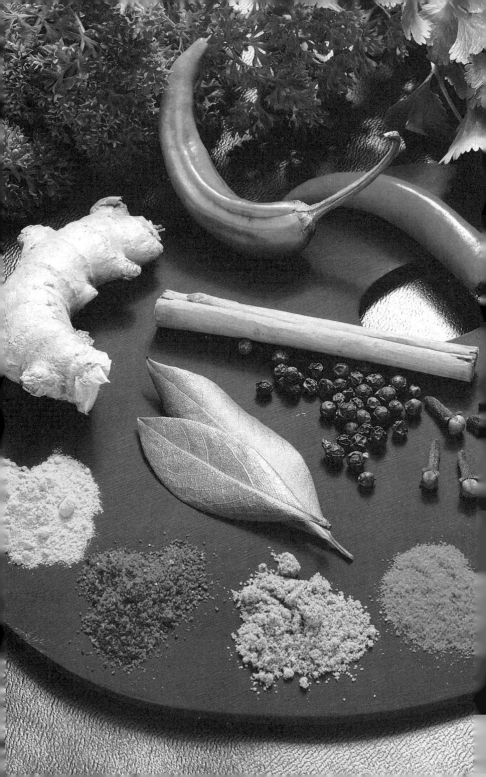

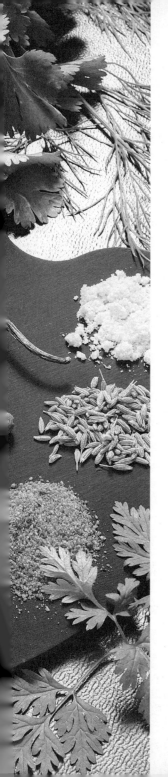

GESUNDE ERNÄHRUNG

Die heilenden Kräfte in den Farben von Obst und Gemüse

Obst und Gemüse sind nicht nur reich an Vitaminen, Mineralstoffen, Spurenelementen und Enzymen sondern auch an Bioaktivstoffen. Das sind z. B. die Farben und Düfte der Pflanzen – und diese können gezielt zum Gesundbleiben eingesetzt werden.

Die heilenden Kräfte in den Farben von Obst und Gemüse

Seit langer Zeit wissen wir, dass Obst und Gemüse reich an Vitaminen, Mineralstoffen, Spurenelementen und Enzymen sind. Vor einigen Jahren aber haben Biochemiker und medizinische Wissenschaftler neue Substanzen entdeckt: Bioaktivstoffe, auch sekundäre Pflanzenstoffe oder Bioflavonoide genannt, die man früher gar nicht messen konnte. Es handelt sich dabei um die Farben und Düfte in vielen Pflanzen und ihren Früchten.

Oft sind diese Bioaktivstoffe nur in kleinsten Mengen vorhanden. Sie haben aber enorme Kraft. In der Natur haben diese Substanzen die Aufgabe, Pflanzen und Früchte vor Pilzen, Bakterien, Viren, zu viel Sonne und Schadstoffen zu schützen. Diese Wirkung können wir Menschen uns zunutze machen. Bisher hat man etwa 10 000 Bioaktivstoffe entdeckt, die in Gruppen eingeteilt wurden. Jede Gruppe hat ganz spezielle Schutz-Funktionen. Wer sie kennt, kann Obst und Gemüse gezielt fürs Gesundbleiben, aber auch zur Bekämpfung von Krankheiten als Unterstützung der ärztlichen Therapie einsetzen.

Die scharfen Glucosinolate entgiften die Harnwege

Unter den wertvollen Bioaktivstoffen gibt es zum Beispiel die Gruppe der Glucosinolate. Man kann sie sofort im Gemüse erkennen, weil sie einen scharfen Geschmack haben. Mitunter brennt die Zunge. Die Erklärung dafür: Wenn die Glucosinolate abgebaut werden, entstehen als Nebenprodukt scharfe Senföle.

Wie sehr sie den gesamten Organismus beeinflussen, beweist die Tatsache, dass die Senföle noch in der ausgeatmeten Luft und im Harn nachzuweisen sind.

Was machen nun die Bioaktivstoffe im Körper des Menschen? Sie kämpfen gegen Bakterien und mobilisieren Enzyme, die im Organismus

Entgiftungsarbeit leisten. Damit geben sie dem Körper Kraft, sich gegen Krankheiten zu schützen: Entzündungen und Infektionen werden bekämpft, krankmachende Keime abgetötet.

Am wirksamsten aber sind die Glucosinolate in der Niere, in den Harnwegen und in der Blase. Hier können Entzündungen verhindert werden. Bereits vorhandene Infekte heilen schneller ab.

Große Mengen dieser Farbstoffe sind enthalten in: Karfiol (Blumenkohl), Kresse und Kohlrabi, aber auch in Rettich, Chinakohl, Rosenkohl, Rotkohl und Brokkoli. Man sollte daher jeden Tag eine dieser Gemüsesorten in den Speiseplan einbauen. Kresse und Rettich müssen roh gegessen werden. Bei den anderen Gemüsesorten ist es besser, wenn man sie schonend dämpft.

Was die Mengen betrifft, so kann die Ernährungswissenschaft heute genaue Auskünfte geben:

- 10 bis 40 Gramm rohe, frische Kresse im Salat oder auf dem Butterbrot können bereits Harnwegsinfekten entgegenwirken.

- 5 Radieschen leisten in Magen und Darm enorm wichtige desinfizierende Aufgaben.

- Ein halber Blumenkohl, 2 mittelgroße Kohlrabi oder 200 Gramm Rotkohl liefern wirksame Mengen an Glucosinolaten.

Jüngste Forschungen in den USA deuten darauf hin, dass diese Bioaktivstoffe im Magen, Darm, in der Niere und Blase zusätzlich der Krebsentstehung entgegenwirken können.

Anthocyane in den Kirschen schützen vor Rheuma & Gicht

Sie sind dunkelrot, besonders süß und saftig: die heimischen Kirschen, die zwischen Mai und Juli reif werden. Sie schmecken köstlich, liefern uns aber auch wertvolle Naturkräfte, die wir bestens für unsere Gesundheit nützen können. Kirschen enthalten Bioaktivstoffe, Farbstoffe, die sich von Hellrot bis zu Dunkelblau bewegen. Es sind Anthocyane und Anthocyanidine. Diese Farbsubstanzen sind besondere Schutzstoffe für unsere Gesundheit. In Kirschen stecken insgesamt ungeheure Kräfte:

- Sie wirken harmonisch und beruhigend auf Magen, Darm und Bauchspeicheldrüse.

- Sie geben Herz und Kreislauf Kraft und unterstützen die Nieren bei ihrer Arbeit. Dazu kommt noch ein entwässernder Effekt.

- Ihre Ballaststoffe können etwaige Giftstoffe oder Schadstoffe im Darm aufnehmen, neutralisieren und abtransportieren.

- Die Bioaktivstoffe in den Kirschen haben eine antibiotische Wirkung. Man kann damit Karies und Parodontitis bekämpfen. Man sollte nach einer Hauptmahlzeit Kirschen essen, da die Farbstoffe auch die Bildung von Zahnstein verhindern können.

- Die Bioaktivstoffe in den Kirschen stärken das Bindegewebe und schützen die Haut vor frühzeitiger Alterung.

- Kirschen liefern viel Vitamin C und schützen daher gegen Sommer-Erkältungen sowie gegen Stress.

- Sie sind reich an B-Vitaminen und stärken damit unsere Nerven.

Das Wichtigste an den reifen, süßen Kirschen ist der hohe Gehalt an roten und blauen Farbstoffen. Dazu muss man wissen: Je dunkler die Kirschen sind, desto mehr Bioaktivstoffe haben sie in sich.

Es ist einem deutschen Arzt in den USA zu verdanken, dass wir heute die Hauptwirkung der Anthocyane und Anthocyanidine in den Kirschen kennen. Dr. Ludwig Blau arbeitete im Jahr 1950 in Texas. Er litt sehr stark an Gicht und an rheumatischen Beschwerden in den Arm- und Beingelenken, so dass er zeitweise sogar einen Rollstuhl benützen musste. Dr. Ludwig Blau war in Texas auf der Farm eines Freundes eingeladen und bekam nach einem ausgedehnten Mittagessen eine Schüssel mit duftenden, frischen Kirschen vorgesetzt.

Er aß die Früchte mit vollem Genuss und stellte dann mit Erstaunen fest: Die Gichtschmerzen waren fast verschwunden und die Rheumabeschwerden gelindert. Er hielt das vorerst für einen Zufall. Dennoch beobachtete er in den Tagen darauf sehr genau, welche Reaktionen er auf frische Kirschen erlebte. Jedes Mal spürte er den positiven Einfluss der Früchte auf seinen Gesundheitszustand.

Nun wollte er es genau wissen: Ein Jahr später – zur nächsten Kirschenernte – startete er eine wissenschaftliche Studie mit Gicht- und Rheuma-Patienten.

Das Ergebnis: Jeden Tag 1500 Gramm erntefrische Kirschen wirken sich positiv auf die Beschwerden aus, fast wie ein Schmerzmittel, allerdings ohne Nebenwirkungen. Es müssen aber frische Kirschen sein, denn Kirschensaft, Kirschenkompott, Kirschenkonfitüre verfügen über diese Wirkung nicht. Darum muss man die kurze Kirschenzeit nützen.

Die Wirkung der Anthocyane und Anthocyanidine in der Kirsche gegen Gicht und Rheumaschmerzen wird zusätzlich vom Spurenelement Molybdän unterstützt, welches einen hohen Harnsäurespiegel senkt, ein entscheidender Risikofaktor für Gicht.

Darum senken Pflanzenöle und Nüsse den Cholesterinspiegel

Lange Zeit hat man in der Ernährungswissenschaft grundsätzlich vor allen Fetten gewarnt. Das hat sich längst geändert. Man weiß heute, dass Fette fit und vital machen, dass sie Herz und Kreislauf stärken und eine frühzeitige Arteriosklerose bremsen und verhindern können.

Es handelt sich dabei um jene pflanzlichen Öle, die besonders reich an einfach und mehrfach ungesättigten Fettsäuren sind. Dazu gehören zum Beispiel das Olivenöl und das Rapsöl, vor allem im kaltgepressten Zustand.

Lange Zeit war das Olivenöl in der gesunden Küche die ungekrönte Königin. Heute weiß man, dass unser heimisches Rapsöl die gleichen gesundheitsfördernden Eigenschaften hat. Was die Inhaltsstoffe betrifft, sind die beiden Öle gleichwertig.

Natürlich machen auch diese Fette in zu großen Mengen dick und sind nicht gesund. Aber in kleinen Portionen kann man sie als Naturarzneien bezeichnen. Vor allem dann, wenn man sie nicht erhitzt auf den Tisch bringt:

- Richten Sie knackige Salate damit an.

- Geben Sie etwas davon kurz vor dem Servieren auf die gegarten Teigwaren.

- Träufeln Sie ein paar Tropfen auf getoastetes Vollkornbrot.

- Tauchen Sie als Vorspeise etwas Weißbrot in etwas gesalzenes Olivenöl.

Ähnlich verhält es sich mit Nüssen, vor allem mit Walnüssen. Auch da gilt wieder die Regel: Dick machen sie, wenn man große Mengen davon verzehrt. Etwa 20 Gramm am Tag sind eine Naturmedizin. Nüsse stärken das Herz und liefern mehrfach ungesättigte Fettsäuren, z.B. Omega-3-Fettsäuren.

Sowohl bei den Nüssen als auch bei hochwertigen Pflanzenölen sind die einfach und mehrfach ungesättigten Fettsäuren sehr gesundheitsfördernd. Doch sie sind nicht allein. Sie werden von Bioaktivstoffen unterstützt.

In den Ölen und in den Nüssen befinden sich Phytosterine. Und diese senken nachweislich einen erhöhten oder einen zu hohen Cholesterinspiegel. Damit schützen die Bioaktivstoffe Herz und Kreislauf, helfen Herzinfarkt, Schlaganfall und einer vorzeitigen Arteriosklerose vorzubeugen.

Die Phytosterine in Ölen und in den Nüssen sorgen auch dafür, dass das Blut flüssiger und schneller durch unsere Gefäße fließt, mehr Sauerstoff zu den Zellen bringt, Stoffwechsel-Müll wird aus den Zellen schneller abtransportiert.

Doch das ist noch nicht alles, was die Phytosterine für unsere Gesund-

Prof. Bankhofers
Spezial-Tipp:

Übergewichtige Menschen müssen auch an den nicht unbeträchtlichen Nährwert der Kerne denken:
1 EL Kürbiskerne hat 122 Kalorien!

Heilende Kräfte

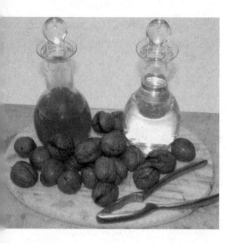

belasten die Gesundheit. Dasselbe gilt natürlich auch für Nussöl, das sich übrigens bestens zum Anrichten von Blattsalaten eignet.

Die Ferula-Säure im Rettich stärkt und schützt die Galle

Essen Sie auch so gern im Sommer eine Scheibe Vollkornbrot mit Butter und Radieschen oder Rettich? Das schmeckt köstlich und ist erfrischend. Doch man leistet damit zugleich auch einen wertvollen Beitrag für die Gesundheit.

heit tun. Sie lauern im Darm auf Krebs erregende Substanzen, ketten sich an sie und machen sie inaktiv. Das bedeutet: Die Krebs auslösenden Stoffe werden durch die Phytosterine handlungsunfähig gemacht.

Wer die Bioaktivstoffe – die Phytosterine – aus Ölen und Nüssen nützen will, der muss wissen:

- Die meisten dieser Bioaktivstoffe sind in den naturbelassenen, unraffinierten, kaltgepressten Ölen enthalten. Bei raffinierten Ölen wird ein großer Teil der Bioaktivstoffe zerstört.

- Nüsse liefern nur dann Phytosterine, wenn sie noch frisch und richtig nussig schmecken. Wenn sie ranzig geworden sind, enthalten sie keine Bioaktivstoffe mehr und

Rettich war schon vor über 3000 Jahren bei den Chinesen bekannt. Beim Bau der Pyramiden im antiken Ägypten gehörte der Rettich, wie der Knoblauch, zur Grundnahrung der Sklaven. Die römischen Legionäre brachten den Rettich zu den Germanen. Auch sie schätzten bereits seine heilenden Kräfte.

Was macht nun Rettich und Radieschen so wertvoll?

- Sie enthalten scharfe Senföle, die im gesamten Verdauungstrakt – angefangen im Mund – nach schädlichen Bakterien und nach

Pilzen jagen. Die antibakterielle und antimykotische Wirkung von Rettich und Radieschen ist wissenschaftlich nachgewiesen.

- Ätherische Öle im Rettich wirken schleimlösend bei Husten und reinigen den Mund-, Rachen- und Nasenraum. Wer regelmäßig Rettich oder Radieschen in den Speiseplan einbaut, der handelt sich viel seltener eine Erkältung ein. Dazu trägt natürlich auch das Vitamin C bei, das im Rettich reichlich enthalten ist.

- Wenn man Rettich und Radieschen ohne Salz verzehrt, haben sie eine stark entwässernde Wirkung. Davon können all jene profitieren, die unter Bluthochdruck leiden.

- Rettich unterstützt aber auch die Arbeit der Leber, unserer Entgiftungszentrale.

Das Interessanteste aber an Rettich und Radieschen sind die Bioaktivstoffe, von denen es gleich mehrere gibt. Sie geben dem scharfen Gemüse Heilkraft:

- All diese hellen Farbstoffe in Rettich und Radieschen können zu hohe Cholesterinwerte senken.

- Die Bioaktivstoffe Raphanol, Glukoaphanin und Glukosid blockieren nicht nur die Vermehrung von Bakterien im Organismus, sondern sie hemmen auch die Entstehung von Krebs. Die drei Bioaktivstoffe werden dabei von den schwefelhaltigen Ölen und Bitterstoffen im Rettich unterstützt.

- Sehr wichtig in Radieschen und Rettich ist ein weiterer Bioaktivstoff mit dem Namen Ferula-Säure. Sie stärkt die Galle, verhindert Gallensteine und sorgt für einen gesunden Gallenfluss. Diese Wirkung ist so, dass man tatsächlich sagen kann: In Gegenden, in denen sehr viel und regelmäßig Rettich und Radieschen gegessen werden, gibt es weit weniger Gallen-Erkrankungen als dort, wo man selten zum Rettich greift. Damit ist klar: Die wenigsten Gallen-Patienten in Deutschland gibt es in Bayern, wo man zum Bier und zur Brotzeit immer den heißgeliebten »Radi« genießt. Das geht deutlich aus einer ärztlichen Statistik hervor.

Am intensivsten wirken Radieschen, wenn sie in hauchdünne Scheiben geschnitten werden. Den großen Rettich sollte man am besten fein hobeln, ein wenig im eigenen Saft liegen lassen und dann essen. Gut kauen. Wenn man die gesundheitliche Wirkung der Bioaktivstoffe nützen will, darf man Rettich und Radieschen nicht salzen.

Rot und Orange: Karotinoide schützen vor Umweltgiften

Man bezeichnet das Betakarotin auch als Pro-Vitamin A, weil der Körper aus dem Betakarotin die Mengen Vitamin A produziert, die er für seine Gesundheit braucht. Neu ist für die Wissenschaft, dass das Betakarotin zur großen Familie der Karotinoide gehört. Ihre typischen Farben sind: Rot, Orange, Gelb und Grün.

Diese Karotinoide haben im menschlichen Organismus eine umfangreiche Schutzwirkung:

Durch intensive Sonnenbestrahlung kommt es zu einer deutlichen Schädigung der Haut. Sie entzündet sich, es entsteht ein Sonnenbrand. Gleichzeitig altert die Haut schneller, bekommt mehr Falten, und das Hautkrebsrisiko wird erhöht. Befinden sich genügend Karotinoide im Organismus, so blockieren diese die hautschädigenden Energien der ultravioletten Strahlen. Wer im Sommer Sonnenbäder nehmen möchte, der sollte sich unbedingt mit Karotinoiden versorgen. Dann ist es möglich, dass man mit weniger Sonnenbestrahlung schneller braun wird und länger die Hautbräune erhält.

Prof. Bankhofers Spezial-Tipp:

Für Elan und Kraft schon am Morgen: 1/16 Liter Karottensaft, 1/16 Liter Orangensaft, 1 Telöffel Birnendicksaft, 1/2 Teelöffel Zitronensaft und 1 Messerspitze jodiertes Salz mit Mineralwasser auf 1/4 Liter aufgießen.

Karotinoide üben aber nicht nur eine Schutzfunktion gegenüber der Sonne aus. Jeden Tag werden unsere Zellen bis zu 10 000 Mal von so genannten freien Radikalen, hochaggressiven Molekülen aus Umweltschadstoffen und körpereigenem Stoffwechselmüll, attackiert. Diese freien Radikale machen uns alt, krank und schwächen unser Immunsystem. Karotinoide machen uns stark gegen diese Angreifer. Sie verhindern, dass aus gesunden Zellen kranke Krebszellen werden und halten unsere Gefäße jung.

Karotinoide sorgen auch dafür, dass Umweltschadstoffe, die in den Organismus gelangen, rasch wieder abtransportiert werden. Sie verfügen über ein interessantes Entgiftungs-Potential.

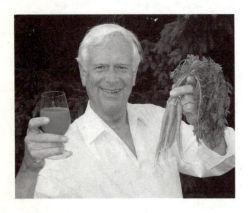

Gleichzeitig stärken Karotinoide aus natürlicher Nahrung die Atemwege und unsere Sehkraft. Von Karotten weiß man das schon lange. Sie gelten seit jeher als Elixier für die Augen. Wer viel am Computer arbeitet, wer viele Stunden vor dem Fernsehapparat verbringt, sollte rohe Karotten knabbern. Damit wird die Produktion von Sehpurpur aktiviert, einer Flüssigkeit, die wir in der Netzhaut zum Sehen benötigen.

Doch nicht nur der Genuss von Karotten ist für unsere Augen wichtig. Karotinoide für unsere Sehkraft befinden sich auch in Wassermelonen und in Paprikaschoten, in roten, orangen, gelben und grünen.

Karotinoide liefert in großen Mengen der Spinat. Sie schützen das Auge ganz speziell vor der Gefahr einer Makula-Degeneration, einer gefürchteten Netzhaut-Erkrankung, die zu Erblindung führen kann. Amerikanische Wissenschaftler haben nachgewiesen: Mit häufigem Spinatessen kann man tatsächlich das Risiko einer Makula-Degeneration senken.

Eines ist wichtig zu wissen: Je dunkler die Farben von Obst und Gemüse sind, je intensiver die Früchte duften, desto mehr Karotinoide sind darin, desto wertvoller sind sie für unsere Gesundheit.

Das Blau in den Heidelbeeren macht Augen fit für die Nacht

Viele Jahre lang galten Heidelbeeren in erster Linie als wichtige Naturarznei gegen Durchfall und

Darmkatarrh: Man trinkt Heidelbeersaft oder kaut getrocknete Heidelbeeren aus der Apotheke.

Der blaue Farbstoff der Heidelbeeren, das Anthocyan, wirkt antibakteriell, wirkt gegen krankmachende Bakterien im Darm und stärkt die Darmschleimhäute. Doch er ist auch ein wichtiger Bioaktivstoff für unsere Augen.

Viele Frauen und Männer haben nachts Probleme mit den Augen, die für die Verkehrssicherheit verhängnisvoll sein können: Sie sehen in der Dunkelheit schlecht, finden sich daher in nicht vertrauter Gegend schwer zurecht, und sie werden allzu leicht von den Scheinwerfern entgegenkommender Fahrzeuge geblendet. Das alles spielt in der Urlaubszeit eine besondere Rolle, weil viele sich angewöhnt haben, nachts zu reisen, um großen Staus zu entgehen.

Wissenschaftler haben gegen diese Probleme der Augen eine faszinierende Lösung gefunden: die natürliche Kraft der wilden Heidelbeere. Die Kraft kommt aus dem blauen Farbstoff Anthocyan, der in den Beeren vor allem in der Kombination mit Vitamin C, mit Karotinen, mit dem Gerbstoff Tannin, mit Arbutin, Glykosid, Amylum, Lycopin, Lutein und Zeaxanthin wirksam wird.

Die Heidelbeere ist nicht bloß ein vorbeugender Schutz für das gesunde Auge. Man kann damit auch gezielt gegen vorhandene Sehschwächen vorgehen. Und dabei hat sich herausgestellt, dass man mit den natürlichen Kräften der Heidelbeere therapeutische Erfolge erzielt, die man mit chemischen Medikamenten nicht erreicht hat.

Die erstaunliche Wirkung der Heidelbeeren auf die Augen wurde im Zweiten Weltkrieg durch Zufall entdeckt. Britische Kampfpiloten, die in der Kriegsnot sehr oft Brote mit Heidelbeer-Marmelade zu essen bekamen, konnten nachts plötzlich besser sehen, wurden nicht mehr von der Fliegerabwehr geblendet. Nach dem Krieg haben britische, französische und deutsche Forscher nachgewiesen: Der blaue Farbstoff ist Medizin für die Augen.

Der blaue Farbstoff der Heidelbeere verbessert den Blutfluss der feinsten Blutgefäße im Bereich der Augen, schützt die Netzhaut vor aggressiven Umwelt- und Stoffwechsel-Schadstoffen, aktiviert die Produktion von Seh-Purpur.

Daher ist die Heidelbeere auch für all jene interessant, die viel am Computer arbeiten, viel fernsehen und oft mit Computer-Spielen beschäftigt sind.

Doch sie ist in der Medizin auch für den Diabetiker wichtig. Beim Zuckerkranken besteht die Gefahr, dass sich die Netzhaut der Augen ablöst. Man spricht von der diabetischen Retinopathie. Die Heidelbeere kann hier etwas bremsen.

In der Medizin verwendet man allerdings nicht die Früchte der Heidelbeeren, sondern einen Extrakt. Für 1 Gramm Wirkstoff wird ein ganzes Pfund wildwachsender Heidelbeeren schonend verarbeitet. Im Rahmen der Therapie nimmt man morgens und abends nach der Mahlzeit jeweils 1 Kapsel mit 200 Milligramm Heidelbeer-Extrakt (Apotheke). Es ist sinnvoll, dass jemand, der eine lange Nachtfahrt vor sich hat, Tage vorher bereits Heidelbeer-Extrakt zu sich nimmt.

Das Katecholamin in der Banane beruhigt die Nerven

Die Banane ist die beliebteste exotische Frucht und wurde von der Weltgesundheits-Organisation (WHO) zur »Weltfrucht« ernannt, weil sie so viele Vitalstoffe enthält. Man könnte sich einige Zeit allein von Bananen ernähren, ohne einen Nährstoff-Mangel zu erleiden.

Das Besondere an der Banane: Sie fördert unser positives Denken, aktiviert unsere Glücksgefühle und beruhigt die Nerven.

Dabei spielt die gelbe Farbe der Banane eine bedeutende Rolle: Das ist der Bioaktivstoff Katecholamin. Er ist zugleich auch für den sanften Duft der Frucht verantwortlich.

Dieses Katecholamin greift in viele biochemische Prozesse im menschlichen Organismus ein:

- Stress wird abgebaut und Stressfolgen werden verhindert. Diese

Aufgabe erfüllt der Bioaktivstoff Katecholamin nicht allein. Es hat dabei einen wertvollen Helfer: den Mineralstoff Kalium, der vor Herzinfarkt schützt.

- Das vegetative Nervensystem wird positiv beeinflusst. Das bedeutet: Es bleibt in Harmonie oder wird in Harmonie gebracht.

- Die Nerven werden gestärkt. Dabei wird das Katecholamin gezielt vom Vitamin B1 und B6 unterstützt. Es macht daher Sinn, eine Banane zu verzehren, bevor man zu einer unangenehmen Aussprache mit dem Chef gerufen wird.

- Das Katecholamin sorgt auch dafür, dass sich schüchterne Menschen sicherer fühlen.

Die beruhigende, glücklich machende Wirkung der Banane ist allerdings nicht nur auf den Bioaktivstoff Katecholamin zurückzuführen. Die Banane beliefert den Körper mit den Hormonstoffen Norepinephrin und Serotonin. Und was noch wichtiger ist: Sie aktiviert zugleich auch die Produktion von körpereigenem Serotonin.

Gemeinsam mit Serotonin, Norepinephrin und Katecholamin macht die Banane glücklich. Die Ballaststoffe in der exotischen Frucht sorgen dafür, dass dieser positive Zustand lange anhält.

Der Wiener Labormediziner Prof. DDr. Jörg Birkmayer hat im Rahmen einer Studie beobachtet: Wenn zwei Erwachsene gleich gut Tennis spielen und einer der beiden während des Spieles 2 bis 3 Bananen isst, verliert er. Er ist durch den Bioaktivstoff Katecholamin, aber auch durch Serotonin, Norepinephrin, Kalium und Magnesium so sehr entspannt und freut sich unendlich, dass er Tennis spielt, er hat keinen sportlichen Ehrgeiz mehr, denkt nicht im Geringsten ans Gewinnen. Eine Banane wäre entspannend und nicht hinderlich, drei sind einfach zu viel.

- Der Bioaktivstoff Katecholamin bekämpft auch eine starke Überreiztheit nach einem besonders intensiven körperlichen und geistigen Einsatz. Es ist daher sinnvoll, Bananen zu essen, wenn man viel verantwortungsvolle Arbeit vor sich hat.

Die Wirkung des Bioaktivstoffes Katecholamin kann allerdings nur dann genützt werden, wenn die Banane eine goldgelbe Schale ohne größere braune Flecken hat und wenn das Fruchtfleisch noch fest, hellgelb und duftend ist. Sobald große braune Flecken zu sehen sind und die Banane ganz weich ist, verfügt die Frucht nicht mehr über all ihre wunderbaren Eigenschaften. Es ist daher wichtig, dass man Bananen mit der Nase und den Augen einkauft. Sie müssen ein saftiges Gelb aufweisen und herrlich duften.

Reife Holunderbeeren stärken die Atemwege

Im Spätsommer und Herbst werden überall im Land die kleinen schwarzen Holunderbeeren geerntet. Sie wurden schon immer als Naturarznei geschätzt. Vielleicht können sich einige noch an den Spruch unserer Großmütter erinnern: »Wenn du an einem Holunderstrauch vorbeigehst, verneige dich, und zieh den Hut, weil er für den Menschen so wertvoll ist!«

So verlockend die dunklen Holunderbeeren anzusehen sind, roh sind sie nicht genießbar. Sie enthalten Stoffe, die zu Erbrechen, Übelkeit und Durchfall führen können. Diese Stoffe werden beim Erhitzen der Holunderbeeren zerstört. Man darf aber auch nur die reifen, schwarzen Beeren zubereiten. Die grünen sind auch im gekochten Zustand ungenießbar.

Welches Geheimnis steckt nun in dem schwarzroten Saft, der sich in den kleinen Beeren befindet?

Der dunkle Saft ist reich an mehreren Bioaktivstoffen: Es handelt sich dabei um Polyphenole, Flavonoide und Fruchtsäuren, die in unserem Organismus faszinierende Aufgaben erfüllen:

- Der schwarzrote Farbstoff in den Holunderbeeren stärkt die Atemwege auf besondere Weise. Er verbessert die Filterfähigkeit der Flimmerhärchen in den Bronchien, hilft bei Entzündungen und Reizzuständen in den Atemwegen und löst Verschleimungen.

- Zur Behandlung von bereits vorhandenen Atemwegsproblemen sollte man jeden Tag 1/4 Liter Holunderbeer-Saft (Reformhaus) in kleinen Schlucken trinken. Das gilt zum Beispiel auch für Raucher.

Heilende Kräfte

- Zur Vorbeugung gegen Atemwegserkrankungen – etwa in der kalten Jahreszeit – sollte man 3 Wochen lang im Rahmen einer Bioaktivstoff-Kur jeden Tag 1/4 Liter Holundersaft vor dem Mittagessen und vor dem Abendessen trinken.

- Als Beerenmus, Saft oder Kompott: In allen Variationen wirken die dunklen Holunderbeeren schweißtreibend und fiebersenkend. Eiweißstoffe in den Holunderbeeren verhindern durch die Unterstützung der Bioaktivstoffe, dass Erkältungs-Viren in die Körperzellen eindringen können. Die Eiweiße und die Bioaktivstoffe stoppen das Angriffs-Enzym von Erkältungsviren, Neuraminidase genannt, und machen es inaktiv. Daher steht man mit Holunderbeer-Saft einen grippalen Infekt oder einen hartnäckigen Husten leichter durch. Und man ist schneller wieder gesund.

- Der dunkle Farbstoff in den Holunderbeeren kann aber auch leichte Nervenschmerzen im Gesichtsbereich bekämpfen.

- Die Bioaktivstoffe schützen den Organismus gemeinsam mit den Vitaminen A und C, die besonders reichlich im Holunder enthalten sind.

- Die Polyphenole in den Holunderbeeren kann man aber auch erfolgreich gegen Darmerkrankungen einsetzen, sowohl bei Verstopfung als auch bei Durchfall. Der dunkle Farbstoff der Holunderbeeren wendet sich gegen jene schädlichen Bakterien im Darm, die den Durchfall ausgelöst haben.

- Die Farbstoffe in den Holunderbeeren liefern außerdem Energie und neue Kraft.

- Sie transportieren Umweltschadstoffe und Stoffwechselgifte rascher aus dem Körper ab. Auf diese Weise werden Holunderbeeren zu einer Art Umweltschutz für innen.

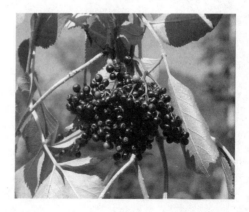

Das Chlorophyll im Blattsalat macht geistig fit & stressfest

Da viele Gärtner auch über ein Treibhaus verfügen, können wir nahezu das ganze Jahr über grüne Blattsalate essen. Am beliebtesten sind der Kopfsalat, Feldsalat, Ruccola, Chinakohl, Lollo Bionda und Pflücksalate. Grüne Blattsalate sind ein wertvoller Beitrag zur gesunden, ausgewogenen Ernährung.

Sie bestehen zu 95 Prozent aus Wasser, doch die restlichen 5 Prozent setzen sich aus den Vitaminen C, B1, B2, Folsäure, den Mineralstoffen Kalium, Kalzium, Magnesium und den Spurenelementen Kupfer, Jod, Zink, Selen und Mangan zusammen.

All diese Stoffe sind in nicht allzu großen Mengen vertreten, allerdings in einer harmonischen Kombination, die unserem Organismus besonders guttut. Nicht zu vergessen sind die Ballaststoffe der Salatblätter. Sie binden Gifte im Darm und sorgen für deren raschen Abtransport. Besondere Bedeutung kommt zwei Bioaktivstoffen zu, die in verhältnismäßig großen Mengen vorhanden sind.

An erster Stelle ist da das Chlorophyll zu nennen, der grüne Farbstoff in den Salatblättern. Er tritt in verschiedenen Grünfärbungen auf. Chlorophyll wird in der Pflanze unter Einfluss des Sonnenlichtes gebildet.

Wie wertvoll ist nun dieser Bioaktivstoff Chlorophyll im grünen Blattsalat?

- Chlorophyll sorgt dafür, dass eingeatmeter Sauerstoff länger in den menschlichen Zellen verbleibt und daher besser verwertet werden kann. Besonders merkt man das in den Gehirnzellen. Daher kann man sagen: Wer regelmäßig Salat genießt, ist klüger, hat eine bessere Reaktionsfähigkeit und eine optimale Konzentration.

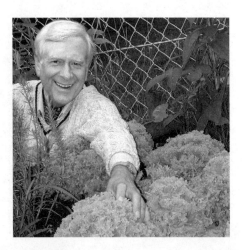

Heilende Kräfte

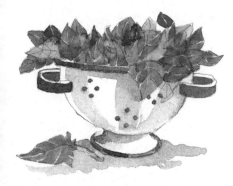

- Jüngste wissenschaftliche Studien in den USA lassen vermuten, dass das Chlorophyll eine Tumor-hemmende Wirkung hat.

Der zweite interessante Bioaktivstoff in den grünen Blattsalaten befindet sich in dem weißen, milchähnlichen Saft, der sich in den Blättern, Blattstielen und besonders im Strunk befindet. Es handelt sich um die Substanz Lactucarol. Sie wirkt beruhigend auf das vegetative Nervensystem, macht uns stark gegen Stress, hilft uns, schnell Ärger und Aufregungen abzubauen.

- Gleichzeitig macht Chlorophyll aber auch stark gegen Stress und Stressbelastung. Man kann mit einer Mittagsmahlzeit aus grünem Blattsalat einen stressreichen, hektischen Tag viel besser meistern.

Man hat vor Jahren dem Chlorophyll keine besondere Bedeutung beigemessen. Heute weiß man, dass der grüne Farbstoff noch viel mehr Funktionen für die Gesundheit des Menschen ausübt:

- Chlorophyll ist ein wertvoller Zellschutz gegen Umweltschadstoffe.

- Chlorophyll kann bereits angegriffene Zellen im Körper reparieren.

- Chlorophyll ist am Aufbau des Blutes beteiligt.

Prof. Bankhofers
Spezial-Tipp:

Richten Sie den Salat mit Olivenöl an. Die Ölsäure im Olivenöl – eine einfach ungesättigte Fettsäure – senkt einen zu hohen Cholesterinspiegel, stärkt das Herz und schont den Magen.

Man muss allerdings betonen: Das Chlorophyll im grünen Blattsalat kann nur dann zur vollen Wirkung kommen, wenn der Salat ganz frisch konsumiert wird. Ein Kopfsalat, der vom Feld zur Küche 3 bis 4 Tage braucht, ist wertlos. Daher sind die besten Chlorophyll-Lieferanten Blattsalate aus heimischem Anbau.

Das Quercetin in der Zwiebel macht stark gegen Allergien

Die Zwiebel ist eines der beliebtesten Gewürz-Gemüse in Deutschlands und Österreichs Küchen. Doch sie ist auch eine Naturarznei, die man gegen verschiedene Beschwerden einsetzen kann. Das ist auf mehrere Faktoren zurückzuführen:

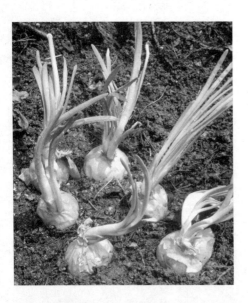

- Die Zwiebel ist reich an Vitamin C, den Mineralstoffen Kalzium und Kalium sowie an den Spurenelementen Jod, Phosphor, Eisen und Selen.

- Die spezielle Kraft, die von der Zwiebel für unsere Gesundheit ausgeht, beruht in erster Linie auf drei Bioaktivstoffen, die sich in diesem wertvollen Gemüse befinden.

Zahlreiche Pharma-Konzerne haben in den letzten Jahren versucht, einige dieser Bioaktivstoffe zu Präparaten zu verarbeiten, wie das beim Knoblauch geschieht. Doch es ist nicht gelungen, da die Substanzen sehr instabil und flüchtig sind. Man kann sie nicht konservieren, kann keine Extrakte daraus herstellen. Wer die Kraft dieser Bioaktivstoffe für die Gesundheit und für eine bessere Lebensqualität nützen will, der muss die Zwiebel einfach roh genießen oder als Hausmittel einsetzen.

Und das sind die drei entscheidenden Bioaktivstoffe in der Zwiebel: Quercetin, Phytonzide und Prostaglandin A.

Am vertrautesten sind uns allen die Phytonzide, beißende, schwefelhaltige Substanzen. Sie sind dafür zuständig, dass die Zwiebel so einen scharfen, intensiven Geruch hat.

Sie sind auch schuld daran, dass wir beim Schneiden einer Zwiebel weinen müssen. In diesem Zusammenhang aber ist interessant: Die Tränen, die uns beim Zwiebelschneiden aus den Augen laufen, sind vollkommen frei von schädlichen Bakterien. Das haben Labor-Untersuchungen an der Universität Paris ergeben. Und auch auf den Hornhäuten der Augen finden sich keine krankheitserregenden Bakterien. Diese desinfizierende Wirkung üben die Phytonzide auch in anderen Schleimhäuten im Körper aus. Die Phytonzide in der Zwiebel können aber noch viel mehr:

- Sie wirken nicht nur antibakteriell und desinfizierend, sondern auch entzündungshemmend.

- Sie beeinflussen Triglyzerid-Werte und wirken sich positiv auf zu hohe Cholesterinwerte aus.

- Sie fördern die Durchblutung. Menschen, die an kalten Füßen und kalten Händen leiden, sind das Problem oft allein mit dem regelmäßigen Genuss von rohen Zwiebeln los.

- Die Phytonzide stärken die Schleimhäute von Magen und Darm und im Herbst den Nasen- und Rachenraum gegen die ersten Erkältungen der Saison.

Prof. Bankhofers Spezial-Tipp:

Wenn man viel zu Fuß unterwegs ist, schmerzen die Füße am Abend erheblich. Ein wirksames Hausmittel: Raffeln Sie eine große Zwiebel. Pressen Sie die Masse in einem Tuch aus. Mit dem Saft reiben Sie die schmerzenden Stellen intensiv ein. Sie werden staunen, wie schnell die Schmerzen vergehen.

Der zweite wichtige Bioaktivstoff in der Zwiebel ist das farblose Quercetin. Es macht den Körper stark gegen Allergien. Studien an der amerikanischen Berkeley Universität haben ergeben: Pollen-Allergiker leiden im Frühling und Sommer viel weniger, wenn sie jeden Tag 1 rohe Zwiebel im Salat oder auf dem Brot essen. Das Quercetin hat eine Histamin-bremsende Wirkung.

Der dritte Bioaktivstoff in der Zwiebel ist der pflanzliche Hormonstoff Prostaglandin A. Er wirkt auf den

Blutdruck. Das kann man selbst testen. Man schält eine Zwiebel, schneidet sie in dünne Scheiben, richtet diese mit Marinade zu einem Zwiebel-Salat an. Dann isst man die Portion und geht einer schweißtreibenden, sportlichen Tätigkeit nach: Radfahren, Joggen oder in die Pedale des Hometrainers treten. Danach sinkt der Blutdruck.

Das Resveratrol in roten Trauben erhält uns jung

Die Trauben liefern uns im Herbst nach der Weinlese besonders viele Vitalstoffe. Und ganz besonders trifft das auf die roten oder blauen Trauben zu. Was macht denn diese roten Weintrauben so wertvoll?

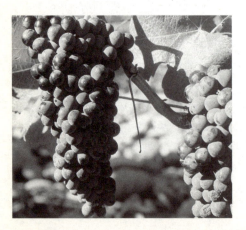

- Sie enthalten die Vitamine B1, B2, B12 und C. Gemeinsam fördern sie die Blutbildung und verbessern den Fettstoffwechsel.

- Die roten Trauben sind reich an den Mineralstoffen Magnesium für Herz und Kreislauf, an Kalium für Muskeln und Nerven, an Eisen fürs Blut, Kalzium für die Knochen, Kupfer fürs Immunsystem.

- Die wichtigsten und wertvollsten Substanzen in den roten Trauben aber sind die so genannten Polyphenole, die man erst vor ein paar Jahren entdeckt hat. Es sind Bioaktivstoffe, die im roten Farbstoff stecken. Zu diesen Polyphenolen gehören das Resveratrol, das Quercetin, das Epicatechin und das Catechin.

- Das Resveratrol in den roten Trauben ist in der Natur dafür gedacht, dass es die Früchte vor Pilzbefall schützt. Im menschlichen Organismus beugt es Entzündungen in den Arterien vor, senkt das schädliche LDL-Cholesterin und hebt das schützende, gute HDL-Cholesterin an. Damit schützt das Resveratrol unsere Blutgefäße.

- Das Quercetin schützt den Organismus vor eindringenden freien Radikalen, also vor aggressiven Umweltschadstoffen und giftigen körpereigenen Stoffwechsel-Abfällen. Studien haben nachgewiesen: Quercetin hat eine krebshemmende Wirkung. Außerdem fördert es die Fließeigenschaften des Blutes. Quercetin ist auch in verschiedenen anderen Früchten und Gemüsesorten enthalten. Mit den roten Trauben kann es aber besonders gut vom menschlichen Organismus aufgenommen werden.

- Auch das Epicatechin im roten Farbstoff der Trauben hat eine krebshemmende Wirkung und schützt ebenfalls vor Umwelt-Schadstoffen.

- Das Catechin verhindert, dass unsere Blutplättchen zusammenkleben.

Aber, wie gesagt: Zu den wichtigsten Polyphenol-Schutzstoffen in den roten Trauben gehört das Resveratrol.

- Es senkt das Risiko für Darmkrebs und Prostatakrebs.

- Es schützt vor Erkältungen.

- Es hält uns länger jung und gesund.

- Resveratrol in den roten Trauben kann Stress-Verspannungen lösen.

- Es stärkt Herz und Kreislauf, aktiviert die Arbeit der Nieren.

Mancher wird nun mit Recht fragen: Gibt es denn in den weißen Trauben keine wertvollen Bioaktivstoffe? Auch das hat man in den letzten Jahren untersucht. Und man ist fündig geworden. In den weißen, besser gesagt grünen oder gelben Trauben findet man Bioflavonoide, die gezielt unsere Atemwege stärken.

Es ist also sehr sinnvoll, im Herbst sowohl rote als auch grüne Trauben zu genießen. Ihre Bioaktivstoffe sind eine Naturarznei für uns.

Die Lignane im Leinsamen: eine gute Hormon-Therapie

Sie kennen doch sicher Leinsamen, den Samen vom Flachs. Unsere Großmütter hatten immer ein Säckchen Leinsamen zu Hause. Wenn einer in der Familie Verstopfung hatte, wurde 1 Esslöffel davon in 1/4 Liter Wasser über Nacht eingeweicht. Morgens musste man den Leinsamen gut kauen, essen und das Wasser nachtrinken. Es wirkte in vielen Fällen. Diese Tradition ist schuld daran, dass viele den Leinsamen einzig und allein als Omas Verdauungshilfe einstufen. Neueste wissenschaftliche Studien beweisen: Vor allem der goldgelbe Leinsamen kann viel mehr, dank seiner besonderen Bioaktivstoffe.

Bisher war bekannt: Leinsamen ist ein hervorragender Ballaststoff, der unverdaut den Darm passiert, enorm aufquillt, das Volumen des Darms erhöht und die Darmpassage beschleunigt. Jetzt weiß man, dass der Leinsamen noch viele andere wichtige Aufgaben im menschlichen Organismus erfüllt:

- Leinsamen hilft entscheidend beim Aufbau einer gesunden Darmflora mit. Eine gesunde Darmflora ist nur dann vorhanden, wenn positive, gesundheitsfördernde Bakterien im Darm ausreichend vorhanden sind. Leinsamen bildet als Ballaststoff ein ideales Milieu, in dem sich die guten, probiotischen Bakterien vermehren.

- Da diese Bakterien mit am Aufbau der natürlichen Abwehrkräfte beteiligt sind, kann man sagen: Leinsamen hilft die Immunkraft stärken.

- Leinsamen quillt im Darm nicht nur auf. Die aufgequollene Masse saugt auch Giftstoffe auf, die im Darmbereich vorhanden sind, und transportiert sie aus dem Körper.

- Leinsamen enthält Leinöl. Darin enthalten ist eine mehrfach ungesättigte Fettsäure, die besonders gesundheitsfördernd ist: nämlich die Alpha-Linolensäure. Sie gehört zu den Omega-3-Fettsäuren. Diese senken zu hohe Cholesterinwerte.

- Wenn Leinsamen auch nur kurz eingeweicht wird, lösen sich neben dem Öl auch Schleimstoffe, erkennbar durch eine leichte Trübung des Wassers. Dieser Leinsamen-Schleim legt sich wie ein Schutzfilm über die Magen- und Darmschleimhäute, schützt sie und heilt Schleimhaut-Entzündungen.

- Erst in den letzten Jahren hat man im Leinsamen Bioaktivstoffe, so genannte Lignane, entdeckt. Das sind Phyto-Östrogene, pflanzliche Hormonstoffe, die jenen des menschlichen Organismus ähnlich sind. Damit kann Leinsamen helfen, mit einer natürlichen Hormon-Therapie Wechseljahresbeschwerden zu reduzieren und die Schmerzen vieler Frauen und Mädchen an ihren monatlichen Tagen zu lindern. Er kann aber auch das Risiko für hormonbedingte Krebsarten verringern.

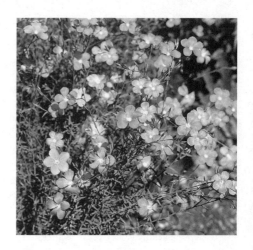

All diese gesundheitlichen Vorteile bringt vor allem eine Leinsamen-Sonderzüchtung: der goldgelbe Leinsamen, im Volksmund auch als Goldsamen oder Goldsamleinsamen bekannt.

Er hat einen feinen nussartigen Geschmack und wird anders als der braune Leinsamen verarbeitet. Er wird durch ein schonendes Verfahren fein aufgebrochen, so dass in seiner Hülle ein dünner Riss entsteht.

Durch diesen kleinen Riss können die Bioaktivstoffe des Leinsamens schneller und besser in den Organismus gelangen und können intensiver wirken. Den goldgelben Leinsamen gibt es in jedem Drogeriemarkt.

Das Limonen in der Zitrone schützt die Zellen vor Krebs

Wenn es im Spätherbst draußen kalt wird und die Erkältungen zunehmen, dann hört man immer von allen Seiten den Rat: »Du musst Vitamin C nehmen!« Die klassische Frucht, die als Vitamin-C-Lieferantin gilt, ist die Zitrone. Das Vitamin C in der Zitrone wird aber erst so richtig wertvoll und wirksam, wenn es gemeinsam mit mehreren Bioaktivstoffen aufgenommen wird.

- Der Nobelpreisträger Albert Szent-Györgyi – der Entdecker von Vitamin C – hat nachgewiesen: das weiße, schwammige Gewebe in der Zitrone zwischen Schale und Fruchtfleisch, das die meisten von uns fein säuberlich entfernen, hat eine besondere Aufgabe. Es befinden sich darin Substanzen, die man damals nicht benennen konnte, die man aber heute als Bioaktivstoffe bezeichnet. Diese Substanzen schützen den menschlichen Organismus vor aggressiven Umweltschadstoff-Molekülen, den so genannten freien Radikalen, und bremsen das vorzeitige Altern. Die Zitrone ist also auch ein Jungbrunnen.

Es ist daher wichtig, dass wir das Weiße in der Zitrone mitpressen und mitessen. Das Besondere dabei: Durch den biochemischen Einfluss der Zitrone wird die Wirkung des Vitamin C um das 20fache verstärkt.

Prof. Bankhofers Spezial-Tipp:

Wussten Sie, dass schwarze Ribiseln (Johannisbeeren), Paprikaschoten oder Petersilie etwa 3- bis 4-mal so viel Vitamin C enthalten wie Zitronen.

- Eine andere Gruppe von Bioaktivstoffen im Fruchtfleisch fördert gemeinsam mit dem Vitamin C die Produktion von Glückshormonen, vor allem von Noradrenalin und Beta-Endorphin. Vermutlich kommt daher der alte Spruch: »Sauer macht lustig!« Die Bioaktivstoffe in der Zitrone machen es möglich.

- Dank der Bioaktivstoffe fördert das Vitamin C auch die Produktion von Sexual-Hormonen.

- Der Bioaktivstoff Rutin, der ganz gering im Fruchtfleisch, in großen Mengen in der weißen schwammigen Masse der Zitrone zu finden ist, stärkt das Bindegewebe, baut es auf und kann daher Cellulite vorbeugen.

- Amerikanische Ärzte haben erst vor kurzem herausgefunden: Bioaktivstoffe in der Zitrone können die Sehkraft stärken und die Netzhaut vor Umweltgiften schützen.

- In der Zitrone gibt es ein spezielles ätherisches Öl: das Limonen. Es unterstützt die Leber sowie den Dünndarm und hilft beiden bei ihrer Entgiftungsarbeit. Im Dünndarm kann das Limo-

_____ Heilende Kräfte

nen ein bestimmtes Enzym aktivieren, das Giftstoffe – vor allem Schwermetalle – bindet und aus dem Körper abtransportiert.

- Außerdem beugt das Limonen in der Zitrone Magen-, Brust- und Lungenkrebs vor. Im Labor haben sich unter dem Einfluss von Limonen aus der Zitrone Tumore zurückgebildet.

Und so kann man die Wirkung der Bioaktivstoffe am besten nützen:

- Verrühren Sie in 1/4 Liter Wasser den Saft einer halben Zitrone. Trinken Sie diese Limonade – mit etwas Honig gesüßt – einmal am Tag.

- Bereiten Sie die Marinade für Blattsalate mit Zitrone anstelle von Essig. Treibhaus-Salat hat viele Nitrate, die beim Freiland-Salat von der Sonne abgebaut werden. Die Zitrone in der Marinade verhindert, dass sich beim Essen die Nitrate im Kopfsalat in krebserregende Nitrosamine umwandeln.

- Nach dem Sport kann man die Immunkraft aufbauen, wenn man eine Zitrone schält, in Würfel schneidet, diese auf Zahnstocher aufspießt, in Honig taucht und dann gut kaut.

- Schon das bloße Riechen an einer Zitrone bringt es: Man wird fleißiger und fröhlicher.

Die Schwefelstoffe im Knoblauch wirken langsam aber faszinierend

Mehr denn je wird heute in der Küche Knoblauch eingesetzt. Früher war er die Würze von so manchem Arme-Leute-Essen. Heute verwenden ihn die bekanntesten Spitzenköche der Welt. Doch der Knoblauch ist mehr als ein Küchengewürz. Knoblauch ist eine Naturarznei. Verantwortlich dafür sind Bioaktivstoffe. Es handelt sich dabei um schwefelhaltige Substanzen, die in ihrer Einheit und Harmonie vielen Menschen als Alliin bekannt sind.

Dieses Alliin verändert sich in dem Augenblick, sobald Sauerstoff dazu kommt, also wenn man den Knoblauch beißt, kaut oder schneidet. Dann wird aus dem Schwefelstoff-Mix Alliin das bekannte Allicin, das dann die eigentliche Wirkung des Knoblauchs auslöst.

Die Bioaktivstoffe im Allicin haben Kräfte, die wir für unsere Gesundheit nützen können:

- Knoblauch wirkt gegen Bakterien viel besser als so manches bekannte chemische Antibiotikum. Noch dazu ganz ohne Nebenwirkungen, wenn man von der Geruchs-Ausdünstung absieht.

- Die Bioaktivstoffe im Knoblauch können aber auch Viren besiegen. Daher ist es sinnvoll, bei Virus- Erkrankungen, unterstützend zur ärztlichen Therapie, reichlich Knoblauch zu konsumieren oder hochdosierte Knoblauch-Präparate zu nehmen. Die Schwefelstoffe im Knoblauch hindern Viren daran, sich weiter zu entwickeln.

- Das schaffen diese Bio-Flavonoide auch bei Bakterien. Daher ist es ganz egal, ob eine Erkältung sich viral oder bakteriell entwickelt. Knoblauch hilft immer.

- Das Faszinierende an den Knoblauch-Flavonoiden: Sie durchwandern den ganzen Körper und wirken bis in die kleinste Zelle. Sie helfen daher bei Entzündungen der Mundschleimhaut genauso wie bei Fußpilz. Das ist der Beweis, dass die Bioaktivstoffe im Knoblauch von entzündungshemmender Wirkung sind. Man kann das testen: Ziehen Sie die Schuhe und Strümpfe aus. Reiben Sie mit einer angeschnittenen Knoblauchzehe die Fußsohlen ein. Dann setzen Sie sich gemütlich hin, lesen Sie ein Buch oder eine Zeitung. Nach einigen Stunden passiert etwas Ungeheuerliches: Sie spüren den Knoblauch-Geschmack auf der Zunge. So hat das Allicin den ganzen Organismus durchwandert.

- Zahllose wissenschaftliche Studien haben in den letzten Jahren ergeben: Man kann mit den Bioaktivstoffen im Knoblauch zu hohe Cholesterinwerte, aber auch erhöhte Blutdruckwerte senken.

Und da sich das schädliche LDL-Cholesterin überwiegend nachts aufbaut, ist es sinnvoll, den Knoblauch abends zu konsumieren. Selbstverständlich muss man die ärztlich angeordnete Diät bzw. Therapie weiter einhalten.

- Die Bioaktivstoffe im Knoblauch schützen und stärken Herz und Kreislauf. Außerdem können sie Umweltschadstoffe binden und abfangen. Studien am Institut für Herz-Kreislauf-Forschung in Mainz haben ergeben: Wer jahrelang Knoblauch konsumiert, hat um 10 bis 15 Jahre jüngere und elastischere Gefäße.

- Die Bioaktivstoffe im Knoblauch regen aber auch die Verdauungsdrüsen in Magen und Darm an. Dadurch kann man mit Knoblauch Durchfall, Blähungen und Darminfektionen bekämpfen.

- Die schwefelhaltigen Substanzen im Knoblauch können auch Pilze im Körper bekämpfen.

Über eines aber muss man sich im Klaren sein. Die Bioaktivstoffe im Knoblauch wirken hervorragend, aber nur langsam. Man muss Knoblauch mindestens 5 Wochen konsumieren, ehe man einen Erfolg merkt. Das ist natürlich ein Nachteil gegenüber den chemischen Arzneimitteln.

Das Lycopin in der Tomate stärkt Herz und Kreislauf

Die Tomate war immer ein sehr beliebtes Gemüse. Sie hat auch alle Voraussetzungen dafür: Sie liefert viel Vitamin C gegen Stress und Erkältungen, Folsäure gegen einen zu hohen Homocystein-Spiegel, Vitamin B1 für starke Nerven und das Spurenelement Chrom für gute Laune. Außerdem ist die Tomate ideal zum Abnehmen: 100 Gramm haben bloß 19 Kalorien. Und sie enthält die Substanz 5-Hydroxy-Tyramin, die fröhlich macht und Schüchternheit vertreibt.

Prof. Bankhofers Spezial-Tipp:

Wer zu Kalzium-Oxalat-Nierensteinen neigt, sollte nicht zu viele Tomaten essen, wenngleich der Oxalsäuregehalt des Spinats und des Rhabarbers viel höher ist.

Nun erobert die Tomate die Welt. Man hat in ihr einen sensationellen Bioaktivstoff entdeckt: den roten Farbstoff Lycopin, der Hauptwirkstoff in der Tomate. Das Lycopin schützt die Außenwand unserer Körperzellen, aber auch wichtige Strukturen, die sich in der Zelle befinden, die so genannten Organellen. Dadurch werden die Zellen stark gegenüber Bakterien, Pilzen, Viren, Umweltgiften und gegen Krebs.

Wenn wir Krebs erregende Stoffe über die Nahrung aufnehmen, werden sie vom Lycopin der Tomaten neutralisiert.

Dazu ein anschauliches Beispiel: Wenn jemand eine Scheibe Brot mit 2 oder 3 Scheiben Räucherspeck genießt, nimmt er Nitratsalze auf. Diese Nitrate werden durch die Verdauung in Nitrosamine – gefährliche krebserregende Stoffe – umgewandelt.

Wenn man nun zu dem Speckbrot 5 bis 6 Tomaten isst, passiert etwas Wunderbares: Der rote Farbstoff Lycopin in den Tomaten verhindert, dass sich die Nitrate in Krebs erregende Nitrosamine umwandeln. Damit hat das Lycopin eine echte Schutz-Funktion.

Man muss dazu wissen: Diese zellschützende Wirkung gibt es nur optimal in den dunkelroten, reifen Tomaten. Am besten aus heimischem Anbau.

Und noch etwas ist wichtig: Das Lycopin in den Tomaten ist fettlöslich. Wenn wir also die rohen Tomaten mit Speck, einem Butterbrot, ein paar Tropfen Olivenöl oder im Salat mit Marinade konsumieren, dann kann unser Organismus den roten Farbstoff besser aufnehmen und verwerten. Es gibt noch eine Steigerung: Ganz besonders schnell und intensiv wirkt das Lycopin in der Tomate, wenn das Gemüse warm ist oder gar erhitzt wird.

Wissenschaftler an der Tufts Universität in Boston, USA, empfehlen folgendes Rezept: 5 Tomaten in kleine Stücke schneiden, abhäuten, mit einem Esslöffel Öl in einem Topf bei kleiner Hitze 10 Minuten schmoren lassen. Das ist eine sehr gesundheitsfördernde Beilage, mit der man das Krebsrisiko senken kann und sich vor dem negativen Einfluss vieler Umweltschadstoffe schützt.

Damit wird auch Großmutters Tomatensoße sehr wertvoll. Ebenso bekommen die heißen Tomaten auf der Pizza einen besonderen Stellenwert. Ketchup, vor allem wenn es wenig Zucker enthält, stärkt Herz und Kreislauf und senkt das Krebsrisiko. Forscher haben in Karlsruhe festgestellt: täglich 1 Glas Tomatensaft verbessert enorm die Immunwerte im Blut. Das gilt auch für einen Teller Tomatensuppe. Allerdings hat man an der Universität Hohenheim nachgewiesen: Tomatensaft aus dem Kühlschrank oder Kühlfach ist wertlos, weil das Lycopin unter starkem Kälteeinfluss wirkungslos wird.

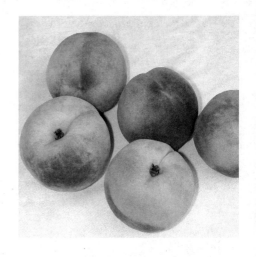

Das Xanthophyll im Pfirsich lässt uns lange jung bleiben

Sie kennen doch sicher alle den Ausspruch: »Du hast eine wunderbare Pfirsichhaut!« Das ist ein großes Kompliment. Man meint damit, dass der Teint besonders zart, gut durchblutet und jugendlich aussieht. Jede Frau wünscht sich eine Pfirsichhaut, nach Möglichkeit am ganzen Körper.

Interessant ist: Dieser Spruch stammt aus einer Zeit, in der man noch keine Ahnung von Bioaktivstoffen in Obst und Gemüse hatte. Heute weiß man, dass der Pfirsich zu jenen Obstsorten gehört, die besonders reich an diesen Substanzen sind. Schauen Sie sich doch einmal einen reifen, saftigen Pfirsich an: Der zeigt viele Farben.

- Im Pfirsich finden wir Gelb, etwas Orange, mehr oder weniger Rot. All diese Farben gehören zur Gruppe der so genannten Karotene oder Karotinoide. Die Farben sind sowohl im Fruchtfleisch als auch in der Schale vertreten.

Diese Farben dienen dem zarten Pfirsich als Schutz gegen Insekten, Bakterien, Pilze und andere natürliche Feinde. Die Karotene werden von den feinen, zarten Härchen auf der Pfirsichschale unterstützt. Sie machen vor allem den Insekten das Leben schwer.

- Die Hauptwirksubstanz im Pfirsich ist der Bioaktivstoff Xanthophyll. Das ist ein zartgelber Farbstoff. Er ist dazu da, den Pfirsich am Baum vor zu intensiver Sonnenbestrahlung und Hitze zu schützen. Ohne den Farbstoff Xanthophyll würde der Pfirsich, sobald er reif ist, am Baum verdorren.

Prof. Bankhofers Spezial-Tipp:

Wenn Sie frisches Obst und Gemüse kaufen und nicht gleich verzehren, sollten Sie es immer erst kurz vor dem Verbrauch waschen. Wenn Sie es gleich nach dem Einkauf waschen, dringen Bakterien und Pilze leichter durch die äußere Haut ein.

Man weiß heute aus medizinischen Studien: Wenn die Karotene und das Xanthophyll der Pfirsiche in den menschlichen Organismus gelangen, dann entfalten sie besondere Eigenschaften:

- Die Umwelt-Schadstoffe, die wir jeden Tag durch Atemluft und Nahrung aufnehmen und die, als so genannte »freie Radikale«, unsere Körperzellen angreifen und früher altern lassen, werden gebunden, neutralisiert und abtransportiert. Dadurch bleiben wir länger jung und vital.

- Stress wird abgebaut, weil die Farbstoffe im Pfirsich unsere Zellen vital, fit, länger jung erhalten und uns geistige und körperliche Kraft geben.

- Das wirkt sich ganz besonders auf unsere Haut aus. Wer regelmäßig saftige, reife Pfirsiche genießt, bewahrt sich länger seinen zarten, jugendlichen Teint und kann frühzeitiger Faltenbildung vorbeugen

- Die Bioaktivstoffe im Pfirsich – gemeinsam mit der Pantothensäure, Magnesium, Selen und Zink – helfen unserem Immunsystem, festigen das Bindegewebe, wirken entwässernd und stärken unsere Nerven.

Eines aber muss man wissen: Sobald ein Pfirsich nicht mehr frisch, prall und fest ist, bringt er auch keine Wirkung. Alte und welke Pfirsiche können beim Menschen keinen Anti-Aging-Effekt erzielen.

Preiselbeeren schützen vor Blasenentzündung

Die reifen Früchte vom Preiselbeer-Strauch werden im Herbst bis Mitte November geerntet. Die meisten von uns kennen Preiselbeeren einzig und allein als Kompott oder Konfitüre zu Wild-Spezialitäten. Doch Preiselbeeren sind eine wertvolle Naturarznei, von der modernen Medizin in ihrer Wirkung anerkannt. Der Wert der Preiselbeeren basiert auf ihren Bioaktivstoffen.

Bereits die Indianer Nordamerikas haben Preiselbeeren für die Gesundheit eingesetzt und werden damit desinfiziert. In Europa hat im 12. Jahrhundert die heilige Hildegard von Bingen viele Preiselbeer-Rezepte gegen Erkrankungen von Darm und Blase empfohlen. Damals hat man auch aus den Blättern des Preiselbeer-Strauches Blasen-Tee zubereitet.

1923 haben amerikanische Ärzte erstmals die Preiselbeer-Anwendungen der Indianer unter die Lupe genommen und nachgewiesen: In der Preiselbeere stecken natürliche antibiotische Kräfte. Und 1994 hat man an der Rutger State Universität in New Jersey die Substanzen gefunden, die sich ideal als Naturmedizin gegen Harnwegs-Infektionen eignen. Es sind die so genannten Pro-Anthocyane. Sie befinden sich im roten Farbstoff der Beeren und verhindern, dass sich in der Blase Coli-Bakterien festsetzen. Die Bakterien werden mit dem Harn ausgeschwemmt.

Die Preiselbeer-Wirkstoffe setzen sich direkt auf die Bakterien und hindern sie daran, ihre haarähnlichen Fäden auszufahren, sich damit an die Schleimhaut der Blase zu heften und Entzündungen auszulösen. Frauen leiden 8-mal häufiger als Männer an einer Harnwegsinfektion, weil die Bakterien bei der Frau einen wesentlich kürzeren Weg in der Harnröhre haben. Aber auch Kinder sind sehr anfällig. Die typischen Symptome: heftiger und häufiger Harndrang, Brennen in der Harnröhre, trüber Harn.

Wir können allein mit dem Essen von Preiselbeer-Kompott oder mit dem Trinken von Preiselbeer-Saft einen Harnwegsinfekt erfolgreich bekämpfen bzw. ihm vorbeugen. Man muss einige Zeit täglich etwa 1/2 bis 3/4 Liter Preiselbeer-Saft trinken oder 1/4 Liter Kompott konsumieren. Alternativ bietet die Naturmedizin aber auch Preiselbeer-Präparate an. Es gibt in der Apotheke und im Reformhaus Lutschtabletten aus hochdosiertem Preiselbeer-Extrakt. Man nimmt 2 pro Tag. Eine Tablette hat die Kraft von 1/4 Liter Preiselbeersaft. Es gibt in der Apotheke aber auch Preiselbeer-Konzentrat. Man löst ein Fläschchen mit 30 Milliliter in 3/4 Liter Wasser auf.

Preiselbeeren sind ein wertvoller Bestandteil der Vorsorge-Medizin. Speziell für all jene unter uns, die besonders zu Harnwegsinfekten neigen. Es macht nämlich Sinn, vorbeugend zu Beginn der kalten Jahreszeit Preiselbeeren als Kompott, als Marmelade oder als Saft zu konsumieren, damit es erst gar nicht zu einer Infektion der Harnwege kommt. Die einfachste Kur: Man trinkt 3 Wochen lang täglich 1 Glas Preiselbeer-Saft, eventuell mit Wasser verdünnt.

Das allein genügt nicht. Zusätzliche notwendige Maßnahmen: Trinken Sie viel Wasser. Entleeren Sie die Blase regelmäßig. Nicht zurückhalten. Eines sollte man beachten: Wenn durch die Anwendung von Naturarzneien die Schmerzen bei einem Harnwegsinfekt binnen 24 Stunden nicht verschwunden sind, muss der Arzt aufgesucht werden.

Linsen, Erbsen, Bohnen als Schutzstoffe gegen Krebs

Hülsenfrüchte liefern uns wertvolles pflanzliches Eiweiß und können mithelfen, den Speiseplan sehr abwechslungsreich zu gestalten. Gleichzeitig haben sie für unsere Gesundheit große Bedeutung:

- Linsen regulieren den Blutzuckerspiegel, helfen gegen Müdigkeit und Leistungsschwäche. Sie stärken die Nerven, verbessern die Gehirnleistung und halten das Bindegewebe jung.

- Erbsen wirken verjüngend, bauen Muskeln auf und sind damit eine wichtige Nahrung für Sportler. Sie stärken die Augen und senken zu hohe Cholesterin-Werte.

- Bohnen helfen gegen Leber-, Nieren- und Blasenleiden. Sie regulieren Verdauungs-Probleme, entwässern, kräftigen Herz und Kreislauf.

Alle Hülsenfrüchte sind reich an Vitaminen, Mineralstoffen und Spurenelementen. Sie beliefern uns aber auch mit besonders wertvollen

Bioaktivstoffen. Und zwar finden wir in Erbsen, Linsen und Bohnen zwei verschiedene dieser sekundären Pflanzenstoffe: die Saponine und die Protease-Inhibitoren.

Saponine sind ganz spezielle Wirkstoffe. Sie haben aber auch ihre negativen Seiten. Das ist einer der Gründe, warum Bohnen, Linsen und Erbsen nur gegart gegessen werden dürfen. Erst die Hitze beim Zubereiten der Speisen zerstört einen Großteil der schädlichen Wirkung dieser Bioaktivstoffe. Zu große Mengen an Saponinen sind für den Menschen nicht gesund. Sie können den Darm schädigen und im Blut die Blutkörperchen angreifen. Kleine Mengen dieser Bioaktivstoffe sind ungefährlich. Sie haben eine wichtige Aufgabe im Organismus des Menschen. Sie senken zu hohe Cholesterinwerte, aktivieren das Immunsystem und wirken entzündungshemmend.

Die bedeutendste Aufgabe von kleinen und kleinsten Saponin-Mengen: Sie sorgen dafür, dass sich die Zellen der Darmschleimhaut nur langsam vermehren. Das ist bei einer Krebserkrankung von großem Wert. Denn damit bekommt die körpereigene Krebs-Polizei mehr Zeit, Krebszellen im Darm aufzuspüren, bevor sie sich zu vermehren beginnen.

Was die Saponine in Hülsenfrüchten betrifft, so muss man ihre Bedeutung nach dem alten Spruch des Arztes und Naturheilers Paracelsus im Mittelalter sehen: »Die Dosis macht das Gift!«

Linsen, Erbsen und Bohnen enthalten aber noch eine weitere Gruppe von Bioaktivstoffen. Das sind die Protease-Inhibitoren. Sie haben auch auf den ersten Blick eine negative Wirkung. Sie bremsen bei der Verdauung die Spaltung von Eiweiß. Wenn wir große Mengen an Hülsenfrüchten essen und damit viele Protease-Inhibitoren aufnehmen würden, wäre das sehr schlecht. Wir würden Verdauungsbeschwerden bekommen. Auch diese Bremsstoffe werden beim Erhitzen von Linsen, Erbsen und Bohnen weitgehend zerstört. Und die Mengen, die übrig bleiben, haben eine faszinierende Wirkung. Sie beugen in erster Linie Dickdarm- und Leberkrebs vor. Sie hindern die Zellen daran, dass sie zu einer Krebszelle entarten können. Gleichzeitig schützen sie den ganzen Körper vor aggressiven, zellschädigenden Sauerstoff-Verbindungen. Alles in allem: Linsen, Erbsen und Bohnen senken das Krebs-Risiko für Darm und Leber.

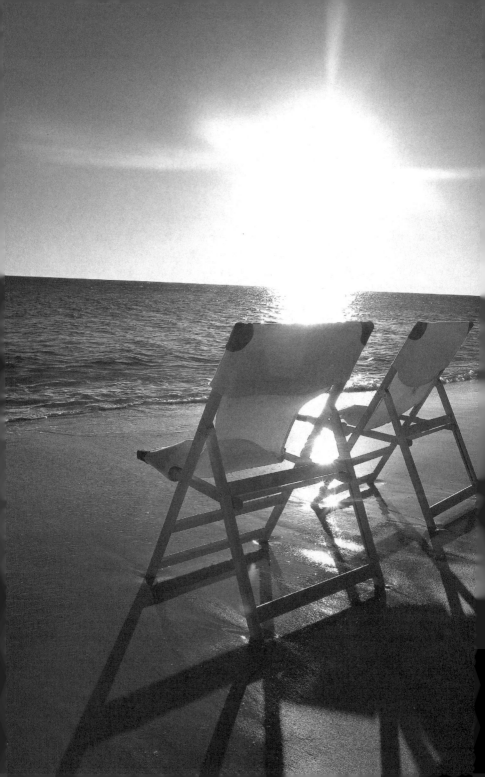

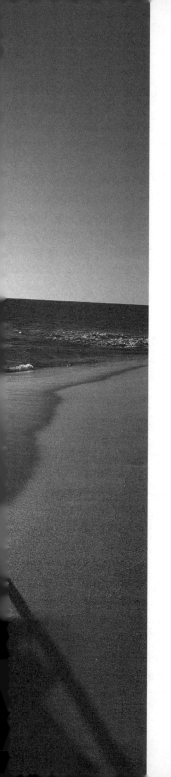

GESUNDES LEBEN
Die wärmeren Tage im Jahr

Wir sollen nicht nur auf den Frühling warten, sondern auch etwas tun, damit wir gesund, fit und vital in die wärmeren Tage des Jahres starten können. Wenn dann der Sommer ins Land zieht, ist es umso wichtiger, verschiedene Vorkehrungen zu treffen, ob für den Urlaub in der Ferne oder daheim.

Die wärmeren Tage im Jahr

Im Frühling Energie tanken

Im Frühling ist es wichtig, dass wir in regelmäßigen Abständen unsere Immunkraft stärken und aufbauen. Dazu benötigen wir die Zufuhr von Vitamin A, dem Provitamin A (Betakarotin), Vitamin C und E. Damit schaffen wir einen optimalen Schutz für unseren Körper. Machen Sie in den nächsten 2 Monaten einmal die Woche einen Safttag mit Gemüsesäften aus biologischem Anbau (Reformladen). Essen Sie an diesem Tag so wenig wie möglich, und halten Sie eine ganz bestimmte Reihenfolge von Gemüsesäften ein.

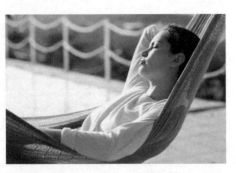

- **Morgens:** eine kleine Portion Müsli mit 1/8 Liter Karottensaft. Er liefert Vitamin A und Betakarotin.

- **Vormittags:** 1/8 Liter Tomatensaft mit 1/8 Liter Orangensaft. Dieser Mix liefert das Vitamin C und den Farbstoff Lycopin, der als Krebsschutz gilt, aber auch Herz und Kreislauf stärkt.

- **Mittags:** 1/4 Liter Rote-Rüben-Saft (Rote-Bete-Saft) und etwas Salat. Der Farbstoff Betanin in der Roten Rübe (Roten Bete) macht Viren inaktiv und fördert deren raschen Abtransport über die Harnwege.

- **Nachmittags:** 1/8 Liter Karotten- oder Tomatensaft.

- **Abends:** 1/4 Liter Sauerkrautsaft mit Knäckebrot. Er liefert große Mengen an Vitamin C und Milchsäurebakterien für eine gesunde Darmflora.

In jeden der Gemüsesäfte wird unmittelbar vor dem Trinken 1/2 Teelöffel Weizenkeimöl eingerührt. Weizenkeimöl liefert Vitamin E und sorgt dafür, dass die fettlöslichen Vitamine in den Gemüsesäften vom Organismus aufgenommen und verwertet werden können.

Frühlingskur für die Leber

Sicher haben Sie das auch schon in Ihrem nächsten Bekanntenkreis oder bei einem Ihrer Arbeitskollegen oder -kolleginnen erlebt: Da geht jemand zum Arzt, unterzieht sich einer Routineuntersuchung und muss dann erfahren: »Ihrer Leber geht es aber gar nicht gut!«

Die erste Reaktion in solchen Situationen ist meist die Antwort: »Aber, Herr Doktor, ich trinke doch gar keinen Alkohol...!«

Es muss nicht immer ausschließlich der Alkohol schuld sein, wenn man eine belastete Leber hat. Leberprobleme können auch auftreten, wenn man irgendwann eine Hepatitis – verursacht durch Viren – hatte, wenn man längere Zeit ganz bestimmte Medikamente nehmen musste, wenn man vielen Umweltschadstoffen ausgesetzt ist oder wenn man regelmäßig Nahrungsmittel mit chemischen Zusätzen und Haltbarkeitssubstanzen zu sich nimmt. Speziell im Frühling treten verstärkt Leberbelastungen auf. Wir sollten grundsätzlich wissen: Wenn es unserer Leber gut geht, dann geht es auch uns gut! Machen Sie daher eine Leber-Kur zum Start in den Frühling. Das bringt mehr Leistungsfähigkeit und Vitalität sowie gute Laune, entgiftet den Körper und stärkt die natürlichen Abwehrkräfte.

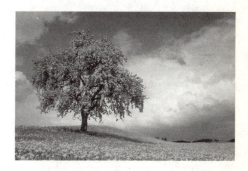

- Sie können eine Leberkur 3 Tage durchführen und werden sich auch nach dieser kurzen Zeit bereits wohler fühlen.

- Besser allerdings ist es, wenn Sie die Kur Ihrer Leber zuliebe 5 Tage durchführen.

Und hier die wichtigsten Grundregeln für die Leberkur im Frühling: Kein Alkohol, kein Nikotin, kein starker Bohnenkaffee, kein tierisches Fett – ausgenommen etwas Butter, welche von der Leber besonders gut verarbeitet werden kann. Es gibt bei dieser Kur nur altbackenes Vollkornbrot, Magermilch und Milchprodukte.

Prof. Bankhofers Spezial-Tipp:

Der regelmäßige Konsum von Feigen fördert die Aktivität der Leber und der Galle. Wer seiner Leber beim Entgiften helfen will, sollte regelmäßig Feigen naschen.

Speziell im Winter, in dem wir mit besonders vielen Schadstoffen durch Hausbrand und schlechtes Wetter konfrontiert werden, ist der Körper extrem belastet, aber auch dann, wenn man auf Grund einer Erkrankung über einen langen Zeitraum hinweg starke Medikamente nehmen muss. Die Leber, unsere Entgiftungszentrale, wird bis an die Grenzen ihrer Kapazität gefordert. Und sie ist im Frühling entsprechend »wintermüde«. Daher müssen wir ihr auf dem Weg in die schöne Jahreszeit neue Kraft geben.

1. Tag: Ein spezieller Lebertee für den Start

Morgens: 2 Scheiben altes Vollkornbrot mit 1 Teelöffel Butter und 6 Teelöffeln Magertopfen. Dazu 1 Apfel. Im Mittelpunkt: 1 Tasse Lebertee. Lassen Sie sich in der Apotheke zu gleichen Teilen mischen: Wermutkraut (nicht für Schwangere!), Beifußkraut, Engelwurz, Kardobenediktenkraut und Fenchelfrüchte. 1 Teelöffel davon wird mit 1 Tasse kochendem Wasser übergossen und 8 Minuten ziehen gelassen. Ungesüßt in langsamen Schlucken trinken.

Vormittags: 1/8 Liter Rote-Rüben-Saft (Rote-Bete-Saft, Randensaft) mit 1 Esslöffel Artischockensaft. Das Betain der Roten Rübe, ein Eiweißbaustein, stärkt und entlastet die Leber.

Der Hauptwirkstoff Cynarin in der Artischocke – 1968 von dem bulgarischen Wissenschaftler Prof. Dr. T. Maros entdeckt – verbessert die Entgiftungsarbeit der Leber und regeneriert.

_____ Die wärmeren Tage im Jahr

Mittags: 2 Scheiben altbackenes Vollkornbrot, 1 Teller Salat: Kopfsalat (Häuptelsalat), Tomaten, Gurken, Radieschen und Marinade. 100 g gekochte Hühnerbrust ohne Haut.

Nachmittags: 1/8 Liter Rote-Rüben-Saft mit 1 Esslöffel Artischockensaft. Eventuell 1 Vollkornknäcke und 1 Kiwi.

Abends: 1 Tasse Leber-Kräuter-Tee ungesüßt. 150 g Schollenfilet mit Zitronensaft, etwas Salz, gehackter Petersilie würzen. In Alufolie einpacken, im Backrohr bei 200 Grad Celsius etwa 20 Minuten braten. Dazu Vollkornbrot. Über den Tag verteilt: 1 Liter Salbeitee trinken. 1 Liter kaltes Wasser mit 3 Esslöffeln Salbei zustellen, 3 Minuten kochen lassen, durchseihen, ungesüßt konsumieren.

2. Tag: Karottensaft und Löwenzahn machen frühlingsfit

Morgens: 2 Scheiben altbackenes Vollkornbrot, eventuell getoastet, mit 1 Teelöffel Butter, 60 g Hüttenkäse, 2 Radieschen, 1/4 Gurke in Rädern. Dazu 1/8 Liter Fruchtjogurt. Das Wichtigste: 1 Tasse Leber-Kräuter-Tee (Rezept wie am 1. Tag).

Prof. Bankhofers Spezial-Tipp:

Wenn es Frühling wird, wollen viele Übergewicht abbauen. Trinken Sie sechs Wochen lang zu jeder Mahlzeit 1/4 Liter lauwarmes Wasser mit zwei Teelöffeln Apfelessig.

Vormittags: 1/8 Liter Karottensaft mit 1 Esslöffel Artischockensaft. Das Cynarin der Artischocke baut die Leber auf, hilft ihr beim Entgiften. Der Karottensaft liefert genau die notwendige geringe Menge an Beta-Carotin, welche die Leber aktiviert.

Mittags: 50 g braunen Langkornreis garen. In der Zwischenzeit 10 g Butter zergehen lassen, 50 g geschnittenen Sellerie, 25 g gehackte Zwiebel dazugeben, umrühren und weich dünsten. 6 EL gehackte Petersilie darunterrühren, mit etwas Kräutersalz würzen.

Nachmittags: 1/8 Liter Karottensaft (Möhrensaft) und 2 Esslöffel Artischockensaft. Eventuell 1 Vollkornknäcke.

Abends: 2 große rohe Kartoffeln gut waschen, trockenreiben. Jede Kartoffel in ein Stück Alufolie einpacken und im vorgeheizten Backrohr auf dem Rost etwa 1 Stunde garen. Dann die Folie öffnen, jede Kartoffel mit 2 Gabeln aufreißen, mit je 1 Teelöffel Butter bestreichen, mit je 1 Esslöffel Schnittlauch bestreuen. Zu jeder Kartoffel 2 Esslöffel Topfen (Quark) servieren. Ganz wichtig: 1 Tasse Leber-Kräuter-Tee, ungesüßt in langsamen Schlucken trinken.

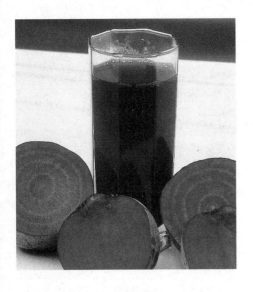

Über den Tag verteilt: 1/2 Liter Mariendisteltee trinken. Je 1 Teelöffel Mariendistelkraut und Mariendistelfrüchte (Apotheke) mit 1/2 Liter kochendem Wasser überbrühen. 8 Minuten ziehen lassen, durchseihen, ungesüßt trinken. Die Bitterstoffe und das Silymarin der Mariendistel helfen der Leber ganz erheblich bei der Entgiftungsarbeit.

3. Tag: Ein Heublumenwickel treibt Schadstoffe aus

Morgens: 2 Scheiben altbackenes Vollkornbrot, eventuell getoastet. Dazu 1 Teelöffel Butter, 2 Tomaten und 4 Radieschen. 1/4 Liter Jogurt mit 2 Esslöffeln goldgelben Leinsamen und 1 Esslöffel Milchzucker. Das Wichtigste: 1 Tasse Leber-Kräuter-Tee (Rezept wie am 1. Tag).

Vormittags: 1/8 Liter Rote-Rüben-Saft (Rote-Bete-Saft) und 1 Esslöffel Löwenzahn-Frischpflanzensaft (Drogerie, Reformladen). Der Eiweißbaustein Betain der Roten Rübe (Rote Bete) stärkt die Leber, der Bitterstoff Taraxacin des Löwenzahns befreit die Leber von belastenden Schlacken und hilft diese rasch abzubauen. Eventuell dazu 1 Grapefruit.

Mittags: 200 Gramm Rote Rübe im Ganzen mit Wasser bedeckt aufkochen lassen und in etwa 60 bis

80 Minuten garkochen. Herausnehmen, mit kaltem Wasser abschrecken, schälen, in Scheiben schneiden. Marinade aus 1 Esslöffel Distelöl, 1 Teelöffel Weinessig, etwas Senf, Salz, weißem Pfeffer und Honig anrühren. 1/2 Apfel schälen, würfeln. 1/4 Zwiebel hacken. Alles mit der Roten Rübe vermischen. Zugedeckt an einem kühlen Ort ziehen lassen. Dazu 1 Scheibe altbackenes Vollkornbrot mit 1/2 Teelöffel Butter und 1 Tasse Leber-Kräuter-Tee ungesüßt.

Nachmittags: 1/8 Liter Rote-Rüben-Saft mit 2 Esslöffeln Löwenzahn-Frischpflanzensaft, eventuell 1 Stück Vollkornknäckebrot.

Abends: 100 Gramm Schollenfilet mit Zitronensaft beträufeln, salzen, in 5 Gramm Vollkornmehl wenden. 5 Gramm Öl erhitzen, Scholle beidseitig goldbraun braten, mit gehackter Petersilie bestreuen. 1 Stück Vollkornbrot.

Über den Tag verteilt: 1 Liter Mariendisteltee (Rezept wie 2. Tag).

Vor dem Zubettgehen: Legen Sie einen Heublumenwickel an. 2 Handvoll Heublumen (Apotheke, Reformhaus, Drogerie) mit 2 Liter kochendem Wasser überbrühen,

15 Minuten ziehen lassen, durchseihen. Leinentuch eintauchen, leicht auswringen, auf die Leber-Region legen, ein Baumwolltuch darauf legen und darüber eine Decke wickeln. Dann ab ins warme Bett. Der Heublumenwickel treibt die letzten Gifte aus der Leber!

Nach diesen ersten 3 Tagen Leberkur werden Sie sich bereits wunderbar fühlen. Jetzt sollten Sie noch 2 Tage dazugeben und dann bei normaler, reduzierter Kost 3 Wochen lang täglich 2 Tassen Leber-Kräuter-Tee oder täglich 3 Tassen Mariendisteltee trinken. Dann ist Ihre Leber optimal entgiftet und den künftigen Belastungen der Umwelt wieder gewachsen.

Und so geht es weiter mit den zwei restlichen Tagen für die Leberkur daheim:

4. Tag: Mit Wannenbad und Liegekur wird die Leber topfit!

Morgens: 2 Scheiben altbackenes Vollkornbrot, eventuell getoastet, 70 Gramm Magertopfen (Magerquark) mit 1 Esslöffel Magermilch und 3 Esslöffeln gehacktem Schnittlauch vermischt, 1 Grapefruit löffeln. Das Wichtigste: 2 Tassen Leber-Kräuter-Tee (Rezept wie 1. Tag).

Vormittags: 1/4 Liter Holundersaft und 1 Esslöffel Artischockensaft (Drogerie, Reformladen). Der Farbstoff und die Gerbstoffe der Holunderbeere regen die Aktivitäten der Leber an, das Cynarin des Artischockensaftes regeneriert angegriffene Leberzellen.

Mittags: Aus 30 Gramm Magerjogurt, 15 Gramm Butter, 1/2 Eiweiß, 20 Gramm Mehl und etwas Salz einen Teig zubereiten. Runde, flache Portionen setzen, jeweils mit je 3 Erdbeeren (oder Aprikosen) füllen, Knödeln (Klöße) formen, in leicht gesalzenem Wasser garen. 10 Gramm Brösel in 5 Gramm Butter anrösten. Knödel (Klöße) darin wälzen, mit etwas Staubzucker (Puderzucker) bestreuen.

Nachmittags: 1/4 Liter Holundersaft mit 2 Esslöffeln Artischockensaft, eventuell 1 Stück Vollkornknäckebrot.

Abends: 2 1/2 Gramm Knoblauch und 13 Gramm Zwiebel fein hacken, in 1 Esslöffel Butter goldbraun anlaufen lassen, mit 3/8 Liter Gemüsebrühe (Reformladen) aufgießen, aufkochen lassen. Mit getoasteten Vollkornbrotwürfeln servieren.

Über den Tag verteilt: 1 Liter Mariendisteltee (Rezept wie 2. Tag).

Während des Tages: Einmal oder zweimal sollten Sie sich Zeit für eine so genannte Leber-Liege-Kur nehmen. Legen Sie sich entspannt und flach auf den Rücken, und bleiben Sie in dieser Stellung mindestens 1/2 Stunde liegen. Dabei wird die Durchblutung der Leber besonders angeregt, was eine Aktivierung der Entgiftungsfunktion zur Folge hat.

Abends vor dem Zubettgehen: Nehmen Sie ein Wannenbad mit einer Wassertemperatur von 38 Grad Celsius. Gießen Sie 2 Liter Heublumen-Absud (Rezept wie 3. Tag, vor

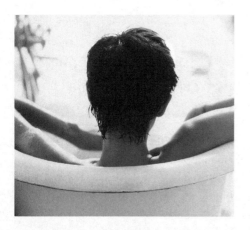

dem Zubettgehen) in die Wanne. Baden Sie darin 10 Minuten. Während des Bades duschen Sie die Lebergegend 3 Minuten lang mit einem Wasserstrahl von 42 Grad Celsius. Danach gut abtrocknen und Bettruhe.

5. Tag: 20 tiefe Atemzüge machen die Leber wieder jung

Morgens: 2 Scheiben altbackenes Vollkornbrot, 65 Gramm Magertopfen (Magerquark), gemixt mit 25 Gramm Karotten, 35 Gramm Radieschen (beides fein geraffelt), 3 Esslöffeln Magermilch, gehackter Petersilie und etwas Knoblauch und Salz. Ganz wichtig: 1 Tasse Leber-Kräuter-Tee (Rezept wie 1. Tag).

Vormittags: 1/4 Liter Rote-Rüben-Saft mit 2 Esslöffeln Artischockensaft.

Mittags: 130 Gramm Hühnerbrust ohne Haut mit 5 Gramm Olivenöl einölen, mit 25 Gramm gehackter Zwiebel belegen, 1/2 Stunde ziehen lassen. Dann Zwiebel weggeben, Hühnerbrust beidseitig in Öl braten, 5 Gramm Vollkornmehl mit dem Saft durchrösten, 4 Esslöffel Wasser mit 1 Esslöffel Sahne dazugießen, einkochen. Fleisch und Saft servieren. Dazu 1/2 rohe Gurke in Rädern.

Nachmittags: 1/4 Liter Rote-Rüben-Saft (Rote-Bete-Saft) mit 2 Esslöffeln Artischockensaft. Eventuell 1 Vollkornknäcke. 1 Orange.

Abends: 250 Gramm mehlige Kartoffeln waschen, schälen, in Stücke schneiden. Salzwasser in einem Topf zum Kochen bringen, die Kartoffeln darin kochen. Mit 60 Gramm Magermilch und 5 Gramm Butter vermengen. Mit etwas Salz und Muskat würzen. Dazu 80 Gramm gekochte Hühnerbrust ohne Haut.

Während des Tages: Nehmen Sie sich Zeit für 20-mal tiefes Ein- und Ausatmen. Die vermehrte, konzentrierte Sauerstoffzufuhr aktiviert die Leberzellen und fördert den Entgiftungsprozess. Die notwendige Entschlackung bekommt einen neuen Impuls. Und so funktioniert es: Öffnen Sie beengende Kleidungsstücke, stellen Sie sich in sauerstoffreicher Luft – im Freien oder am Fenster – locker hin. Beim Einatmen heben Sie seitlich die Arme hoch und dehnen den Brustkorb. Beim Ausatmen senken Sie die Arme und lassen den Brustkorb einsinken.

Über den Tag verteilt: 1 Liter Mariendisteltee trinken (Rezept wie 2. Tag).

Nach diesen 5 Tagen Leber-Jogging fühlen Sie sich wie neugeboren. Sie können die Kur nach einer Pause von wenigen Wochen auch wiederholen.

Eine andere Möglichkeit: Gehen Sie zu normaler, aber reduzierter Kost über, und trinken Sie 3 Wochen lang täglich 3 Tassen Mariendisteltee oder Leber-Kräuter-Tee. Jedenfalls: Nach einer Leberkur im Frühling ist Ihre Leber optimal entgiftet.

Mit Molke fit in den Frühling

Im Frühling sollten wir alle besonders viel trinken, speziell dann, wenn das Wetter sehr unbeständig ist. Wir sollten aber auch Möglichkeiten suchen, die Flüssigkeitszufuhr so abwechslungsreich wie möglich zu gestalten: mit Wasser, Kräutertees, Säften. Und da bietet sich zusätzlich ein ganz besonderes, erfrischendes Milchprodukt an. Die Molke. Sie ist in den letzten Jahren vor allem bei jungen, gesundheitsbewussten Menschen wieder in Mode gekommen.

Und so entsteht Molke: Im Grunde genommen handelt es sich um ein Nebenprodukt aus der Milchverarbeitung. Molke entsteht bei der Herstellung von Hart- oder Weichkäse. Die Molke ist dabei der flüssige Anteil der Milch. Es ist eine grünlichgelbe Flüssigkeit, die einen angenehm säuerlichen Geschmack hat. Sie sondert sich ab, wenn das Käseeiweiß – auch Kasein genannt – und das Fett abgeschieden werden. Dieser Prozess wird durch ein spezielles Enzym – das Labferment – in Gang gesetzt. Dabei entsteht Molke.

Es gibt verschiedene Molkearten:

- Die Süßmolke entsteht, wenn die Milch ausschließlich durch Labenzym zum Gerinnen gebracht worden ist.

- Die Sauermolke entsteht, wenn der Milch Milchsäure produzierende Mikroorganismen – Sauermilchkulturen – zugesetzt wurden.

- Die Technische Molke entsteht, wenn der Milch nur organische Säuren wie Milchsäure, Zitronensäure oder Ameisensäure zugesetzt wurden.

Als Trinkmolke aber wird fast immer die Süßmolke empfohlen.

Molke hat man bereits in der griechischen Antike gekannt. Sie hatte vor allem in der Medizin einen hohen Stellenwert. Hippokrates, der Vater der Medizin, hat die Molke bei vielen Patienten angewendet: zur Regeneration, zum Entschlacken und Aktivieren. Es gab damals bereits Fastenkuren mit Molke.

Die ersten wissenschaftlichen Abhandlungen über die Molke stammen aus dem 18. Jahrhundert von den Universitäten Freiburg und Basel. Danach gab es in Deutschland, Österreich und in der Schweiz einen Molkeboom. Es entstanden Kurorte, die Molkekuren – kombiniert mit Mineralwasser – anboten. Kaiser Franz Josef und die Kaiserin Sisi haben jeden Sommer in Bad Ischl so eine Kur durchgeführt. Und auch heute noch gibt es Molke-Kuranstalten.

Molke ist auf der einen Seite ein Natur- und Kurheilmittel. Auf der anderen Seite ein Fitnessgetränk und ein Genussmittel.

- Molke ist ein ideales Elektrolytgetränk, das dem Organismus leicht aufnehmbare Mineralstoffe liefert und den Körper nicht belastet.

- Molke ist ein hervorragender Durstlöscher mit einem angenehmen, säuerlichen Geschmack und ist leicht verdaulich.

- Molke ist außerdem ein Schlankmacher.

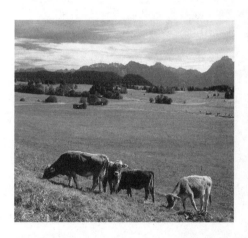

Was sind denn nun die Inhaltsstoffe der Molke? Was macht sie so wertvoll für unsere Gesundheit?

Die Molke besteht zu 95 Prozent aus Wasser und enthält darüber hinaus viele wertvolle Nährstoffe, die den Organismus in Schwung bringen.

Die wichtigsten Bestandteile der Molke sind: Milchzucker, rechtsdrehende Milchsäure, hochwertiges Molkeeiweiß, Vitamine der Gruppe B, C und E, die Spurenelemente Zink, Kupfer, Eisen, Magnesium, Kalzium und Kalium, schließlich die Orotsäure, die unsere Zellen jung erhält.

Und das bringen all diese Wirkstoffe unserer Gesundheit, wenn wir regelmäßig Molke trinken oder eine Molkekur durchführen:

- Molke macht vital, stärkt die Darmflora und damit auch die Immunkraft.

- Molke bekämpft Verstopfung und entgiftet den Darm.

- Molke bekämpft Blähungen, bringt schnelle Erleichterung.

- Molke stärkt die Nerven und macht leistungsstark für den Sport.

- Molke hat eine positive Wirkung auf die Leber.

- Molke ist gut für die Knochen, wirkt verschönernd auf die Haut und bekämpft Cellulite.

- Molke aktiviert den Stoffwechsel.

- Molke verbessert die Aufnahme der Mineralstoffe Kalzium, Kalium und Magnesium ins Blut.

- Molke kann ganz leicht erhöhten Blutdruck senken.

- Sie ist das ideale Getränk zu einer Diät.

- Durch den hohen Anteil an Orotsäure kann man die Molke als Jungmacher bezeichnen.

- Äußerlich aufgetragen kann man die Molke gegen Akne, Ekzeme, Hautausschläge und gegen raue Hände einsetzen.

Man könnte Molke auch selbst zu Hause herstellen. Man braucht dazu 3 Gläser Buttermilch und 1 Glas Frischmilch. Erhitzen Sie die Milch, ohne dass sie kocht. Und geben Sie die heiße Milch zusammen mit der Buttermilch in eine Schüssel. Die Flüssigkeit gut umrühren und ohne Deckel 5 Stunden stehen lassen. Dann durch ein Sieb oder Tuch drücken. Zurück bleibt Topfen. Was durchfließt ist die Molke. Die selbst hergestellte Molke muss schnell verbraucht werden, sonst geht die rechtsdrehende Milchsäure verloren.

Die mühsame Arbeit, Molke selbst zu produzieren, lohnt nicht. Man kann Molke überall im Lebensmittelhandel kaufen. Es gibt aber auch in Apotheken, Reformhäusern und Naturkostläden die hochwertigste Form der Molke: nämlich das vergorene Molkekonzentrat, mit rechtsdrehender Milchsäure angereichert. In einem speziellen Herstellungsverfahren wird die milchsauer vergorene Molke komplett vom Eiweiß getrennt und schonend im Vakuum zu einem so genannten Molkosan-Konzentrat umgewandelt. Das ist die haltbar gemachte Form der Molke.

Dieses konzentrierte Milchserum gibt es in 200- und in 500-Milliliter-Glasflaschen. Das gesäuerte Molkekonzentrat hat seit Jahrhunderten in den Schweizer Alpenländern einen hohen Stellenwert als Hausmedizin. Das Milchserum kann zu einem Erfrischungsgetränk verarbeitet werden, wird aber auch als Alternative zum Essig ebenso verwendet wie als Mittel zur Hautreinigung und als Verdauungshilfe.

Und so wird das vergorene hochwertige Molkekonzentrat zubereitet und konsumiert:

Man verrührt morgens 1 Esslöffel davon in einem Glas Mineralwasser oder Orangensaft und trinkt das Ganze vor dem Frühstück. Zum Entschlacken, Schlankbleiben und Schlankwerden sollte man im Frühling – bei reduzierter Nahrungsaufnahme – 3 Wochen lang 3-mal am Tag jeweils 20 Minuten vor jeder Mahlzeit ein Glas Molke in kleinen Schlucken trinken. Man darf mit ganz wenig Honig süßen.

Abnehmen im Frühling mit einfachen Naturrezepten

Fast jeder, der nach dem Winter Übergewicht aufgebaut hat, will in der schönen Jahreszeit schlank werden. Doch gerade im Frühling hat kaum jemand wirklich ausreichend Zeit, sich einige Wochen in ein Kurzentrum oder auf eine Schönheits-

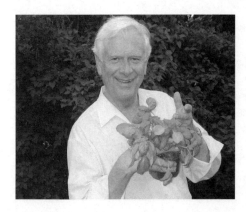

farm zurückzuziehen und für viel Geld abzuspecken. Oft ist das auch gar nicht notwendig. Wenn man konsequent und diszipliniert genug ist, dann kann man überschüssige Kilos mit ganz einfachen Naturrezepten und mit simplen Tricks abbauen.

- Beim Abspecken gilt der alte Spruch: Essen Sie am Morgen wie ein König, mittags wie ein Bürger und abends wie ein Bettler. Also: Zum Start in den Tag dürfen Sie ungehemmt zulangen. Da kann es ruhig auch ein bisschen mehr sein. Alles, was Sie jetzt essen und trinken, gibt Ihnen Kraft für den Tag und wird in Energie umgewandelt, die Sie verbrauchen. Fettpölsterchen setzen sich erst von dem ab, was Sie im Laufe des Tages konsumieren.

- Setzen Sie sich fürs Abnehmen keine unrealistischen Ziele. Es ist gesundheitsschädlich, in kurzer Zeit viel abzunehmen. 1 Kilo in der Woche: Das ist unbedenklich. Vergessen Sie bei Ihrer Zielsetzung aber nie: Der liebe Gott hat jedem Menschen eine körperliche Grundstruktur mitgegeben. Es ist gefährlich, dagegen mit Gewalt anzukämpfen.

- Wenn Sie ein paar Kilo abnehmen wollen, dann müssen Sie selbstverständlich die Nahrungsmenge reduzieren. Der Körper muss aber trotzdem mit genügend Vitalstoffen versorgt werden. Sonst kommt es zu Mangelerscheinungen. Arbeiten Sie mit dem Melonentrick. Es gibt im Lebensmittelhandel überall Melonen aus dem Ausland. Eine Zucker- oder Honigmelone hat wenig Kalorien, liefert viel Flüssigkeit, Vitamine, Mineralstoffe, Spurenelemente und Enzyme. Schneiden Sie eine Melone in die Hälfte, nehmen Sie mit einem Esslöffel die Kerne heraus, und essen Sie nun das Fruchtfleisch einer halben Melone als Vorspeise vor jeder Mahlzeit. Das schmeckt köstlich, befriedigt den Gusto auf Süßes und füllt den Magen. Sie können danach nicht mehr so viel essen.

- Mit zwei ganz einfachen Tricks können Sie beim Abnehmen Ihr Ziel relativ rasch und problemlos erreichen. Streichen Sie ab sofort jeglichen Zucker aus Ihrem Speiseplan. Und verzichten Sie auf alle verlockenden Desserts. Es ist gar nicht so schwer. Sie werden staunen, wie schnell man sich an die zuckerlose Zeit gewöhnt.

Alle, die gern naschen, sollten als Ersatz zuckerfreien Kaugummi oder einfach einen halben getrockneten Apfelring kauen. Das stillt die ärgste Sehnsucht nach Süßem. Und streichen Sie ab sofort für einige Zeit nichts mehr aufs Brot drauf: kein Fett, keine Pasteten, keine Mayonnaise oder Streichwurst. Legen Sie Käse und Schinken aufs trockene Brot. Das bringt einen Kaloriengewinn, ohne dass Sie lange Kalorien zählen müssen.

- Wer abnehmen will, der sollte es mit einem uralten Trick von Pfarrer Sebastian Kneipp versuchen. Dieser Trick hat schon vielen Menschen zu einer guten Figur verholfen. Halten Sie ein paar Wochen einen eisernen Plan ein. Trinken Sie von 8 Uhr morgens bis 18 Uhr abends zu jeder vollen Stunde 1 Glas Wasser, langsam in kleinen Schlucken. Ich würde Ihnen raten, jedes Mal ein paar Tropfen frisch gepressten Zitronensaft einzurühren. Erstens fördert die Zitrone das Abnehmen, und zweitens verhindert das Vitamin C der Zitrone, dass etwaige Nitrate oder Nitrite aus dem Leitungswasser im Körper in Krebs erregende Nitrosamine umgewandelt werden. Wenn Sie diese Wasserkur durchführen, sind Sie bestens mit lebenswichtiger Flüssigkeit – noch dazu ganz ohne Kalorien – versorgt, haben einen gefüllten Magen und können automatisch nicht mehr so viel essen.

- Wenn Sie sich zu einer Mahlzeit setzen, nicht allzu viel essen wollen und wenn Sie möchten, dass die aufgenommene Nahrung schneller im Körper abgebaut wird, dann sollten Sie die Wirkstoffe des Apfelessigs einsetzen. Besorgen Sie sich aus dem Reformhaus oder aus dem Gesundheitsregal eines Supermarktes naturtrüben Apfelessig. Er hat noch die meisten Wirkstoffe des Apfels. In 1/4 Liter stilles Mineralwasser 2 Esslöffel Apfelessig geben, gut umrühren und die Mischung in kleinen Schlucken trinken. Und zwar genau 15 Minuten vor dem Essen. Die Essigsäure bremst den Appetit und hilft das Essen schnell zu verwerten.

- Sobald Hunger aufkommt, nehmen Sie aus der Hausapotheke ein bis zwei getrocknete Salbeiblätter, die Sie für die Teezubereitung vorrätig haben, und kauen Sie diese intensiv. Danach spucken Sie sie wieder aus. Die

Gerbstoffe des Salbeiblattes nehmen den Hunger.

- Sie dürfen beim Fernsehen stricken, sticken, in der Zeitung blättern, plaudern. Aber bitte: Essen Sie nicht dabei. Es gibt eine Reihe von wissenschaftlichen Untersuchungen, die exakt beweisen: Wer beim Fernsehen nascht oder gar eine Hauptmahlzeit einnimmt, der verliert über die Menge der Nahrung vollkommen die Übersicht.

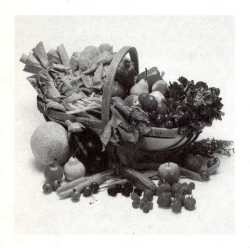

- Achten Sie darauf, dass Ihr Kühlschrank nicht mit großen Vorräten gefüllt ist. Da darf nur das Notwendigste drinnen sein. Und es darf nichts drinnen sein, was Sie besonders gern mögen.

- Wenn Sie einkaufen gehen, dann tun Sie das niemals mit hungrigem, leerem Magen. Sie tragen dann viel zu viele Nahrungsmittel nach Hause. Wer ohne Hunger in den Supermarkt oder zum Kaufmann geht, wählt bescheidener aus.

- Wenn Sie bei Freunden oder Verwandten eingeladen sind, dann machen Sie sich stark gegen kulinarische Verlockungen. Essen Sie vor dem Weggehen 3 bis 4 Äpfel. Die sind gesund, füllen den Magen und verhindern, dass Sie hemmungslos am Buffet zuschlagen. Aber Vorsicht: Ein Apfel allein ist zu wenig und sehr gefährlich. Er regt nämlich den Appetit an und motiviert Sie zum Schlemmen.

- Auch wenn man abnehmen will, kann man ab und zu ins Restaurant gehen. Aber bitte: Besuchen Sie ein chinesisches Lokal, und essen Sie mit Stäbchen. Da dauert es länger, und Sie sind schneller satt.

- Nützen Sie zum Abnehmen einen speziellen Griff aus der chinesischen Akupressur. Aktivieren Sie den Ohrpunkt Nr. 13. Suchen Sie mit dem Zeigefinger der linken Hand beim Eingang zur linken Ohrmuschel einen kleinen Knorpel. Diesen Knorpel fassen Sie nun mit dem Zeigefinger und dem Daumen und massieren ihn 30 bis 60 Sekunden lang intensiv. Machen Sie danach 7 Sekunden Pause.

Die Übung muss mehrmals hintereinander wiederholt werden. Machen Sie das mehrmals am Tag, am besten immer 30 Minuten bevor Sie sich zu einer Mahlzeit setzen. Von dem Knorpel am Ohr gehen Energiebahnen direkt ins Gehirn und helfen, den Heißhunger auszuschalten.

- Zu den beliebtesten Kräutern, die wir in der Küche verwenden, gehört die Kresse. Sie wächst schnell und kann im Garten, aber auch auf jedem Balkon oder Fensterbrett angebaut und geerntet werden. Und sie ist eines der ersten Küchenkräuter, die im Frühling wachsen. Wer abnehmen will, braucht viel Kresse. Sie ist eines der großen Geheimnisse in jedem Abspeckprogramm. Kresse ist nämlich reich an dem Spurenelement Chrom. Und das ist eine wichtige Substanz, die unser Gefühl für das Sattsein steuert. Ohne Chrom würden wir haltlos immer weiteressen. Außerdem steuert das Chrom den Fettstoffwechsel. Essen Sie im Frühling regelmäßig Kresse. Jeden Tag eine Handvoll. Waschen Sie sie gut, streuen Sie sie auf den Salat, oder legen Sie sie ganz dick auf ein Stück Vollkornbrot mit ganz wenig Butter.

- Essen Sie – über 12 Stunden verteilt – eine ganze, frische Ananas. Sie müssen allerdings vorher abklären, ob Sie eine Ananasallergie haben. In der Ananas gibt es das Enzym Bromelaine. Es bremst den Hunger und hilft, Fett im Darm zu binden. Dasselbe macht auch die Grapefruit. Essen Sie einfach über den Tag verteilt 2 Grapefruits. Wer zu Nierensteinen neigt, muss auf diese Möglichkeit verzichten.

> **Prof. Bankhofers Spezial-Tipp:**
>
> *Trinken Sie niemals Alkohol vor dem Essen. Man isst danach schneller, wird später satt und verzehrt viel mehr als andere, die keinen Alkohol trinken.*

GESUNDES LEBEN

- Kauen Sie sich schlank. Gewinnen Sie eine neue Einstellung zur Nahrungsaufnahme. Egal, was Sie essen: Wenn Sie jeden Bissen intensiv kauen, dann können Sie nicht mehr so viel essen. Die Portionen werden mit der Zeit immer kleiner. Und Sie sind dennoch satt. Wer gewohnt war, bei einer Mahlzeit 4 Wurstbrote oder 4 Stück Kuchen zu essen, der ist dann plötzlich mit einem Stück zufrieden. Ihr Ziel muss es sein, dass Sie für das Essen eines Wurstbrotes oder eines Kuchenstückes genauso viel Zeit benötigen, wie Sie früher für die 4 Stück gebraucht haben. Das bedeutet: Sie müssen jeden Bissen 50- bis 60-mal kauen. Keine Angst. Beginnen Sie bescheiden. Kauen Sie zuerst jeden Bissen 25-mal. Und von da ab erhöhen Sie die Anzahl der Kaubewegungen.

Prof. Bankhofers
Spezial-Tipp:

Bei Verdauungsproblemen im Frühling würzen Sie mit Zimt. Zimt stärkt den Magen und die Verdauung, fördert die Produktion von Magensäure.

- Allein, wenn man wenig isst, nimmt man nicht ab. Ohne Bewegung läuft gar nichts. Sie müssen einfach kombinieren: Weniger essen und Freizeitsport treiben. Durch die körperliche Bewegung baut man in hervorragender Weise Kalorien ab. Wer wenig isst und sich nicht bewegt, der verliert leider Muskelmasse und schadet damit seinem Körper und auch dem Aussehen. Wer zum kulinarischen Abnehmprogramm regelmäßig Bewegung macht, baut Fettpolster ab und Muskelmasse auf. Eine faszinierende Vorstellung: Fettmasse wird zu Muskelmasse. Es muss kein übertriebener Sport sein. Ideal sind Rad fahren, Joggen, schnelles Gehen, Gymnastik. Jeden Tag mindestens 30 Minuten. Man sollte dabei einmal am Tag so richtig ins Schwitzen kommen.

- Hart, aber sehr wirksam: Sie sollten einige Zeit – mindestens 6 Wochen lang – 3- bis 4-mal in der Woche auf das Abendessen verzichten. Das bedeutet in der Praxis: Sie nehmen ein herzhaftes Frühstück, ein bescheidenes Mittagessen und eine kleine Mahlzeit am späten Nachmittag so etwa gegen 17 Uhr ein. Dann aber ist

Schluss. So werden Sie in ziemlich kurzer Zeit Ihr Ziel fürs Abnehmen erreichen. Außerdem tun Sie auch etwas gegen die Frühjahrsmüdigkeit und für Ihre Fitness und Vitalität.

- Wer schlank bleiben oder schlank werden will, braucht Vitamin C. Die meisten glauben: Vitamin C ist einzig und allein ein guter Schutz vor Erkältungen. Vitamin C kann viel mehr. Es macht uns stark gegen Stress. Es hilft, das Collagen für eine gesunde, jugendliche Haut aufzubauen. Und es hilft uns beim Abnehmen. Wenn wir abspecken, dann greifen Hormonsubstanzen unsere Fettzellen an, lösen Fettmoleküle heraus und schicken diese durch die Blutbahn in Körperzellen, damit sie dort verbrannt werden. Diesen Transport führt die körpereigene Substanz L-Carnitin durch. L-Carnitin wird aber nur dann tätig, wenn im Körper reichlich Vitamin C vorhanden ist. Darum ist es wichtig, dass man bei jedem Abnehmprogramm Paprika, Petersilie, Kiwis, Grapefruits, Orangen und Sauerkraut in den Speiseplan einbaut, damit man genügend Vitamin C aufnimmt.

- Eine Studie an der Universität von London hat ergeben: Wer Heißhunger auf Süßes hat, sollte intensiv Vanilleduft schnuppern. Man hat herausgefunden, warum das funktioniert. Allein durch das Riechen steigt im Gehirn das Glückshormon Serotonin an. Damit wird die Lust auf Süßes rasch befriedigt. Man kann an einem Fläschchen Vanilleöl riechen, an einem Säckchen mit Vanillezucker oder an einer Vanilleschote.

Sind Sie im Frühling anfällig für eine letzte Erkältung?

Geht es Ihnen auch oft so? Der Winter mit all seiner Härte ist vorbei. Man hat ihn gut überstanden, war kaum krank. Und dann, im Frühling, schlagen Viren und Bakterien zu. Man hustet, niest, schnäuzt sich und muss sich ins Bett legen.

Wenn draußen die Sonne scheint, ist das besonders unangenehm. Wollen Sie wissen, ob Sie zu jenen gehören, die im Frühling erkältungsgefährdet sind?

Und wollen Sie wissen, wie Sie sich schützen können? Dann machen Sie

GESUNDES LEBEN

doch einen kleinen Test, den Ärzte für Allgemeinmedizin und Apotheker erarbeitet haben.

- Haben Sie in letzter Zeit einen ungewöhnlichen Heißhunger auf Süßes?
- Stehen Sie oft unter beruflichem oder privatem Stress?
- Sind Sie oft müde und abgespannt?
- Gehen Sie im Frühling viel ins Freie, zum Beispiel wandern?
- Schlafen Sie zu wenig?
- Sind Sie im Frühling oft nervös, unruhig und gereizt?
- Werden Sie ohne Anlass von depressiven Stimmungen befallen?
- Leiden Sie unter Verdauungsstörungen oder an Blähungen?
- Leiden Sie unter kalten Füßen?
- Ist Ihr Hals seitlich hinter dem Kinn sehr oft leicht angeschwollen?

Die Auswertung:

- Wenn Sie alle 10 Fragen mit »nein« beantworten können, dann ist die Gefahr, im Frühling eine schwere Erkältung zu bekommen, sehr gering. Leben Sie so weiter wie bisher.

- Wenn Sie nur 5 Fragen mit »nein« beantworten können, dann sollten Sie mehr Sport treiben, mehr Obst und Gemüse essen und vor allem darauf achten, dass Sie viel Vitamin C, den Mineralstoff Magnesium und die Spurenelemente Zink und Selen zu sich nehmen. Vitamin C liefern Grapefruits, Orangen, Kiwis, Paprikaschoten, Sauerkraut. Magnesium liefern Naturreis, Trockenfrüchte, Nüsse, Vollkornprodukte. Selen kommt von Vollkornprodukten, Zink von Meeresfischen und Haferflocken.

- Wenn Sie alle 10 Fragen mit »ja« beantwortet haben, dann sollten Sie Ihren Arzt aufsuchen und sich untersuchen lassen. Er soll Ihnen helfen, dass Sie in den nächsten Wochen mit natürlichen Mitteln gezielt Ihre natürlichen Abwehrkräfte aufbauen. Nur dann werden Sie den Frühling voll und ganz genießen können.

Trainingsprogramm für einen Frühling ohne Pannen

Im März ist Frühlingsanfang. Doch das ist bloß eine Kalenderweisheit. Die Natur präsentiert sich oft noch lange winterlich. Damit wir nicht den Mut und die Geduld verlieren, sollten wir die kühle und noch triste Zeit damit verbringen, ein praktisches Frühlingstraining zu starten, damit wir dann, wenn die Natur richtig erwacht, gesund und fit sind.

Als Erstes sollten wir unsere bisherige Ernährung überdenken und den Frühling zum Anlass nehmen, einen neuen Anfang zu machen. Greifen Sie zum Vollkornbrot. Bauen Sie so oft wie möglich knackig frische Salate in den Speiseplan ein. Sie werden dabei erkennen: So ein Salatteller mit einem Stück Vollkornbrot ist eine komplette Mahlzeit, köstlich und kalorienarm.

Überhaupt sollten Sie den Einstieg in die Vollkornernährung probieren: morgens Müsli oder Vollkornbrot, tagsüber verschiedene andere Vollkornprodukte, zum Beispiel Vollkorn-Teigwaren. Das Erfolgsgeheimnis für eine gute Figur und Vitalität: Das Vollkorn liefert dem Organismus alle lebenswichtigen Stoffe für Fitness und Gesundheit. Und man findet ohne große Diät mit der Zeit zu einem idealen Körpergewicht.

Auch wenn draußen das Wetter noch nicht so übermäßig frühlingshaft ist: Gehen Sie jeden Tag ins Freie. Wenn Sie in der Stadt leben, dann machen Sie einen Schaufensterbummel. Wenn Sie außerhalb der Stadt leben, dann nützen Sie jede Gelegenheit für einen Spaziergang ins Grüne.

Prof. Bankhofers Spezial-Tipp:

Um die Umstellung in die warme Jahreszeit problemlos zu schaffen, braucht der Körper lebenswichtige Stoffe. Hier ein köstlicher Drink für 2 Personen: 100 Gramm Mango pürieren, mit dem Saft einer ganzen Orange und 2 Teelöffel Zitronensaft verrühren und mit Mineralwasser aufgießen.

Widmen Sie nicht jeden Abend dem Fernsehprogramm. Gehen Sie wieder früher zu Bett. Dann können Sie problemlos am nächsten Morgen früher aufstehen, haben mehr

Zeit für ein gemütliches Frühstück. Das bringt gute Laune und Vitalität. Vielleicht schaffen Sie es sogar, dass Sie vor dem Frühstück einen kleinen Spaziergang machen oder eine Runde laufen.

Keine Frage: Zum Frühlings-Training gehört natürlich auch, mit dem Rauchen aufzuhören. Helfen Sie sich dabei eventuell mit einem Anti-Raucher-Pflaster oder einem Anti-Raucher-Kaugummi (Apotheke).

Ganz besonders wichtig: Jetzt ist nach den langen Wintermonaten endlich wieder Bewegung angesagt. Man kann auf Dauer nur vital, fit und gesund bleiben, wenn man den Körper bewegt. Körperliches Training ist im Grunde genommen die beste Medizin fürs Abnehmen und fürs Wohlfühlen. Das sollen keine sportlichen Spitzenleistungen sein.

Die einzige Bedingung: Sie müssen sich regelmäßig bewegen. Täglich 30 Minuten. Das bewirkt wahre Wunder für Herz, Kreislauf, Blutdruck und Cholesterinwerte. Am Wochenende ist das kein Problem. Und wenn Sie die Woche über berufstätig sind, dann nützen Sie die Mittagspause für einen Spaziergang durch den nahen Park.

Lernen Sie richtig atmen, wenn Sie sich draußen in der Natur aufhalten: Beim Ausatmen Bauch einziehen, damit alle schlechte, verbrauchte Luft aus den Bronchien gepresst wird. Beim Einatmen, Bauch heraus, damit im Brustraum viel Platz für die gute, neue Luft ist.

Viele holen sich im Frühling eine zünftige Erkältung. Die Ursache ist meist Unvernunft. Sie schauen auf den Kalender und registrieren den Frühling. Und wenn dann noch die Sonne scheint, dann sperren sie alle warmen Kleidungsstücke weg und eilen in luftiger und leichter Garderobe hinaus. Viel zu leicht für die noch recht kühlen Temperaturen. Man muss die ersten Frühlingstage in warmer Kleidung genießen.

Mitunter zwingen die Temperaturen sogar zur Winterkleidung. Das sollten Sie nicht vergessen.

So stärken Sie Ihre Immunkraft

Wir können es im Frühling jeden Tag am Arbeitsplatz, im Supermarkt, auf der Straße, im Bus oder in der U-Bahn beobachten: Die einen husten, schnäuzen sich und niesen, sind total erkältet. Andere wieder sind kerngesund und können dem Ansturm von Viren und Bakterien bestens standhalten. Die Erklärung dafür: Die einen haben ein voll intaktes Immunsystem, die anderen nicht. Wie kann ich meine natürlichen Abwehrkräfte aufbauen? Wie sollte ich mich ernähren? Wie kann ich meinen Körper abhärten? Und mit welchen natürlichen Rezepten kann ich mich stark machen, damit ich gesund durch den Spätherbst und durch den Winter komme ...?

Das Immunsystem schützt uns rund um die Uhr vor Krankheiten, besser gesagt vor Krankheitserregern, die in den Organismus gelangen. Dafür verfügen wir über ein ganzes Netzwerk an Abwehrmöglichkeiten: Abwehrzellen (Lymphozyten, T-Lymphozyten und B-Lymphozyten, auch Killerzellen genannt, Makrophagen und Granulozyten, auch Fresszellen genannt), Hormone, Nerven und Peptide. Und sie sind alle durch Botenstoffe – durch so genannte Zytokine – miteinander in Verbindung, um ständig kommunizieren zu können, wie man diesen Körper schützen muss.

Die Immunologie – die Wissenschaft, die sich mit den natürlichen Abwehrkräften befasst – hat im Laufe der Jahrzehnte den Mechanismus des Abwehrsystems entdeckt: Hinter dem Brustbein sitzt die Thymusdrüse. Sie ist die Schaltzentrale für die Immunabwehr. Vom Rückenmark werden neue Zellen hierher geschleust und wie in einer Schule zu Abwehrzellen herangebildet. Dann werden sie über das Blut in den Organismus zur Abwehr gesendet. Daher kann man im Blut auch messen, ob jemand ein starkes oder schwaches Immunsystem hat.

Prof. Bankhofers Spezial-Tipp:

Trinken Sie eine Woche lang jeden Tag 1/8 Liter Aloe vera in kleinen Schlucken. Damit stärken Sie die Abwehrkräfte in den Körperzellen.

Was ist die Ursache, wenn diese Immunabwehr nicht funktioniert, wenn wir krank werden? Da gibt es viele Faktoren: Die Thymusdrüse bildet sich von der Pubertät an schon wieder zurück, ihre Leistungen für das Immunsystem werden schwächer. Wir sind aber auch ständigen Gefahren ausgesetzt, die das Immunsystem schwächen: dauernder Stress, falsche Ernährung, körperliche Überanstrengung oder Unterforderung, Ärger und Kränkungen.

Was können wir dagegen tun? Wir müssen zwei wesentliche Dinge tun: Alles vermeiden, was das Immunsystem schwächt. Und dem Immunsystem helfen, dass unsere Abwehrzellen aktiv bleiben und Kraft haben. Dr. Hermann Geesing, der inzwischen verstorbene Vater der Immun-Forschung und Immun-Therapie, der lange Jahre ärztlicher Leiter an der Schwarzwald-Privatklinik Obertal war und der das Europäische Zentrum für Immun-Forschung mit aufgebaut hat, hat einen Katalog mit den wichtigsten Geboten zum Trainieren und Stärken des Immunsystems erstellt.

1. Ständigen Stress, Ärger und körperliche Überanstrengung meiden.
2. Ausreichend schlafen, ungestört schlafen.
3. Lachen, fröhlich sein. Am Europäischen Zentrum für Immun-Therapie hat man eine Studie durchgeführt: Menschen, die lustige Filme zu sehen bekamen, hatten hohe Werte an Abwehrzellen. Wenn sie dann tragische Filme anschauten, sank die Zahl der Abwehrzellen rasant.
4. Sport treiben, am besten im Freien. Ideal: Wandern, Joggen, Radfahren. Der Körper muss gleichmäßig belastet werden. Dadurch bekommen unsere Immunzellen Sauerstoff. Kraftsport und Hochleistungssport schwächen das Immunsystem.
5. Atemübungen im Freien.
6. Körper abhärten: Wassertreten am Morgen.
7. Reizüberflutungen abbauen: zu viel Lärm, Licht. Auch faulige, ätzende Gerüche schwächen das Immunsystem.
8. Risiko-Faktoren ausschalten: Rauchen, zu viel Alkohol, zu viel Kaffee und Schwarztee, zu viel und zu fett essen.
9. Innere Ruhe finden, abschalten lernen.
10. Nahrung mit vielen Vitalstoffen zu sich nehmen.

Was kann ich nun tun, um gezielt im Frühling mein Immunsystem für die schöne Jahreszeit aufzubauen und zu stärken, damit ich weniger gefährdet bin, krank zu werden? Hier die wichtigsten Maßnahmen:

- Gesunde Ernährung: leichte Kost, reichlich Obst und Gemüse, 5 kleine Mahlzeiten, Fett, zu viel Fleisch und Konservierungsstoffe meiden.

- Die Darmflora muss gesund sein! Sie stützt entscheidend unser Immunsystem und baut es zu 70 Prozent auf. Hilfen: probiotische Jogurts mit lebenden Bakterien. Damit führt man positive, gesundheitsfördernde Bakterien zu. Das sind in erster Linie Milchsäurebakterien. Auch Brotsäurebakterien können intensiv die Immunkraft im Darm aufbauen. Das hat Prof. Dr. Grossarth-Maticek in Heidelberg nachgewiesen. Brotsäurebakterien führt man mit dem Brottrunk zu.

- Die Zufuhr von reichlich Ballaststoffen fördert die Entwicklung der positiven Bakterien und die Stärkung der Darmflora. In der Ernährung bedeutet das Vollkorn, Leinsamen, Gemüse und Obst. Man kann aber auch positive Bakterien – Biocult-Kulturen – aus der Apotheke zuführen: Lactobazillus Acidophilus, Bakterium Bifidum Longum. Es gibt auch Präparate – 3-Schichtkapseln – die Vitamine, Mineralstoffe und positive Bakterien liefern.

- Flüssigkeit zuführen, damit Giftstoffe abtransportiert werden können. 2 Liter Wasser pro Tag. Ideal in diesen Wochen: Hagebuttentee. Er liefert große Mengen an Vitamin C. 8 Hagebutten haben mehr Vitamin C als 5 Orangen.

- Auf die Versorgung mit Vitaminen achten: An sich sind alle Vitamine im Verbund wichtig, besonders aber Vitamin A, Betakarotin, Vitamin E und Vitamin C. Vitamin C schützt die Zellflüssigkeit jeder Körperzelle, Vitamin A und Betakarotin die Zellstruktur, Vitamin E die Zellwand. Anregung – »Immunsalat« essen: Paprikaschoten, Petersilie, Tomaten, geraffelte Karotten, Weizenkeimöl.

- Eine zentrale Rolle spielt das Vitamin C: Unsere Abwehrzellen – vor allem die Granulozyten – brauchen große Mengen an Vitamin C als Sprit, um arbeiten zu können. Daher jeden Tag mindestens 100 bis 200 Milligramm Vitamin C zu sich nehmen. Reichlich Vitamin C tanken kann man über die Nahrung mit Sauerkraut, Kiwis, Grapefruits, Orangen, Paprikaschoten, Kohlgemüse, Pellkartoffeln. Raucher brauchen 3-mal so viel Vitamin C.

- Vitamin B6 ist ebenfalls wichtig für die Immunkraft: 2 Bananen am Tag, Sojaprodukte, 200 Gramm Weizenkeime.

Diese Mineralstoffe und Spurenelemente brauchen wir für unsere natürlichen Abwehrkräfte:

- Zink ist sehr wichtig für die Immunkraft. Unsere Immunzellen brauchen Zink. Das erklärt auch, warum unsere Großmütter bei Erkältungen Hühnersuppe mit Fleischstücken empfohlen haben. Da sind große Mengen an Zink drinnen. Das hat man an der Mayo-Klinik herausgefunden. Zink ist auch in Milchprodukten und Vollkornprodukten enthalten.

- Ohne Selen gibt es keine Immunkraft. Das sagt Prof. Dr. Schrauzer, Uni San Diego, Kalifornien. Selen ist enthalten im Knoblauch und im Meeresfisch. Und das sind die Naturstoffe, die unsere Immunkraft aufbauen und stark machen, weil sie antiviral und antibakteriell sowie pilzabwehrend wirken:

- Knoblauch: Man muss reichlich davon essen, etwa 4 Zehen am Tag.

- Saft der Aloe vera: Der Hauptwirkstoff Acemannan stärkt die Immunkraft. Trinken Sie 3 Wochen 1/8 Liter am Tag.

- 5 Tassen grüner Tee pro Tag. Er liefert viel Vitamin C und schützende Polyphenole.

- Schwarzkümmelöl: Studien des Immunologen Dr. Peter Schleicher in München haben ergeben, dass die Wirkstoffe im Schwarzkümmel vor allem die Immunkraft der Atemwege aufbauen.

Auch die seelische Verfassung und Ausgeglichenheit können die Immunkraft stärken und beeinflussen.

- Stressbelastung schwächt die Immunkraft, wie Streit, Ärger, Kränkungen, zu viel Arbeit, zu wenig Erholungsphasen.

_____ Die wärmeren Tage im Jahr

- Sex in einer harmonischen Partnerschaft stärkt die Immunkraft, weil dadurch Endorphine – Glückshormone – gebildet werden.

Wie sehr kann man mit Sport die Immunkraft stärken?

Da gibt es Untersuchungen von skandinavischen Wissenschaftlern: Etwas Sport, der mit Freude durchgeführt wird, stärkt das Immunsystem. Wenn man sich dabei aber übernimmt und erschöpft ist, was bei vielen Sportlern der Fall ist, wird das Immunsystem geschwächt. Die natürlichen Abwehrkräfte dulden keine Übertreibung, keine Überforderung des Organismus.

Wandern: Medizin für Beine, Herz und Kreislauf

Gehen ist die natürlichste Möglichkeit für den Menschen, sich fortzubewegen. Wenn man es zum Freizeitsport ausbauen möchte, dann spricht man vom Wandern, in den USA vom Walking. Wandern vor allem am Wochenende ist das ganze Jahr über eine beliebte Bewegungsart für die ganze Familie. Vielleicht tun Sie es gern und wissen gar nicht, wie gesund es ist. Es gibt zweifelsohne Freizeitsportarten, die faszinierender und aufregender sind als das Wandern. Man leistet nichts Sensationelles, muss sich aber auch nicht groß anstrengen oder selbst überwinden. Es besteht auch nicht die Gefahr, dass man gefährlich übertreibt und sich schadet, wenn man von einem Muskelkater absieht.

Wandern kann jeder: ob Kleinkind, Schulkind, Frauen und Männer in den besten Jahren sowie Menschen im hohen Alter. Fürs Wandern braucht man auch keine teure Ausstattung: feste Schuhe und bequeme Kleidung sind ausreichend.

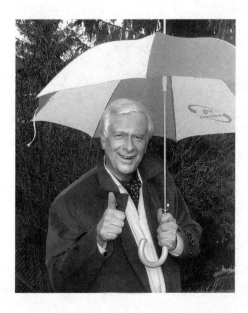

Welche gesundheitliche Bedeutung hat nun das Wandern?

- Der ganze Körper wird dabei trainiert, die Beine allerdings am meisten. Die Muskulatur der Beine wird sanft und gleichmäßig durchblutet sowie elastisch gehalten. Es gibt kaum Gefahr einer Muskelzerrung oder eines Muskelrisses. Da der Fuß ständig Bodenkontakt hat, werden die Fußsohlen massiert, und über die Reflexzonen werden Muskeln, Wirbelsäule und alle inneren Organe positiv beeinflusst.

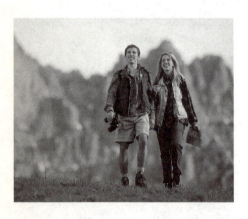

- Kräftige Schritte spürt man bis ins Gesäß. Das ist ein Beweis, dass beim Wandern die Becken-, die Gesäß- und Bauchmuskulatur angeregt werden, wobei auch die Verdauung gefördert wird.

- Eine kürzliche Studie von Sportmedizinern in Oslo hat ergeben: Wenn man beim Wandern und beim flotten Gehen die Arme so richtig weit mitschwingen lässt, so ist das nicht nur gesund für die Wirbelsäule, auch die Atmung wird verbessert. Und man verbraucht dabei um fast 50 Prozent mehr Kalorien. Nacken und Schultern werden entspannt.

- Bänder, Gelenke und Sehnen werden beim Wandern geschont. Es kann dabei keine Verletzungen wie beim Laufen geben. Es können daher auch all jene wandern, die schwache Bänder oder einen Bandscheibenschaden haben.

- Wandern ist eine stoßfreie Bewegungsart. Man muss dabei den ganzen Fuß von der Ferse bis zu den Zehen einsetzen.

- Wer wandert, um abzunehmen, muss sich allerdings ganz schön anstrengen. Wenn man 1 Stunde wandert, baut man bloß 300 Kalorien ab. Wer allerdings regelmäßig wandert, kann mit dem Gehen einiges erreichen.

- Wandern stärkt den Kreislauf, fördert die Sauerstoffaufnahme, aktiviert Lunge und Herz, baut

Stress ab, macht die Muskeln geschmeidig und fördert die allgemeine Konstitution sowie den Schlaf.

Ältere Menschen sowie Kinder sollten als kleine Hilfe einen Wanderstock benutzen. Außerdem: Wer wandert, der sollte so wenig wie möglich tragen und wenn, dann alles gleichmäßig in einem Rucksack verteilt.

Und vor allem: Wandern Sie in sauerstoffreicher Luft, fern von Industriegebieten und starkem Straßenverkehr. Das richtige Tempo: 7,5 Kilometer pro Stunde. Aber auch 5 Kilometer/Stunde sind ein guter Anfang. Da müssen Sie 120 Schritte pro Minute machen. Jeder von uns sollte pro Woche 3 bis 4 Stunden wandern.

Wer im Frühling nach der langen Winterpause wieder in die Natur hinauswandert, der sollte aber auch einiges dafür tun, damit die Füße fit bleiben oder schnell wieder fit gemacht werden:

Wandern Sie nur in festen, innen weichen und bequemen Schuhen, die den Fuß gut abstützen. Sie sollten diese Schuhe schon einige Tage vor der Wanderung auch zu Hause tragen. So gewöhnen sich die Füße daran.

Füße werden wanderfit, wenn Sie jeden Morgen einige Zeit Wassertreten nach Pfarrer Kneipp: Lassen Sie 30 bis 40 Zentimeter tief kaltes Wasser in die Badewanne, und steigen Sie dann darin mit nackten Beinen 1 bis 3 Minuten im Storchenschritt umher.

Wandern Sie niemals mit schmerzenden Füßen weiter. Machen Sie eine Pause, ziehen Sie Schuhe und Strümpfe aus, massieren Sie die Füße. Wenn die Fußsohlen heiß sind und brennen, reiben Sie sie mit Hirschtalg-Salbe (Apotheke) ein. Bei müden Füßen hat sich Franzbranntwein-Gel (Apotheke) bewährt.

Zu Hause lagern Sie die Beine hoch und nehmen dann ein Fußbad. Lösen Sie dafür in einem Eimer mit 5 Liter heißem Wasser 1/8 Kilo Salz auf. Baden Sie die Füße 15 Minuten darin.

Sie können die Füße auch in Kamillentee baden. 5 Esslöffel Kamillenblüten mit 1 Liter kochendem Wasser übergießen, 15 Minuten ziehen lassen, in den Eimer zum heißen Wasser gießen.

Danach ist es sinnvoll, die Füße mit Propolis-Massagecreme (Apotheke) einzureiben.

Laufen schenkt uns Glückshormone

Hohe Blutfettwerte, Bluthochdruck, Herzinfarkt, Stress, Lärm und Umweltgifte bedrohen uns. Ein besonders wirksames Mittel der Vorbeugung ist das Laufen. Nach dem Winter hat man zu Frühlingsbeginn wieder richtig Sehnsucht danach.

Prof. Bankhofers Spezial-Tipp:

Jeder von uns kann Bewegung machen: leichte Gymnastikübungen, spazieren gehen, Rad fahren, schwimmen, Ball spielen. Das alles kann man, wenn man gesund ist, in jedem Alter.

- Beim Laufen kann man einen ganzen Liter mehr sauerstoffreiche Luft nutzen, als wenn man keine Bewegung macht. Beim Laufen entwickelt sich die Lunge kräftiger. Das Blut bekommt dadurch mehr Sauerstoff für die Zellen zugeführt.

- Das Herz wird leistungsfähiger.

- Die Arterien werden weiter und elastischer.

- Der Kreislauf wird verbessert.

- Im Gehirn werden Endorphine – Glückshormone – produziert und versetzen den Läufer in Superstimmung.

Die wichtigste Investition fürs Laufen sind gute Schuhe. Sie müssen exakt passen, müssen den Fuß stützen und dämpfen. Sie sollten beim Kauf eines Laufschuhes nicht sparen. Die Sportgeschäfte beraten ausgezeichnet! Laufen Sie in landschaftlich besonders schönen Gegenden, damit auch Ihr Auge mit genießen kann. Laufen Sie, wenn Sie die Gelegenheit haben, nicht allein, sondern mit einem Partner oder einer Gruppe.

Laufen kann jeder, der Spaß daran hat: Wer gesund ist, kann sofort damit beginnen. Wer ein Leiden hat, muss unbedingt vorher seinen Arzt fragen. Kinder und Senioren laufen besser kürzere und ebene Strecken.

Laufen muss man lernen. Am Anfang bewegt man sich verkrampft. Man bekommt keine Luft. Man läuft und atmet zu hektisch, man verspürt immer wieder Seitenstechen. Daher ist wichtig: Finden Sie einen natürlichen Laufstil.

Atmen Sie richtig. Durch die Nase wird eingeatmet, damit die Luft gefiltert wird. Durch den Mund wird ausgeatmet. Gewöhnen Sie sich einen Schrittrhythmus an: Bei jedem zweiten rechten Schritt wird eingeatmet, bei jedem zweiten linken Schritt ausgeatmet.

Bewegen Sie beim Laufen die Arme richtig. Die Arme bestimmen den Laufrhythmus. Sie sollen abgewinkelt sein. Die Unterarme sollen zwischen Taille und Brust pendeln. Die Ellenbogen sollen Tuchfühlung zum Körper haben. Hände locker, Daumen nach oben.

Hier noch ein paar wichtige Lauf-Gebote: Übertreiben Sie nicht. Beginnen Sie Ihr Training langsam und vorsichtig. Laufen Sie mindestens 3-mal in der Woche und zwar mindestens 12 Minuten. Da Sie beim Laufen sicher ins Schwitzen kommen werden, müssen Sie anschließend auch für die entsprechende gesunde Flüssigkeitszufuhr sorgen.

Trinken Sie am besten reichlich stilles Mineralwasser oder Apfelsaft 50 zu 50 mit Wasser oder Mineralwasser verdünnt.

Radfahren bringt den Kreislauf in Schwung

Radfahren ist in den letzten Jahren wieder zu einem Volkssport geworden. Heute stehen überall wunderbare Radwege zur Verfügung. Sie machen es zu einem besonderen Vergnügen, in die Pedale zu treten. Zugleich ist Radfahren ein Freizeitsport, mit dem man sehr viel für die Gesundheit und Fitness tun kann. Radfahren ist für Jung und Alt die optimale Ausdauerbelastung, der sich jeder aussetzen kann. Rad fahren können Kinder genauso wie Erwachsene, sogar Senioren mit Gelenkproblemen können mitmachen, weil bei dieser Art von Bewegung das eigene Körpergewicht kein Problem darstellt. Daher ist dieser Freizeitsport ideal für Menschen mit Kniegelenkarthrosen.

Grundsätzlich kann man sagen:

- Radfahren bringt auf schonende Weise Herz und Kreislauf in Schwung.

- Die Lunge wird gestärkt, die gesamte Atmung wird angeregt.
- Das vegetative Nervensystem wird positiv beeinflusst.
- Radfahren stärkt das Immunsystem gegenüber Infektionskrankheiten und Gefäßveränderungen.
- Die Muskeln werden trainiert.
- Die Verdauung wird verbessert, weil die Bauchmuskeln rhythmisch gereizt werden.
- Die allgemeine Leistungsfähigkeit des Menschen wird durch das Radfahren erhöht.
- Der deutsche Sportmediziner Dr. Reinhard Schneiderhahn in München hat im Frühjahr 2001 im Rahmen einer Studie gemessen: Wenn man oft Rad fährt und dabei zügig und fest in die Pedale tritt, werden nicht nur – wie beim Laufen – Endorphine, also Glückshormone, ausgeschüttet, sondern auch große Mengen der Gute-Laune-Substanz Serotonin.

Allerdings muss man beim Radsport einige Grundsätze beachten, damit er wirklich unserer Gesundheit dient: Wenn Sie das Radfahren erst erlernt haben oder lange nicht mehr im Sattel gesessen haben, dann übertreiben Sie anfangs nicht. Beginnen Sie mit ganz ebenen Strecken, und fahren Sie nicht länger als 1 Stunde am Tag.

Bluthochdruck-Patienten sollten mit ihrem Arzt sprechen, ehe sie das Fahrrad besteigen. Fahren Sie nicht zu schnell. Das richtige Tempo ist für die Gesundheit dann gegeben, wenn Sie dabei mit Ihrem Radfahrpartner bequem sprechen können.

Wenn Sie müde werden, wenn Sie ein Muskelzittern oder Atemnot verspüren, müssen Sie absteigen und eine längere Pause einlegen.

Wichtig ist auch die Beschaffenheit des Rades: Fachgeschäfte helfen bei der Einstellung und verpassen dem Rad einen Frühjahrs-Service.

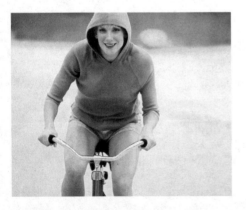

Sehr wichtig ist auch die Bekleidung beim Radfahren: Tragen Sie geeignete Sportkleidung! Bei Sonnenschein dürfen Sie nicht die schützende Kopfbedeckung vergessen. Tragen Sie helle Farben zu Ihrer Sicherheit im Verkehr.

Sehr wesentlich ist auch das Essen und Trinken beim Radfahren: Essen Sie vor einer Radtour nicht zu viel und nicht zu üppig. Trinken Sie keinen Alkohol. Rauchen Sie 3 Stunden vor einer Radtour keine Zigarette. Während des Radfahrens sollten Sie sich nur leicht und vitalstoffreich ernähren: mit einem Müsliriegel, einer Banane, einem Apfel, mit Vollkornkeksen.

Ganz wichtig ist der Flüssigkeitsnachschub. Trinken Sie Kräutertees aus der Thermosflasche, nicht zu kaltes Mineralwasser oder ein mineralstoffreiches Elektrolytgetränk. Ideal: Apfelsaft 50 zu 50 mit Wasser oder Mineralwasser vermischt oder Himbeersirup mit Wasser.

Naturrezepte gegen Frühjahrsmüdigkeit

Speziell in den ersten Frühlingswochen haben viele Menschen das gleiche Problem: Sie fühlen sich müde und schlapp, würden sich am liebsten tagsüber hinlegen. Ihr Schlafbedürfnis ist enorm. Leistungsfähigkeit und Konzentration sind herabgesetzt.

Das typische äußere Anzeichen: Sie schleppen sich gähnend durch den Tag und fühlen sich wie gerädert.

Dazu gibt es nur einen Kommentar: Sie ist eben wieder da – die Frühjahrsmüdigkeit. Man sollte sie jedoch – was viele tun – nicht einfach hinnehmen. Man sollte rasch etwas dagegen tun.

Was ist eigentlich die Ursache für das Phänomen der Frühjahrsmüdigkeit? Internationale Wissenschaftler sind verschiedener Meinung.

- Die einen sagen: Dahintersteckt nach den langen Wintermonaten ein erhebliches Vitamindefizit, vor allem an Vitamin C und E.

- Verhaltensforscher glauben: Unser Urinstinkt hat immer noch ein Restbewusstsein für einen notwendigen Winterschlaf, den wir nicht durchführen.

- Andere wieder meinen: Es fehlt uns nach vielen trüben Wintertagen das entsprechende Sonnenlicht. Überdies belastet das trostlose Grau der Natur die Seele.

- Hormonexperten sind wieder der Ansicht: Das Auge des Menschen tankt nach dem Winter plötzlich wieder mehr Licht und Sonne. Der Körper stellt sich auf die schöne Jahreszeit um und beginnt viel zu viele Hormone zu produzieren. Dadurch aber wird der Organismus gestresst und macht schlapp.

Und so können Sie die Frühjahrsmüdigkeit besiegen und wieder rasch in den Griff bekommen:

- Überwinden Sie die Müdigkeit mit Vitamin C, und bekämpfen Sie damit nachweislich den Frühjahrsstress des Körpers. Reichlich Vitamin C macht munter. Essen Sie regelmäßig Zitrusfrüchte, Sauerkraut, Paprikaschoten, Kiwis. Trinken Sie Hagebuttentee und Sanddornsaft. Nehmen Sie täglich zusätzlich Vitamin-C-Präparate aus der Apotheke.

- Der amerikanische Wissenschaftler Prof. Dr. Jeffrey Bland hat nachgewiesen, dass frühjahrsmüde Menschen einen erheblichen Mangel an Vitamin E aufweisen. Das bedeutet: Essen Sie im Frühling verstärkt Weizenkleie, Weizenkeime, Weizenkeimöl, Milch und Milchprodukte, Nüsse, Vollkorn, Eier. Nehmen Sie einige Zeit täglich 1 Kapsel (200 Milligramm) pflanzliches Vitamin E aus der Apotheke mit etwas Flüssigkeit.

- Wer frühjahrsmüde ist, hat meist zu wenig Eisen. Essen Sie daher Sojaprodukte, Sonnenblumenkerne, Rote Rüben und Hühnerfleisch. Ein ideales Frühjahrsessen gegen die Müdigkeit: ein Stück Vollkornbrot mit etwas Butter und dick mit frisch gehacktem Schnittlauch belegt. Der Schnittlauch liefert zusätzlich viel Vitamin C.

- Sorgen Sie für ausreichend Schlaf, vor allem für den Vormitternachtsschlaf, dabei regeneriert sich der Körper schneller.

- Gehen Sie viel spazieren. Machen Sie regelmäßig Gymnastik.

- Machen Sie eine Kräutertee-Kur: Trinken Sie eine Woche lang 3-mal täglich 1 Tasse Brennnesseltee, dann 1 Woche lang 3-mal täglich Löwenzahnwurzeltee aus der Apotheke oder Drogerie.

- Und hier mein Spezialcocktail gegen Frühjahrsmüdigkeit: 6 Esslöffel Fenchelsaft, 6 Esslöffel Sanddornsaft, 1 Esslöffel Zitronensaft und 1/4 Liter frisch gepressten Orangensaft verrühren. Langsam trinken.

- Es gibt auch eine chinesische Akupressurübung gegen die Frühjahrsmüdigkeit: Auf der Spitze des Mittelfingers beider Hände sitzt der Energiepunkt KS 9. Von hier aus gehen Energiebahnen, die den Kreislauf beleben, direkt zum Gehirn. Reiben Sie nun einfach mit dem Daumen der jeweiligen Hand die Kuppe des Mittelfingers so fest und intensiv, dass ein Wärmegefühl eintritt. Dann machen Sie eine Pause von 10 Sekunden und wiederholen die Übung.

- Ganz wichtig: Reduzieren Sie für einige Zeit den Genuss von Fleisch, Wurst, Alkohol und Nikotin.

Entspannen schon vor dem Sommerurlaub!

Von Mai an beginnen viele ihren Sommerurlaub zu planen. Sie blättern in Reiseprospekten, holen sich Informationen aus dem Reisebüro, sitzen mit Vorfreude vor dem Fernsehapparat, wenn es einen Bericht aus jenem Land gibt, das man als Ferienziel ausgesucht hat. Vielleicht gibt man sogar schon eine Anzahlung für das Reisearrangement. Das ist alles ganz wichtig. Dennoch hat man das Wichtigste vergessen: den Stressabbau. Denn bei den meisten Menschen werden die Urlaubsvorbereitungen und die letzten Arbeitswochen vor dem Urlaubsantritt in einer unbeschreiblichen Hektik absolviert.

Freizeitmediziner betonen: Ein Urlaub kann nur dann erholsam werden, wenn man ihn mit guter Laune und mit einer gewissen Entspanntheit startet. Die Realität aber sieht anders aus. Die meisten von uns überfordern sich in den letzten Wochen vor den Ferien. Sie wollen noch so viel Arbeit erledigen, machen Überstunden und denken dabei immer: »Dann im Urlaub werde ich mich erholen!«

Das kann nicht funktionieren. Wer die heiß ersehnten Wochen mit Stressbelastung, vollkommen ausgelaugt und geschafft beginnt, der kann zu keiner optimalen Erholung finden.

Das ist ja auch die Erklärung dafür, dass viele Menschen in den ersten Urlaubstagen krank werden oder sich zumindest elend fühlen.

Mancher wird nun fragen: Was kann man tun, damit man die Ferien in optimaler seelischer, nervlicher und körperlicher Verfassung beginnt?

Die Antwort führender Freizeitmediziner lautet: Bauen Sie in den nächsten Wochen bis zum Urlaubsbeginn allen negativen Stress ab. Nur dann können Sie den Urlaub an sich vom ersten Tag an genießen und richtig auskosten.

Unbewältigter Stress vor dem Urlaub bringt viele Gefahren für unsere Gesundheit. Das hat ein Ärzte-Team unter der Leitung von Prof. Dr. Paul J. Rosch, dem Präsidenten des »American Institute of Stress« im Rahmen einer Untersuchung nachgewiesen:

- Man geht mit erhöhtem Blutdruck in die Ferien. Herz und Kreislauf sind belastet.

- Die Nerven sind gereizt und auch nicht mit positiven Urlaubseindrücken belastbar.

- Frauen und Männer gehen gleichermaßen mit schwer gedrosselter Liebeslust in den Urlaub, weil durch den Stress davor die Produktion der Sexualhormone gedrosselt wurde. Das ist auch der Grund, warum die Partnerschaft in den ersten Urlaubstagen sehr oft in eine Krise kommt.

- Die körpereigenen Abwehrkräfte sind bei Urlaubsantritt sehr

---

Prof. Bankhofers
Spezial-Tipp:

Ein schöner, erholsamer Urlaub stärkt nicht nur Geist, Seele und Körper im Allgemeinen. Die meisten Menschen kommen mit einem kräftigeren, gesünderen Herzen zurück.

Die wärmeren Tage im Jahr

geschwächt. Man ist für Krankheiten besonders anfällig, was speziell in exotischen Ländern verhängnisvoll werden kann.

Es ist daher enorm wichtig, dass wir alle lernen, bereits in den Wochen vor dem Urlaub den negativen Stress abzubauen. Dafür müssen wir spezielle Energiequellen entdecken und ein Anti-Stress-Programm erlernen, damit Körper und Seele neue Kraft tanken können.

Hier einige wichtige Strategien für die Vorurlaubszeit:

- Regelmäßiges autogenes Training bringt sinnvolle Entspannung. Fragen Sie Ihren Arzt, wo es in Ihrer Nähe einen Kurs gibt.

- Joga-Übungen und Atemtechnik. Auch dafür gibt es Einführungskurse.

- Musiktherapie. Ziehen Sie sich zurück, und genießen Sie eine Stunde lang Ihre Lieblingsmusik.

- Gehen Sie regelmäßig in einen Tanzkurs, ins Fitnesscenter oder in die Volkshochschule.

- Warten Sie nicht bis zum Urlaub mit Freizeitsportarten, die Sie besonders mögen. Machen Sie auch schon in den Wochen vor dem Urlaub körperliche Bewegung. Sie bauen damit viele Spannungszustände ab und versetzen sich in eine positive Stimmungslage. Sie sollten diese Sportaktivitäten ohne jeden übertriebenen Ehrgeiz durchführen. Es genügt aber auch, wenn Sie sich regelmäßig morgens und abends Zeit für Gymnastikübungen nehmen.

- Achten Sie in all den Wochen vor den Ferien darauf, dass Sie jede Nacht acht Stunden tiefen, ungestörten Schlaf haben. Ausreichende Tiefschlafphasen bewirken einen optimalen Abbau von Stresszuständen.

- Betreiben Sie einige Wochen vor den Ferien Gehirn-Jogging. Nehmen Sie sich Zeit für Kreuzwort-

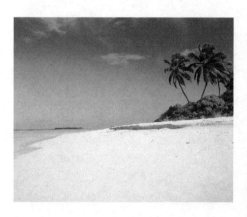

GESUNDES LEBEN

rätsel. Lernen Sie ein Gedicht. Ideal: Lernen Sie die wichtigsten Vokabeln der Sprache Ihres Urlaubslandes. Das hilft Ihnen jetzt, von den Alltagspflichten auszusteigen, und hat obendrein den Vorteil, dass Sie sich dann am Urlaubsziel besser zurechtfinden. Die beste Methode, Stress abzubauen: Kombinieren Sie geistige mit körperlicher Fitness. Lernen Sie die Fremdsprache beim Wandern durch die Natur.

- Atmen Sie ätherische Öle ein, die Ihnen helfen, Stress abzubauen. Besonders geeignet für die Einstimmung auf den Urlaub: Eukalyptus, Kamille, Iris, Lavendel, Oregano, Thymian oder Bergamotte. Nützen Sie sie in der Duftlampe oder als Badezusätze in der Wanne.

- Gönnen Sie sich auch vor dem Urlaub anstelle von falscher Hektik Freizeitstunden, in denen Sie ausschließlich tun und lassen, was Ihnen Spaß macht. Schieben Sie das nicht auf die Ferienzeit auf.

- Speziell vor dem Urlaub, wenn sich die letzten beruflichen und privaten Arbeiten wie ein riesiger Berg vor Ihnen aufbauen, sollten Sie bestimmte Vitamine, Mineralstoffe und Spurenelemente aufnehmen. Ihr Apotheker wird Sie da gerne beraten. Sehr sinnvoll ist es, sich mit Magnesium-Biolectra-Präparaten, mit Zink-Biolectra-Präparaten sowie mit Vitamin C und dem Nervenvitamin B1 zu versorgen.

- Speziell der Apotheker hält aber auch verschiedene Aufbaukuren mit Natursubstanzen bereit, die man vor dem Urlaub zur allgemeinen Stärkung der Abwehrkräfte nehmen kann. Solche Kuren haben oft Wirkstoffe wie Ginseng, Gelee royale, Weißdorn und andere Substanzen in Kombination oder einzeln.

Prof. Bankhofers
Spezial-Tipp:

An heißen Sommertagen verlieren Autofahrer viel Flüssigkeit. Damit es zu keinen Kreislaufproblemen kommt, sollten sie immer reichlich Mineralwasser oder ungesüßte Kräutertees dabeihaben. Als Zwischenmahlzeit eignen sich Melonen, Gurken oder lauwarme Suppen.

- In der Zeit vor dem Urlaub sollte man aber auch besonders auf gesunde Ernährung achten. Wichtige Naturprodukte, die gegen den Stress helfen, sind: Bananen, Weizenkleie, Nüsse, Naturreis und alle Vollkornprodukte.

Wenn Sie nur einige dieser Ratschläge beachten, werden Sie bereits entspannt und stressfrei in den Urlaub fahren und werden dann in diesem Urlaub optimale Erholung finden.

Der Start in den Urlaub darf nicht zum Stress werden

Eine Statistik der Weltgesundheitsorganisation (WHO) besagt, dass sich nur 42 Prozent all jener Menschen wirklich körperlich, seelisch und nervlich erholen, die im Sommer Urlaub machen. Das macht nachdenklich.

Ärzte und Psychologen haben die Begründung dafür gefunden: Die meisten von uns haben zum Start in die Ferien und dann während der Ferien negativen Stress.

Es ist zwar nicht der Stress von Beruf und Privatleben daheim. Viele von uns haben die Kunst verlernt, sich richtig zu erholen. Dabei ist es gar nicht so schwer, einen Urlaub ohne Stress zu verbringen:

- Wenn Sie Urlaubsziel und Art des Urlaubs entscheiden, können Sie bereits Einfluss darauf nehmen, ob Sie tatsächlich die Garantie für entspannende, geruhsame Ferien haben. Fahren Sie nirgends hin, nur weil Freunde oder Bekannte dahin reisen. Erkundigen Sie sich vorher, ob die Gegebenheiten genau Ihren Vorstellungen von Ruhe und Erholung entsprechen.

- Sie selbst entscheiden über Stress oder Nicht-Stress, wenn Sie An- und Abreise planen. Der eine genießt die Fahrt in den Urlaub hinter dem Steuer. Der andere wird allein beim Gedanken daran nervös. Der eine liebt Reisen im Flugzeug. Der andere hat panische Angst davor. Auto, Schiff, Bahn, Flugzeug: Überlegen Sie genau, wie Sie reisen wollen.

- Es ist schick geworden, ohne vorherige Planung ein Ferienziel anzusteuern und sich dort auf gut Glück ein Hotelzimmer zu suchen. Wenn Sie kein Abenteurer sind, dann verzichten Sie darauf. Buchen Sie bei Ihrem Reisebüro schon daheim eine entsprechend erholsame Unterkunft. Es macht sehr viel Stress, am Urlaubsort kein Dach über dem Kopf zu haben und dann mit einem Notquartier vorliebnehmen zu müssen.

- Viele vergessen: Nur wenn man gesund im Urlaub ist, dann ist es ein genussvoller Urlaub. Viele unterschätzen die Gefahren von Infektionen, vor allem in südlichen Ländern. Sprechen Sie rechtzeitig mit Ihrem Apotheker, welche Impfungen und gesundheitlichen Vorsorgemaßnahmen Sie für Ihr Urlaubsziel beachten müssen.

- Wer verantwortungsvoll auf Reisen geht, der hat immer eine Reiseapotheke dabei, die Sie am besten gemeinsam mit Ihrem Apotheker zusammenstellen. Wenn Sie an einer chronischen Krankheit leiden, vergessen Sie nicht, Ihre Medikamente mitzunehmen. Es kann sehr viel Stress bedeuten, wenn Sie in einem fremden Land Ihre Tabletten oder Tropfen besorgen wollen. Sie werden sie kaum bekommen.

- Sie fahren mit viel besseren Nerven in den Urlaub, wenn Sie geregelt haben, wer in Ihrer Wohnung nach dem Rechten sieht: Wer die Post aus dem Briefkasten nimmt, wer die Zimmerpflanzen oder das Haustier versorgt.

- Wichtig für eine angenehme Reise ist auch die Auswahl der Koffer. Sie sollten nicht zu klein sein. Ideal: mit Handgriff und Rädern. Und Sie sparen viel Nervenkraft, wenn Sie sich angewöhnen, die Koffer immer nach dem gleichen System zu packen, damit Sie alles sofort finden, was Sie brauchen.

- Auf Reisen können Koffer und Reisetaschen verloren gehen, oder sie kommen später an. Daher gibt's weniger Stress, wenn Sie die wichtigsten Dinge, vor allem Ihre Medikamente, im Handgepäck bei sich haben.

- Dazu gehört auch Kleingeld in der Landeswährung. Es ist unangenehm, wenn man telefonieren muss oder Trinkgeld geben will und nichts dabei hat.

- Rechnen Sie damit, dass dort, wo Sie hinreisen, auch schlechtes Wetter sein kann. Planen Sie ein Notprogramm.

- Viele fahren mit dem Wagen gern nachts in die Ferien. Sie sollten allerdings wissen: Inzwischen sind die Straßen auch nachts stark befahren. Und nachts ist die Stressanfälligkeit für den Organismus größer. Das bedeutet auch: verstärkte Unfallgefahr.

- Vermeiden Sie es, mit Hektik abzureisen. Das bedeutet: gleich vom Arbeitsplatz weg. Verbringen Sie den ersten Urlaubstag zu Hause. Ein stressfreier Ferienbeginn ist schon ein guter Start in die Erholung.

- Teilen Sie es sich so ein, dass Sie rechtzeitig am Bahnhof, auf dem Flugplatz oder an der Schiffsanlegestelle sind. Sie treten sonst gehetzt, überfordert und schweißgebadet die Ferien an. Die mögliche Folge: Sie sind dann die ersten Tage krank.

- Widmen Sie sich in den ersten Tagen an Ihrem Urlaubsziel der absoluten Ruhe: Schlafen Sie länger, nehmen Sie ein genussvolles Frühstück, träumen Sie vor sich hin, ruhen Sie sich aus. Nur so können Sie vom Alltag aussteigen. Fallen Sie nicht nahtlos vom Berufsstress in den Freizeitstress. Es ist ganz wichtig, in den Ferien eine harmonische Ausgewogenheit zwischen Ausruhen und Erleben zu finden.

- Bei bester Planung gibt es keine Garantie für Stressfreiheit auf der Reise und am Urlaubsort. Wer dafür vorbereitet sein möchte, sollte sich vom Apotheker Anti-Stress-Sprit mitnehmen. Es gibt Natursubstanzen, die den Stress bekämpfen, die uns beruhigen, unsere Stimmung und Nerven positiv beeinflussen: Dazu gehören der Mineralstoff Magnesium, die B-Vitamine sowie die Wirkstoffe der Arzneipflanzen Johanniskraut, Melisse und Baldrian.

- Ganz wichtig: Machen Sie nur mit Menschen Urlaub, mit denen Sie sich gut verstehen. Streit schafft enormen Stress und kann die Ferien zur Katastrophe werden lassen.

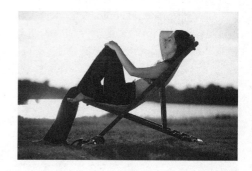

Vitamin E schützt vor Gefahren im Sommer

Millionen Menschen freuen sich Jahr für Jahr auf den Sommerurlaub. Viele bedenken aber nicht: In der schönen Jahreszeit und vor allem im sonnigen Süden erwartet uns nicht nur Angenehmes. Es gibt auch Gefahren für unsere Gesundheit. Die schädlichen UV-Strahlen der Sonne, das bodennahe Ozon, Chlor im Wasser der Schwimmbäder. Forschungen in den USA haben ergeben: Das wichtigste Vitamin, das uns vor diesen Gefahren schützen kann, ist das Vitamin E.

In New York fand ein internationales Medizin-Symposium statt, bei dem die neuesten wissenschaftlichen Erkenntnisse zu Vitamin E in der Hautpflege von namhaften Forschern und Ärzten präsentiert wurden. Unter den zahlreichen internationalen Fachleuten: der Vitamin-E-Papst weltweit, Prof. Dr. Lester Packer von der Berkeley Universität in Kalifornien. Er hielt das Hauptreferat, und er hatte gemeinsam mit dem jungen deutschen Arzt Dr. Stefan Weber viel Neues über Vitamin E zu berichten.

Die Erkenntnisse aus New York zeigen ganz deutlich, dass das Vitamin E im Sommer ein wertvoller Schutz für die Haut ist. Für seine erfolgreichen Forschungen auf diesem Gebiet hat Dr. Stefan Weber im Rahmen des Symposiums in New York den begehrten internationalen Optolind-Hautforschungspreis verliehen bekommen.

Hier die Fakten:

- Die Hornhautschicht des Menschen ist stark mit Vitamin E angereichert. Dies gilt insbesondere für die Bereiche, die der Sonne am intensivsten ausgesetzt sind: Gesicht, Hals und Hände. Das Vitamin E wird aus den Talgdrüsen angeliefert. Es soll die Immunkraft der Haut stärken und die Haut vor vorzeitiger Hautalterung schützen.

- Die UV-Strahlen der Sonne reduzieren den natürlichen Vitamin-E-Vorrat innerhalb von 5 Stunden um rund 50 Prozent. Das heißt: Wer zu lange starker Sonne ausgesetzt ist, der verliert einen großen Anteil an Vitamin E in der Haut. Der Immunschutz sinkt rasant. Die Haut neigt verstärkt z.B. zur Faltenbildung. Vitamin E muss nachgeliefert werden.

Die wärmeren Tage im Jahr

- Vitamin E bewahrt uns damit vor frühzeitiger Hautalterung, vor Faltenbildung und vor der gefährlichen Zellzerstörung.

Die Frage liegt nahe: Ist das Vitamin E dann auch ein Schutz vor Hautkrebs? Ersetzt es die Sonnenschutzmittel?

Zweifelsohne helfen genügend Vitamin-E-Vorräte, die immer wieder von außen nachgeliefert werden, das Risiko zu senken. Das darf aber nicht zu dem Irrglauben führen, dass das Vitamin die Sonnenschutzpräparate erspart. Die Kombination ist wichtig: die vorbeugende Pflege der Haut mit Vitamin E und dann der direkte akute Schutz mit Sonnenschutzpräparaten. Beides erlaubt allerdings nicht das hemmungslose Braten in der Sonne. Übrigens: Auch nach dem Sonnenbad sollte Vitamin E auf die Haut aufgetragen werden, um die durch die Sonnenstrahlen verursachten Zellschäden so gering wie möglich zu halten.

Das Vitamin E in der Haut schützt aber nicht nur vor Sonnenbestrahlung. Auch das ist eine der neuen Botschaften des Symposiums in New York.

Wir haben seit etlichen Jahren an heißen Sommertagen in den Großstädten und auf dem Land das Problem des bodennahen Ozons. Umweltschadstoffe, vor allem aus dem Straßenverkehr und aus Industrieabgasen, produzieren im Zusammenspiel mit der Sonneneinstrahlung ein aggressives Atemgift, das bodennahe Ozon. Man war zuerst der Meinung, dass es nur unsere Atemwege angreift. Man weiß heute, dass auch die Haut geschädigt wird. Und auch da können die Vitamin-E-Vorräte einen wertvollen Schutz bieten.

Ebenso schützt das Vitamin E in der Haut vor dem schädlichen Einfluss von Chlor, das sehr oft in öffentlichen Bädern oder in privaten Swimmingpools in großen Mengen dem Wasser zugesetzt wird.

Prof. Bankhofers Spezial-Tipp:

Sonnenöl muss 20 bis 30 Minuten vor dem Sonnenbaden im Schatten auf die Haut aufgetragen werden. Es muss alle drei Stunden erneuert werden.

Wie kann man nun die Schutzfunktion des Vitamin E im Sommer und speziell im Urlaub nützen? Wie führt man Vitamin E zu? Da gibt es mehrere Möglichkeiten, die man alle ausschöpfen sollte, vor allem, wenn man intensiv und regelmäßig der Sonne und dem bodennahen Ozon ausgesetzt ist.

- Ernähren Sie sich speziell in der schönen Jahreszeit sehr Vitamin-E-reich. Vitamin E in interessanten Mengen ist in allen Vollkornprodukten, in Milchprodukten, in Weizenkeimöl sowie im Olivenöl, in der Avocado, in Weizenkeimen und in Nüssen enthalten.

- Wenn man das Gefühl hat, dass die Belastung der Haut besonders groß ist, sollte man ergänzend Vitamin E in Kapselform einnehmen. Prof. Dr. Lester Packer rät, was auch die Experten der deutschen Optivit-Forschung empfehlen: 1 Kapsel täglich zu 200 internationalen Einheiten aus der Apotheke.

- Ebenso wichtig – meinen Prof. Dr. Lester Packer und Dr. Stefan Weber – ist es, die Haut auch von außen mit hoch dosiertem Vitamin E zu versorgen. In der Apotheke gibt es dafür Optolind-Cremes mit einem Vitamin-E-Anteil von 10 Prozent, Lotions mit 3 Prozent Vitamin E, Intensivcremes mit 15 Prozent und Salben mit 25 Prozent. Die Salbe ist vor allem geeignet zur Behandlung von Sonnenbrand, Hautreizungen, Jucken und Altersflecken. Sämtliche Präparate mit Vitamin E aus der deutschen Optolind-Forschung zeichnen sich dadurch aus, dass sie schnell in die Haut einziehen und sofort aufgenommen werden.

Geben Sie Ihren Beinen Kraft

Wenn im Sommer die Temperaturen steigen, leiden wieder viele an dicken, schmerzenden Beinen. Das ist meistens das Alarmzeichen für ein Venenleiden. Und das kann im Urlaub erhebliche Probleme bringen.

Daher: Stellen Sie vorerst einmal mit einem ganz einfachen Test fest, ob Sie schwache Venen haben.

- Messen Sie morgens, bevor Sie aus dem Bett steigen, mit einem Schneider-Maßband den Umfang am Oberschenkel, 20 Zentimeter oberhalb des Knies, 12 Zentimeter unterhalb des Knies, an der Wade und an den Fußfesseln.

- Messen Sie dann wieder am Abend, bevor Sie zu Bett gehen – eine Woche lang.

- Wenn sich der Umfang an allen Stellen tagsüber im Durchschnitt bloß um etwa einen Zentimeter vergrößert, müssen Sie den Arzt aufsuchen.

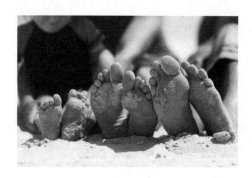

Dann haben Sie mit ziemlicher Sicherheit ein drohendes Venenproblem, eine Venenschwäche, die eines Tages, wenn Sie nichts dagegen unternehmen, zu hässlichen und schmerzhaften Krampfadern führen kann.

Ganz besonders sind jene gefährdet, in deren Familie schon oft Venenprobleme aufgetreten sind. Es kann nämlich sehr oft Vererbung vorliegen. In diesem Fall werden genetisch Enzyme weitergegeben, die im Körper aktiv werden und die Venenwände schädigen. Dadurch werden diese besonders dehnbar. Bei Frauen ist das stärker und öfter der Fall als bei Männern, weil das weibliche Bindegewebe lockerer ist.

Es kann aber auch durch Übergewicht zu einem Venenleiden kommen. Alkohol und Nikotin schwächen ebenfalls die Venen. Mit dem Alter nimmt die Elastizität der Venen ab. Auch Bewegungsmangel kann schuld daran sein. Sehr oft kommt es in der Schwangerschaft zu einer Venenerkrankung. Wer im Beruf viel sitzen oder stehen muss, gehört ebenfalls zu den Risikogruppen für Venenprobleme, aber auch Frauen, die die Pille nehmen und die permanent hochhackige Schuhe tragen.

Die typischen Anzeichen für schwache Venen: ständig kalte Füße, regelmäßig abends geschwollene Fußknöchel, an warmen Tagen ein Hitze- und Spannungsgefühl in den Beinen, nächtliche Schmerzen. Nach einem Wannenbad sind die Beine angeschwollen.

Venenprobleme treten besonders in der schönen Jahreszeit auf: Die Wärme erweitert die Blutgefäße und erhöht damit die Neigung zu Blutstauungen und zu Schwellungen. Das Blut versackt in den erweiterten Gefäßen. Das kann speziell im Urlaub sehr unangenehm sein.

GESUNDES LEBEN

So können Sie Venenprobleme im Sommer verhindern:

- Machen Sie gezielte Gymnastikübungen. Marschieren Sie jeden Tag zweimal 10 Minuten im Stand. Ziehen Sie bei jedem Schritt die Knie bis in Gürtelhöhe hoch. Das ist wichtig.

- Stellen Sie sich abwechselnd auf die Zehenspitzen, und gehen Sie dann auf die Fersenballen zurück. Auf, nieder, auf, nieder.

- Es gibt auch wichtige Übungen im Sitzen: Strecken Sie die Beine von sich, und machen Sie in der Luft Radfahrbewegungen. Oder treten Sie so vor sich hin, als ob Sie das Pedal einer alten Nähmaschine bedienen würden.

- Achten Sie speziell im Urlaub darauf, dass Sie jeden Tag mindestens 30 Minuten zu Fuß unterwegs sind.

- Trinken Sie jeden Tag mindestens 2 Liter Wasser oder ungesüßten Kräutertee. Dadurch wird das Blut flüssiger und kann besser zum Herzen zurückgepumpt werden.

- Lagern Sie bei jeder Gelegenheit die Beine hoch.

An besonders heißen Sommertagen müssen Sie den Venen zuliebe einiges beachten:

- Duschen Sie die Beine mehrmals am Tag jeweils 5 Minuten lang mit kaltem Wasser. Dabei ziehen sich die Venen zusammen.

- Abends vor dem Zubettgehen sollten Sie bis zu 2 Minuten in 20 Zentimeter tiefem Wasser in der Bade- oder Duschwanne Wasser treten. Gehen Sie dabei langsam im Storchenschritt hin und her.

- Setzen Sie die Beine am Strand nicht der prallen Sonne aus. Das weitet die Venen.

Prof. Bankhofers Spezial-Tipp:

Wenn Sie von der weiten Anreise in den ersten Tagen am Ferienort müde sind, holen Sie sich mit einem alten Indianer-Rezept neue Kraft. Gehen Sie 1–2 Stunden barfuß über eine Wiese oder über den weißen Sandstrand.

Die wärmeren Tage im Jahr

- Tragen Sie bequeme Kleidung und bequeme Schuhe.

Auch über die Ernährung können Sie Venenproblemen vorbeugen:

- Nehmen Sie viel Vitamin C auf. Es stärkt die Venenwände. Essen Sie Kiwis, Grapefruits, Paprika, Sauerkraut, frische Petersilie. Machen Sie 14 Tage lang eine Cevitt-Therapie. Lösen Sie eine zuckerfreie Brausetablette mit 1000 Milligramm Vitamin C aus der Apotheke in 1/4 Liter Wasser auf. Sie können zwischen Orangen- und Zitronengeschmack wählen.

- Bauen Sie Knoblauch, Zwiebel, Weizenkeimöl, Nüsse und Vollkornprodukte in Ihren Speiseplan ein. Die Wirkstoffe in all diesen Naturprodukten halten das Blut flüssig.

- Aber auch Nahrung mit reichlich Vitamin E hilft, das Blut in Schwung zu halten. Essen Sie Milchprodukte, Vollkornprodukte, Nüsse, Weizenkeime. Richten Sie Ihre Salate mit Weizenkeimöl an. Oder nehmen Sie im Rahmen einer Optovit-Versorgung jeden Tag 1 Kapsel pflanzliches Vitamin E zu je 200 internationalen Einheiten aus der Apotheke ein.

- Gehen Sie viel spazieren und schwimmen. Und bauen Sie etwaiges Übergewicht ab.

Eine besondere Belastung für die Beine und für schwache Venen sind lange Bus- und Autofahrten, ganz besonders Flugreisen – und da wieder Langstreckenflüge – in den Urlaub.

Da ist es sehr sinnvoll, vorbeugend zum Schutz der Venen Stützstrümpfe, Stütz-Kniestrümpfe oder Stütz-Strumpfhosen aus der Apotheke zu tragen. Sie sorgen dafür, dass sich die Venen nicht ausdehnen können, dass das Gewebe straff bleibt und das Blut aus den Beinen ungehindert nach oben zum Herzen gepumpt wird.

Diese Möglichkeit wird nach wie vor zu wenig genützt. Vor allem viele Frauen denken bei dem Wort Stützstrümpfe an hässliche medizinische Gummistrümpfe, wie man sie früher hatte.

Die Entwicklung der Textilforschung hat auf diesem Gebiet große Fortschritte gemacht. Die Stützstrümpfe – wie auch die Kompressionsstrümpfe, die man als Therapie bei bereits vorhandenen Venenerkrankungen tragen muss

– werden heutzutage aus feinstem, elastischem Varilind-Gewebe hergestellt. Dieses Varilind-Gewebe gibt den Strümpfen das elegante Aussehen von modernen Nylons. Zugleich aber übt es in den Fesseln auf das Bein einen hohen Druck aus, der dann schrittweise nach oben abnimmt, genau wie es für den Blutfluss in den Venen wichtig ist.

Die modernen Stützstrümpfe und Strumpfhosen gibt es in allen Modefarben. Über 10 000 Apotheken führen medizinisch wirksame Stütz- und Kompressionsstrümpfe im Sortiment. Die Präsentation der Strümpfe gleicht eher einer Strumpf-Boutique als einem Laden für medizinische Behelfe. Man kann mit Recht von einer gesunden Eleganz sprechen.

Ein Beweis, wie wichtig diese modernen Stützstrümpfe und Stützstrumpfhosen zur Vorbeugung von Venenerkrankungen in extremen Situationen auf Reisen in den Urlaub sind: Seit dem Jahr 2000 werden sie auch von Lufthansa-Flugbegleiterinnen und Flugbegleitern getragen. Das ist eine sinnvolle Vorsorgemaßnahme, damit die gesunden Beine trotz der Belastung während der vielen Flugstunden lange gesund bleiben.

Wenn Sie ein Venenleiden oder gar eine Thrombose befürchten, sprechen Sie vor der Urlaubsreise auf jeden Fall mit Ihrem Arzt oder Apotheker darüber. Er wird Sie gern ausführlich beraten auch über medikamentöse Thrombose-Vorsorge.

Die gute und die schlechte Seite der Sonne

Die meisten von uns zieht es im Urlaub in südliche Regionen – der Sonne entgegen. Aber auch zu Hause wird an Wochenenden keine Gelegenheit versäumt, die Sonne zu genießen. Sonnenbestrahlung wird von fast allen Menschen als positiv bewertet. 80 Prozent der Bevölkerung – so verrät es eine Ärztestatistik aus dem vergangenen Jahr – empfinden in der Sonne ein Wohlgefühl.

Viele gehen in letzter Zeit mit schlechtem Gewissen oder gar mit Angst in die Sonne. Es ist in den letzten Jahren sehr viel Negatives und Bedrohliches über die Sonne berichtet worden. Manche sehen in der Sonne bereits etwas Böses, Gefährliches. Dabei darf man nicht vergessen: Das Leben auf der Erde

Die wärmeren Tage im Jahr

wird von der Sonne bestimmt. Sie ist die einzige Quelle, aus der alle Lebewesen Energie tanken, die sie zum Leben brauchen.

Es ist daher an der Zeit, zum Start in die sonnenreichen Wochen das Für und Wider zum Thema Sonne abzuwägen. Denn eines steht fest: Zu wenig Sonne ist unserem Organismus genauso wenig zuträglich wie zu viel.

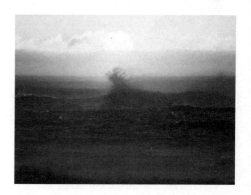

Was kann man Positives zur Sonne sagen?

Ohne Sonne könnten wir nicht leben. Der gesamte Stoffwechsel wird angeregt. Man fühlt sich an sonnigen Tagen vitaler. Man ermüdet auch nicht so schnell. Die Durchblutung der Haut wird gefördert. Viele Menschen wirken an sonnigen Tagen jünger, frischer.

Sonnenstrahlen vermindern und bremsen die Produktion des natürlichen Hormons Melatonin in der Zirbeldrüse. Damit verschwinden trübe Gedanken, Schwermut, schlechte Laune, depressive Stimmungen. All das fördert nämlich dieses Hormon.

- Offene Wunden heilen schneller. Die Sonne ist eine ausgezeichnete Therapie gegen Hautprobleme. Die Bildung von Sexualhormonen wird aktiviert. Die Freude an Liebe und Zärtlichkeit wird gesteigert.

- Man ist an sonnigen Tagen leistungsfähiger. Alltagsbeschwerden wie Gelenk-, Kreuz- oder Kopfschmerzen lassen nach.

- Vitamine und Mineralstoffe werden aus der Nahrung besser aufgenommen. Und durch das Auftreffen der Sonne auf die Haut kann der Körper das Vitamin D produzieren, das für starke Knochen zuständig ist.

Und was weiß man über den negativen Einfluss der Sonne?

- Seitdem sich die Medizin damit befasst, weiß man, dass es nicht sinnvoll und nicht gesund ist, sich maßlos den Sonnenstrahlen auszusetzen. Diese Situation hat sich in den letzten Jahren durch das Dünnerwerden der schützenden Ozonschicht dramatisch zugespitzt.

- Während die langwelligen UV-A-Strahlen die Haut bräunen, aber nicht schädigen, greifen die UV-B- und die UV-C-Strahlen die Hautzellen an, stören den Hautstoffwechsel und verursachen den Sonnenbrand. Man weiß heute: 5 Sonnenbrände in der Kindheit verdoppeln die Hautkrebsgefahr bei Erwachsenen.

- Zwischen zu intensiver und zu langer Sonnenbestrahlung und erhöhtem Hautkrebsrisiko ist heute ein Zusammenhang medizinisch nachgewiesen.

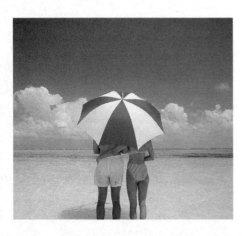

- Die sonnenbestrahlte Haut altert schneller. Die Falten prägen sich tiefer ein. Die Haut verliert viel Feuchtigkeit. Die Haut wird mit der Zeit ledern und unansehnlich.

- Die Aktivität des Immunsystems wird im gesamten Organismus binnen kurzer Zeit gebremst. Daher bekommen viele nach einem intensiven Sonnenbad eine Fieberblase oder eine Erkältung.

- Der Wiener Dermatologe Prof. Dr. Wolfgang Raab betont, dass daher nach übertriebenen Sonnenbädern auch die Ansteckungsgefahr für Aids verstärkt wird.

- Die Lippen werden durch starke Sonnenbestrahlung rissig, rau und trocken. Die Haare bleichen aus, werden spröde. Es können sich auf der Haut Sommersprossen bilden.

- Es kann zu Kreislaufbeschwerden, zu Kollaps, Sonnenstich, Kopfschmerzen und Schwindelanfällen kommen.

- Bei langfristiger Einwirkung der Sonne auf das menschliche Auge kann die Linse den grauen Star entwickeln.

Die wärmeren Tage im Jahr

Bedeutet das nun, dass man nie mehr in die Sonne darf? Die Weltgesundheitsorganisation meldet: Jährlich gibt es weltweit durch das Dünnerwerden der Ozonschicht zusätzlich 50 000 Hautkrebserkrankungen und 150 000 Fälle von grauem Star. All diese Zahlen dürfen uns nicht in Panik verfallen lassen. Sommer, Sonne, Urlaubsstrand sind damit nicht für immer vorbei. Aber: Wir müssen uns der Gefahr bewusst sein, dürfen sie nicht auf die leichte Schulter nehmen.

Wir müssen anders, verantwortungsvoller mit der Sonne unserer Zeit umgehen. Dann kann sie dennoch ein Genuss für uns werden:

- Gewöhnen Sie die Haut langsam an die Sonne. Beginnen Sie mit kurzen Sonnenbädern: höchstens 10 bis 15 Minuten. Gehen Sie in heißen Ländern und auch bei uns an superheißen Tagen nicht zwischen 11 und 14 Uhr in die Sonne.

- Holen Sie sich bei Ihrem Apotheker Sonnenpräparate mit hohen Schutzfaktoren. Beginnen Sie mit Schutzfaktor 10 bis 15. Erst, wenn die Haut gebräunt ist, dürfen Sie niedrigere Faktoren einsetzen. Und: Tragen Sie die Cremes und Öle alle zwei Stunden neu auf.

- Schützen Sie Ihre Augen durch gute Sonnenbrillen. Tragen Sie eine Kopfbedeckung aus Stroh oder Leinen.

- Wenn Sie die Pille nehmen oder auf Grund einer Krankheit Medikamente einnehmen, dann besprechen Sie mit Ihrem Arzt, ob Sie besser die Sonne meiden.

- Bleiben Sie nicht stundenlang in der Sonne liegen. Machen Sie Bewegung. Ideal: Strandspaziergänge. Und halten Sie sich an die Grundregel: Sonne ja, aber mit Maß und Ziel!

Im Sommerurlaub braucht die Haut besondere Pflege

Die Urlaubszeit in den Sommermonaten ist für unsere Haut ein ganz besonderer Stress. Sonne, Salzwasser, Wind und Sand sowie trockene, heiße Luft und das bodennahe Ozon greifen unsere Hautzellen an. Es kommt zu einer Verlederung der Haut und zu einer verstärkten Fältchenbildung. Die Haut muss gegen ihre ärgsten Feinde geschützt werden. Und das sind die ultravioletten Strahlen der Sonne und die freien Radikale der Sonneneinstrahlung und der Umweltschadstoffe.

Als Schutzstoff spielt das Vitamin E für die äußere Behandlung der Haut eine große Rolle. Man sollte mit dem Auftragen von entsprechenden Hautpflegemitteln schon viele Wochen vor Antritt der Ferienreise beginnen. Nur dann kann man die Haut vorbeugend stark gegen viele Urlaubsgefahren machen.

So kann man zum Beispiel die gefürchtete Mallorca-Akne abwenden. Viele kennen das Leiden: Man legt sich in den ersten Urlaubstagen mit einem entsprechenden Sonnenschutz in die Sonne. Doch statt mit sanfter Bräunung reagiert die Haut mit starken Rötungen, mit Pickeln oder einem juckenden, hässlichen Nesselausschlag. Das kann man verhindern. Präparieren Sie die Haut im Vorfeld mit Pflegeprodukten aus der Apotheke, die hoch dosiertes Vitamin E enthalten.

Eine gesunde Sommerbräune erzielen Sie durch Vorbeugen. Pflegen Sie die Haut 2 bis 3 Wochen vor dem Urlaub zweimal täglich mit einer 3-prozentigen Vitamin-E-Lotion. Mit dieser Optolind-Behandlung bauen Sie in der Haut ein Schutzdepot auf, das die Mallorca-Akne und andere Sonnenallergien verhindern kann. Dazu gibt es eindrucksvolle Studien an der deutschen Universität Witten-Herdecke.

Wenn man die Haut mit einer Vitamin-E-reichen Lotion aus der Apotheke längere Zeit versorgt, kann ein sinnvoller körpereigener Schutz gegen die belastenden UV-Strahlen der Sonne aufgebaut werden. Das wird umso wichtiger, je weniger Kleidung man in der Sonne trägt. Das Vitamin E aus der Lotion bietet einen wichtigen Basisschutz. Natürlich muss man dann zusätzlich ein Sonnenschutzmittel mit hohem Schutzfaktor verwenden. Je heller

Prof. Bankhofers
Spezial-Tipp:

Bei einem Urlaub in heißen Ländern sollten Sie sparsam mit Alkohol und Zigaretten umgehen. Bei hohen Temperaturen werden die Leber und die Lunge vom Alkohol und Nikotin besonders angegriffen.

Ihre Haut ist, desto höher sollte der Schutzfaktor sein.

Wenn Sie aber dennoch einmal zu viel Sonne abbekommen haben und an einem Sonnenbrand leiden, dann empfiehlt es sich, die Haut mit einer Optolind-Salbe zu pflegen, die 25 Prozent Vitamin E enthält. In so hoher Dosierung entwickelt das Vitamin E ganz besonders entzündungshemmende Eigenschaften, die den Sonnenbrand lindern. Das Vitamin E in Hautpflegemitteln neutralisiert obendrein die freien Radikale, die sich durch die Sonnenbestrahlung in unserer Haut bilden und unseren Teint attackieren.

Hier ein paar spezielle Tipps, wie man dieses Pflegeprogramm im Urlaub gezielt einsetzt:

- Wenn Sie Ihre Ferien im Ausland verbringen, dann ist die Luft dort meist sauberer. Das bedeutet aber auch, dass die Sonne viel intensiver wirkt als daheim. Selbst, wenn Sie bereits ein wenig vorgebräunt sind, müssen Sie vorsichtig sein, d. h. Sie sollten ein Sonnenschutzmittel mit hohem Lichtschutzfaktor auftragen. Später können Sie eventuell auf einen niedrigeren umsteigen. Trotz alledem sollten Sie niemals stundenlang am Swimmingpool oder am Strand in der Sonne braten. Die Haut bräunt auch im Schatten.

- Wer häufig bei grellem Sonnenschein im Freien ist, der beginnt die Augen zusammenzukneifen und blinzelt. Dadurch können sich leichte Fältchen um die Augen bilden. Neben dem Auftragen einer glättenden Augencreme ist auch noch eine Spezialmaßnahme fällig.

- Die trockene Haut leidet besonders unter dem Salzwasser des Meeres und unter der Sonne. Die UV-A-Strahlen schädigen die kollagenen und elastischen Fasern des Bindegewebes. Die Gesichtshaut wird spröde. Es bilden sich Fältchen. Statt zart gebräunt sieht die Haut schuppig aus, und die Bräune wirkt fahl. Eine erste Hilfe bietet eine Crememaske: Tragen Sie die Optolind-Intensiv-Creme aus dem Tiegel dick auf die Haut auf, und lassen Sie sie mindestens 10 Minuten einwirken. Der Überschuss der Creme wird dann sanft mit einem weichen Kosmetiktuch weggenommen. Sie werden sehen: Der Teint wirkt danach wieder frisch, kleine Fältchen verschwinden.

- Man spricht von einem Optovit-forte-Blitzlifting: Stechen Sie eine Vitamin-E-Kapsel mit 200 internationalen Einheiten aus der Apotheke an zwei Stellen mit einer Nadel auf, drücken Sie das flüssige Vitamin E heraus, und klopfen Sie es mit der Spitze des Zeigefingers sanft um die Augen herum in die Haut ein. Normalerweise nimmt man die Optovit-Kapseln ein: für bessere Leistungsfähigkeit, mehr Vitalität, gegen vorzeitiges Altern, zum Stärken von Herz und Kreislauf, aber es geht auch anders!

- Viele Frauen und Mädchen nehmen sich nicht ausreichend Zeit zum Auftragen der Sonnenschutzmittel. Arme, Beine und Bauch werden nur hastig eingecremt. Und damit der Bikini keine Flecken kriegt, wird er weiträumig umgangen, sodass viele Hautstellen ungeschützt sind. Speziell die Bikinizonen sind empfindlich und sonnenbrandgefährdet. Tragen Sie deshalb schon vor dem Sonnenbaden die Optolind-Intensivcreme großzügig auf die betreffenden Hautstellen auf.

- Viele können sich den Sonnenurlaub ohne Wasser nicht vorstellen. Sie wollen unbedingt in einem Hotel wohnen, das einen komfortablen Swimmingpool hat. Und man erwartet, dass er sauberes, kristallklares Wasser enthält. Doch diese Hygiene hat auch Schattenseiten. Das Wasser wird mit Chlor aufbereitet. Dieses Chlor dringt in die Haut ein und greift die Hautzellen in Form von freien Radikalen an. Die Folge: Nach dem Schwimmen hat man trockene Haut, die spannt und schuppt, die aber oft auch gerötet ist. Von den Augen kennt man das ja. Deshalb sollten Sie jedes Mal nach dem Schwimmen gründlich duschen und sich danach gut eincremen. Ideal dafür ist eine Optolind-Creme mit 15 Prozent Vitamin E. Der Vitamin-E-Anteil reguliert den Fett- und Feuchtigkeitshaushalt der Haut und neutralisiert die aggressiven freien Radikalen, welche die Haut schneller altern lassen.

Unsere Haut ist ein faszinierendes Organ. Auf einem Quadratzentimeter sitzen 15 Talgdrüsen, 100 Schweißdrüsen, 3000 Nervenendkörperchen und 3 Millionen Zellen. Damit dieses Wunderwerk der Natur störungsfrei arbeiten kann, ist eine regelmäßige und vor allem richtige Pflege notwendig. Dabei kann Vitamin E hervorragend helfen.

Hilfe, die Mücken kommen!

Heftige Regenfälle und anschließendes Hochwasser sind oft schuld daran, dass – wo immer man sich aufhält – in Wassertümpeln Milliarden und Abermilliarden Mücken ausgeschlüpft sind und nun in den Abendstunden über uns Menschen herfallen. Da ist es wichtig zu wissen, wie man sich schützt und wie man auf einen Mückenstich reagiert.

Es gibt rund 1500 Mückenarten. Nur 130 Arten davon stechen. Und da wieder belästigen uns nur die Weibchen. Die Männchen schlürfen Blütennektar. Die Weibchen sind auf Blut aus. Sie brauchen das Protein, damit ihre Eier reifen können.

Manche Menschen werden häufiger von Mücken gestochen, andere wieder gar nicht oder nur selten. An der Universität Düsseldorf hat Dr. Michael Dehn das Rätsel gelöst: Besondere Anziehungskraft auf Mücken haben jene Menschen, die besonders viele Pheromone besitzen. Pheromone sind für die sexuelle Anziehungskraft verantwortlich.

Man kann also zum Trost sagen: Wer oft von Mücken gestochen wird, weiß nun, dass er viel Sexappeal besitzt.

So schützen Sie sich vor Mücken:

- Halten Sie sich unter einem Nussbaum auf. Dort fühlen sich Mücken nicht wohl.

- Tragen Sie abends und im Schatten Kleidung, die Arme und Beine bedeckt. Das ideale Material: Leinen oder Baumwolle. Bitte, keine grellen Farben. Besonders gefährlich: Gelb und Orange.

- Duschen Sie mehrmals am Tag. Schweißgeruch zieht die Insekten an. Meiden Sie verschwitzte Kleidung.

- Wenn Sie abends in die Wohnung kommen, zuerst das Fenster schließen, dann erst das Licht anknipsen. Oder geben Sie Fliegengitter vor die geöffneten Fenster.

- Kinder sollte man im Bett mit einem Moskitonetz schützen.

- Stellen Sie neben dem Bett eine Zitrone auf, die Sie mit Gewürznelken gespickt haben.

- Reiben Sie freie Hautstellen mit Lavendelöl, Nelkenöl, Eukalyptusöl oder Lorbeeröl ein. Oder reiben Sie die Haut mit einer Mischung von Apfelessig und Wasser 50 zu 50 ein. Es gibt in der Apotheke jede Menge so genannte Repellentien (Insektenvertreibungsmittel) auf Naturbasis.

Alle diese Mittel wirken auf mehrfache Weise: Die Mücken werden durch den Geruch abgeschreckt. Oder sie verlieren durch den penetranten Duft die Orientierung. Oder sie verbrennen sich beim Landeanflug auf die Haut die Hinterbeinchen an den scharfen ätherischen Ölen und starten gleich wieder durch, ohne zum Stechen zu kommen.

Man kann auch von innen her etwas gegen die Mücken tun:

- Essen Sie viel Knoblauch. Die Mücken mögen diese Ausdünstung nicht. Oder lassen Sie sich vom Arzt ein Präparat mit B-Vitaminen verschreiben. Auch dadurch entsteht eine mückenfeindliche Ausdünstung.

Wenn dann aber doch eine Mücke gestochen hat, dann ist das oft schmerzhaft und lästig, weil sehr oft die Einstichstelle anschwillt, juckt und brennt.

So sollten Sie einen Mückenstich sofort behandeln:

- Holen Sie einen Eiswürfel aus dem Tiefkühlfach des Kühlschrankes, und reiben Sie damit die Stichstelle ein.

- Schneiden Sie eine Zitrone oder eine Zwiebel in zwei Hälften, und reiben Sie mit der Schnittstelle die Haut ein.

- Geben Sie etwas Kochsalz auf die Stichstelle, und verreiben Sie es mit etwas Speichel. Sie können auch Salz auf einen nassen Waschlappen streuen und diesen dann auflegen.

- Reiben Sie die Stelle mit australischem Teebaumöl ein.

Damit die Haut länger braun bleibt

Millionen Menschen geht es so, wenn die Haupturlaubssaison näher rückt: Sie träumen vom Badeurlaub. Sie möchten im Grunde genommen bronzebraune Haut haben, denn sie fühlen sich mit dieser Bräune einfach besser. Doch sie haben schlicht und einfach Angst vor der

Die wärmeren Tage im Jahr

Sonne. Denn Wissenschaftler und Hautärzte haben uns zur Genüge gewarnt. Durch das Dünnerwerden der schützenden Ozonschicht dringen viel mehr schädliche Sonnenstrahlen zur Erde. Das bedeutet: Wir kriegen rascher einen Sonnenbrand. Viele von uns sind stärker als früher gefährdet, einen Sonnenbrand zu bekommen.

Der Gedanke »Nie wieder in die Sonne! Nie wieder braun sein!« ist für viele von uns unvorstellbar. Sollen wir denn tatsächlich den ganzen Sommer mit käseweißer oder aschfahler Haut herumlaufen? Nein. Das müssen wir nicht. Doch wir müssen auf einige Dinge achten.

Hautexperten raten:

- Die Haut sollte den ganzen Sommer eine Grundpflege mit einer Hautlotion bekommen, welche 3 Prozent Vitamin E enthält. Das schützt in vielen Fällen vor der gefürchteten Mallorca-Akne. Man sollte 3 Wochen vor Urlaubsantritt mit dem Einreiben der Optolind-Lotion beginnen.

- Sonnenbaden ja, aber mit Maß und Ziel. Und ausschließlich mit Sonnenschutzmitteln ab Faktor 8 bis 15 (Apotheke).

- An heißen Tagen nicht zur Zeit der intensivsten Sonne – zwischen 11 und 14 Uhr – »braten«.

Ja, und dann gibt es einen Trick, der durch den vorsichtigeren Umgang mit der Sonne an Bedeutung gewinnt. Haben Sie gewusst, dass man sich auch braun – essen kann? Nicht mit Pillen, sondern durch tägliche Nahrung.

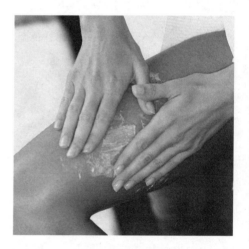

Gesunde Bräune durch Naturprodukte. Der Vorteil dabei: Man wird von innen her zusätzlich braun, braucht nicht so lange in der Sonne zu sein und stärkt damit auch noch die Immunkraft.

Besonders viel bräunende Phenolsubstanzen enthalten Feigen, Birnen und Sellerie. Zitrusfrüchte, ganz besonders Grapefruits und Mandarinen, enthalten in reichem Maße das leicht braun färbende Bergamott-Öl. Karotten, Spinat und Kopfsalat sind wertvolle Spender von Betakarotin, das ebenfalls von innen her der Haut eine leichte Braunfärbung verleiht. Allerdings funktioniert das nur, wenn man mit den Karotten gesunde Fette aufnimmt: Salatdressing mit Distel-, Oliven- oder Maiskeimöl. Auch ganz wenig Butter hilft.

Auch Milch, Pflanzenöle und Fisch liefern interessante Mengen an Vitamin A und helfen, dass man bei kürzerem Sonnenbaden schneller braun wird. Das bedeutet natürlich nicht, dass Sie augenblicklich braun werden, wenn Sie die genannten Produkte gegessen haben. Aber durch regelmäßigen Konsum im Sommer wird der Bräunungsprozess ohne schädliche Wirkung beschleunigt. Und danach hält die Bräune länger auf der Haut und hilft Ihnen, die Ferienstimmung für Wochen zu bewahren.

Fit im Wasser

Viele Menschen empfinden das Schwimmen im Urlaub als beste Form der körperlichen Bewegung, weil es erholsam ist, weil es Spaß macht und weil es unter anderem für viele einfach zum Urlaub am Meer dazugehört. Schwimmen sollte aber mehr für uns bedeuten. Dieser Freizeitsport ist eine faszinierende, natürliche Therapie für unsere Gesundheit. Wir können damit dem Körper viel Gutes tun.

Allein, wenn wir ins Wasser steigen und die ersten Schwimmbewegungen machen, fördert der Kältereiz reflektorisch die Blutzirkulation in den äußeren Gefäßen. Das ist ein ideales Gefäßtraining.

Die gleichmäßigen Bewegungen beim Schwimmen – besonders in temperiertem Wasser – bringen eine optimale Allgemeinentspannung.

Durch den Auftrieb des Wassers werden die Gelenke und Bänder entlastet.

Schwimmen ist aus der Warte des Sportmediziners ein wunderbares Training für den gesamten Kreislauf. Wer Probleme in diese Richtung hat, der sollte regelmäßig zum Schwimmen gehen.

Ideal wirkt sich dieser Freizeitsport auf die Atmung aus und damit auf die Funktion der Lunge. Der natürliche Wasserdruck vertieft die Phase des Ausatmens und des Einatmens. Die Atemmuskulatur wird allgemein gestärkt, das Lungenfassungsvermögen für Luft vergrößert.

Durch die Muskelarbeit beim Schwimmen wird der Sauerstoffverbrauch des Organismus gesteigert. Bei der Bewegung im Wasser nimmt der Mensch aber auch mehr Sauerstoff auf, als er sonst außerhalb des Wassers konsumieren kann. Daher kann Schwimmen bis zu einem gewissen Grad dem vorzeitigen Altern der Körperzellen entgegenwirken.

Zusätzlich bringt das Schwimmen auch einen großen psychischen Vorteil. Es hebt nachweislich die Laune des Menschen. Es entspannt, schafft innere Freude und ist ein ideales Mittel, um rasch aus belastenden Stresssituationen herauszufinden.

Wichtig zur Nutzung der gesundheitlichen Vorteile: Machen Sie langsame und bewusste Schwimmtempi. Schwimmen Sie möglichst oft auf dem Rücken. Damit wird die Wirbelsäule hervorragend entlastet. Und es ist eine Wohltat für die strapazierten Bandscheiben. Übertreiben Sie nicht mit diesem Freizeitsport. Ideal: Schwimmen Sie im Urlaub täglich eine Stunde. Ruhen Sie sich danach aus.

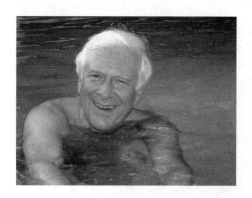

Auch das Wasser birgt Gefahren!

Geht es Ihnen auch so? Viele von uns verbinden die Vorstellung von Sommer und Urlaub mit dem Element Wasser. Sie wollen das Wasser riechen und wollen schwimmen gehen: in einem See, im Meer oder in einem Fluss.

Doch alle Jahre kommt es in der schönen Jahreszeit zu vielen Unfällen mit Verletzten und Toten. Denn speziell das Wasser kann zur Gesundheitsfalle werden.

Man muss einiges beachten, um Gefahren aus dem Weg zu gehen, um Unfälle zu vermeiden.

- Gehen Sie niemals unmittelbar nach einer Mahlzeit ins Wasser. Warten Sie eine Stunde lang. Durch den Verdauungsvorgang wird Blut in den Bauchraum geholt. Durch den Einfluss von kaltem Wasser auf den Bauch kann es zu Erbrechen, Schwindel und Ohnmacht kommen.

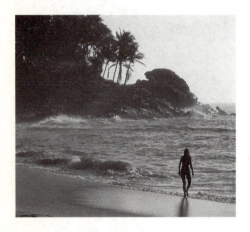

- Überschätzen Sie niemals Ihre Kräfte: Schwimmen Sie niemals zu weit ins Meer oder in einen See hinaus.

- Beachten Sie die Hinweise auf Strömungen. Besonders im Meer können diese lebensgefährlich sein.

- Bleiben Sie niemals zu lange in kaltem Wasser. Das kann durch die Unterkühlung beim Schwimmen zu Muskelverletzungen und Wadenkrämpfen führen.

- Tauchen erfordert eine gute Ausbildung und gesundheitlichen Top-Zustand!

- Wenn Sie das Gewässer, in dem Sie schwimmen möchten, nicht kennen, tauchen Sie niemals mit einem Kopfsprung ein. In Teichen, Tümpeln, Seen und Flüssen kann es zu schlimmen Unfällen kommen, wenn man auf Holz, Beton oder Eisen prallt. Es kann zu schweren Verletzungen der Halswirbelsäule, zu Quetschungen des Rückenmarks, zu Lähmungen und zu tödlichen Unfällen kommen.

- Vorsicht: Wenn Sie mit den Füßen voraus ins Wasser springen, kann durch einen Überdruck im Rachenraum das Trommelfell reißen. Zur Vorbeugung sollte man die Ohrgänge mit Watte verschließen, die man zuvor in Öl tränkt. Die Badehaube allein genügt nicht.

- Wenn der Körper durch die Sonne aufgeheizt ist, kann das bei einem Sprung ins kalte Wasser mit einem Herztod enden. Vorsichtig abkühlen.

- Nach neuesten wissenschaftlichen Erkenntnissen an der Universität

Die wärmeren Tage im Jahr

Wien, Abteilung für medizinische Parasitologie darf man mit einem Schnupfen oder einer anderen Erkältung nicht in trüben, unreinen Gewässern schwimmen. Wenn sich darin Limax-Amöben befinden, gelangen diese Parasiten durch die Nase und Riechnerven ins Gehirn und lösen dort Gehirnhautentzündung aus.

- Achten Sie darauf, dass in den Ohren kein Wasser zurückbleibt. Es kann dadurch zu einer Entzündung des äußeren Ohrganges kommen, wenn das Wasser nicht sauber war. Man spricht dann von einer Bade-Otitis. Sie tritt oft bei Kindern auf. Ohren nach dem Baden mit sauberem Wasser ausspülen.

- Egal, ob in den Tropen oder in unseren Gewässern: Meiden Sie Seen und Teiche, die stark mit Wasserpflanzen bewachsen sind. Hier ist die Gefahr für eine Bade-Dermatitis sehr groß. Durch den Kot von Enten und Gänsen gelangen Eier ins Wasser, aus denen Larven schlüpfen, die zuerst zu Schnecken werden. Daraus entwickeln sich Saugwürmer mit dem Namen Zerkarien. Sie bohren sich in die Haut des Menschen, rufen zuerst unangenehmen Juckreiz, danach eine heftige Infektion in Form eines Ausschlages aus. Sonnenöle können einen gewissen Schutz davor bieten.

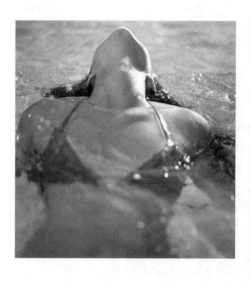

Prof. Bankhofers Spezial-Tipp:

Viele bringen Verspannungen im Nacken und Rücken mit in den Urlaub. Daher ist es besonders wichtig, viel zu schwimmen, ganz besonders zu empfehlen: Rückenschwimmen.

Kein Urlaub ohne Vitamin C

Die meisten von uns sehen im Vitamin C in erster Linie einen wichtigen Schutz vor Erkältungen. Das stimmt natürlich. Aber es kann viel mehr. Es ist ein richtiges Lebenselixier. Wir brauchen Vitamin C, wenn wir viel Stress haben, wenn wir uns beim Essen vor Krebs erregenden Substanzen schützen wollen, wenn wir verstärkt Umweltschadstoffen ausgesetzt sind, wenn wir viel Sport treiben, oft müde sind und um keinen Preis das Rauchen aufgeben wollen. Daran aber sieht man schon: Dieses Vitamin C ist ganz wichtig für den Urlaub, für die Reise. Man könnte sagen: Kein Urlaub ohne Vitamin C.

Das Vitamin C – auch Ascorbinsäure genannt – wurde von dem ungarischen Wissenschaftler Albert Szent-Györgyi entdeckt. Und zwar in der Nebenniere von Tieren und später in den roten Paprikaschoten seiner ungarischen Heimat. Er bekam 1937 dafür den Nobelpreis. Er hat Vitamin C genommen und wurde 93 Jahre. Ebenso alt wurde ein anderer Nobelpreisträger, der das Vitamin C zu seinem Lebensinhalt gemacht hat: der amerikanische Wissenschaftler Linus Pauling, der auch 93 wurde, allerdings bei der Dosierung des Vitamin C übertrieben hat: nämlich 12 Gramm täglich.

Wie wichtig Vitamin C sein kann, hat man allerdings schon zur Seefahrerzeit erkannt ohne zu wissen, dass es dieses Vitamin gibt. Bekamen Matrosen an Bord lange Zeit kein frisches Gemüse, dann fielen ihnen die Zähne aus: Skorbut. Hätten sie Sauerkraut gegessen, dann wäre das nicht passiert.

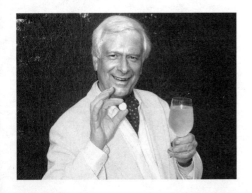

Fast alle Tiere können Vitamin C selbst produzieren – aus Glukose. Nur Affen, Vögel, Fische und Meerschweinchen können das nicht. Ein Beispiel aus der Tierwelt: Wenn Fuchs oder Wolf tagelang durch den Winterwald streift und auf Jagd ist, produziert der Stoffwechsel immer so viel Vitamin C, wie er gerade benötigt, um gesund zu bleiben.

Was sind denn nun die großen Aufgaben des Vitamin C im menschlichen Organismus? Da gibt es zwei Hauptaufgaben: Vitamin C baut die Immunkraft auf und sorgt auch für unser seelisches Gleichgewicht, fürs Wohlfühlen – alles ganz wichtig für die Ferienzeit.

Vitamin C spielt eine wesentliche Rolle für die Immunkraft. Und das ist im Urlaub sehr wichtig. Die Erfahrung zeigt: Viele Menschen werden in den ersten Ferientagen krank. Kaum sind sie im Hotel angekommen, klagen sie über Halsschmerzen, sind erkältet, fühlen sich nicht wohl. Der berufliche Stress ist abgelegt. Nun fordert der Organismus sein Recht. Wenn man allerdings weiß, dass in den ersten 3 bis 4 Tagen im Urlaub die Immunkraft sinkt, kann man vorbeugende Maßnahmen ergreifen.

Und da spielt Vitamin C eine bedeutende Rolle:

- Vitamin C ist der Sprit für viele unserer Abwehrzellen. Wenn wir zu wenig Vitamin C im Körper haben, können sie gar nicht aktiv werden. Wenn wir aber genügend Vitamin C in uns haben, dann ist dies eine wertvolle Waffe gegen alle Krankheitserreger.

- Zum Schutz unserer Immunkraft arbeitet das Vitamin C ganz eng mit den Vitaminen E und A sowie mit dem Provitamin Betakarotin zusammen. Vitamin E hält eindringende Krankheitserreger fest. Vitamin C nimmt sie ab und führt sie den Killerzellen zur Vernichtung zu.

- Vitamin C hat aber auch einen Einfluss auf die Seele und auf unser Wohlbefinden. Es ist am Aufbau und am Aktivieren von Hormonen, Nervenbotenstoffen, Nervenreizstoffen und Gehirnfunktionen beteiligt.

Und das sind die gesundheitlichen Probleme, vor denen uns Vitamin C im Urlaub und auf Reisen schützen kann:

- Vitamin C ist wichtig gegen Müdigkeit, für unsere tägliche Fitness.

- Vitamin C festigt das Bindegewebe. Das Kollagen in unserer Haut kann nur mit Hilfe von Vitamin C aufgebaut werden. Frauen, die sich vorbildlich mit Vitamin C versorgen, haben weniger Falten.

- Auch Quetschungen und Prellungen, die man sich schnell zuziehen kann, heilen schneller aus, wenn man genügend Vitamin C tankt.

- Vitamin C ist wichtig für die Zähne: Zahnfleisch und Zähne bleiben gesund. Vitamin C ist die beste Arznei gegen Zahnfleischbluten. Vitamin C tötet im Mund auch Bakterien ab. Manche Zahnärzte sagen: Ebenso wichtig wie Zähneputzen ist die Aufnahme von Vitamin C. Ein wichtiger Aspekt, wenn man in den Ferien hin und wieder die Zähne nur flüchtig putzen kann, weil man z. B. lange auf der Reise ist.

- Nur wenn wir genügend Vitamin C in uns haben, kann aufgenommenes Eisen aus der Nahrung sinnvoll verwertet werden.

- Auch für unsere Knochen ist Vitamin C wichtig, das aufgenommene Kalzium ist ohne Vitamin C nur halb so wertvoll und stabil.

- Man kann mit Vitamin C der Arterienverkalkung vorbeugen, weil es die Gefäßwände elastisch und fest erhält. Zudem fördert Vitamin C das gute HDL-Cholesterin, wie man im Jahr 2001 an der Universität von Kalifornien in San Francisco nachgewiesen hat.

- Ganz wichtig für die Reise ans Urlaubsziel, die für viele mit großen Aufregungen verbunden ist: Mit Vitamin C kann man Stress und Stressfolgen bestens bekämpfen. Wer sich regelmäßig mit Vitamin C versorgt, kann Stress besser verkraften. Bei Stress verbrauchen wir nämlich enorm viel Vitamin C. Ein Beispiel: Wer sich 12 bis 15 Minuten lang sehr ärgern muss oder kränkt, wer unter starker nervlicher Belastung steht, der verliert in diesen 12 Minuten 300 bis 350 Milligramm Vitamin C. Das bedeutet eine starke Schwächung des Immunsystems. Daher bekommt man nach Ärger und Aufregungen sehr leicht eine Erkältung, weil die Abwehrkräfte nicht mehr in Form sind. Das beweist, dass man sich speziell für Reise und Urlaub mit Vitamin C versorgen sollte.

- Der graue und der grüne Star können in ihrer Intensität und Entwicklung durch Vitamin C gebremst werden. Wie wichtig Vitamin C für die Augen ist, zeigt sich daran, dass die Tränenflüssigkeit 30- bis 50-mal mehr Vitamin C als das Blut enthält. Vitamin-C-Mangel kann die Entstehung von Augenkrankheiten fördern.

- Bronchialasthma kann gelindert werden, weil Vitamin C einen entzündungshemmenden Effekt hat.

- Vitamin C unterstützt die Wundheilung.

- Eine beginnende, leichte Erkältung bekommt man mit Vitamin C und Zink rasch wieder in den Griff.

- Nach einer auskurierten Hepatitis hilft das Vitamin C, die Leber zu regenerieren.

- Arthritis-Schmerzen können gelindert werden.

Das sind die gesundheitlichen Störungen, die man mit Vitamin C unterstützend zur ärztlichen Behandlung verbessern kann:

- So kann man einen Vitamin-C-Mangel an sich erkennen: Man bekommt Zahnfleischbluten, ist häufig erkältet. Man neigt zu Schleimhautentzündungen im Mund, man neigt zu Krampfadern und Hämorrhoiden. Man ist immerzu müde, nervös und gereizt. Man kann sich nicht richtig konzentrieren, hat oft depressive Verstimmungen und Schlafstörungen. Man hat viele Krähenfüße rund um die Augen, bildet schnell neue Falten. Man leidet unter Haarausfall und Sehschwäche. Man ist oft schlecht gelaunt.

- Vitamin C hat auch einen Einfluss auf das Altern und auf das Körpergewicht. Die Haut, Gehirn- und Nervenzellen altern viel schneller, wenn sie nicht ständig mit Vitamin C versorgt werden. Und auf das Körpergewicht hat es einen großen Einfluss.

- Es gibt eine Aminosäure-Verbindung, die Fettpolster schmelzen kann: das Carnitin. Vitamin C ist an der Produktion von körpereigenem Carnitin beteiligt. Somit ist Vitamin C auch ein Vitamin für Schönheit und Jugend.

Es gibt Menschen, die im Urlaub und auf Reisen ganz besonders auf ihre Vitamin-C-Versorgung achten müssen:

- Raucher, denn das Nikotin und die begleitenden Schadstoffe der Zigarette machen das Vitamin C kaputt. Jede Zigarette raubt dem Körper 30 Milligramm Vitamin C.

- Menschen, die geistig sehr gefordert sind.

- Menschen, die häufig Stresssituationen ausgesetzt sind.

- Wer sich nicht ausgewogen und gesund ernährt, weil er zu wenig Obst und Gemüse, zu wenig Rohkost isst. Das trifft in den Ferien im Süden speziell auf Gegenden zu, wo man ungeschälte Früchte und Salat nicht essen sollte, weil man sonst Opfer des Reisedurchfalls wird bzw. weil andere Infektionen möglich sind.

- Wer sich starker Sonnenbestrahlung aussetzt.

- Wer viel Süßes isst, was vor allem in arabischen Ländern der Fall ist. Die Glukose ist ein gefährlicher Gegenspieler des Vitamin C. Beweis: Wer viel Süßes nascht, hat ein schwächeres Immunsystem.

- Wer viel Sport treibt. Vitamin C aktiviert nämlich den Stoff Thyroxin in unserem Körper, der für unsere Fitness zuständig ist.

- Menschen, die regelmäßig Medikamente nehmen müssen. Antibiotika und Sulfonamide sind Vitamin-C- Killer.

Wo ist nun in der täglichen Nahrung Vitamin C in interessanten Mengen enthalten?

- Beim Obst in Kiwis, Zitronen, Orangen, Mandarinen, Grapefruits, Papayas, Himbeeren, Brombeeren, Äpfeln, Sanddornbeeren, Acerola-Kirschen.

- Beim Gemüse in Zwiebeln, Spinat, Brokkoli, grünen Erbsen, Spargel, Wirsing, Pellkartoffeln, Sauerkraut, Paprikaschoten, frischer Petersilie, Meerrettich, in allen Blattsalaten.

Bei den meisten Naturprodukten macht es in Bezug auf Vitamin C nur Sinn, wenn man sie roh verzehrt, weil das Vitamin beim Erhitzen verloren geht. Aber auch lange Lagerung und lange Transportwege bauen das Vitamin C schnell ab. Nur beim Wirsing bleibt trotz langer Kochzeit durch eine spezielle biochemische Verbindung mit bestimmten Enzymen das Vitamin fast zur Gänze erhalten. Eine weitere Ausnahme ist der Hagebuttentee. Er enthält Vitamin C, obwohl er aufgekocht wird.

Wie viel Vitamin C sollte man jeden Tag aufnehmen?

Ernährungsexperten raten täglich zwischen 100 und 200 Milligramm. In Erkältungszeiten empfehlen viele Ärzte 2-mal täglich 500 Milligramm. Zweimal täglich ist sehr, sehr wichtig, weil man das Vitamin C schnell wieder abbaut. Im Urlaub und auf Reisen macht es Sinn, einmal am Tag 1000 Milligramm Vitamin C zu nehmen. Das schafft man am besten mit einer Cevitt-Therapie aus der Apotheke. Es wird empfohlen, jeden Tag eine zuckerfreie Brausetablette mit Zitronen- oder Orangengeschmack aus einem praktischen Röhrchen in 1/4 Liter Wasser aufzulösen und zu trinken. Vorsicht: In Ländern, in denen man kein Leitungswasser konsumieren sollte, darf man dafür ausschließlich stilles Mineralwasser aus der Flasche verwenden.

Immer wieder wird die Frage gestellt: Kann man zu viel Vitamin C nehmen? Grundsätzlich ist eine Überdosierung von Vitamin C ungefährlich, weil es wasserlöslich ist. Überschüssige Mengen werden also über die Harnwege ausgeschieden und üben dabei noch eine desinfizierende Wirkung der Harnwege aus. Es schützt die Harnwege vor Keimen. Allerdings können Menschen mit empfindlichem Magen Sodbrennen bekommen. Wer zu Nierensteinen neigt, muss ebenfalls vorsichtig sein. Das gilt gleichermaßen für die Aufnahme von Vitamin-C-Präparaten und für zu große Mengen an Zitrusfrüchten.

Prof. Bankhofers Spezial-Tipp:

Viele haben Schlafprobleme, besonders in fremden Betten. Gehen Sie vor dem Zubettgehen noch ein wenig draußen spazieren. Geben Sie 5 Tropfen Lavendelöl oder Baldrianöl auf ein Textil-Taschentuch, und legen Sie dieses auf das Kopfkissen.

Was ist sinnvoller im Urlaub: Früchte, Gemüse oder Tabletten? Am besten wäre es, zwischendurch immer wieder Obst und Gemüse mit reichlich Vitaminen zu konsumieren. Wichtig ist, dass wir die ganzen Früchte essen. Ein Beispiel: Wenn ich eine Orange als Ganzes esse, dann ist die Wirkung des Vitamin C 20-mal intensiver als beim Orangensaft. Das hängt mit den sekundären Pflanzenstoffen zusammen, die sich im Fruchtfleisch befinden.

Daher ist auch das Vitamin C aus Früchten mit all den Begleitstoffen besonders wertvoll. Doch auf der Reise selbst hat man oft wenig Gelegenheit, entsprechende frische Früchte zu konsumieren. Und am Urlaubsort ist das auch nicht immer empfehlenswert. Daher sollte man im Reisegepäck für alle Fälle immer ein Röhrchen Vitamin C – zum Beispiel Cevitt – aus der Apotheke dabeihaben.

Bei großem Stress wird die Versorgung mit Obst und Gemüse nicht ausreichen, vor allem, weil man vielfach nicht weiß, wie viel Vitamin C in mancher Ware noch drinnen ist, die man kauft. Viele Amerikaner haben da eine interessante Lösung gefunden, die von vielen Wissenschaftlern empfohlen wird: Man isst eine Orange und nimmt dann eine zuckerfreie Vitamin-C-Brausetablette. Dann schleusen die natürlichen Begleitstoffe der Orange auch das Vitamin C aus dem Präparat in den Organismus ein und sorgen für eine optimale Verwertung.

Einfache Gymnastikübungen geben uns neue Lebenskraft

Jeder von uns erlebt das immer wieder: Speziell im Sommer gibt es – meistens auf Grund der Wetterlage – Tage, an denen wir total erschöpft sind.

Und wir haben absolut nichts dabei, mit dem wir uns wieder spontan aufbauen können. Irrtum! Sie haben doch Ihren Körper.

Damit können Sie einfache Übungen durchführen, mit denen Sie schnell wieder Energie in sich aufbauen:

- Wo immer Sie sich aufhalten: Spannen Sie Ihre Muskeln an, ohne dass es die anderen merken.

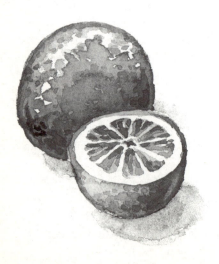

Haken Sie die Finger beider Hände ineinander, und versuchen Sie, sie auseinanderzuziehen. Pressen Sie die Knie zusammen. Ballen Sie die Hände zu Fäusten, und drücken Sie diese dann von unten her gegen eine Tischplatte. Verschränken Sie die Hände hinter dem Kopf. Dann tun Sie so, als wollten Sie den Kopf nach vorne ziehen und drücken gleichzeitig gegen diesen Widerstand. Jede Übung gibt nur dann neue Kraft, wenn sie jeweils 5 bis 10 Sekunden durchgeführt und mehrmals wiederholt wird.

- Pressen Sie zuerst die Po-Backen, dann die Bauchmuskeln 10 Sekunden zusammen. Die Übung sollte jeweils 5-mal wiederholt werden.

- Greifen Sie zu einer Naturborsten-Bürste, und massieren Sie die Wirbelsäule auf und ab. Sie können sich auch die Wirbelsäule von Ihrem Partner mit den Händen fest reiben lassen.

- Sie tanken optimal Energie, wenn Sie sich am Morgen unter die Dusche stellen und einige Minuten lang das heiße Wasser auf die Wirbelsäule auftreffen lassen.

- Machen Sie den Oberkörper frei. Stellen Sie sich locker und entspannt – mit leicht gegrätschten Beinen – hin. Dann legen Sie beide Hände, mit den Handrücken zur Haut gerichtet, an den untersten Teil des Rückens, in der Höhe der Lenden. Jetzt reiben Sie die Handrücken hin und her, dann auf und ab. Ein wohliges Gefühl der Wärme zieht in den Rücken ein und gibt Ihnen schnell neue Energie.

- Halten Sie Ihre Hände wie zum Gebet gefaltet vors Gesicht. Nehmen Sie zwischen die Handflächen einen Tennisball und rollen diesen nun hin und her. Damit werden Energiepunkte und Energielinien aktiviert.

- Verzahnen Sie die Finger beider Hände fest ineinander, und reiben Sie nun in dieser Position die Handballen aneinander: zuerst langsam und leicht, dann schnell und fest, so lange bis sie heiß werden. Von den Handballen führen Energiebahnen zur Leber und aktivieren diese. Und eine gut funktionierende Leber gibt dem ganzen Organismus Kraft.

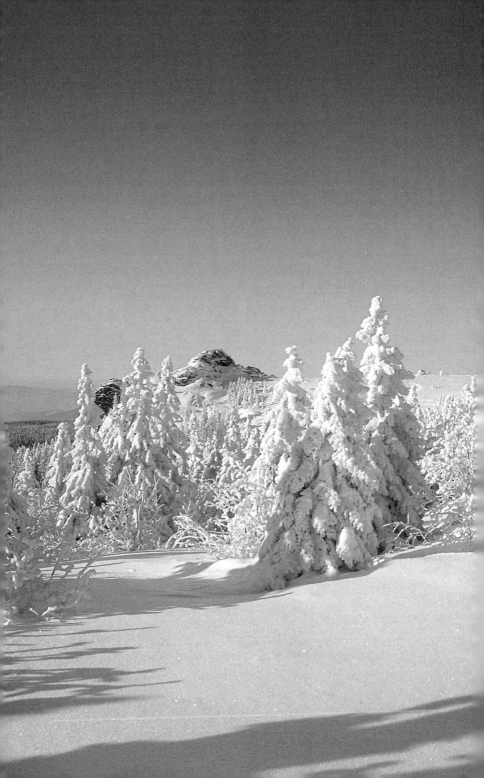

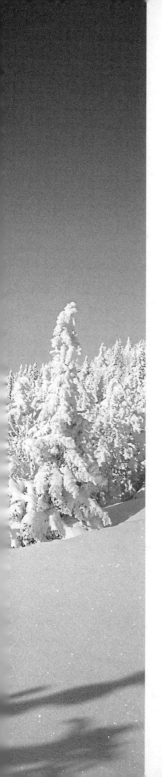

GESUNDES LEBEN
Die kälteren Tage im Jahr

Man kann den Winter natürlich nur dann positiv sehen, wenn man sich in der kalten Jahreszeit richtig verhält, wenn man die Gefahren kennt, ihnen vorbeugt und die nötigen Rezepte und Maßnahmen weiß, mit denen man sie bekämpfen kann.

Lernen Sie den Winter lieben, er hat es sich verdient!

Die kälteren Tage im Jahr

Jahreszeitenwechsel für den Körper

Es ist wieder so weit. Es heißt Abschied nehmen von der schönen Jahreszeit. Das bedeutet, die Temperaturen sinken und unser Organismus muss sich gewaltig umstellen. Für viele ist das eine Zeit der Krise, in der sie sich leicht die erste Erkältung der Saison oder eine andere Erkrankung einhandeln.

Dazu gehören Kopfschmerzen, Migräne, Durchblutungsstörungen, Kreislaufstörungen, Verspannungen, Verkrampfungen, schlechte Laune, Gereiztheit, depressive Stimmung, allgemeines Unwohlsein. Sehr oft ist auch das Immunsystem geschwächt. Das haben Untersuchungen an der Universität in Paris ergeben.

Man muss beim Übergang zur kalten Jahreszeit auf die Kleidung achten. Viele Menschen sind einfach seit Monaten leichtere Kleidung gewohnt. Wer zu leicht gekleidet in die kalten Tage geht, handelt sich sehr schnell eine Erkältung ein.

Beim Sport muss man an den ersten kalten Tagen allerdings daran denken, dass man nicht zu warm angezogen ist. Wer joggt, wandert oder zügig geht, der fühlt sich um 10–15 °C wärmer, als es tatsächlich ist. Wer zu warm angezogen ist, wird bei der Bewegung schwitzen und danach frieren. Also beim Sport leichter, danach warm anziehen.

Sport ist jetzt besonders wichtig:

- Der Körper gewöhnt sich an die neuen Außentemperaturen.

- Der Kreislauf, der beim Jahreszeitenwechsel leidet, wird angekurbelt.

- Durch den Sport werden im Gehirn mehr Glückshormone – so genannte Endorphine – produziert. Und diese lassen uns den Winter besser und leichter ertragen. Die idealen Sportarten für

Die kälteren Tage im Jahr

den Übergang zum Winter sind: Wandern, Joggen, Walking, vor allem Power-Walking; am besten mindestens 15–20 Minuten täglich, egal welches Wetter draußen herrscht.

Wenn es draußen kalt wird, dann hat man weniger Durst und trinkt weniger. Aber gerade jetzt ist das Trinken von großer Bedeutung. Damit der Kreislauf die Umstellung auf die kalte Jahreszeit besser schafft, braucht er sehr viel Flüssigkeit. Dazu kommt noch, dass das auch wichtig ist für eine positive Einstellung zum neuen Wetter, da Flüssigkeitsmangel die Botenstoffe, die für das positive Denken zuständig sind, blockiert. 2 bis 3 Liter Wasser am Tag, jeweils ein 1/4 Liter mit etwas frisch gepresstem Zitronensaft, sind ideal. Wenn es sehr kalt wird, dann ist es sinnvoll, ungesüßten lauwarmen Lindenblütentee zu trinken. Heiß würde er uns zum Schwitzen bringen. Lauwarm macht er angenehm warm. Sehr bewährt hat sich eine Trink-Kur mit Molke. Entweder trinkt man jeden Tag 1/4 bis 1/2 Liter frische Molke, oder man greift zu einer besonderen Form der Molke, der gänzlich das Eiweiß entzogen wurde. Das Molkekonzentrat bekommt man in der Apotheke oder im Reformhaus. Man verrührt 1 Esslöffel Molke-Konzentrat in einem 1/4 Liter Wasser und trinkt dies in kleinen Schlucken.

Es macht auch Sinn, des Öfteren Rosenblütenblätter-Tee (aus der Apotheke) zu trinken. 2 Teelöffel getrocknete Rosenblütenblätter aus biologischem Anbau mit einer Tasse kochendem Wasser übergießen, 8 Minuten ziehen lassen, mit etwas Honig süßen, langsam trinken. Das ist ein sehr guter Tee für den Kreislauf zu Winterbeginn und schafft obendrein bessere Laune.

Beim Jahreszeitenwechsel in den Winter muss man in Sachen Ernährung einiges beachten. Beim Übergang in die kalte Zeit passiert nämlich etwas Kurioses: Viele bekommen einen regelrechten »Winter-Hunger«, einen Riesen-Appetit. Dieser Winter-Hunger ist verständlich. Unser Organismus hat sich so sehr an die schöne Jahreszeit gewöhnt, dass er die ersten kühlen Tage bereits als sehr, sehr kalt empfindet. Die Folge ist, dass sich unser Körper nach deftiger Nahrung sehnt. Es hat keinen Sinn dagegen anzukämpfen. Das bringt sinnlosen Stress. Am besten gibt man dem »Winter-Hunger zu Saisonbeginn« nach, aber nur gebremst und mit kleinen Portionen.

Hier einige Tipps:

- Ideal für den »Winter-Hunger«: Greifen Sie zu einem kleinen Stück Schokolade und lassen es langsam auf der Zunge zergehen. Wunderbar ist auch eine Tasse heiße Trinkschokolade.

- Trinken Sie eine Tasse lauwarme Suppe, am besten eine Gemüsebrühe.

- Essen Sie eine Portion Milchreis, ideal wäre Naturreis.

- Sinnvoll ist es auch, Salate mit Weizenkeimöl anzurichten. Es ist ein klassischer Vitamin-E-Lieferant. Vitamin E macht den Organismus stark für die ersten kalten Tage. Darum ist es jetzt auch wichtig, Vollkornprodukte zu essen.

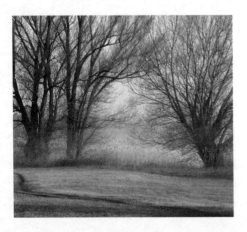

Ideale Nahrungsmittel für den Jahreszeitenwechsel zum Winter:

- Bananen, weil sie die Stimmung verbessern.

- 1 Teelöffel Honig, wenn man ihn langsam auf der Zunge zergehen lässt, denn er beruhigt sehr.

- An Wintertagen, an denen die Sonne nicht scheint, macht es Sinn, 200 Gramm Champignons zu verzehren. Diese Champignons ersetzen nämlich 2 Sommertage mit Sonne, weil sie Vitamin D liefern, das wir sonst nur selbst erzeugen können, wenn Sonnenschein auf unsere Haut auftrifft.

Es gibt auch einfache, natürliche Tricks, mit denen man den Übergang in die Winterkälte leichter schafft:

- In der Aroma-Therapie haben sich Rosmarinöl und Rosenöl sehr bewährt. Entweder gibt man jeweils 20 Tropfen auf ein Textiltaschentuch und schnuppert tagsüber daran, oder man gibt 20 Tropfen in eine Dessertschale mit Wasser und atmet die aufsteigenden ätherischen Öle aus der Raumluft ein.

Die kälteren Tage im Jahr

- Umgeben Sie sich mit den Farben Orange und Rot. Tragen Sie Kleidung in diesen Farben. Eine Untersuchung an der Universität Paris hat schon vor Jahren ergeben, dass die Farben Rot und Orange für den Jahreszeitenwechsel zu den kühleren Temperaturen Kraft geben.

- Ziehen Sie sich 1- bis 2-mal die Woche ins Badezimmer zurück, und nehmen Sie ein Wannenbad mit Lavendel- oder Melissenöl.

- Reduzieren Sie Alkohol, Nikotin und Bohnenkaffee. Sie belasten damit den Organismus speziell beim Übergang in die Winterszeit.

- Der amerikanische Psychologe Prof. Dr. Lawrey rät den Menschen zu viel Liebe, Zärtlichkeit und Zuwendung beim Jahreszeitenwechsel in den Winter. In der Partnerschaft sollte man sich also Zeit fürs Kuscheln, Küssen und Streicheln nehmen.

- Schlafen Sie ausreichend (8 Stunden).

- Zur Stärkung des Kreislaufs bei starken Wetterschwankungen hat sich sehr das Kneipp'sche Wassertreten bewährt: Steigen Sie in kaltem, knietiefem Wasser in der Badewanne oder in einem Fußkneipper im Storchenschritt 1 bis 2 Minuten umher. Das härtet ab für die kalte Jahreszeit. Oder machen Sie ein Wechselfußbad: Füllen Sie einen Eimer (oder Fußkneipper) mit warmem und einen mit kaltem Wasser. Beine zuerst 5 Minuten ins warme Wasser (Wasser soll über die Waden reichen) geben, dann die Beine für 10 Sekunden ins kalte Wasser tauchen und das Ganze wiederholen (anfangs 2-mal wechseln bis max. 4-mal). Nach kaltem Abschluss die Beine abstreifen, zwischen den Zehen abtrocknen und warme Socken anziehen.

Prof. Bankhofers Spezial-Tipp:

Wenn der Herbst ins Land zieht und das Wetter unbeständig wird, leiden viele Menschen an Rheuma. Linderung erreicht man mit Lavendelöl. Einfach die betroffene Stelle einreiben oder gegen Unruhe und Nervosität 1 Teelöffel im Mund zergehen lassen.

Hier spezielle einfache Übungen, damit wir uns leichter an die neuen Wettersituationen gewöhnen:

- Spannen Sie einfach einen Muskel oder mehrere Muskelgruppen für 10 Sekunden an, und lassen Sie dann wieder locker. Zum Beispiel die Po-Backen, die Oberarm- oder Bauchmuskeln. Die Übung sollte jeweils 5-mal wiederholt werden.

- Eine andere Übung: Nehmen Sie einen kantigen Bleistift zwischen die Handflächen beider Hände, und reiben Sie 3 Minuten lang daran die Handflächen. Sie aktivieren damit Energiepunkte und Energiebahnen, die Ihnen Kraft geben.

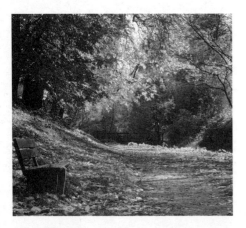

- Es gibt auch Akupressur-Massagen aus der chinesischen Medizin, die uns den Übergang in den kalten Winter leichter machen.

3 sehr wichtige Punkte für den Übergang vom Herbst zum Winter:

1. Bei Kreislaufproblemen: Auf der Kuppenspitze des Mittelfingers befindet sich der wichtige Energiepunkt KS 9 für den Kreislauf. Reiben Sie gleichzeitig an beiden Händen jeweils 30–60 Sekunden lang den Daumen gegen die Spitze des Mittelfingers. Es soll dabei ein Wärmegefühl entstehen.

2. Wenn es durch einen Temperatursturz zu Verspannungen im Nacken kommt, dann suchen Sie auf beiden Seiten den Punkt G 21 am oberen Schulterrand genau in der Mitte, einen Fingerbreit zum Rücken nach hinten. Hier greifen Sie mit dem Daumen und dem Zeigefinger den Muskel, drücken ihn zusammen und massieren ihn in kreisenden Bewegungen. Etwa 1–2 Minuten. Der Griff muss mehrmals wiederholt werden.

3. Wenn Sie durch die ersten Wintertemperaturen müde und er-

schöpft sind, dann massieren Sie den Punkt »Palast der Arbeit«. Er befindet sich an beiden Händen jeweils zwischen den Fingerknöcheln von Zeigefinger und Mittelfinger am Handrücken. Massieren Sie ihn 30–60 Sekunden, machen Sie dann eine Pause, und wiederholen Sie die Massage, bis Sie sich wieder fit fühlen.

Positive Kraft für einen tristen Wintertag

Im Oktober und November gibt es vielleicht noch einige strahlende, wärmere Tage mit relativ angenehmen Temperaturen. Im Dezember ist das höchst selten der Fall. Da wird uns die kalte Jahreszeit erstmals richtig bewusst. Draußen ist es oft düster, feucht, kalt und nebelig.

Ende November, Anfang Dezember gibt es die unwirtlichsten Wochen des Jahres. Deshalb sind auch die meisten von uns froh, wenn sie wieder vorbei sind. Das ist aber nicht richtig, denn jede Zeit ist zu kostbar, um sie bloß vorübergehen zu lassen.

Wir sollten daher die ersten ungemütlichen Winterwochen mit positiven und optimistischen Gedanken begrüßen. Wussten Sie, dass wir auch trostlose Eindrücke und triste Zeiten brauchen, damit wir die sonnigen, strahlenden Zeitabschnitte besonders genießen können?

Wenn wir es auch nicht wahrhaben wollen: Wir brauchen den Winteranfang mit seiner nassen Kälte, die uns bis in die Knochen kriecht, den Nebel, der uns die Sicht nimmt, die kahlen Bäume in der Landschaft und die braunen Blätter auf den Straßen und Gehwegen.

Denn dann genießen wir danach einen sonnigen, frostigen Wintertag und bauen eine Vorfreude auf das Frühjahr in uns auf, die uns Durchhaltekraft gibt.

Verstecken Sie sich nicht zu Hause in der warmen Stube. Nehmen Sie die herbstliche Herausforderung an, und denken Sie daran, wie wichtig es ist sich zu bewegen: Ziehen Sie sich entsprechend warm an, vergessen Sie die Kopfbedeckung nicht, und wagen Sie sich hinaus in die Natur. Lassen Sie die Kälte, die Nässe und vor allem den Nebel auf sich wirken. Das kann sehr romantisch sein!

Die Stimmung in der tristen Winterlandschaft hat noch einen Vorteil: Man beginnt bei solchen Spaziergängen zu sich selbst zu finden, denkt über sich selbst nach.

Mitunter entdeckt man bei solchen Selbstbetrachtungen Fehler, die man ablegen sollte, Entscheidungen, die rückgängig gemacht werden sollten. Der Schriftsteller Mark Twain hat einmal gesagt: »Nichts kann einem die Türe zu sich selbst besser öffnen als ein Spaziergang bei schlechtem Wetter!«

Eines allerdings hat sich im Laufe der Zeit geändert. Unsere Großeltern und Urgroßeltern haben den Aufenthalt im Nebel noch als gesund bezeichnet, vor allem für die Gesichtshaut. Davon sind wir heute weit entfernt: Durch die Umweltschadstoffe sind die Wassertropfen des Nebels mit Schmutz und aggressiven Giften angereichert, welche äußerlich die Haut und innerlich den Bronchien schaden können.

Daher gilt für den Spaziergang im November- oder im Winternebel: vorher und nachher muss die Haut gezielt geschützt, gestärkt und aufgebaut werden. Gerade in dieser unwirtlichen Jahreszeit sollte die Hautpflege aus der Apotheke kommen. Und als ideale Substanzen gegen die Auswirkungen des Nebels, der Schadstoffe und der Kälte haben sich auf Grund von Studien des amerikanischen Dermatologen Prof. Dr. Albert Kligman von der Universität Pennsylvania, USA, Wirkstoffkombinationen mit Jojoba-Öl, Aloe vera, Lavendelöl, Weizenkeimöl und den Vitaminen A und E besonders bewährt.

Es ist erwiesen, dass im November und Dezember, wenn dicker Nebel über der Landschaft brütet, bei vielen Menschen depressive Stimmungen aufkommen. Da es sich dabei nicht um Depressionen handelt, wie sie nur vom Arzt behandelt werden dürfen, gibt es mitunter kleine Tricks, um das Problem besser in den Griff zu bekommen.

Fröhliche Nahrung für trostlose Tage

Mehr Menschen als man vermutet verfallen in der trostlosen Zeit des Winteranfangs in eine depressive Stimmung und haben meist gar keinen Grund dafür.

Man kann zwar die aussichtslose Wettersituation in dieser Jahreszeit nicht ändern, aber man kann dennoch etwas tun. Es gibt Nahrungsmittel, mit denen wir an tristen Wintertagen unsere Laune bessern und depressive Verstimmungen abbauen können.

Es sind ganz einfache Tricks:

- Greifen Sie oft zu einer goldgelben Banane. Sie enthält die natürlichen Hormone Serotonin und Norepinephrin sowie viele Vitamine, Mineralstoffe und Spurenelemente, die positiv auf Nerven und Gemüt wirken. Der regelmäßige Genuss der Banane gibt Jung und Alt mehr Lebensmut und bessere Laune. Sie enthält den Bioaktivstoff Katecholamin, der zusätzlich beruhigt.

- Essen Sie regelmäßig Pellkartoffeln, nur mit etwas Kräutersalz, wenig Butter oder Topfen (Quark). Kartoffeln machen optimistisch, weil sie kaliumreich sind und Giftstoffe aus dem Organismus ableiten.

- Kaufen Sie Backwerk mit Anis. Anis macht fröhlich und vertreibt negative Gedanken. Das wusste man schon im antiken Ägypten.

- Naschen Sie einmal am Tag 1 Esslöffel Bienenhonig, und lassen Sie diesen langsam auf der Zunge zergehen. Die Spurenelemente und pflanzlichen Hormonstoffe stimmen harmonisch und bekämpfen Nervosität. Vorsicht, wenn Sie gegen Pollen allergisch sind!

- Trinken Sie Fencheltee. 1 Teelöffel gestoßene Fenchelkörner mit 1 Tasse kochendem Wasser übergießen, 10 Minuten ziehen lassen, durchseihen. Oder mischen Sie Fenchel, Anis und Kümmel zu gleichen Teilen. 1 gehäuften Teelöffel davon mit 1 Tasse kochendem Wasser übergießen, 8 Minuten ziehen lassen, durchseihen und lauwarm mit etwas Honig trinken.

- Kauen Sie Rosinen und Datteln.

- Es kann der Stimmung im Winter auch helfen, wenn Sie des Öfteren Speisen mit Hirse zubereiten. Man nannte sie bereits im Mittelalter das »fröhliche Getreide«, weil man beobachtet hatte, dass man nach dem Verzehr von Hirse einfach besser drauf war. Die Wirkung ist auf die Sonnenenergie zurückzuführen, die in der Hirse besonders gut gespeichert wird.

- Schlechte Stimmung lässt sich auch durch den regelmäßigen Genuss von Naturreis vertreiben. Der Reis mit dem Silberhäutchen enthält reichlich Magnesium und das Nerven-Vitamin B1, das sind ideale Voraussetzungen für eine bessere Laune und positives Denken.

Die Lichttherapie für zu Hause

Jetzt sind sie wieder da: die düsteren Tage ohne Sonne. Draußen ist alles grau, nass und kalt. Viele Menschen haben schlechte Laune, sind traurig oder haben eine depressive Stimmung.

Die Ursache für diese gesundheitliche Störung, oft auch mit Reizbarkeit, Spannung und Nervosität verbunden, ist der Mangel an natürlichem Licht. Künstliches Licht wird vom Organismus als Dunkelheit empfunden. Das natürliche Licht steuert im Menschen den Schlaf- und Wachrhythmus und die innere Uhr. Bekommt der Körper zu wenig natürliches Licht, erzeugt die Zirbeldrüse bereits tagsüber das Schlafhormon Melatonin, das ins Blut ausgeschüttet wird und müde macht.

Und so unterscheidet man die Herbst- und Winterdepression von der klassischen Depression: Bei der Lichtmangel-Depression hat man ein starkes Schlafbedürfnis und einen Heißhunger auf Süßes. Man nimmt zu. Bei der echten Depression nimmt man ab, kann nicht schlafen, hat keinen Appetit.

Bei sonnigem Wetter in der schönen Jahreszeit empfängt der Mensch eine Lichteinstrahlung von 100 000 Lux. An sonnenlosen Herbst- und Wintertagen beträgt die Einstrahlung 1500 Lux, in der Wohnung sogar nur 500 Lux.

Daher macht es wenig Sinn, gegen die Herbst- und Winterdepression Medikamente oder Naturarzneien einzunehmen. Prof. Dr. Siegfried F.

Die kälteren Tage im Jahr

Kaspar, Ordinarius für Psychiatrie an der Universität Wien hat seit Jahren die Lichtmangel-Erkrankung erforscht und betont: »Die beste Therapie ist die Zufuhr von Licht, das der Natur nachempfunden ist. Mit Speziallampen kann man das Lichtdefizit ausgleichen.«

Es handelt sich dabei um Lampen mit Vollspektrumlicht, auch Bright Light Energy genannt. Sie liefern eine Lichteinstrahlung von 2.500 Lux. Das entspricht der Helligkeit eines strahlenden Frühlingsmorgens. Das ist ideal zur Stimmungsaufhellung. Es gibt diese Lampen seit einigen Jahren. Früher waren sie in erster Linie für Kliniken, Kurzentren, Krankenhaus-Ambulatorien und Arzt-Praxen vorgesehen und haben entsprechend viel Geld gekostet, nämlich um die 800 bis 1000 Euro.

Die Behandlung mit Licht wird in der Medizin Bright-Light-Energy-Therapie genannt, weil sie nicht nur gute Stimmung schafft, sondern auch neue Energie gibt. Seit dem Jahr 2002 gibt es, entwickelt von der Philips-Forschung, in den großen Warenhäusern sowie in Apotheken solche Bright-Light-Lampen, die für die tägliche Bestrahlung zu Hause gedacht sind. Sie brauchen wenig Strom, liefern kein ultraviolettes Licht und sind mit Lampen ausgestattet, die über 10 000 Stunden Lebensdauer haben. Sie kosten unter 200 Euro. Namhafte Wissenschaftler, darunter auch Prof. Dr. Kaspar, fordern auf Grund ihrer Erfahrungen, dass man sich täglich 1 bis 2 Stunden bestrahlen sollte. Es wäre sinnvoll, wenn all jene, die unter einer Herbst- und Winterdepression leiden, so eine Lampe zu Hause hätten. Man bleibt während der Bestrahlung angekleidet und kann dabei lesen und arbeiten.

Das Licht der Lampe wird über Fotorezeptoren der Augen-Netzhaut aufgenommen und an die Zirbeldrüse weitergeleitet. Dadurch werden die Gute-Laune-Hormone und Botenstoffe im Gehirn verstärkt. Der gesamte Organismus wird mit Energie aufgeladen.

Nach 3 bis 7 Tagen Bestrahlung spürt man die Wirkung der Lichttherapie. Je näher man bei der Lampe sitzt, desto stärker wirkt sie. Bei einer Distanz von 20 Zentimetern erreicht man eine Lichtintensität von 10 000 Lux. Da genügt eine tägliche Bestrahlung von 30 Minuten.

GESUNDES LEBEN

Die Sonnenbank als Naturarznei im Winter

Ohne Sonne könnten wir nicht leben. Wir brauchen sie für unseren Stoffwechsel, für unsere Vitalität, für die Durchblutung der Haut, für die Bewältigung von schlechter Laune, für die Wundheilung, für die Produktion von Sexualhormonen, für die bessere Aufnahme und Verwertung von Vitaminen und Mineralstoffen aus der Nahrung, für die Produktion von Vitamin D zum Stärken der Immunkraft und für die Festigung der Knochen gegen Osteoporose.

Vollwertkost, Fisch, Pilze sowie ein bis zwei Stunden tägliche Sonnenbestrahlung auf Gesicht und Hände sorgen für eine ausreichende Zufuhr bzw. Produktion von Vitamin D. Das funktioniert im Winter nicht.

Dazu kommt noch, dass im Alter die Fähigkeit der Haut schwindet, das UV-Licht nützlich umzuwandeln. Vor allem in der zweiten Winterhälfte steigt das Risiko für einen Vitamin-D-Mangel. Das ist nicht nur schlecht für die Knochen. Wir wissen heute, dass das Vitamin D auch entscheidend beim Aufbau der Immunkraft und der guten Laune beteiligt ist.

In den sonnenarmen Monaten weisen einfache Analysen des Blutes eindeutig einen Rückgang von Vitamin D3 (Vorstufe des Vitamin D) auf. Das bedeutet eine Schwächung der Knochen, aber auch eine beeinträchtigte Muskelleistung sowie schwache Nerven.

Man kann sich dagegen natürlich vom Arzt entsprechende hochdosierte Vitamin-Präparate verschreiben lassen. Doch von der UV-Bestrahlung im Sonnenstudio hat jeder Betroffene wesentlich mehr positive Effekte.

Auf dem 107. Kongress der Deutschen Gesellschaft für Innere Medi-

Prof. Bankhofers Spezial-Tipp:

An besonders düsteren Wintertagen, wo sich die Sonne nicht blicken lässt, werden viele Menschen von trüben Gedanken verfolgt. Dagegen hilft der Duft von Rosenöl. Geben Sie 30 Tropfen auf ein Taschentuch, und schnuppern Sie tagsüber immer wieder daran.

zin in Wiesbaden hat Dr. Rolfdieter Krause von der Abteilung Naturheilkunde des Universitätsklinikums Benjamin Franklin Berlin mit Orthopäden, Röntgenologen, Pharmaexperten, Nierenspezialisten und Naturheilfachleuten aus Boston und Berlin das Ergebnis einer umfassenden Studie präsentiert. Das klare Ergebnis: Ganzkörper-Bestrahlung im Solarium ist das Mittel der Wahl gegen viele gesundheitliche Risiken in den dunklen Monaten.

Die Probanden der Studie legten sich unter ärztlicher Kontrolle zweimal die Woche auf die Sonnenbank. Die Knochenmasse nahm um 4 Prozent zu. Erhöhter und zu hoher Blutdruck sank. Bestrahlt wurde nur 10 Wochen. Die Wirkung hielt 12 Monate an.

Priv.-Doz. Dr. H.-J. Winterfeld an der Klinik für Kardiovaskuläre Chirurgie an der Charité in Berlin hat sich in den letzten 20 Jahren eingehend mit der Wirkung von Solarien befasst:

- Herz und Kreislauf sind bei jungen und alten Menschen in der kalten Jahreszeit besonders belastet. Dazu tragen überheizte Räume, Viren, vitaminarme Ernährung und mangelnde Bewegung bei. Die Sonnenbank stärkt Herz und Kreislauf. Am Universitätsklinikum Charité der Medizinischen Fakultät der Humboldt-Universität Berlin hat man nachgewiesen: Patienten, die einen Herzinfarkt überlebt oder eine Bypass-Operation hinter sich hatten, tat die Bestrahlung mit UV-B-Licht sehr gut.

- Wer sich 2-mal wöchentlich auf die Sonnenbank legt, ist weniger krankheitsanfällig gegenüber Erkältungen.

- Sonnenbank-Besucher sind beim Joggen und am Zimmerfahrrad leistungsfähiger.

- Die Durchblutung in den feinsten Blutgefäßen, die Mikrozirkulation, wird verbessert.

- Das Wohlbefinden wird gesteigert.

Dosierung eines Sonnenbades auf der Sonnenbank:

So lange man sich bei der Bestrahlung so richtig wohl fühlt. Der Körper muss aber mindestens 10 Minuten die Sonne auf sich einwirken lassen, damit die Strahlen ihre positive Wirkung zur Geltung bringen

GESUNDES LEBEN

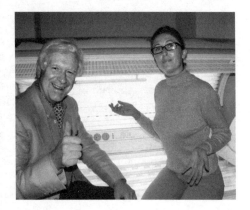

können. Der Vorteil der Sonnenbank ist, dass man die Bestrahlung exakt der Haut anpassen kann.

Die Sehnsucht des Menschen nach Licht und Sonne fürs Wohlfühlen wird umso größer, je länger der Winter dauert. Sonnenmangel führt zu Müdigkeit, zu einem verstärkten Schlafbedürfnis, zu Gereiztheit, verstärkten Ängsten, zu Antriebslosigkeit. Sonne aus der Steckdose kann da Abhilfe schaffen. Man weiß, dass bei der Bestrahlung auf der Sonnenbank verstärkt Glückshormone im Gehirn produziert werden. Das Praktische: Man kann sich zu jeder Tageszeit eine »Sonnen-Ration« holen. Der Effekt tritt nicht immer sofort nach der ersten Bestrahlung ein. Nach 3 bis 7 Tagen kann man das Wohlbefinden sogar messen.

Die Solarienhersteller haben es in den letzten Jahren verstanden – und da ist die Philips-Technologie weltweit an der Spitze –, das Lichtspektrum so zu gestalten, dass von den Geräten keine Gefahr mehr droht, wenn man sich genau an die Beratung und an die Anweisungen hält. Man hat es hier mit dosierten UV-Strahlen zu tun, die das Immunsystem stärken, aber – bei maßvoller Nutzung – keinen Schaden an der Haut anrichten können. Man kennt die Stärke der Bestrahlungslampen.

Man berücksichtigt den Zustand der Haut – ob sie vorgebräunt ist oder nicht. Man kann die Bräunungszeiten einstellen, so kann dann nichts passieren: Allerdings ist eine kompetente, fachliche Beratung notwendig. Dasselbe gilt auch für den Fachhandel beim Verkauf von Heimgeräten und praktischen Mobil-Solarien, die immer beliebter werden.

Wie oft man sich auf die Sonnenbank legt, ist eine Sache der Hautverträglichkeit. Standard ist 1-mal die Woche, eventuell 2-mal.

Bei häufigeren Besuchen im Solarium ist die Gefahr einer beschleunigten Hautaustrocknung und -alterung zu beachten.

So können Sie mit Wärme heilen

Wer an einem eiskalten, klirrenden Wintertag unterwegs ist, der weiß, wie gut es tut, dann endlich in die wohlige Wärme einer Wohnung zu kommen. Im Winter übt die Wärme auf uns eine besondere Faszination aus, weil sie uns Wohlbefinden vermittelt. Wärme ist übrigens auch ein hervorragendes und vor allem preiswertes Naturheilmittel.

Seitdem es den Menschen gibt, galt die Wärme als besonders kostbares Gut. In den Anfängen der Menschheit konnte man sich diese Wärme nur durch das Einhüllen in Felle und durch gegenseitige Massagen verschaffen. Später war das Feuer ein willkommener Wärmespender.

Im Ägypten zur Zeit der Pharaonen wusste man bereits, dass man mit Wärme die Selbstheilkräfte des Körpers aktivieren kann. Man kannte damals sogar spezielle Kräutermischungen, die im Organismus Wärme erzeugten. Die Römer in der Antike waren die Ersten, die ganz gezielt heiße Thermalquellen zu Kurbädern ausbauten und die das heiße Wasser im Kampf gegen Rheuma und Gelenkbeschwerden einsetzten.

Um 1900 wurde die Wärme als Heilmittel nur von Naturheilern propagiert. Mit dem Trend zur Naturmedizin hat auch die Schulmedizin wieder die Wärme entdeckt. Heute ist sie anerkannter Bestandteil zahlreicher Therapien. Noch niemals fanden Thermalbäder einen derartigen Zustrom wie heute. Es werden dort vor allem Erfolge bei der Behandlung von Wirbelsäulenproblemen, rheumatischen Erkrankungen und Gelenkbeschwerden erzielt. Aber auch Verspannungen – vielfach durch Stress verursacht – können erfolgreich mit Wärme behandelt werden.

In der Sauna kann man Erkältungskrankheiten vorbeugen. Sämtliche Stoffwechselvorgänge werden angekurbelt. Die natürlichen Abwehrkräfte werden gestärkt.

Stress und Nervosität werden abgebaut. Man stärkt Herz und Kreislauf. Jedoch ist das Saunieren bei Venenerkrankungen verboten – bei allen Herz-Kreislauf-Erkrankungen vorher den Arzt fragen und niemals erkältet oder krank die Sauna aufsuchen.

Bei rheumatischen, chronischen Beschwerden hat sich auch die Rotlicht-Bestrahlung bewährt. Es entsteht dabei eine tiefgehende Erwärmung. Die bestrahlten Körperstellen werden besser durchblutet. Eine ideale Behandlungsmethode bei Gelenk- und Muskelschmerzen.

Sehr beliebt für die Selbstbehandlung von rheumatischen Beschwerden zu Hause – am besten in Absprache mit dem Arzt – sind Wärmepflaster oder Fangopackungen aus der Apotheke.

Aber auch viele Einreibetinkturen, Cremes und Salben aus der Apotheke, die man bei rheumatischen Beschwerden und Gelenkschmerzen aufträgt, wirken nach dem Prinzip der Wärme. Sie aktivieren die Durchblutung des Gewebes und schaffen Wärme. Man kann diese Erwärmung an der Haut sogar messen.

Die klassische Art, im Winter dem Körper wohltuende Wärme zuzuführen, ist die des Wannenbades, für das der Apotheker viele gesunde Kräuterzugaben bereit hält. Für Heilzwecke sollte man 20 Minuten in der Badewanne im warmen Wasser zubringen, dann abtrocknen und 1 Stunde im Bett nachschwitzen.

Warme oder heiße Bäder sind bei Venenerkrankungen (Krampfadern) verboten. Menschen mit Herz-Kreislauf-Erkrankungen sollen kein Vollbad, sondern nur ein Halbbad nehmen. Vollbäder belasten den Kreislauf.

Wir sollten auch – sozusagen als erste wohltuende Hilfe bei Verdauungsstörungen – wieder das gute alte Hausmittel der Gummi-Wärmflasche, gefüllt mit heißem Wasser, einsetzen. Man legt sie auf und fühlt sich gleich besser. Wo liegt das Geheimnis der heilenden Wärme? Ganz einfach: Wärme fördert die Durchblutung der Gefäße. Es werden mehr Nährstoffe und Sauerstoff zugeführt, mehr Giftstoffe abtransportiert. Allein damit wird bereits eine Selbstheilung eingeleitet. Wärme wirkt aber auch entkrampfend und entspannend. Das allein kann schon Schmerzen beseitigen.

Ein weiterer wesentlicher Effekt der Wärme:

Durch die Wärmezufuhr entsteht im Organismus ein künstliches Fieber, werden Krankheitserreger abgetötet oder geschwächt und schneller ausgeschieden. Parallel werden die Abwehrkräfte gestärkt.

Stärken Sie Ihre Immunkraft für den Winter

Wir können nur dann gesund durch die kalte Jahreszeit kommen, wenn wir starke natürliche Abwehrkräfte haben, wenn unser Immunsystem funktioniert.

Das Immunsystem schützt uns rund um die Uhr vor Krankheiten, besser gesagt vor Krankheitserregern, die in den Organismus gelangen. Dafür verfügen wir über ein ganzes Netzwerk an Abwehrmöglichkeiten: Abwehrzellen (Lymphozyten, T-Lymphozyten und B-Lymphozyten, auch Killerzellen genannt, Makrophagen und Granulozyten, auch Fresszellen genannt) und sie sind alle durch Botenstoffe, Zytokine, miteinander in Verbindung.

Die Immunologie hat im Laufe der Jahrzehnte den Mechanismus des Abwehrsystems entdeckt: Hinter dem Brustbein sitzt die Thymusdrüse. Sie ist die Schaltzentrale für die Immunabwehr. Vom Rückenmark werden neue Zellen hierher geschleust und wie in einer Schule zu Abwehrzellen herangebildet.

Aber: Die Thymusdrüse bildet sich schon von der Pubertät an wieder zurück, ihre Leistungen für das Immunsystem werden schwächer. Daher müssen wir alles vermeiden, was das Immunsystem schwächt, und dafür sorgen, dass unsere Abwehrzellen aktiv bleiben und Kraft haben.

Das kann man tun, um das Immunsystem zu schützen:

- Ständigen Stress, Ärger und körperliche Überanstrengung meiden.

- Ausreichend und ungestört schlafen.

- Lachen, fröhlich sein. Am Europäischen Zentrum für Immun-Therapie hat man eine Studie durchgeführt: Menschen, die lustige Filme zu sehen bekamen, hatten eine messbar bessere Immunkraft. Bei denen, die tragische Filme anschauten, sank die Zahl der Abwehrzellen.

- Sport treiben, am besten im Freien. Ideal im Winter sind Wandern und Joggen. Der Körper muss gleichmäßig belastet werden. Kraft- und Hochleistungssport schwächen das Immunsystem.

- Atemübungen im Freien durchführen.

- Härten Sie den Körper mit Kneipp-Anwendungen ab, z.B. mit Wassertreten am Morgen. Lassen Sie knietief kaltes Wasser in die Badewanne ein, oder füllen Sie einen Fußkneipper mit kaltem Wasser. Steigen Sie im Storchenschritt 30 Sekunden darin umher.

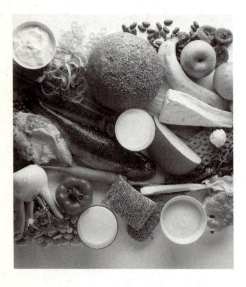

Das kann man tun, um gezielt zum Winteranfang das Immunsystem aufzubauen und zu stärken:

- Mit einer gesunden Ernährung: reichlich Obst und Gemüse essen, 5 kleine Mahlzeiten am Tag, Fett und zu viel Fleisch sowie Konservierungsstoffe im Essen meiden.

- Erkälteten aus dem Weg gehen.

- Ihre Hände oft waschen, denn daran sind viele Krankheitserreger.

- Vitamine zu sich nehmen. An sich sind alle Vitamine im Verbund wichtig, besonders aber A, Betacarotin, E und C. Vitamin C schützt die Zellflüssigkeit, A und Betacarotin die Zellstruktur, E die Zellwand. Eine zentrale Rolle aber spielt das Vitamin C: Unsere Abwehrzellen – vor allem die Granulozyten – brauchen große Mengen an Vitamin C als Sprit, um arbeiten zu können. Daher macht es in Zeiten grippaler Erkältungen Sinn, jeden Tag zwischen 100 und 200 mg Vitamin C aufzunehmen: 3 Orangen, 5 Kiwis, 2 Paprikaschoten, 3 Gabeln Sauerkraut.

- Raucher brauchen 3-mal so viel Vitamin C, denn Nikotin zerstört es. In extremen Winterszeiten raten viele Ärzte täglich zu 1000 mg Vitamin C aus der Apotheke. Vitamin B6 ist ebenfalls wichtig für die Immunkraft im

Winter: Bananen, und Weizenkeime enthalten viel Vitamin B6.

- Aufnahme von Mineralstoffen und Spurenelementen: Zink ist sehr wichtig für die Immunkraft. Das erklärt auch, warum unsere Großmütter bei Erkältungen Hühnersuppe mit Fleischstücken empfohlen haben. Da sind große Mengen an Zink drinnen. Zink ist auch in Milch- und Vollkornprodukten enthalten. Wichtig für die Immunkraft ist auch Selen (enthalten in Knoblauch und Meeresfisch), das betont Prof. Schrauzer von der Universität San Diego, Kalifornien, USA.

Tee-Trinken für die Gesundheit

Jetzt hat der Tee wieder Hochsaison. Draußen ist es ungemütlich. In der Wohnung sitzt man bei einer heißen Tasse Tee. Doch Tee ist nicht nur ein Genussmittel, das man zur Entspannung, zum Warmmachen trinkt, Tee ist auch eine Naturarznei.

Kräutertees sind flüssige Arzneien. Enzyme, Gerb-, Farb- und Geruchsstoffe, vor allem ätherische Öle geben Kräutern ihre Wirkkraft. Sie enthalten auch Vitamine, Mineralstoffe und Spurenelemente. Es gibt 3 Arten für die Zubereitung von Kräutertees:

Prof. Bankhofers Spezial-Tipp:

Im Herbst und Winter kommt es bei vielen Menschen zu einem Ansteigen der Cholesterinwerte. Dagegen kann man vorbeugend Folgendes tun: Essen Sie über den Tag verteilt 5 Äpfel. Das Pektin im Apfel senkt das Blutfett.

1. Überbrühen (der Absud): 1 Teelöffel Teekraut mit 1 Tasse kochendem Wasser überbrühen, zugedeckt 8 bis 15 Minuten ziehen lassen. Dann durchseihen und lauwarm trinken. Die meisten Tees werden so zubereitet.

2. Aufkochen (die Abkochung): 2–3 Esslöffel Teekraut einmal in 1 Liter Wasser aufkochen, 2–3 Minuten kochen, dann 10 Minuten ziehen lassen, durchseihen und lauwarm trinken. Beispiel: Vor allem Wurzel- und Rindentees.

3. Kalt ansetzen (der Kaltansatz): Das Teekraut mindestens 3 Stunden, besser aber über Nacht, in kaltem Wasser ansetzen. Dann durchseihen, leicht erwärmen und trinken. Beispiel: Schleimdrogen wie Eibisch.

Teezubereitung: Frische Kräuter – gewaschen und klein gehackt – dürfen nicht länger als 1–2 Minuten ziehen, getrocknete müssen meistens 8–10 Minuten ziehen.

Kräutertees werden am besten ungesüßt oder mit etwas Honig oder Ahornsirup gesüßt getrunken. Kräutertees sollte man niemals länger als 3 Wochen täglich trinken, sonst gewöhnt sich der Organismus an die Inhaltsstoffe und reagiert nicht mehr darauf.

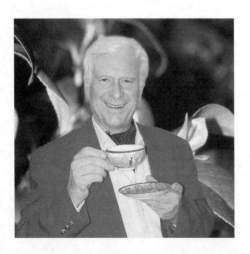

Welche Heilkräutertees setzt man im Winter wogegen ein?

Kamillentee: nur für Magen- und Darmstörungen (Gastritis) – Rollkur

Baldriantee: gegen Schlafprobleme

Basilikumtee: gegen Blähungen

Melissentee: beruhigt, bringt besseren Schlaf

Brennnesseltee: zum Entschlacken

Löwenzahntee: zum Stärken der Leber

Mariendisteltee: ebenfalls zur Leberstärkung

Eibischwurzeltee: gegen Heiserkeit, Halsschmerzen, entzündete Mundschleimhaut

Gänsefingerkrauttee: gegen die schmerzhaften Tage der Frau

Hagebuttentee: gegen Erkältungen, besonders reich an Vitamin C

Himbeerblättertee: schweißtreibend

Lindenblütentee: schweißtreibend

Holunderblütentee: gegen Schnupfen und grippalen Infekt

Johanniskrauttee: gegen depressive Verstimmungen, schlechte Laune

Lavendeltee: zur Nervenberuhigung

Hibiskusblütentee: beruhigend

Pfefferminztee: stärkt den Magen, gegen Blähungen, Magenkrämpfe

Salbeitee: gegen Entzündungen im Hals- und Rachenbereich, immunstärkend und atemwegsstärkend

Spitzwegerichtee: gegen Bronchitis

Zinnkrauttee: für schöne Nägel und Haare

Fencheltee: gegen Blähungen

Anis-Fenchel-Kümmel-Tee (zu gleichen Teilen): gegen schlechte Laune

Apfelschalentee: gegen leichte Erkältungen, erfrischend

So stärken wir unsere Atemwege für den Winter

Wenn es draußen nass, kalt und ungemütlich ist, dann sind sehr oft unsere Atemwege in Mitleidenschaft gezogen und gefährdet. Die Bronchitis geht um. Husten und Verschleimung sind bei vielen an der Tagesordnung. Wir spüren eine quälende Enge in der Brust, können nicht richtig durchatmen. Kann man eigentlich vorbeugend etwas für die Atemwege tun? Ja, das kann man. Ich sage Ihnen, wie man es richtig macht und wie man einer Reihe von Erkrankungen zum Winteranfang vorbeugen kann.

Ein erwachsener Mensch hat rund 300 Millionen Lungenbläschen, die ihn mit lebenswichtigem Sauerstoff versorgen. Die Gesamtfläche all dieser Lungenbläschen entspricht der Größe eines Fußballplatzes. Bei jedem Infekt, der nicht richtig ausheilt, geht wertvolles Lungengewebe verloren. Auf diese Weise wird das Atemfeld des Menschen kleiner.

Sie sollten daher regelmäßig messen, wie groß Ihre Atem-Kapazität ist. Das geht ganz einfach. Wenn Sie morgens im Badezimmer laut ein

Schlagerlied mit dem Radio mitsingen können und nicht außer Atem kommen oder wenn Sie aus der Entfernung von 1 Meter eine brennende Kerze ausblasen können, dann ist alles in Ordnung. Schaffen Sie es nicht, dann sollten Sie zum HNO-Arzt gehen. Zum Messen des Atemvolumens gibt es ein Gerät: das Peakflow-Meter oder den Pulmo-Test. Das ist ein Gerät, in das man hineinbläst und von einer Skala oder von Farben ablesen kann, ob man einen idealen Atemstoß hat oder nicht. Das Gerät kann man auch in der Apotheke kaufen.

Die verstärkte Umweltbelastung durch Hausbrand, durch Schmutz, der aus so vielen Schornsteinen kommt, belastet besonders im Winter die Atemwege. Auch die Auto-Auspuffgase bleiben bei Schlechtwetter in Atemhöhe.

Ja, und dann herrscht in vielen Wohnungen in der kalten Jahreszeit entsetzlich schlechte Luft durch Rauchen, zu wenig und falsches Lüften, zu trockene Luft auf Grund der Zentralheizungen.

Und das können Sie für die Atemwege vorbeugend tun:

Man kann mit einer Salbeitee-Kur die Atemwege stärken. Zu diesem Zweck sollte man jeweils 3 Tage über den Tag verteilt 1 Liter Salbeitee trinken. Nicht viel länger, da er viele Bitter- und Gerbstoffe enthält.

Zubereitung: Morgens 1 Liter kaltes Wasser zustellen, 2 gehäufte Esslöffel Salbeiblätter aus der Apotheke dazugeben, das Ganze zum Kochen bringen und dann 3 Minuten kochen lassen. Durchseihen, etwas abkühlen lassen und 1/4 Liter gleich trinken. Den Rest in eine Thermosflasche füllen und über den Tag verteilt trinken.

Kinder werden oft mit verschiedenen Salben und Tinkturen eingerieben, wenn sie Atemwegsprobleme haben. Auch dies stärkt die gesunden Atemwege. Beim allerersten Anzeichen von Husten oder Bronchitis massiert man Propolis-Salbe, Eukalyptus-Tinktur oder asiatischen Tigerbalm auf Brust und Rücken ein. Untersuchungen von Prof. Dr. Schneeweiß in Berlin haben ergeben, dass die Inhaltsstoffe der Natursubstanzen sowohl durch die Atemwege als auch durch die Hautporen in den Körper gelangen.

Die kälteren Tage im Jahr

Die effektivste Aufbau-Therapie für gesunde und bereits erkrankte Atemwege ist und bleibt das Inhalieren. Da gibt es verschiedene Möglichkeiten. Viele denken beim Wort Inhalieren immer nur an die klassische Art, und die geht so: Man nimmt einen Küchentopf oder einen Kunststoff-Inhalator aus der Apotheke, der nicht viel kostet. Da gibt man 20–30 Tropfen Eukalyptusöl oder Teebaumöl hinein. Dann gießt man 1/4 bis 1/2 Liter heißes Wasser auf und atmet 10 Minuten lang die aufsteigenden Dämpfe ein. Die ätherischen Öle vom Eukalyptus- oder vom Teebaumöl gelangen tief in die Atemwege.

Dr. Uwe Juergens von der Universität Bonn hat kürzlich nachgewiesen: Der von Reizstoffen befreite, gereinigte und isolierte Hauptwirkstoff Soledum-Cineol aus dem Eukalyptus-Blatt lindert nicht nur Atembeschwerden und löst den Schleim, sondern wirkt auch entzündungshemmend, z.B. auch bei Raucher-Husten. Eukalyptus stärkt die natürlichen Abwehrkräfte der Atemwege.

Wie oft sollte man inhalieren, um vorzubeugen? Wie oft, wenn man bereits erkältet ist?

Zur Vorbeugung 1-mal am Tag, am besten abends vor dem Zu-Bett-Gehen. Wenn man bereits Atemwegsprobleme hat, 2- bis 3-mal am Tag. Man muss da aber sehr vorsichtig sein. Danach darf man 1–2 Stunden nicht ins Freie, sonst erkältet man sich erst recht. Ideal ist es, wenn man sich anschließend ins Bett legt. Besonders vorsichtig muss man sein, wenn Kinder inhalieren sollen. Lassen Sie Kinder niemals mit dem Gefäß mit heißem Wasser allein. Es kann zu schlimmen Verbrühungen kommen.

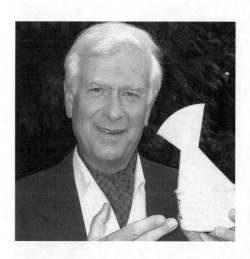

Unsere Großmütter haben uns immer eine Decke über den Kopf ge-

GESUNDES LEBEN

stülpt, wenn wir heiße Dämpfe inhaliert haben. Davor warnen heute viele Ärzte.

Es wird sehr heiß unter der Decke, und es kann zu Kreislaufstörungen kommen. Besser ist es, einen Schirm kurz am Griff knapp über den Kopf zu halten. Da hat man rundherum Luft.

Es gibt aber noch andere Möglichkeiten des Inhalierens, an die man oft gar nicht denkt, die aber so logisch und hilfreich sind:

- Inhalation im Wannenbad:

  Man bereitet ein schönes Wannenbad vor, setzt sich hinein, träufelt dann 20 Tropfen Eukalyptus-Tinktur oder Teebaumöl auf die Wasseroberfläche, atmet entspannt und tief durch.

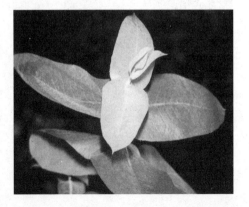

- Inhalation aus der Raumluft:

  Man stellt einen kleinen Teller oder eine Dessertschale mit Wasser oder mit einem Wattebausch auf. Da drauf kommen 30 Tropfen Eukalyptus-Tinktur oder Teebaumöl. Die ätherischen Öle steigen auf, werden aus der Raumluft eingeatmet und wirken auf die Atemwege.

- Die Taschentuch-Inhalation:

  Wenn man beruflich unterwegs ist, dann gibt man mehrmals am Tag 5 Tropfen Eukalyptus- oder Teebaumöl auf ein Stoff-Taschentuch, trägt es immer bei sich und schnuppert regelmäßig daran.

Wenn jemand kein Eukalyptus- oder Teebaumöl zu Hause hat, dennoch seine Atemwege stärken und zugleich die Atemluft verbessern will, für den gibt es ganz einfache Hausmittel, die immer da sind.

Man inhaliert die ätherischen Öle der Zwiebel. Sie geben den Atemwegen neue Kraft. Man schneidet eine Zwiebel in Würfel, gibt sie in heißes Wasser, lässt sie einmal kräftig aufkochen, zieht den Topf dann von der Herdplatte und atmet die aufsteigenden Dämpfe etwa 10 Minuten lang ein.

Oder man nimmt eine Orange und eine Hand voll Gewürznelken und bespickt die Orange rundum mit den Gewürznelken. Dann stellt man mehrere solcher Orangen in der Wohnung auf. Das riecht nicht nur wunderbar, sondern baut auch die Abwehrkräfte der Atemwege auf.

Es ist gar nicht schwer, in der kalten Jahreszeit etwas für die gefährdeten Atemwege zu tun.

Freuen Sie sich auf den ersten Schnupfen!

Gehören Sie zu jenen glücklichen Menschen, die Jahr für Jahr in den ersten Winterwochen noch kerngesund umherlaufen? Oder haben Sie immer schon sehr früh Schnupfen, Husten, Halsschmerzen? Diese Beschwerden haben in der kalten Jahreszeit Hochsaison. Das Papiertaschentuch wird zum am meisten gebrauchten Gegenstand.

Freuen Sie sich über Ihren Schnupfen. Wenn Sie nämlich jetzt an einer relativ belanglosen Infektion erkrankt sind, baut der Organismus eifrig Abwehrstoffe auf. Und in vielen Fällen haben Sie dann aller Voraussicht nach den ganzen Winter keine weitere Erkältung.

Heute weiß man, dass ein Schnupfen durch 5–6 Misch-Viren hervorgerufen wird, und gegen all diese Viren werden sofort Abwehrkörper aufgebaut.

Freuen Sie sich also über Ihren ersten Schnupfen!

Prof. Bankhofers Spezial-Tipp:

Sind Sie den ganzen Tag von Kollegen umgeben, die erkältet sind? Dann sollten Sie nicht aus demselben Glas trinken, ja nicht einmal denselben Kugelschreiber verwenden. Daran befinden sich Heerscharen von Viren und Bakterien.

Allerdings:

- Spielen Sie nicht den Helden. Bleiben Sie bei Erkältungen ein, zwei Tage zu Hause. Herz und Kreislauf werden belastet. Der Körper braucht Ruhe und Erholung. Beruf und Freizeitsport müssen Pause machen.

- Wer absolut nichts gegen die erste Wintererkältung unternimmt, läuft Gefahr, dass aus wenigen Tagen des Unwohlseins viele beschwerliche Wochen werden.

- Schnupfen, Husten, Heiserkeit und andere kleinere Infekte können fast immer von jedem selbst auskuriert werden. Das gilt natürlich nicht für kränkliche Senioren, für Kinder und Patienten mit anderen Leiden. Für einen sonst Gesunden gilt die Regel: Wenn das Fieber 39 °C überschreitet, dann muss der Arzt gerufen werden.

Ausnahme: Bei Kindern, die schon einen Fieberkrampf hatten, muss der Arzt schon bei 38 °C gerufen werden.

Und das sind bewährte Mittel gegen Schnupfen und andere leichte Erkältungen:

Als erste Maßnahme:

Ein ansteigendes Fußbad: Fußkneipper oder großen Eimer, in dem die Beine gut Platz haben, in die Badewanne stellen und mit lauwarmem Wasser füllen. Bequem dazusetzen, Beine hineingeben und im Laufe einer viertel Stunde langsam heißes Wasser zulaufen lassen (Gefäß wird überlaufen), bis ca. 40 bis 42 °C erreicht sind. 5 Minuten im sehr warmen Wasser bleiben, anschließend abtrocknen. Gummi-Wärmflasche ins Kreuz, eine Wollmütze bis in die Stirn. 1/4 Liter heißen Lindenblütentee mit 2 Teelöffeln Melissengeist (nach dem klassischen Rezept der Kölner Klosterfrau Maria Clementine Martin) und 2 Teelöffeln Honig trinken. Dann ab ins Bett und »gesund« schlafen.

Essen Sie viel Obst und Gemüse, das reich an Vitamin C ist: Kiwis, Orangen, Paprika, Sauerkraut.

Bewegung ist Leben: Die idealen Sportarten im Winter

Im Winter laufen viele von uns Gefahr, sich zu wenig zu bewegen. Das schadet der Gesundheit. Beim Sport produziert unser Gehirn Glückshormone, so genannte Endorphine. Sie lassen uns die kalte, unwirtliche Zeit leichter ertragen.

Laufen stärkt das Herz

Hohe Blutfettwerte, Bluthochdruck, Herzinfarkt, Stress, Umweltgifte bedrohen uns in der kalten Jahreszeit besonders. Ein wirksames Mittel der Vorbeugung ist die regelmäßige Bewegung in sauerstoffreicher Luft. Die preiswerteste und einfachste Möglichkeit ist das Laufen. Beim Laufen kann man einen ganzen Liter mehr Luft nutzen, als wenn man keine Bewegung macht. Beim Laufen entwickelt sich die Lunge kräftiger.

Das Blut bekommt mehr Sauerstoff, der dann den Zellen zugeführt wird. Das Herz wird leistungsfähiger. Die Arterien werden weiter und elastischer. Der Kreislauf wird verbessert.

Einige Tipps zum Laufen:

- Wenn es kalt ist, muss man beim Laufen warme Unterwäsche, eine Kopfbedeckung, Handschuhe und warme Socken tragen.

- Laufen Sie, wenn Sie Gelegenheit haben, nicht allein, sondern mit einem Partner oder einer Gruppe. Laufen kann jeder, der Spaß daran hat: Wer gesund ist, kann sofort damit beginnen. Wer ein Leiden hat, muss unbedingt vorher seinen Arzt fragen. Kinder und Senioren laufen besser kürzere und ebene Strecken. Laufen muss man lernen. Am Anfang bewegt man sich verkrampft, man bekommt keine Luft. Man läuft und atmet zu hektisch, man verspürt immer wieder Seitenstechen.

Daher ist wichtig:

- Finden Sie einen natürlichen Laufstil. Man sollte mit dem Vorderfuß auf dem Zehenballen auftreten. Das Bein sollte leicht angewinkelt sein, damit sich der Körper kraftvoll wieder abstoßen kann.

- Atmen Sie richtig. Durch die Nase wird eingeatmet, damit die Luft gefiltert wird. Durch den Mund wird ausgeatmet. Gewöhnen Sie sich einen Schrittrhythmus an: Bei jedem zweiten rechten Schritt wird eingeatmet, bei jedem zweiten linken Schritt ausgeatmet.

- Bewegen Sie beim Laufen die Arme richtig. Die Arme bestimmen den Laufrhythmus. Sie sollen abgewinkelt sein. Die Unterarme pendeln zwischen Taille und Brust, die Ellenbogen haben

Tuchfühlung zum Körper. Hände sind locker, Daumen zeigen nach oben.

- Wenn Sie mit dem Laufen etwas für Ihre Gesundheit tun wollen, übertreiben Sie nicht, und beginnen Sie Ihr Training langsam und vorsichtig. Am besten 1 Minute laufen, 1 Minute gehen, 2 Minuten laufen, 2 Minuten gehen und so weiter.

Eislaufen fördert die Konzentration

In der kalten Jahreszeit zieht es alljährlich Menschen jeden Alters auf öffentliche Eisplätze oder Eislaufbahnen. Denn wer einmal mit dem Eislaufen begonnen hat, der bleibt diesem Sport treu. Wer Schlittschuh läuft, kann eine Menge für seine Gesundheit tun. Wenn man im Freien läuft, dann härtet die intensive Bewegung an frischer, trockener und kalter Luft den Körper ab.

Das stärkt die Abwehrkraft gegen Erkältungskrankheiten. Eislaufen regt den Blutkreislauf an. Herz und Lunge werden gekräftigt. Die gesamte Muskulatur kommt in Bewegung. Besonders gestärkt werden die Muskeln der Oberschenkel, der Hüften und des Rückens. Beim Eislaufen lernt man ein gutes Gleichgewichtsgefühl. Gewandtheit und Konzentrationsfähigkeit werden gefördert.

Eislaufen kann aber auch gefährlich sein. Wenn man nicht vorsichtig genug auf dem Eis unterwegs ist, kann es zu unangenehmen Sturzverletzungen kommen. Am häufigsten sind Prellungen der Hüft- und Ellenbogengelenke, Verstauchungen der Knie- und Sprunggelenke bei verunglückten Landungen und Schnittverletzungen durch die Kanten eines Schlittschuhs. Mit einiger Vor- und Rücksicht können diese Gefahren auf ein Minimum reduziert werden.

Wandern im Winter ist das beste Beintraining

Gehen ist die natürlichste Möglichkeit für den Menschen sich fortzubewegen. Wenn man es zum Freizeitsport ausbauen möchte, dann spricht man vom Wandern, in den USA vom Walking. Wandern ist das ganze Jahr über eine beliebte Bewegungsart für die ganze Familie am Wochenende.

Vielleicht tun Sie es gern und wissen gar nicht, wie gesund es ist. Es gibt zweifelsohne Freizeitsportarten, die faszinierender und aufregender sind als das Wandern.

Man leistet nichts Sensationelles, muss sich auch nicht groß anstrengen oder selbst überwinden. Es besteht auch nicht die Gefahr, dass man gefährlich übertreibt und sich schadet, wenn man von einem Muskelkater absieht.

Wandern kann jeder, ob Kleinkind, Schulkind, Frauen und Männer in den besten Jahren sowie Menschen im hohen Alter. Fürs Wandern braucht man keine teure Ausstattung: Wichtig sind feste Schuhe und eine Kopfbedeckung.

Gesundheitliche Bedeutung des Wanderns

Der ganze Körper wird dabei trainiert, die Beine allerdings am meisten. Die Muskulatur der Beine wird sanft und gleichmäßig durchblutet sowie elastisch gehalten. Es gibt dabei keine Gefahr einer Muskelzerrung oder eines Muskelrisses.

Da der Fuß ständig Bodenkontakt hat, werden die Fußsohlen massiert, und über die nachgewiesenen Re-

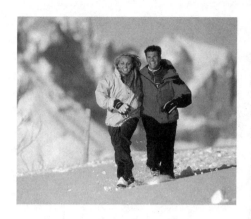

flexzonen werden Muskeln, Wirbelsäule und alle inneren Organe positiv beeinflusst. Kräftige Schritte spürt man bis ins Gesäß.

Das ist ein Beweis, dass beim Wandern Becken-, Gesäß- und Bauchmuskulatur angeregt werden, wobei auch die Verdauung gefördert wird. Interessant ist, dass auch die locker mitschwingenden Arme besser durchblutet werden und zugleich sich Schultern und Nacken entspannen.

Bänder, Gelenke und Sehnen werden schonend gestärkt. Es kann dabei keine Verletzungen wie beim Laufen geben, wenn man einen Fehltritt macht und stürzt. Es können daher auch all jene wandern, die schwache Bänder oder einen Bandscheibenschaden haben.

Wandern ist eine stoßfreie Bewegungsart. Man muss dabei den ganzen Fuß von der Ferse bis zu den Zehen einsetzen. Wer wandert um abzunehmen, der muss sich ganz schön anstrengen.

Wenn man 1 Stunde wandert, baut man bloß 300 Kalorien ab. Wer allerdings regelmäßig wandert und auch im Alltag nicht jeden Meter mit dem Auto fährt, der kann mit dem Gehen einiges erreichen. Und an einem kalten Wintertag funktioniert das ganz besonders gut, weil die Kälte auch beim Fettverbrennen mithilft.

Wandern stärkt den Kreislauf, fördert die Sauerstoffaufnahme, aktiviert Lunge und Herz, baut Stress ab, macht die Muskeln geschmeidig und fördert die allgemeine Konstitution sowie den Schlaf.

Ältere Menschen sowie Kinder sollten als kleine Hilfe einen Wanderstock benutzen. Wer wandert, der sollte so wenig wie möglich tragen und wenn, dann sollte das Gepäck gleichmäßig in einem Rucksack verteilt sein.

Wandern Sie vor allem in sauerstoffreicher Luft, fern von Industriegebieten und starkem Straßenverkehr.

Langlaufen tut den Venen gut

Wenn Sie seit Jahrzehnten oder seit Jahren ein begeisterter Schiläufer sind, der die steilsten Hänge hinunterflitzt, dann werden Sie sich davon nicht abhalten lassen und jeden Winter mächtigen Spaß dabei haben. Wenn Sie aber nicht so schifest sind oder gar erst mit dem Wintersport auf zwei Brettern im Schnee beginnen wollen, dann sollten Sie genau überlegen, wofür Sie sich entscheiden, vor allem dann, wenn Sie schwache Venen haben.

Streichen Sie nach Möglichkeit den alpinen Schilauf aus Ihrem Winter-Freizeit-Programm. Diese Sportart ist nicht sehr venenfreundlich. Gerade bei schnellen Abfahrten in kurzen, engen Schwüngen entsteht ein hoher Kraftdruck auf die Beine, wobei die geschwächten Venen überlastet werden. Auf harten, eisigen Pisten oder auf so genannten Buckelpisten wirken sich die harten Stöße negativ auf das empfindliche Venengewebe aus. Außerdem gibt es beim Alpin-Schisport ein relativ hohes Verletzungsrisiko. Wenn man sich das Bein bricht oder wenn es zu einer Verstauchung kommt, muss das betroffene Bein längere Zeit ruhig gestellt werden. Und das ist bei schwachen Venen extrem ungünstig für die Gesundheit. Beim Alpin-Schisport sind außerdem Füße und Unterschenkel in den Schischuhen oft extrem eingeschnürt. Das hemmt den Blutfluss. Ein ideales Venen-Training im Schnee ist der Schi-Langlauf. Er ermöglicht es dem Venen-Patienten, in tief verschneiter Landschaft Sport und Spaß zu erleben. Ein Winterurlaub im Schnee ist ja grundsätzlich eine ideale Gelegenheit, etwas für die Gesundheit zu tun. Davon haben Herz, Kreislauf, Atmung und Muskulatur viele Vorteile. Für den Venen-Patienten ist dabei wichtig, dass die Beinmuskeln intensiv beansprucht und trainiert werden. Die Venen werden auf diese Weise gefestigt, ihre Pumpleistung wird bestens unterstützt und gefördert.

Beim Schilanglauf wird die gesamte Körpermuskulatur über einen längeren Zeitraum rhythmisch-dynamisch bewegt und gekräftigt. Langlaufen kann man leicht lernen. Es wird auch von reiferen Menschen schnell beherrscht. Das Verletzungsrisiko ist gering. Durch das gleichmäßige Vorwärtsgehen und Vorwärtsgleiten auf den Schiern werden die Wadenmuskeln abwechselnd angespannt und wieder entspannt. Bei jeder Anspannung üben die Muskeln einen kurzen Druck auf die Venen aus. Durch diesen Druck wird das Blut aus den Beinen herausgepumpt. Durch diese Arbeit der Wadenmuskel-Venenpumpe kommt der Bluttransport aus den Beinen in Schwung. Vorhandene Stauungen in den Beinen können auf diese Weise abgebaut werden.

Damit die Muskelarbeit bei einem geschwächten Gewebe nicht vergebens gefördert wird, ist es notwendig, dass es einen äußeren Gegendruck gibt. Und den können beim Langlaufen Kompressionsstrümpfe schaffen.

Mit gesunden Beinen durch den Winter

Wenn von Venen-Erkrankungen die Rede ist, dann denkt man in erster Linie, wie sehr die Betroffenen an heißen Sommertagen leiden. Dabei ist speziell der Winter für die belasteten Beine vielfach eine Qual:

- In der kalten Jahreszeit werden die Beine in warme Strümpfe, in enge hohe Stiefel, in die beliebten Moon-Boots und in enge Schihosen gepackt.

GESUNDES LEBEN

- Öffentliche Verkehrsmittel, Wohnungen und Arbeitsräume sind überheizt, und die Wärme kommt sehr oft direkt von unten auf die Beine, wenn eine Fußbodenheizung vorhanden ist.

- An so manchem kalten Wintertag zieht man sich ins Badezimmer zurück und legt sich in die Wanne, um ein schönes, heißes Vollbad zu genießen. (Bei Krampfadern verboten!)

- Oder man wärmt sich in der Sauna so richtig auf. Saunieren schadet den Venen! Die Venen weiten sich in der Hitze der Sauna aus.

- Wenn man durchgefroren nach Hause kommt, setzt man sich hin und legt oft die Beine auf die Heizung.

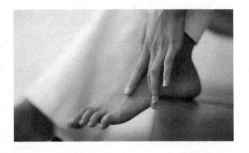

Es soll im Winter keiner frieren. Aber die allzu große Nähe zu den Wärmequellen schadet den Venen. Die Wärme wirkt gefäßerweiternd und fördert eine vorhandene Venenschwäche. Die Probleme, die man sonst bei hohen Temperaturen im Sommer hat, setzen sich daher im Winter fort und belasten den Zustand der Venen. Dazu kommt noch, dass die meisten von uns speziell im Winter viel zu wenig Bewegung machen.

Das müssen Sie im Interesse Ihrer Beine und speziell der Venen in der kalten Jahreszeit beachten:

- Auch wenn es draußen stürmt und schneit, wenn klirrende Kälte herrscht, verkriechen Sie sich nicht in der warmen Wohnung. Die Wärme und der Bewegungsmangel sind sehr schädlich für die Venen. Gehen Sie hinaus ins Freie, und machen Sie Spaziergänge an der frischen Luft.

- Stapfen Sie durch den hohen Schnee. Dabei müssen Sie die Knie anheben. Das aktiviert die Wadenmuskulatur, die das Blut aus den Beinen pumpt.

- Tragen Sie im Winter keine engen und hohen Stiefel. Wenn Sie warme, feste Schuhe tragen, dann ziehen Sie diese sofort aus, sobald Sie einen Raum betreten haben.

Die kälteren Tage im Jahr

- Stellen Sie die Zentralheizung daheim nicht zu warm ein. Meiden Sie zu Hause und am Arbeitsplatz die allzu große Nähe von Heizungen.

- Richten Sie elektrische Heiz-Ventilatoren niemals auf die Beine. Richten Sie aber auch die Heizlüftung Ihres Autos nicht in den Fußraum.

- Tragen Sie bei Winterwanderungen Stütz- oder Kompressionsstrümpfe. Stützstrümpfe eignen sich vor allem für jene, die zwar gesunde Beine, aber die Veranlagung zu Venenproblemen haben.

- Stellen Sie sich im Winter in freier Natur entspannt hin, und machen Sie bewusste, tiefe Atemübungen. Das bringt den gesamten Kreislauf in Schwung.

- Tragen Sie im Winter warme, aber nicht zu schwere Kleidung.

- Sie sollten auch an kalten Wintertagen morgens und abends Wasseranwendungen absolvieren. Brausen Sie die Waden von unten nach oben mit der kalten Dusche ab. Auch das regt die Venen- und die Kreislauffunktionen an.

- Gehen Sie regelmäßig ins nächste Hallenbad schwimmen. Thermalbäder sind schlecht für die Venen.

- Nützen Sie im Winter Tanzveranstaltungen. Tanzen tut den Venen gut. Dabei wird die Muskulatur am Unterschenkel gekräftigt und die Pumpleistung des Venensystems verbessert.

Kopf und Füße brauchen Wärme

Man kann sich in der Winterkälte nur dann wohl fühlen und gesund bleiben, wenn man einige wichtige Voraussetzungen erfüllt:

- Gehen Sie niemals ohne Kopfbedeckung ins Freie. Unser Körper hat auf der Hautoberfläche Rezeptoren, die bei Kälte verhindern, dass zu viel Wärme den Organismus verlässt. Am Kopf allerdings haben wir nur ganz wenige solcher Rezeptoren. Daher verlieren wir bei tiefen Temperaturen ohne Kopfbedeckung über den Kopf – wie durch einen Schornstein – besonders viel Wärme. Das Immunsystem ist gefährdet.

GESUNDES LEBEN

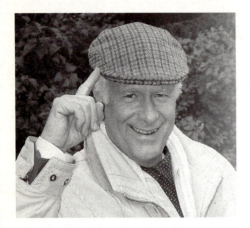

- Ziehen Sie warme Schuhe an. Wenn Sie nur eine Stunde in der Kälte mit kalten Füßen umherlaufen, dann sinkt im Mund die Temperatur bis zu 3 °C. Das bedeutet eine »Klima-Katastrophe« für den Organismus. Viren und Bakterien können leichter eindringen.

- Trinken Sie bei Kälte keinen Alkohol. Er erweitert die Gefäße. Damit wird zu viel Wärme abgegeben.

- In der Winterkälte brauchen wir mehr Vitamin E. Essen Sie Naturprodukte, die viel enthalten: Nüsse, Vollkornbrot, Milchprodukte.

- Wenn Sie bei eiskalten Temperaturen wandern und laufen, dann binden Sie kein Tuch vor den Mund. Wichtig ist, dass Sie durch die Nase atmen. Dann kommt die kalte Luft garantiert mit 37 °C in die Bronchien. Der Mund muss geschlossen bleiben.

- Vergessen Sie nicht auf den »Frostschutz« für Ihre Gesichtshaut. Bei großer Kälte darf man keine Feuchtigkeitscremes verwenden. Die Haut braucht Fettcremes und Öle. Auch die Lippen müssen mit einem Pflegestift geschützt werden, und Ohren brauchen Ohrenschützer.

Wenn Sie sich richtig auf die Kälte einstellen, dann können Sie sie optimal genießen.

Kreislauf-Service für kalte Wintertage

Der Winter stellt bei fast allen Menschen eine Belastung für den Kreislauf dar. Das hat mehrere Gründe:

1. Die meisten von uns machen in der kalten Jahreszeit zu wenig Bewegung, und das ist schlecht für den Kreislauf.

2. Unsere Blutgefäße werden bei kalten Außentemperaturen enger, und das ist wieder schlecht für den Kreislauf.

3. Bei jeder Erkältung, die wir jetzt durchstehen müssen, kommt der Kreislauf in die Krise. Daher sollten wir vorbeugend darauf achten, dass wir mit einem stabilen und starken Kreislauf durch die kalte Jahreszeit gehen.

Das können Sie für Ihren Kreislauf tun:

- Achten Sie darauf, dass Sie nicht zu viele Kilos auf die Waage bringen. Übergewicht tut dem Kreislauf gar nicht gut.

- Trinken Sie täglich 2 Liter stilles Mineral- oder Leitungswasser. Unser Kreislauf braucht Flüssigkeit.

- Essen Sie jeden Tag 2 bis 3 Äpfel. Die Pektine des Apfels senken erhöhte Cholesterinwerte und entlasten den Kreislauf. Das hat eine Studie von Prof. Dr. Sinzinger an der Universität Wien ergeben.

- Essen Sie regelmäßig Knoblauch, oder nehmen Sie standardisierte Knoblauch-Präparate aus der Apotheke ein. Knoblauch hält unsere Gefäße elastisch. Das ist wichtig für einen gesunden Kreislauf.

Prof. Bankhofers Spezial-Tipp:

Wenn Sie ganz plötzlich an Kopfschmerzen leiden, dann könnten diese durch Kälte ausgelöst worden sein. Ziehen Sie für einige Stunden eine Wollmütze über den Kopf, und legen Sie sich in Rückenlage auf den Boden und machen Radfahr-Bewegungen.

- Wichtig für den Kreislauf ist die ständige Versorgung des Körpers mit den Mineralstoffen Kalium und Magnesium. Kalium holen wir uns aus Bananen, getrockneten Feigen, roher Petersilie und Pellkartoffeln. Magnesium liefern Naturreis, Vollkornprodukte, Hirse, Leinsamen.

- Es gibt auch ein Heilkraut, das den Kreislauf stärkt: Weißdorn, auch Crataegus genannt. Aus Studien an der Freien Universität Berlin weiß man: Die Wirkstoffe im Weißdorn – die Procyanide –

verbessern die Herzleistung, stärken die Herzkranzgefäße und stabilisieren den Kreislauf. Wenn jemand nach einer Erkältung abgeschlagen, müde und erschöpft ist, dann kann Weißdorn neue Kraft geben. Eine Kreislauf-Kur mit Weißdorn kann man mit Weißdorn-Tee, mit Weißdorn-Saft, mit Weißdorn-Tinktur oder mit einem Weißdorn-Präparat aus der Apotheke machen.

- Es ist wichtig, dass wir unseren Kreislauf durch Bewegung trainieren: mit Wandern, Laufen, Gymnastik, Treppen-Steigen, mindestens 3-mal in der Woche 20 Minuten lang.

- An der ersten medizinischen Akademie von Shanghai wurde eine Übung aus der chinesischen Heilgymnastik erprobt. Sie eignet sich bestens zur Stärkung des Kreislaufs: Setzen Sie sich kerzengerade auf einen Stuhl ohne Seitenlehnen. Stellen Sie die Füße locker auf den Boden. Legen Sie die Handflächen links und rechts von sich auf die Stuhlfläche. Nun drücken Sie mit der linken Handfläche 6-mal auf die Sitzfläche des Stuhls, danach mit der rechten Handfläche. Danach heben Sie zuerst die linke Hand – mit der Handfläche nach oben – empor, als wollten Sie eine Schale zur Decke heben. Und dann machen Sie das Gleiche mit der rechten Hand. Hände ausschütteln und die Übung wiederholen. Immer nur vor dem Essen trainieren.

So bereiten Sie Ihr Kind auf den Winter vor

Kinder sind im Winter sehr oft krank. Sie haben häufig in einer Saison mehrere Erkältungen, laufen unentwegt mit rinnender Nase umher und leiden unter Husten. Damit Ihr Kind oder Enkelkind mehr Spaß am Winter haben kann und gesund durch die kalte Jahreszeit geht, sollten Sie es gezielt auf die bevorstehenden Monate vorbereiten.

Hier einige Anregungen:

- Eltern und Großeltern sollten sich in Innenräumen ein striktes Rauchverbot auferlegen. In Wohnungen, in denen geraucht wird, haben Kinder ein stark geschwächtes Immunsystem. Kinder von Rauchern sind im Winter besonders oft krank.

- Wenn Ihr Kind von Grund auf schwache Abwehrkräfte hat, soll-

Die kälteren Tage im Jahr

ten Sie mit Ihrem Arzt über eine Grippe-Impfung sprechen.

- Gewöhnen Sie dem Kind an, sich sofort, wenn es nach Hause gekommen ist, gründlich die Hände zu waschen. Es trägt auf der Haut viele Bakterien und Viren mit sich herum.

- Wenn Ihr Kind einen Schnupfen hat, dann sollte es die Nase mit Papiertaschentüchern säubern und diese nach einmaligem Verwenden weggeben. Bei Textil-Taschentüchern kommt es ununterbrochen zu einer neuerlichen Selbstinfektion.

- Achten Sie darauf, dass im Winter in der Wohnung die Heizung nicht zu warm eingestellt ist. Rachen und Nasenhöhle sind mit einer dünnen, feuchten Schicht bedeckt, die vor Bakterien und Viren schützt. Zu hohe Raumtemperaturen trocknen die Schleimhäute aus. Damit gibt es keine Abwehr gegen die Krankheitserreger. Aus demselben Grund sollte die Luftfeuchtigkeit in den Wohnräumen nicht zu niedrig sein. Hängen Sie nasse Tücher auf. Stellen Sie Tonschalen mit Wasser auf. Auch gut gewartete Luftbefeuchtungsgeräte helfen.

- Gehen Sie mit Ihrem Kind in die Sauna. Das stärkt die Abwehrkräfte.

- Ein sehr guter Weg, den Körper des Kindes für die kalte Jahreszeit mit tiefen Temperaturen stark zu machen: Baden Sie Ihr Kind vor dem Zubettgehen in der Wanne. Sowohl das warme Wasser, die Kräuter-Badezusätze in der Wanne und der Dampf im Badezimmer machen stark gegen Viren und Bakterien. Schließen Sie das Bad mit einem kühlen Abguss ab. Die Kinder dürfen dabei herzhaft herausschreien, damit sie gut durchatmen.

- Kleiden Sie Ihr Kind in der gut beheizten Wohnung nicht zu warm an. Die Kleinen sollten nicht schwitzen.

- Hingegen müssen die Kinder im Freien warm angezogen werden. Am besten in Schichten: also Unterwäsche, Shirt, Pullover. Die Luftschichten dazwischen regulieren Wärme und Kälte. Und man kann jederzeit, wenn es zu warm wird, ein Kleidungsstück ausziehen.

- Achten Sie darauf, dass Ihr Kind in der kalten Jahreszeit nicht den ganzen Nachmittag und Abend vor dem Fernsehapparat sitzt. Das ist schlecht für die Augen, für die Lungen und für die Wirbelsäule. Die Kinder sollten am Nachmittag – auch bei schlechtem Wetter – hinaus ins Freie. Und sie sollten sich bewegen. Eine jüngste Studie an der Harvard Universität in Boston, USA, hat ergeben: Tägliches, stundenlanges Fernsehen macht die Kinder dick und krank. Die Kinder leiden oft an zu hohen Blutdruck- und Cholesterinwerten. Täglicher Aufenthalt im Freien in warmer Kleidung ist sehr gesundheitsfördernd.

Augen brauchen im Winter eine besondere Pflege

Wenn es draußen kalt wird und wir uns verstärkt in beheizten Räumen mit meist zu trockener Luft aufhalten, dann ist das nicht nur schlecht für den Teint, sondern auch für die Augen. Die Haut rund um die Augen ist weitaus empfindlicher als die der ganzen übrigen Gesichtshaut. Sie ist dünner und mit viel weniger Talgdrüsen ausgerüstet. Daher entstehen im Herbst und im Winter rund um die Augen markante Fältchen, die älter machen und hässlich aussehen.

Schlechte Luft in den Räumen und zu wenig natürliches Licht an düsteren Herbst- und Wintertagen lassen unsere Augen sehr oft müde und glanzlos wirken. Da sie aber ein wesentliches Ausdrucksmittel und eine Visitenkarte für unser Wohlbefinden und Aussehen sind, müssen wir gerade jetzt ein Pflege- und Trainingsprogramm starten, damit wir die Augen fit für den Herbst und den Winter machen.

- Auch junge Frauen sollten in dieser Jahreszeit morgens und abends eine Augencreme rund um die Augen auftragen. Eine Creme mit den Vitaminen E, B und C oder mit Fruchtsäuren. Man kann damit die Entstehung von »Krähenfüßen« verhindern.

- Sie dürfen bei der Gesichtspflege an der Haut rund um die Augen niemals zerren. Sie müssen ganz sanft mit den Fingern vorgehen. Am besten klopfen oder massieren Sie die Creme ein. Beginnen Sie dabei immer beim inneren Augenwinkel, streichen über das Lid zum äußeren Augenwinkel und dann unter dem Auge entlang wieder bis zum inneren Augenwinkel. Etwaiger Creme-Überschuss wird zart abgetupft.

- Waschen Sie speziell in der kalten Jahreszeit die Augenpartie niemals mit Seife oder Reinigungspräparaten, die entfetten. Das entzieht der Haut wichtige Nährstoffe, macht sie welk und alt.

Damit allein ist es nicht getan. Das Fitness-Programm für die Augen erfordert auch eine spezielle Augen-Gymnastik. Auch damit kann man Fältchen um die Augen vorbeugen.

Hier einige Übungen:

- Stellen Sie sich vor einen Spiegel, und heben Sie die unteren Augenlider mit Daumen und Zeigefinger – sauber gewaschen – vorsichtig und zart nach oben. Halten Sie sie einige Sekunden, und lassen Sie dann wieder locker. Das ist eine sehr sinnvolle Übung gegen Tränensäcke.

- Drücken Sie die Daumenballen gegen die Schläfen, und ziehen Sie dabei die Haut nach oben. Einige Sekunden festhalten, dann wieder loslassen. Das wirkt gegen kleine Falten.

- Die Augen verlieren aber auch an Glanz, Jugendlichkeit und Schönheit, wenn Sie sich oft ärgern müssen und Streit und Stress haben. Gehen Sie in die Natur hinaus, und vergessen Sie für ein, zwei Stunden alle Sorgen. Dann kriegen Ihre Augen wieder Glanz.

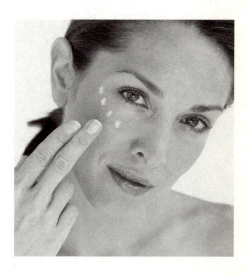

- Ein wenig können Sie ja nachhelfen. Übergießen Sie in einer Tasse 2 Beutel Schwarztee mit wenig Wasser. Die nassen, lauwarmen Teebeutel pressen Sie dann auf die Augen und lassen sie – am besten im Liegen – 10 Minuten einwirken. Die Gerbstoffe im Tee straffen die Haut um die Augen und geben den Augen selbst einen neuen Glanz.

GESUNDES LEBEN

Tipps für die ersten Erkältungen

Es gibt im Winter Perioden, da sind fast alle erkältet. Es wird gehustet, geschnäuzt und geniest. Milliarden von Viren werden jeden Tag übertragen.

Prof. Bankhofers Spezial-Tipp:

Kaum wird es draußen kälter und die Luft rauer, leiden viele von uns an spröden, rissigen Lippen. Dagegen gibt es ein einfaches Naturrezept: Reiben Sie die Lippen mehrmals am Tag mit Weizenkeimöl, Honig oder mit Kakaobutter ein.

Für jene, die es noch nicht erwischt hat, gibt es viele ganz einfache Tricks gegen die Erkältungsgefahr:

- Die meisten Viren, die eine Erkältung auslösen, gelangen über den Mund in unseren Organismus. Daher sollte jeder, wenn er nach Hause kommt, die Mund- und Rachenhöhle von all den Krankheitserregern, die er tagsüber angesammelt hat, befreien. Das geht ganz einfach: Man verrührt in einem Glas Wasser (lauwarm) 15 Tropfen Propolis-Tinktur (Apotheke, Reformhaus) und gurgelt intensiv damit. Man kann auch mit 1/16 Liter purem Aloevera-Saft gurgeln (Apotheke). Wer Zeit hat, kann sich Salbeitee zum Gurgeln zubereiten.

- Wissenschaftler der Berkeley Universität in Kalifornien, USA, erinnern daran: Viele Viren werden beim Händeschütteln übertragen, weil man danach irgendwann mit der Hand den Mund berührt. In Erkältungszeiten sollten wir öfter mal die Hände waschen, vor allem nach regem Kontakt mit erkälteten Mitmenschen. Seife und Wasser genügen. Die Viren werden zwar nicht gekillt, aber sie werden weggeschwemmt.

- Wer noch vollkommen gesund ist, der kann sich abhärten, indem er 2-mal die Woche in die Sauna geht, 1-mal die Woche ein heißes Wannenbad nimmt oder morgens in knietiefem kalten Wasser in der Badewanne mit nackten Füßen das Kneipp'sche Wassertreten zelebriert. Aber nur 1 bis 2 Minuten.

Viele aber, die das alles nicht rechtzeitig gemacht haben, kommen abends nach Hause, haben Glieder- und Kopfschmerzen und spüren eine eisige Kälte im Rücken. Das bedeutet, die Viren haben bereits zugeschlagen. Mit einem Blitzprogramm kann man die Erkältung schnell in den Griff kriegen. Es sind bewährte Tipps, die zum Teil bereits die legendäre Kölner Klosterfrau Maria Clementine Martin propagiert hat:

- Ziehen Sie einen Trainingsanzug an, und setzen Sie eine Wollmütze auf. Stecken Sie im Sitzen die Beine in einen Eimer mit möglichst heißem Wasser. Legen Sie eine gefüllte Wärmflasche ins Kreuz, und trinken Sie 1/2 Liter sehr warmen Lindenblütentee mit 2 Teelöffeln Melissengeist und 2 Teelöffeln Honig. Man beginnt durch die Wärme von unten (Fußbad), von hinten (Wärmflasche), von oben (Wollmütze) und von innen (Lindenblütentee) enorm zu schwitzen. Jetzt ab ins Bett, bis zur Nasenspitze zudecken und nachschwitzen. Man schafft damit ein künstliches Fieber, das die Viren bekämpft. Am nächsten Tag ist man zwar noch müde, aber schon auf dem Weg der Besserung.

Fieber hat heilende Kräfte

Speziell im Winter kann es leicht geschehen, dass wir plötzlich Fieber bekommen. Viele Menschen sind dann verzweifelt, greifen – oft ohne den Arzt zu fragen – zu einem fiebersenkenden Medikament. Das ist gefährlich und unvernünftig.

Das Fieber ist ein wichtiger Schutz für unseren Körper. Fieber besitzt eine enorme Heilkraft, die von keinem Medikament übertroffen werden kann. Fieber ist eine Selbsthilfe-Reaktion des Organismus. Es regt das natürliche Abwehrsystem an und stört die Vermehrung vieler Krankheitserreger.

Es ist gut, wenn jemand hohes Fieber bekommen kann. Wer eine Temperatur von 38 bis 39 °C erreicht, der wird schneller mit einer Erkältung fertig. Wer nicht fiebern kann oder wer das Fieber mit Medikamenten künstlich senkt, der kann die Krankheit nur langsam besiegen.

Was passiert nun im Organismus, wenn die Körpertemperatur steigt? Die Zellen, die für unsere Immunkraft wichtig sind, werden zu höchsten Aktivitäten angeregt.

Wenn man Fieber hat, muss man Geduld haben. Wichtig sind einige Tage Bettruhe. Der Organismus muss geschont werden. Körperliche Überanstrengung bei Fieber kann gefährlich werden. Herz und Kreislauf tragen oft schwere Schäden davon.

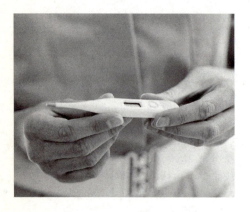

Wer fiebert, hat meist keinen Hunger. Das ist gut, denn dadurch wird der Verdauungstrakt entlastet. Wichtig hingegen ist das Trinken von Wasser, verdünnten Fruchtsäften und ungesüßten Kräutertees. Durch die hohe Körpertemperatur kommt es zu einem extrem hohen Flüssigkeitsbedarf. Patienten mit Fieber sollten bei Hunger nur Leichtes essen z.B. Früchte, Kompott, Hühnersuppe.

Fiebersenkende Mittel sollte man nur dann einsetzen, wenn die Körpertemperatur 39 °C übersteigt, längere Zeit nicht sinkt, wenn Begleitsymptome wie Glieder- und Kopfschmerzen auftreten, sich allgemeine Schwäche einstellt, wenn Herz und Kreislauf überfordert sind und der Patient einen sehr kranken Eindruck macht. Fiebersenkende Maßnahmen (Medikamente) sind bei Senioren angezeigt und bei Kindern, die bereits einen Fieberkrampf hatten.

Wichtig ist, dass man das Fieber unter Kontrolle hält, d. h. regelmäßig das Fieber misst, mit einem herkömmlichen Thermometer, mit einem modernen Digital-Fiebermesser, mit einem Ohr-Thermometer oder einem Fieberstreifen, den man an die Stirn legt und der sich bei Fieber rot verfärbt.

Man misst unter dem Arm 7 bis 10 Minuten, im Mund 2 bis 3 Minuten, im After ebenfalls 2 bis 3 Minuten oder im Ohr etwa 1 bis 2 Minuten.

Wenn der Arzt empfiehlt, das Fieber zu senken, sollten Sie es zuerst mit natürlichen Methoden z.B. einem kalten Wadenwickel versuchen. Der lässt sich mit zwei Handtüchern (ein dünnes und ein Frotteetuch) gut durchführen. Das dünne wird zur Hälfte in kaltes Wasser eingetaucht, um eine Wade gelegt und die andere Hälfte als Zwischentuch darübergelegt. Mit dem dicken Frotteehandtuch oder einem Wolltuch wird die ganze Wade im Zug- und Gegenzugverfahren eingepackt. Bei Kindern können auch Wollstrümpfe dazu verwendet werden.

Tauchen Sie ein Leinentuch in zimmerwarmes Wasser, wringen Sie es etwas aus, und legen Sie es auf die Brust. Mit einem trockenen Badetuch abdecken. Alle 15 Minuten wechseln, bis die Temperatur auf 38 °C abgesunken ist. Wenn dem Patienten kühl wird, muss der Wickel sofort abgebrochen werden. Kalte Anwendungen dürfen niemals durchgeführt werden, wenn der Patient fröstelt. Senioren empfinden kalte Anwendungen meist als sehr unangenehm, daher eher medikamentös das Fieber senken.

Gesünder wohnen, leben und arbeiten in der kalten Jahreszeit

Wenn es draußen kalt und ungemütlich ist, dann lässt sich der Winter leichter in einer wohlig warmen, gemütlichen Wohnung ertragen. Wir müssen darauf achten, dass wir in der kalten Jahreszeit eine gute, gesunde Raumluft haben, gut schlafen können und nicht unter dem Problem einer Hausstauballergie leiden müssen.

Das ist wichtig für Körper, Geist und Seele. Am Arbeitsplatz müssen wir darauf achten, dass es keine Fallen für die Gesundheit gibt. Für einige Probleme, die auftauchen könnten, gibt es Lösungen. Hier ein paar Beispiele...

Putzen kann gefährlich sein

Ein sauberes Zuhause ist die Voraussetzung für gemütliches Wohnen im Winter. Der Küchenboden soll glänzen. Auf den Möbeln darf kein Staub liegen. Überall soll es frisch und rein riechen. Dafür gibt man schon einiges an Geld aus. Im Abstellraum stehen fast in jedem Haushalt zahlreiche Reinigungsmittel, die uns beim Saubermachen unterstützen sollen: Allzweck-Reiniger für den Boden, Glas-Reiniger für Spiegel und Fenster, Desinfektionsmittel für das Badezimmer. Und immer kommt Neues auf den Markt.

Allerdings ist das nicht ganz unbedenklich. Der häufige Gebrauch von solchen chemischen Reinigungsmitteln ist im Haushalt und Berufsleben üblich. Aber keiner denkt dabei an die Risiken für die Gesundheit.

Und die sind gar nicht so gering. Vor allem die Haut – unser größtes Organ – kommt bei jedem Putzen oder Spülen mit aggressiven Substanzen in Kontakt.

Die Folge: Durch die regelmäßige Belastung chemischer Substanzen wird die Haut geschädigt. Es handelt sich bei den Reinigungsmitteln sehr oft um giftige Stoffe, welche die obere Schutzbarriere der Haut zerstören.

Das bedeutet, dass schädigende Umwelteinflüsse nicht mehr optimal abgewehrt werden können. Auch Allergien auslösende Stoffe haben die Möglichkeit, tief in die ungeschützte Haut einzudringen. Langfristig kommt es zu einer Austrocknung der Haut. Es bilden sich Risse, einzelne Hautpartien entzünden sich. Darauf reagiert der ganze Körper und setzt Entzündungsstoffe frei. Als Abwehr gegen die schädigenden Chemikalien bildet sich ein Kontaktekzem. Die betroffenen Hautstellen jucken, brennen, weisen starke Rötungen, mitunter sogar Schwellungen auf.

Man darf so etwas nicht auf die leichte Schulter nehmen. Etwa 10 Prozent der deutschen Bevölkerung leiden an so einem Kontaktekzem. Jedes Jahr erkranken weitere 5,6 Millionen Menschen.

- Eine Möglichkeit, ein Ekzem zu vermeiden, ist beim Saubermachen der Gebrauch von Schutzhandschuhen. Aber auch die werden von vielen Menschen schlecht vertragen.

- Eine andere Lösung: Man meidet die chemischen Stoffe generell.

- Wissenschaftler der deutschen Chefaro-Forschung haben ein Hautschutz-Programm mit einem dermatologischen Hautschaum entwickelt. Es handelt sich in der Zusammensetzung um einen Euvalon-Schaum, der in seiner Struktur der Haut nachempfunden ist. Seine Inhaltsstoffe können daher vollständig und rasch in die Haut eindringen und bilden unter der obersten Hautschicht eine Schutzbarriere. Auf diese Weise wird das Risiko für eine Ekzembildung vermindert. Auftretende Symptome wie Juckreiz oder Brennen auf der Haut werden deutlich abgeschwächt.

Der dermatologische Schaum sorgt dafür, dass die Haut in ihrem Gleichgewicht bleibt.

Man kann beruhigt allen notwendigen Tätigkeiten im Haushalt und am Arbeitsplatz nachgehen.

Prof. Dr. Peter Elsner hat den neuen dermatologischen Hautschaum am Klinikum für Dermatologie und Allergologie an der Friedrich-Schiller-Universität Jena im Rahmen einer Studie getestet: Der Schaum schützt die Haut 6 bis 8 Stunden. Er ist frei von Duftstoffen, enthält keine Reizsubstanzen. Man kann sofort nach dem Auftragen mit dem Putzen beginnen. Den dermatologischen Schaum gibt es in der Apotheke. Es gibt auch einen Extra-Schaum gegen Windel-Dermatitis.

lichkeitsstörungen und Krankheiten, an denen im Winter viele Menschen durch eigenes Verschulden leiden. Viele Menschen trocknen nämlich in ihren Wohnungen im wahrsten Sinn des Wortes aus. Sie leben in Räumen mit zu wenig Luftfeuchtigkeit. Das kann gefährlich werden.

Untersuchungen haben ergeben, dass es im Winter während der Heizperiode in vielen Wohnungen und an vielen Arbeitsplätzen zu warm ist und dass die Luftfeuchtigkeit mitunter unter 20 Prozent liegt. In den Schulen ist die Situation oft besonders bedenklich. Schuld daran sind unsere modernen Heizsysteme, allen voran Zentralheizungen und Klimaanlagen.

So bleiben Sie gesund in der Winterwohnung

Husten, Halsschmerzen, verstärkte Infektanfälligkeit, Atemwegsprobleme, Kopfschmerzen, Leistungsabfall: Das sind einige von vielen Befind-

Prof. Bankhofers Spezial-Tipp:

Wenn die Fingernägel an kalten Herbsttagen zu splittern und einzureißen beginnen, dann sollten Sie sofort mit einem einfachen Naturrezept dagegen ankämpfen: Geben Sie in eine Schale 5 Esslöffel Olivenöl und 1 Teelöffel Zitronensaft. Darin baden Sie mehrmals am Tag die Fingernägel.

Bei zu trockener Raumluft trocknen auch unsere Schleimhäute aus und werden damit zum Tummelplatz für viele Krankheitserreger. Unsere Haut wird auch trockener, bekommt schneller Falten und altert rascher. Das alles wird noch durch die Tatsache gefördert, dass die meisten von uns viel zu wenig Flüssigkeit zu sich nehmen. Ein ganz wesentlicher Faktor zur mangelnden Luftfeuchtigkeit in unseren Räumen ist das falsche Lüften. Viele lassen das Fenster zu lange offen. Dadurch gelangen große Mengen Winterluft in den Raum. Und diese Luft wird – was wenige wissen – durch den Kontakt mit der Heizung sehr, sehr trocken, auch wenn es draußen regnet und schneit. Kalte Winterluft draußen ist trocken. Wenn Sie lüften, dann nur ganz kurz, dafür aber öfter. Man nennt das »Stoßlüften«. Ständig gekippte Fenster stellen einen großen Energieverlust dar. Die Zugluft fördert rheumatische Beschwerden.

Andere wieder öffnen viel zu wenig die Fenster, weil sie Angst haben, zu viel Wärme nach draußen zu verlieren. Man sollte aber wissen: Verbrauchte Luft macht müde. Mangelnder Luftaustausch fördert die Vermehrung von Hausstaubmilben, Keimen, Schimmelpilzen und Schadstoffen.

Was also können wir tun, damit unser Raumklima im Winter gesünder wird, damit unsere Schleimhäute widerstandsfähig werden, damit wir uns in geheizten Räumen wohl fühlen?

- Die ideale Luftfeuchtigkeit sollte 50–60 Prozent betragen, am besten bei einer Raumtemperatur von 22–23 °C. Dies lässt sich an Hand eines Hygrometers kontrollieren, das man heute schon sehr oft mit einem Thermometer kombiniert in jedem Warenhaus kaufen kann.

- In Schlafräumen sollte eine Temperatur von ca. 18 °C herrschen. Im Badezimmer sollte das Thermometer 22–24 °C zeigen. Je höher die Raumtemperatur ist, desto höher ist die Konzentration von Schadstoffen aus Möbeln und Bodenbelägen in der Wohnungsluft.

- Zu viel Luftfeuchtigkeit ist auch gesundheitsschädlich. Es vermehren sich dann die Hausstaubmilben enorm. Und Allergiker, die von den Exkrementen dieser Milben Asthma-Anfälle und Hautausschläge bekommen, müssen besonders leiden.

Und es kann zu Schimmelpilzbefall kommen – auch ein schlimmes Problem für Allergiker.

- Stellen Sie für eine richtige Luftbefeuchtung auf die Heizkörper der Zentralheizung Schalen mit warmem Wasser, damit genügend Flüssigkeit verdampfen kann.

- Oder machen Sie es wie unsere Großmütter: Hängen Sie feuchte Tücher in der Wohnung auf. Lassen Sie ganz einfach Ihre frisch gewaschene Wäsche auf diese Weise trocknen. (Aber nicht zu häufig!)

- Schaffen Sie sich in Wohnzimmern Zimmerpflanzen an. Sie sorgen nicht nur dafür, dass verbrauchte, müde machende Luft in Sauerstoff umgewandelt wird, sondern sie tanken Feuchtigkeit und geben diese auch wieder ab. Besonders vorteilhaft sind Pflanzen mit großflächigen, saftigen Blättern.

- Wenn Sie sich in Ihrer Wohnung neu einrichten, dann verzichten Sie auf lackierte Möbel und Kunststoffböden. Naturholz speichert Feuchtigkeit und gibt sie auch wieder ab.

- Wenn das alles nichts nützt und man mit all diesen Methoden die Luftfeuchtigkeit nicht auf 50 Prozent bekommen kann, dann muss man sich für den Ankauf eines elektrischen Luftbefeuchtungsgerätes entscheiden. Im Handel werden verschiedene Ausführungen angeboten. Aber auch da gilt die Regel: nicht unbegrenzt laufen lassen, weil die Luft sonst zu feucht wird. Außerdem müssen diese Geräte regelmäßig gesäubert werden, sonst sind sie gefährliche Bakterienlieferanten.

- Ganz wichtig für das Raumklima ist, dass Sie in geheizten Räumen auf das Rauchen von Zigaretten, Zigarren und Pfeifen verzichten.

- Sehr sinnvoll ist es auch, in der kalten Jahreszeit die Raumluft mit ätherischen Ölen zu verbessern. Geben Sie in eine Wasserschale 5–7 Tropfen Eukalyptus-, Lavendel- oder Zitronenöl. Man nimmt die Gerüche aus der Raumluft auf und kann damit spezielle gesundheitliche Effekte erzielen. Lavendelöl beruhigt die Nerven, Zitronenöl macht vital und verbessert die Stimmung. Eukalyptusöl stärkt die Bronchien und fördert die freie Atmung. Allergiker müssen das sehr vorsichtig versuchen, ob es ihnen guttut.

So schützen Sie sich vor Allergien im Winter

Wenn es draußen eiskalt ist und uns der Winterwind um die Ohren bläst, wenn es draußen in der Natur keine Blätter an den Bäumen gibt, dann können die Pollen-Allergiker aufatmen. Dafür aber ist es eine schlimme Zeit für all jene, die unter Hausstauballergie und Tierhaar-Allergie leiden, weil sie sich in der kalten Jahreszeit vorwiegend in Räumen aufhalten.

Rund 4 Millionen Mitteleuropäer leiden an der Hausstauballergie, 2 Millionen davon sind Frauen. Es handelt sich dabei – wie bei allen Allergien – um eine krankhafte Überreaktion des Immunsystems auf ganz spezielle Belastungen der Umwelt. Verursacht wird die Hausstauballergie von Milben, winzigen Spinnentieren. Sie leben im und vom Hausstaub. Nicht die Tierchen selbst, sondern die Milben-Exkremente machen dem Allergiker zu schaffen, wenn sie mit dem Hausstaub in die Atemwege gelangen. Die Folge: Husten, Fieber, Asthmaanfälle, Migräne und Hautausschläge. Hausstauballergiker haben oft entzündete Augen, leiden an Schnupfen und häufigem Niesreiz. Die Gefahr: Wer nichts gegen das Leiden unternimmt, kann binnen 8 Jahren ein schweres Asthma entwickeln. Grundsätzlich kann jeder in jedem Alter eine Hausstauballergie bekommen. Allerdings sind manche Menschen mehr gefährdet. Stadtbewohner leiden häufiger unter so einer Allergie. Am wenigsten klagen Bergbewohner über 1500 m Höhe über eine Hausstauballergie, da die trockene Höhenluft für die Milben unerträglich ist.

Kinder, deren Eltern Asthmatiker sind, besitzen ein 40–60 Prozent höheres Risiko, an einer Allergie zu erkranken. Auch der sehr frühe Kon-

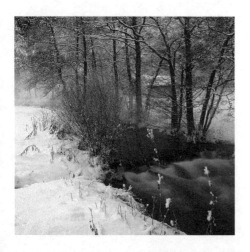

Die kälteren Tage im Jahr

takt mit dem Kot der Hausstaubmilben über die Matratze kann die Ursache von kindlichem Asthma sein.

Es handelt sich bei der Hausstauballergie um ein besonders heimtückisches Leiden, weil man ihm nicht ausweichen kann.

Mit einer Reihe von wichtigen Maßnahmen kann sich der betroffene Allergiker in den kalten Monaten in seiner Wohnung helfen, kann sich so vor der Allergie schützen:

- Halten Sie Ihre Wohnung trocken, möglichst staubfrei. Lüften Sie die Räume gut durch. Allerdings gilt die Regel: bei schönem, sonnigem Wetter – Fenster auf. Bei nassem Wetter – Fenster geschlossen lassen.

- Die ideale Heizung: Zentralheizung mit den Heizkörpern unter den Fenstern oder Fußbodenheizung. Die Heizkörper müssen oft feucht sauber gewischt und entstaubt werden. Ganz schlecht sind Ventilator-Heizöfen, die den Staub aufwirbeln.

- Sie dürfen – entgegen dem allgemeinen Trend – keine Luftbefeuchtungsgeräte benützen. Die Raumluft soll trocken sein, sonst vermehren sich die Hausstaubmilben zu sehr.

- Anstelle von Tapeten an den Wänden sollte man einen abwaschbaren Farbanstrich wählen.

Ein eigenes Kapitel im Leben des Hausstauballergikers ist das Schlafzimmer. Im Bett darf es keine Rosshaarmatratzen, keine Schafwoll- oder Kamelhaardecken geben. Die Alternative: Schaumstoffmatratzen, die alle 2 Jahre gewechselt werden. Die Bettwäsche sollte aus Leinen sein. Sie muss jede Woche gewechselt und ausgekocht werden. Matratzen und Bettbezüge müssen täglich belüftet werden. Auch das Kopfkissen sollte mit Schaumgummi gefüllt sein. Die ideale Schlafzimmertemperatur: 15–18 °C. Am besten die Heizung abstellen, bloß von nebenan heizen.

Allein in einer Matratze können bis zu 10 Millionen Hausstaubmilben leben. Das Dasein so eines Tierchens beträgt 3 bis 4 Monate. In dieser Zeit sorgt die Milbe für etwa 300 Nachkommen. Das Problem ist, dass die winzigen Tiere das 200fache ihres Körpergewichts an Kot ausscheiden.

GESUNDES LEBEN

Bisher ist man den Milben mit chemischen Mitteln zuleibe gerückt. Und man hat Allergikern geraten, aus den Wohn- und Schlafräumen Vorhänge, Teppiche und Polstermöbel zu entfernen. Das ist jedoch eine starke Beeinträchtigung der Lebens- und Wohnqualität. Das ist ein freudloses Leben.

Im Jahr 2003 haben deutsche Wissenschaftler das erste biologische Mittel entwickelt, mit dem man die Hausstaubmilben gezielt bekämpfen kann. In Indien und Afrika wächst der Niembaum. Im Öl seines Samens befinden sich wertvolle Wirkstoffe. Es sind vor allem die Milbiol-Bitterstoffe im Niemöl, aus denen ein Milbenspray entwickelt wurde. Diese Bitterstoffe verderben den Milben den Appetit. Sie wollen nicht mehr fressen. Zusätzlich werden sie durch das Enzym Ecdyson in ihrer Entwicklung und Fortpflanzung gehemmt. Auf diese Weise kann man die Ursache der Hausstauballergie beseitigen.

Der Niembaum wird bei vielen Naturvölkern seit Jahrtausenden als »Wunderbaum« oder als »Dorf-Apotheke« verehrt.

Das Milbiol-Öl aus dem Samen des Niembaumes ist für Menschen und Haustiere völlig ungefährlich. Der Milbenspray aus dem Niembaum wird auf Matratzen, Teppichböden, Gardinen und Sitzmöbel gesprüht. Trocknen lassen und den Raum gut durchlüften. Nach 4 bis 6 Wochen noch einmal einsprühen. Dann hat der Allergiker bis zu einem Jahr Ruhe. Den neuen natürlichen Milbiol-Milbenspray gibt es in der Apotheke.

Wenn jemand als Hausstaub- oder Tierhaarallergiker in der kalten Jahreszeit in Räumen besonders starke Beschwerden hat, dann muss er trotz all der genannten Maßnahmen in die ärztliche Behandlung eines Allergie-Spezialisten. Nur er kann die Behandlung entscheiden.

Kinder, die auf die Hausstaubmilbe allergisch sind, sollten in der Schule nicht unmittelbar neben der Zentralheizung sitzen, weil sie dort zu viel Staub abbekommen.

Zu Hause sollten allergische Kinder nicht unbedingt auf dem Teppich spielen. Sie sollen beim Putzen nicht anwesend sein. Spielsachen sollten nicht aus Stoff, sondern aus Holz oder Kunststoff mit glatten Oberflächen sein. Und wenn es ein Lieblingsstofftier gibt, dann muss es regelmäßig gewaschen und in der Tiefkühltruhe in einem Plastiksack aufbewahrt werden.

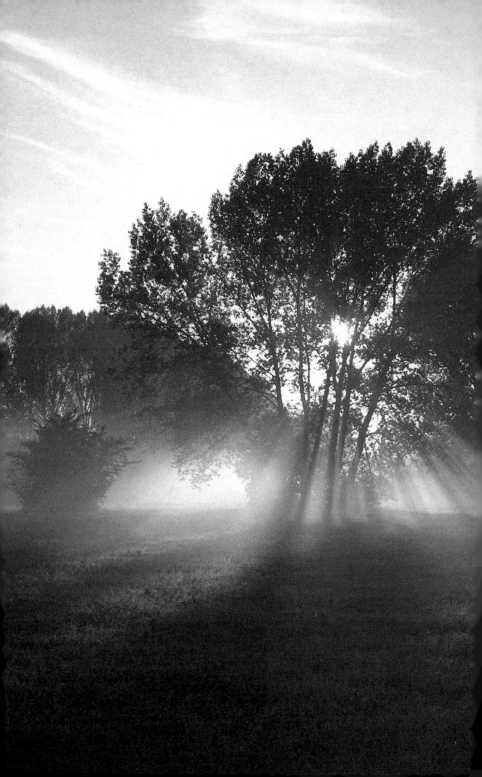

GESUNDES LEBEN

Gesundheit, die vom Baum kommt

Naturrezepte aus Wäldern, Gärten und fernen Ländern

Jeder von uns hat den einen oder anderen Baum in seinem Garten stehen. Viele wissen gar nicht, welche Schätze für unsere Gesundheit vor dem Küchenfenster schlummern. Beinahe alle Bäume enthalten Wirkstoffe, die wir gezielt für unsere Gesundheit nützen können.

Gesundheit, die vom Baum kommt
Naturrezepte aus Wäldern, Gärten und fernen Ländern

Nussblätter: wirksame Waffe gegen viele Hautprobleme

Sie haben das sicher beim Wandern oder Spazierengehen in freier Natur selbst schon sehr oft beobachtet: Fast an jedem Wiesenrand und in vielen Gärten wächst ein Walnussbaum. Seine Blätter und Früchte gehören zum reichen Angebot der Natur. Wir sollten dieses Angebot viel mehr nützen.

Im Frühling sind für uns vor allem die zarten, jungen Blätter des Baumes interessant. Nur wenige wissen, dass diese Blätter eine wertvolle Naturmedizin sein können.

Walnussblätter und die grünen Fruchthüllen enthalten reichlich Gerbstoffe wie Juglanin, das Glykosid Hydrojuglon und das Spurenelement Zink. Gemeinsam wirken diese Substanzen beruhigend auf entzündete Haut und können Hautunreinheiten rasch zum Abheilen bringen.

Hier ein paar Rezepte aus alter Zeit, die auch heute von der Naturmedizin anerkannt sind:

Wenn jemand unter Pickeln und Akne leidet, dann sollte man die Haut von innen her reinigen und beruhigen. Dazu macht man 3 Wochen lang eine Tee-Kur: Frische, zarte Walnussblätter werden gründlich gewaschen und in schmale Streifen geschnitten. Ein gehäufter Esslöffel davon wird mit 1/4 Liter kochendem Wasser übergossen, 2 Minuten ziehen lassen, dann durchseihen. Von der hellgrünen, zartbitteren Flüssigkeit je 1 Tasse morgens und abends trinken. Achtung: Überdosierung bzw. Dauergebrauch kann zu Schädigungen führen.

Damit man diese Kur bis in den Winter durchführen kann, muss man Walnussblätter trocknen und in einem Papiersack aufbewahren.

Für diesen Tee muss man 1 Teelöffel getrocknetes Blätterkraut mit 1 Tasse kochendem Wasser übergießen, 5 bis 8 Minuten ziehen lassen.

Eine 3-Wochen-Kur mit diesem Tee macht nicht nur eine zarte, schöne Haut. Der Nussblättertee beruhigt schwache Nerven, löst Verkrampfungen und kann Magen- und Darmbeschwerden lindern.

Man kann den Tee lauwarm auch zum Gurgeln bei Halsschmerzen verwenden. Außerdem sollte man parallel zur Trinkkur gegen Hautunreinheiten die Haut äußerlich mit dem lauwarmen Tee abends vor dem Zubettgehen – am besten mit einem Wattebausch – reinigen.

Wer der Haut am ganzen Körper etwas Gutes tun möchte, der sollte in regelmäßigen Abständen ein Nussblatt-Bad nehmen: Sammeln Sie 1/2 Kilo frische Nussblätter und 1/2 Kilo grüne Nussschalen. Nun gießen Sie in einem Topf 2 bis 3 Liter Wasser darüber und kochen das Ganze 45 Minuten. Dann durchseihen und ins Badewasser gießen.

Nach dem Bad müssen Sie warm duschen, weil sonst die Haut eine stark bräunliche Farbe behält. Das ist auch das Geheimnis, warum früher ältere Menschen ihr Haar mit Nussblätter- und Nussschalentee gewaschen haben. Sie wollten damit auf natürliche Weise graue Haare etwas einfärben.

Wer den Nussblättertee zur Beruhigung der Nerven und des vegetativen Nervensystems trinken möchte, der sollte ausschließlich zarte, frische Blätter nehmen und den Tee mit etwas Honig süßen.

Der Nopal-Kaktus senkt den Blutzucker und die Blutfette

Ein Riesen-Kaktus als Heilmittel. Das ist für uns neu in der Naturmedizin. Es handelt sich um den Nopal-Feigenkaktus oder Hando-Nopal aus Mexiko. Der Baum wird bis zu 7 Meter hoch und bis zu 50 Jahre alt. Er braucht viel Sonne und Licht, fühlt sich bei einer Temperatur von 30 bis 40 Grad Celsius wohl und gedeiht besonders gut auf Vulkan- und Kalkgestein. Der Nopal-Kaktus wächst wild, wird aber auch kultiviert.

In Mexiko verwendet man den Nopal sowohl als Gemüse als auch als Naturarznei: Die Heilkraft des Feigenkaktus wird seit Jahrhunderten bei der Bevölkerung geschätzt. Man erntet die Blätter, befreit sie von den Stacheln, trocknet sie, hackt sie in kleine Stücke und kocht sie.

- Man verwendet den Absud für Kompressen.
- Man inhaliert die aufsteigenden Dämpfe.
- Man badet darin.
- Man bereitet Umschläge.
- Man trinkt den Tee für ein längeres Leben.

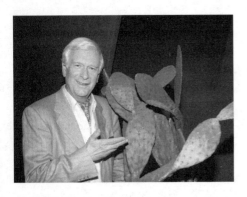

Wissenschaftler in Europa und in den USA haben sich intensiv mit dem Nopal-Feigenkaktus befasst. Sie haben nun den eigentlichen Wert der Kaktusblätter für die Naturmedizin entdeckt.

Der Nopal ist reich an Eisen, Kalzium, Kalium, Magnesium, Mangan, Silizium, Aluminium, weiters an Aminosäuren, den Vitaminen A, B1, B2, B3 und C, aber auch an Harzen, Taninnen und Karotinen. Er verfügt über einen außerordentlich hohen Anteil an Pektin. Das macht den Nopal interessant für den Kampf gegen zu hohes Cholesterin.

Maria de la Luz Fernandez, Ernährungswissenschaftlerin an der Universität von Arizona, berichtet dazu: »Das Pektin des Nopals zerstört das schädliche LDL-Cholesterin. Das schützende, gute HDL-Cholesterin wird gestärkt. Damit übertrifft der Nopal das Pektin des Apfels!«

Auf diesem Gebiet forschen auch Dr. Xavier Lozoya Legorreta an der Bio-Medizinischen Universität in Xochitepec sowie Ärzte am Zentrum für Biologie am staatlichen polytechnischen Institut von Mexiko. Sie haben nachgewiesen, dass der Kaktus auch zu hohe Triglyzerid-Werte senken kann.

Der Nopal-Kaktus bewährt sich aber auch im Kampf gegen Diabetes. Dazu gibt es zwei interessante Studien, die belegen: Der Extrakt aus dem Nopal-Kaktus senkt zu hohe Blutzuckerwerte bei Patienten mit Diabetes Typ I und Typ II. Beide Studien wurden im Jahr 1998 von Dr. Rosa Martha Jimenez Carillo am Hospital de Especialidades Centro Medico la Raza in Mexiko durchgeführt. Der Erfolg zeigte sich sowohl bei Patienten, die mit Insulin versorgt werden mussten, als auch bei Patienten, die Diät hielten.

Der Extrakt des Feigen-Kaktus darf nicht als Heilmittel gegen Diabetes angesehen werden. Er stellt aber eine sinnvolle Unterstützung der ärztlichen Behandlung dar und verbessert die Lebensqualität des Diabetikers.

Schließlich ist der Nopal-Feigenkaktus eine wirksame Waffe gegen Herpes-Bläschen.

Durch seinen Reichtum an Vitamin C schützt er vor Erkältungen und Parodontose und hilft gegen Atemwegserkrankungen, weil er Entzündungen hemmt und schleimlösend wirkt.

Wer den Kaktus für die Gesundheit einsetzen möchte, der bekommt den Hando-Nopal-Extrakt als Nahrungsergänzung in Kapseln (Apotheke). Man nimmt täglich 1 bis 2 Kapseln mit etwas Flüssigkeit, am besten Wasser. Oder man trinkt täglich 2 Tassen Nopal-Tee aus der Apotheke. 1 gehäufter Teelöffel wird in 1/4 Liter kochendes Wasser gegeben, 3 bis 5 Minuten kochen lassen, dann durchseihen.

Mit Tannennadeln gegen Husten und Schlafprobleme

Millionen Menschen schenken dem Tannenbaum zumeist nur einmal im Jahr – nämlich zu Weihnachten – ihre Aufmerksamkeit. Viele wissen gar nicht, dass man mit einer Tanne im Garten eine wertvolle Naturapotheke aus dem Wald besitzt.

In der Naturmedizin finden vor allem die Tannennadeln und die jungen, zartgrünen Triebe Verwendung. Sie sind reich an ätherischen Ölen, an Bronylacetat, an Vitamin C, Betakarotin, Harz, an Linalool, Cymol und Pinen.

Prof. Bankhofers Spezial-Tipp:

Rosenöl hilft bei Schlafproblemen. Im Schlafzimmer eine Schüssel mit einem feuchten Wattebausch und etwas Rosenöl aufstellen. Sie atmen dann ständig die beruhigenden Düfte aus der Raumluft ein.

Je jünger und zarter die Tannennadeln sind, desto mehr Wirkstoffe enthalten sie. So setzt man Nadeln und Triebe für die Gesundheit ein:

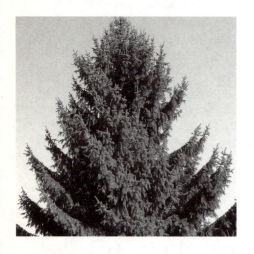

- Bei rheumatischen Gelenkschmerzen füllt man einen kleinen Leinensack mit Tannennadeln, legt diesen auf die betroffene Stelle und bindet ein trockenes Tuch darüber. Man kann die Tannennadeln kurz in kochendes Wasser halten, dann in den Leinensack füllen und auflegen. Am besten lässt man die ätherischen Öle der Tannennadeln über Nacht einwirken. Sinnvoll ist es, zusätzlich mit Wasser verdünnten Sanddorn-Saft zu trinken. Das Vitamin C sorgt dafür, dass Giftstoffe rascher aus dem Körper abtransportiert werden.

- Vielseitig einsetzbar ist der Tannennadel-Tee. Wenn man vor dem Zubettgehen Schlafprobleme aus der Welt schaffen möchte, gibt man 1 gehäuften Teelöffel mit gut gewaschenen Tannennadeln in eine Tasse, gießt mit kochendem Wasser auf und lässt nur 1 Minute ziehen. Dann süßt man mit etwas Honig und trinkt den Tee lauwarm in kleinen Schlucken.

- Wenn man den Tee zur Blutreinigung trinken möchte, wenn man damit bei einer Zahnfleischentzündung gurgeln möchte oder wenn man bei Husten die verschleimten Atemwege erleichtern möchte, muss man 1 gehäuften Teelöffel Tannennadeln 3 Minuten in 1/4 Liter Wasser aufkochen lassen und durchseihen.

- Wer ein Tannennadel-Bad nehmen will, der muss einfach 2 bis 3 Liter Tee durch Aufkochen von 4 bis 6 Esslöffeln Tannennadeln zubereiten und ins Badewasser dazugießen. 20 Minuten darin baden, danach 1 Stunde im Bett nachschwitzen und ruhen. Dieses Bad stärkt die Atemwege, lindert Gelenkschmerzen und stärkt die Nerven. In einem Tannennadel-Bad kann man nach einem anstrengenden Arbeitstag gut entspannen und neue Kräfte sammeln.

- Und so können Sie sich selbst ein Tannennadel-Massageöl gegen Gelenk- und Muskelbeschwerden zubereiten: Mischen Sie sich in einer Porzellanschale 10 Tropfen Tannennadelöl mit 10 Tropfen Zitronenöl, 8 Tropfen Rosmarinöl und 8 Tropfen Lavendelöl. Rühren Sie diese Mischung in 50 Milliliter Sesamöl (Reformhaus) ein. Damit massieren Sie die Haut.

- Pfarrer Sebastian Kneipp empfahl gegen Darmwinde und Gliederschmerzen: »Hole dir ein nussgroßes Stück Tannen-Harz aus dem Wald und kau es einige Minuten mit etwas Honig!«

- So bereiten Sie Tannen-Honig gegen Husten zu: Füllen Sie junge Mai-Triebe von einer Tanne in ein Glas, bedecken Sie sie mit Wasser und lassen es 4 Tage in der Sonne stehen. Dann 20 Minuten kochen, durchseihen, 1 zu 1 mit Zucker vermischen, dick einkochen. Man lässt mehrmals am Tag 1 Teelöffel davon im Mund zergehen.

Entzündete Augenlider oder Husten: Kirschblütentee hilft

Der Kirschbaum macht uns das ganze Jahr über Freude: Im Frühling leuchten die prächtigen, weißen Blüten. Im Sommer können wir die saftigen Kirschen ernten. Und am 4. Dezember – am Barbara-Tag – holen wir uns einen »Barbara-Zweig« in die Wohnung, der dann zu Weihnachten in der Vase blüht und uns Glück bringen soll.

Schon im Mittelalter schätzte man die stärkende Wirkung des Baumes. Man kann heute noch sagen: Der Kirschbaum ist eine interessante Naturarznei.

Die Kirschblüten eignen sich für einen wirksamen Heiltee. Hier das Rezept: 20 Gramm Kirschblüten werden mit 1 Tasse kochendem Wasser übergossen. Zugedeckt 5 bis 8 Minuten ziehen lassen. Durchseihen und lauwarm in kleinen Schlucken trinken. Man kann auch ganz wenig Honig dazugeben. Kirschblütentee trinkt man bei Husten und bei entzündeten Atemwegen. Man konsumiert am besten 5 bis 6 Tassen über den Tag verteilt.

Der Kirschblütentee eignet sich auch sehr gut für eine äußere Anwendung. In diesem Fall taucht man ein Leinentuch in den lauwarmen Tee und legt es auf die Augen. Der Tee wirkt lindernd und heilend bei einem Gerstenkorn und bei entzündeten Augenlidern.

Auch die jungen, zarten Blätter des Kirschbaumes eignen sich als Naturmedizin. Man schneidet die Blätter in kleine Stücke, übergießt 2 gehäufte Teelöffel voll mit kochendem Wasser und lässt alles 2 Minuten ziehen. Dann durchseihen und ungesüßt trinken.

Der Kirschblättertee wirkt leicht abführend. Man kann die jungen Kirschblätter auch trocknen und dann das ganze Jahr über verwenden. Sie müssen allerdings 5 Minuten ziehen.

Seit jeher bereitet man in der Volksmedizin auch aus den Kirschstielen Tee zu: eine Hand voll getrockneter Kirschstiele werden 10 Minuten lang in 1/2 Liter Wasser gekocht, durchgeseiht und mit Honig gesüßt. Der Tee hilft bei Bronchitis, Arthritis, Gicht sowie bei Entzündungen der Harnwege. Man trinkt vor dem Zubettgehen eine Tasse.

Ein uraltes Hausmittel ist das Kirschkern-Kissen. Sammeln Sie Kirschkerne, kochen Sie sie in Wasser, und trocknen Sie sie im Backofen. Füllen Sie damit ein Leinensäckchen. Dieses Säckchen erhitzen Sie dann bei Bedarf im Backofen und legen es wie eine Wärmflasche auf. Die Kerne speichern die Wärme sehr lange. Die heiße Auflage setzt man bei Rheumaschmerzen und Muskelverspannungen ein.

Wenn Sie das Kirschkern-Kissen als Kälte-Kompresse – etwa gegen Migräne – einsetzen wollen, legen Sie es zuvor ins Tiefkühlfach. Man kann im Reformhaus und in Apotheken bereits fertige Kirschkern-Kissen kaufen.

In der Naturmedizin hat sich auch die Rinde des Kirschbaumes bewährt. Man kocht 30 Gramm trockene Rinde von jungen Ästen in 1 Liter Wasser einmal kräftig auf.

Dann muss die Brühe 5 Minuten ziehen. Dieser Tee hilft bei Fieber, Magenschmerzen und Gichtbeschwerden. Man muss 2 Tassen – über den Tag verteilt – konsumieren und sollte den Tee in ganz kleinen Schlucken zu sich nehmen.

Auch das Harz, das aus der Rinde des Kirschbaumes austritt, kann als Naturarznei eingesetzt werden: Man verrührt einige Tropfen vom Kirschharz in Weinessig oder in Wein, taucht einen Wattebausch ein und wäscht damit das Gesicht. Man erzielt damit eine gründlich gereinigte und besonders glatte Haut.

Naturarznei für den ganzen Körper: die Eiche

Die deutsche Eiche ist ein Baum mit langer Geschichte. Sie kann bis zu 50 Meter hoch und etwa 1200 Jahre alt werden. Für Heilzwecke kommen nur 2 von rund 400 Eichenarten in Betracht: die Sommereiche, auch Stieleiche genannt, und die Wintereiche, auch als Traubeneiche bekannt. Als Naturarznei wird in erster Linie die Eichenrinde eingesetzt.

Man muss die Rinde im Frühling und Herbst sammeln. Die Heilkraft der Eicherinde basiert auf Gerbstoffen, Gallussäure, Pektin und Stärke. Auf Grund dieser Wirkstoffe kann die Rinde Entzündungen hemmen, Blutungen stillen und Giftstoffe binden. Eingesetzt wird sie innerlich und äußerlich.

Besonders interessant ist der Wirkmechanismus der Gerbsäuren in der Eichenrinde. Sie haben die Eigenschaft, Eiweißstoffe der Haut und der Schleimhäute zu verbinden und zu verdichten. Dadurch ziehen sich Gefäße und Gewebe zusammen. So klingen Entzündungen schneller ab, und Blutungen können rascher gestillt werden.

Hier einige Rezepte für die äußere Anwendung:

- 1 Teelöffel sehr klein geschnittene Eichenrinde (Apotheke) mit 1 Tasse Wasser kurz aufkochen, dann durchseihen. Trinken Sie davon 2 Tassen täglich lauwarm in ganz kleinen Schlucken. Der Tee (nur mit ärztlicher Zustimmung nehmen) wirkt bei chronischen Entzündungen der Nieren, bei Gastritis und Leberproblemen.

- Kochen Sie 2 Esslöffel Eichenrinde in 1/2 Liter Wasser 20 Minuten lang und lassen das Ganze danach 2 Stunden auf kleiner Temperatur leicht köcheln, dann durchseihen. Damit gurgeln Sie mehrmals am Tag bei Entzündungen im Mund, bei Zahnfleischbluten, Parodontose und Rachenkatarrh.

- 2 bis 3 Esslöffel Eichenrinde werden mit 1 Liter kaltem Wasser langsam zum Kochen gebracht, danach 5 Minuten köcheln lassen. Diese Zubereitung eignet sich für Fußbäder gegen Schweißfüße oder für Sitzbäder gegen Hämorrhoiden. Wichtig ist die tägliche Anwendung, jeweils 10 bis 20 Minuten lang.

- Eichenrinde-Bäder helfen bei Hautgeschwüren und Ekzemen. 1 Kilo Eichenrinde wird in 2 bis 3 Liter Wasser aufgekocht und soll dann etwa 2 Stunden leicht kochen. Der Absud wird dann ins Badewasser gegossen. So ein Bad darf nur 20 Minuten dauern.

- Eichenrinde eignet sich auch sehr gut als Gesichtswasser bei fettiger, unreiner Haut. Da es antiseptisch wirkt, ist es auch sinnvoll nach der Rasur. Hier das Rezept: 10 Gramm Eichenrinde werden in 1/4 Liter Wasser 10 Minuten lang gekocht, 7 Minuten ziehen lassen. Das Gesichtswasser muss lauwarm angewendet werden, wirkt aber auch im kalten Zustand.

- 1 Teelöffel Eichenrinde wird mit 1 Tasse Wasser kurz aufgekocht. Dann durchseihen und mit der doppelten Menge abgekochtem Wasser mischen. Tauchen Sie in den lauwarmen Tee einen Wattebausch, und waschen Sie damit die Augen aus, wenn Sie unter einer Bindehautentzündung oder unter einer Lidrandentzündung leiden.

- Wenn Wunden schlecht heilen, lohnt ein Eichenrinden-Umschlag. 2 Esslöffel Eichenrinde werden in 1/4 Liter Wasser 10 Minuten lang gekocht, dann durchseihen. Tränken Sie in diesem Absud ein Leinentuch oder noch besser ein mehrlagiges Mullkissen, und legen Sie es auf die Wunde. Der Umschlag muss alle 3 bis 4 Stunden erneuert werden.

Die heilenden Kräfte aus dem Eukalyptus wirken bei Atemwegserkrankungen

Der Eukalyptusbaum hat in der modernen Heilpflanzen-Medizin einen hohen Stellenwert. Es handelt sich dabei um ein Myrten-Gewächs, das besonders in den Tropen, in Polynesien und in Australien verbreitet ist.

Gesundheit, die vom Baum kommt

Der Eukalyptusbaum wächst aber – wild und gepflanzt – in fast allen warmen Ländern.

Es gibt 160 verschiedene Eukalyptus-Baum- und -Straucharten. Typisch sind die sichelförmigen, immergrünen, ledrigen Blätter. Diese Blätter sind es auch, die in der Naturmedizin so große Bedeutung haben. Zur Herstellung von Naturarzneien werden in erster Linie die Blätter des speziellen Eukalyptus-Globulus-Baumes verwendet. Er wächst besonders schnell und wird über 100 Meter hoch.

Das Eukalyptusblatt ist reich an ätherischen Ölen, aber auch an aggressiven Reizstoffen, welche die Atemwege belasten können. Das wichtigste ätherische Öl ist das Cineol. Und da es nach dem Soledum-Verfahren für den medizinischen Einsatz von den Reizstoffen befreit und in seine reinste Form gebracht wird, spricht man vom Soledum-Cineol.

Jahrzehntelang wusste man:

Der Hauptwirkstoff aus dem Eukalyptusblatt schafft bei Atemwegserkrankungen Erleichterung. Er fördert den raschen Abtransport von Schleim aus den Bronchien und lindert Reizhusten. Das Austrocknen der Lungenbläschen wird verhindert und das Atemvolumen erhöht. Im Jahr 1995 aber hat der Arzt und Wissenschaftler Privat-Dozent Dr. Uwe R. Juergens, leitender Oberarzt der Abteilung Pneumologie an der Medizinischen Poliklinik der Universität Bonn, zum ersten Mal nachgewiesen: Das Soledum-Cineol aus dem Eukalyptusblatt kann noch viel mehr.

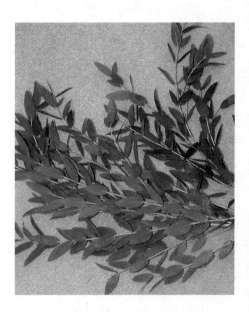

Die körpereigene Abwehr in den Atemwegen wird gestärkt und die schützende Auskleidung der Atemwege wird regeneriert. Im Lauf der Forschungen machte Privat-Dozent Dr. Juergens die entscheidende Entdeckung: Der Hauptwirkstoff aus dem Eukalyptusblatt wirkt entzündungshemmend. Viele Entzündungen in den Atemwegen werden nicht nur verhindert und gemindert, sondern vollkommen ausgeheilt. Das vermochten bisher nur Medikamente mit Kortison.

Die Medizin setzt das Soledum-Cineol aus dem Eukalyptusblatt ein. Man bekommt es in Kapselform in der Apotheke. 6 Kapseln zu je 100 Milligramm täglich reichen aus. Man kann damit bei Asthma-Patienten die Lungenfunktion bis zu 20 Prozent verbessern.

Das hat den entscheidenden Vorteil, dass der Arzt die Kortison Dosis reduzieren kann. In leichten Fällen kann das Soledum-Cineol das Kortison sogar ganz ersetzen.

Der große Vorteil des Soledum-Cineol aus dem Eukalyptus-Baum: Es verbessert die Gesamtbefindlichkeit des Patienten.

Das Soledum-Cineol eignet sich auch ideal für eine Heuschnupfen-Therapie. Diese muss 4 Wochen vor der Pollenflug-Saison beginnen.

Die Kastanie stärkt die Venen und fördert die Durchblutung

Blühende Kastanienbäume zieren im Mai und Juni in vielen Städten Alleen und Parkanlagen. Sie werden bis zu 25 Meter hoch und faszinieren nicht nur durch ihre prächtigen Baumkronen, sondern auch durch ihre aufrecht stehenden weißen oder roten Blütenkerzen. Im Herbst fallen die Samen – Rosskastanien genannt – zu Boden und lösen sich aus ihrem stacheligen, grünen Mantel.

In der Naturmedizin werden die Blätter, die Blüten, die junge Rinde und die Kastanien verwendet. Erstmals hat ein französischer Arzt im Jahr 1896 die heilende Wirkung der Kastaniensamen bei Venenleiden nachgewiesen.

Im Laufe der Jahre haben Forschungen ergeben: Die Kastanie mit ihren Samen, Blättern und Blüten stärkt das gesamte Gefäßsystem im menschlichen Organismus. Der Saponin-Wirkstoff Aescin – ein Seifenstoff – wirkt zusammenziehend, abschwellend, entwässernd und schleimlösend. In der jungen Rinde,

Gesundheit, die vom Baum kommt

aber auch in den Blüten des Kastanienbaumes ist der Wirkstoff Aesculin enthalten, welcher den Stoffwechsel anregt und die Durchblutung fördert. Das Aesculin hält außerdem die schädlichen UV-Strahlen der Sonne ab. Daher wird der Wirkstoff der Kastanie auch zur Herstellung von Gletscher- und Bergsteigersalben verwendet. Der Kastanienbaum liefert außerdem Gerbstoffe, Bitterstoffe, Adenosin, Rutin und Glykosin.

Die Wirkstoffe der Kastanie werden bei Bandscheibenschäden, zur Vorbeugung von Thrombosen, bei Wadenkrämpfen, Unterschenkelgeschwüren, bei brüchigen Venen, bei Blutergüssen, Prellungen, Sportverletzungen, Krampfadern, bei Verschleimung der Atemwege und bei Magen- und Darmerkrankungen eingesetzt.

- So wird Kastanientee zubereitet: 1 Teelöffel Kastanienblätter und -blüten mit 1 Tasse kochendem Wasser überbrühen, 5 Minuten ziehen lassen, durchseihen. Täglich 1 bis 2 Tassen bei Magen- und Darmproblemen sowie bei Venenschwäche trinken.

- So bereitet man den Tee aus Kastanienrinde zu: 1 Teelöffel zerkleinerte Rinde mit Blüten wird mit 1 Tasse Wasser kurz aufgekocht, dann durchseihen. Dieser Tee stärkt erschlaffte Venenwände und bekämpft Blutstauungen.

Prof. Bankhofers Spezial-Tipp:

Wenn an kalten Tagen der Maronibrater an der Ecke seinen Ofen einheizt, sollten Sie sofort zugreifen und Ihrer Gesundheit etwas Gutes tun.

- So bereiten Sie ein Kastanienbad gegen Rheuma und Venenleiden vor: 1 Kilo gehackte Kastanien werden 15 Minuten lang in 4 Liter Wasser gekocht. Die Brühe rühren Sie ins Badewasser ein. Baden Sie darin 20 Minuten.

- Für ein Kastanienblütenbad geben Sie abends 3 Hände voll Kastanienblüten in die Wanne und gießen etwas kaltes Wasser auf. Lassen Sie das Ganze bis zum nächsten Tag stehen. Am Nachmittag oder am Abend gießen Sie warmes Wasser dazu und nehmen ein Bad. Das stärkt die Venen.

- Gegen Prellungen, Blutergüsse und Gelenkschmerzen sollten Sie Kastanienwickel oder -umschläge machen: 3 Esslöffel Kastanienblüten, zerhackte Rinde und Kastanien müssen in 1/2 Liter Wasser kurz aufkochen. Tauchen Sie ein Leinentuch ein, drücken Sie es leicht aus, und legen Sie es auf die schmerzenden Stellen. Darüber wird ein trockenes Leinentuch gebunden. Der Wickel oder Umschlag sollte 1 bis 2 Stunden einwirken. Man kann ihn bis zu 4-mal am Tag anwenden.

Holunderblüten: eine wertvolle Hilfe bei Sommererkältungen

Aus Höhlenzeichnungen weiß man, dass es den Holunderbaum schon in der Steinzeit gegeben hat. Auch Griechen und Römer haben ihn als Arznei eingesetzt, und seither wächst er in unseren Regionen als Baum oder Strauch am Rande von Wiesen und Wegen, in großen und kleinen Gärten.

Unsere Großmütter kannten einen Spruch: »Vor einem Holunderstrauch muss man den Hut ziehen!« Sie wollten damit sagen, dass man den Holunder so vielfältig einsetzen und nützen kann: die weißen Blüten im Frühling, die schwarzen Beeren im Herbst. Die weißen Blüten des Holunderbaumes enthalten ätherische Öle wie Palmitinsäure, Linolsäure und Linolensäure. Besonders wichtig: Rutin, eine Substanz, die unsere Blutgefäße und das Bindegewebe stark macht.

Man kann aus den Blüten eine erfrischende Limonade brauen:

1 Kilo Roh-Rohrzucker wird in 5 Liter Wasser aufgelöst. Dann legt man 8 Stück Holunderblüten-Dolden und 2 unbehandelte, biologische Zitronen – in Scheiben geschnitten – ein und deckt das Ganze mit einem Gazetuch ab. Drei Tage an der Sonne stehen lassen. Dazwischen mehrmals umrühren. In Flaschen abseihen, kühl lagern. Man sollte die Limonade innerhalb von 2 Monaten trinken.

Man kann die Blüten auch in Backteig tauchen und frittieren.

Die klassische Art, Holunderblüten in der Naturmedizin einzusetzen, ist der Holunderblüten-Tee. Man trinkt ihn, wenn man eine Sommererkältung, einen Schnupfen oder Atemwegsbeschwerden behandeln möchte. Der Tee eignet sich auch besonders gut, wenn man für das Auskurieren einer Erkältung eine Schwitzkur machen möchte.

2 Teelöffel getrocknete Holunderblüten (Apotheke) werden mit 1 Tasse kochendem Wasser übergossen. 10 Minuten zugedeckt ziehen lassen. Durchseihen. Man trinkt 3 bis 4 Tassen am Tag.

Fürs Gesundschwitzen ist es auch sinnvoll, einen speziellen Tee mit 1 Teelöffel Holunderblüten und 1 Teelöffel Lindenblüten zu mischen. Zubereitet wird der Tee wie der klassische Holunderblüten-Tee.

Sehr wirksam ist es, bei Halsschmerzen und Heiserkeit mit lauwarmem Holunderblütentee mehrmals am Tag zu gurgeln.

Wer ältere, faltige und fahle Haut wieder gesünder und attraktiver machen möchte, der sollte einmal pro Woche die Blüten von 10 Holunderdolden in 1 Liter Milch einlegen und einen Tag stehen lassen. Dann wird die ganze Mischung ins Wannenbad gegossen und 20 Minuten darin gebadet.

Im Herbst erntet man vom Holunderbaum die schwarzen Holunderbeeren, die in großen Dolden an den Bäumen hängen. Die Beeren haben von allen Obstarten in unseren Breiten den höchsten Gehalt an den Vitaminen B1, B2 und B6: für starke Nerven, schöne Haut, gesundes Blut, glänzende Haare und feste Muskeln. Sie sind aber auch reich an Vitamin C und stellen damit einen Schutz gegen Infektionen dar.

Man kann die Holunderbeeren als Kompott genießen oder als Saft (Reformhaus) trinken. Der Holundersaft löst die Verschleimung in den Atemwegen und bringt Erleichterung. Mehr noch: Er bekämpft Entzündungen, lindert Reize und verstärkt die Filterfähigkeit von angegriffenen Bronchien. Holunderbeeren nur gekocht verwenden, roh sind sie giftig.

Mehr Lebensenergie und Fitness durch süße Feigen

Der Feigenbaum ist ein Maulbeergewächs und gedeiht in weiten Teilen Europas. Der Feigenbaum braucht viel Sonne und Wärme, liebt sandigen, trockenen Boden. Die Früchte sind zuerst grün, später violett oder gelb. Sie sind mit vielen kleinen Samen gefüllt, schmecken aromatisch und süß.

Schon seit alten Zeiten hatte der Feigenbaum in der Heilkunde eine große Bedeutung. Man legte die Blätter bei Geschwüren als Pflaster auf die Haut auf. Die heilige Hildegard hat aus den Blättern und aus der Rinde des Feigenbaumes eine Schmerzsalbe zubereitet.

Heute werden in erster Linie die Früchte in der Naturmedizin eingesetzt. Sie sind das beste und harmloseste Abführmittel. Das hat mehrere Gründe: Feigen fördern die Schleimbildung im Darm, und die vielen kleinen Samenkörner in den Früchten sind hervorragende Ballaststoffe, die im Darm aufquellen.

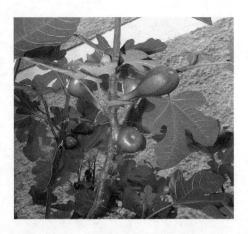

Und hier das Rezept gegen Verstopfung: Man weicht abends 5 getrocknete Feigen in 1/4 Liter lauwarmem Wasser ein und lässt das Ganze zugedeckt über Nacht stehen. Morgens isst man die aufgeweichten Feigen – intensiv kauen – und trinkt dann das Feigenwasser. Die Wirkung tritt nach 2 bis 5 Stunden ein.

Aber auch der Genuss von frischen Feigen kurbelt die Verdauung an. Feigen sind ein wertvoller Bestandteil der gesunden Ernährung, um kleine Esssünden auszugleichen. Feigen verfügen über die höchsten basischen Werte aller Lebensmittel. Sie können daher mithelfen, einer Übersäuerung im Körper entgegenzuwirken, die durch den Genuss von zu viel Fleisch, Wurst und Süßem entsteht.

Genau aus diesem Grund wirken Feigen stressabbauend. Stress übersäuert den Körper und macht ihn damit anfälliger für Krankheiten.

Feigen sind reich an Enzymen und bakterienabtötenden Substanzen. Sie liefern 11 Vitamine, 14 Mineralstoffe und 14 Aminosäuren. Dadurch spenden sie Lebensenergie, vertreiben Müdigkeit und machen fit. Der hohe Anteil an Glukose und Fruktose stärkt Nerven und Gehirn.

Doch es gibt noch viele Möglichkeiten, die Früchte des Feigenbaumes für die Gesundheit zu nützen:

- Zahnschmerzen können vergehen, wenn man mit dem Fruchtfleisch einer frischen Feige an der betreffenden Stelle das Zahnfleisch massiert.

- Der milchige Saft aus einer noch unreifen Feige kann Warzen vertreiben. In Asien ist das ein sehr verbreitetes Naturheilrezept.

- Wer regelmäßig Feigen isst, der »reinigt« damit sein Blut.

- Mit dem Verzehren von Feigen kann man Wurmerkrankungen vorbeugen. Die Feige enthält nämlich das Enzym Cardina, das Eiweiß im Darm abbaut.

- Wer Feigen kaut oder mit verdünntem Feigensirup oder Feigentee gurgelt, kann eine Mundhöhlen- oder Zahnfleischentzündung schneller ausheilen.

- Seit der Antike gilt der Feigenbaum als Ort des besonderen Friedens. Wer Ruhe und Erholung sucht, wer seine Gedanken sammeln und seine Nerven stärken will, der soll sich eine Stunde lang unter einen Feigenbaum legen und in die großen drei- bis fünflappigen Blätter des Baumes schauen.

Die Kraft der Birke hilft bei Rheuma, Gicht und Ekzemen

Jeder kennt den reizvollen Baum mit dem hohen weißen Stamm und den schwarzen Querstreifen: Es ist die Birke. Sie wächst in der Heide, im Moor, in lichten Wäldern, an Straßenrändern und an Flussufern.

Die zarten Blätter verströmen einen würzigen Duft. Hauptsächlich werden diese Blätter in der Naturmedizin verwendet. Man erntet sie im Mai und Juni nach der Blüte des Baumes, wenn sie noch jung und zart sind.

Die Birkenblätter sind reich an Bitterstoffen, Gerbstoffen, Kalzium und Kalium. Sie enthalten aber auch ätherische Öle, Harze, Flavonoide und reichlich Vitamin C.

Aus Birkenblättern wird Tee zubereitet. Hier ist das Rezept:

Zwei gehäufte Teelöffel klein geschnittene, frische oder getrocknete Birkenblätter werden mit 1/4 Liter kochendem Wasser überbrüht und müssen dann 10 Minuten ziehen. Man trinkt 3-mal täglich 1 Tasse davon.

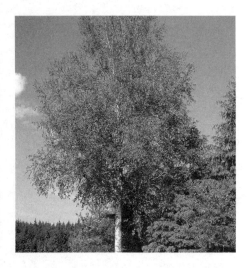

Birkenblätter haben im frischen Zustand eine größere Heilwirkung als getrocknet. Wenn man getrocknete Birkenblätter (Apotheke) verwendet, kann man etwas doppeltkohlensaures Natrium dazugeben, damit man die Wirkung steigert.

Der Birkentee kann gegen viele Gesundheitsprobleme eingesetzt werden: für eine Entschlackungskur, gegen zu viel Harnsäure, bei Gelenkschwellungen, bei Hautunreinheiten und Ekzemen, bei Schwächeanfällen.

Aber auch die Birkenrinde wird in der Naturmedizin eingesetzt. Man kocht klein geschnittene Rindenstücken in Wasser. Mit der Flüssigkeit werden durch Kompressen und Bäder Hauterkrankungen, Hautpilz und schlecht heilende Wunden behandelt.

Der Birkensaft gilt als besondere Kostbarkeit in der Naturheilkunde. Im Frühjahr wird der Stamm des Baumes 30 Zentimeter vom Boden 3 Zentimeter tief angebohrt. Der austretende Saft wird aufgefangen und haltbar gemacht.

Der Saft ist reich an Vitaminen und Saponinen, fördert den Haarwuchs, stärkt die Haarwurzeln und bekämpft Schuppen im Haar. Dazu muss man den Birkensaft viele Monate mehrmals am Tag in die Kopfhaut einmassieren. Birkensaft eignet sich aber auch zur äußerlichen Behandlung von Rheuma, Gicht und Hautproblemen. Innerlich verwendet man ihn zum Gurgeln bei Zahnfleischentzündung und gegen Harnwegserkrankungen.

_____ Gesundheit, die vom Baum kommt

Aus der Birkenrinde wird auch Birkenöl hergestellt:

Getrocknete, klein geschnittene Rindenstücke werden in einem gut verschließbaren Glas mit Olivenöl angesetzt. Das Glas sollte in der Sonne stehen. Nach 14 Tagen wird gefiltert. Das Birkenöl ist fertig und kann nun gegen Rheuma- und Gichtschmerzen einmassiert werden.

Sehr sinnvoll ist es auch, zur Förderung des Haarwuchses beim Haarewaschen jedes Mal ein paar Tropfen Birkenöl ins Shampoo zu geben. Man kann das Öl auch fertig in der Apotheke kaufen.

Birkenrinde-Bäder bewähren sich bei Rheuma, Hautekzemen und Blasenentzündung: 1 Kilo Birkenrinde muss man in 5 Liter Wasser 30 Minuten kochen, danach wird die Brühe ins Badewasser gegossen, und man badet 20 Minuten darin.

Gegen Husten und zur Förderung des Gallenflusses hilft Birkenknospen-Tee. Geben Sie 1 Esslöffel Birkenknospen in ein Gefäß, übergießen Sie alles mit 2 Tassen kochendem Wasser, und lassen Sie es 10 Minuten ziehen. Der Tee wird mit wenig Honig gesüßt und mittags und abends getrunken.

Mangos stärken die Nerven, senken das Krebsrisiko

Der Mangobaum stammt aus dem östlichen Teil Indiens. Dort hat man ihn bereits vor 4000 Jahren gezüchtet und in Plantagen angebaut. Heute gibt es Mangobäume in Brasilien, Pakistan, Mexiko, Kenia und auf Madagaskar. Der Mangobaum kann bis zu 25 Meter hoch werden. Seine Blätter schillern gleichzeitig in verschiedenen Farben, und seine Wurzeln reichen so tief in den Boden, dass sie sich von dort besonders viele Mineralstoffe und Spurenelemente holen können.

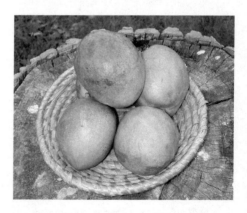

Für die Naturmedizin und für die gesunde Ernährung werden die Früchte des Mangobaumes eingesetzt. Es gibt sie in den Farben

487

Grün, Gelb, Orange und Rot. Wobei die roten und die orangen Früchte besonders wertvoll für die Gesundheit sind. Auch im Geschmack gibt es bei den Mangos viele verschiedene Nuancen.

Mangofrüchte sind reich an lebenswichtigen Stoffen. Sie enthalten große Mengen an Karotinen und Karotinoiden. Das sind Pflanzenstoffe, welche die Haut des Menschen vor Umweltschadstoffen schützen. Sie werden dabei kräftig vom Vitamin A und vom Provitamin A unterstützt und stärken über den Hautschutz auch noch die Sehkraft.

Mangos sind reich an Vitamin E, das uns jung erhält. Mangos enthalten auch Vitamin B3 und B6. Dadurch kann diese exotische Frucht die Nerven stärken und hilft auch Stress abzubauen. Wer abends eine große Mango verzehrt, kann danach viel besser einschlafen. Die B-Vitamine sorgen aber auch dafür, dass das Fleisch-Eiweiß schneller und besser verdaut und verarbeitet werden kann.

Man soll entweder zu oder nach einer Fleischmahlzeit eine Mango essen. In Indien reicht man daher oft zu einem Fleischgericht Reis mit Mangostücken.

Man kann mit einer Mango auch einen geschwächten Kreislauf stabilisieren. Sehr oft kommt es durch einen Mangel an Vitamin B6 zu einer Kreislaufschwäche. Die Mango hat besonders große Mengen davon.

Mangos sind auch reich am Mineralstoff Kupfer. Gemeinsam mit dem Betakarotin ergibt sich ein faszinierender Effekt: Wer Mangos isst, wird in kürzerer Zeit mit weniger Sonne braun und behält seine bronzene Hautfarbe viel länger.

Ganz besonders wichtig sind Mangos im Sommer:

- Die Karotinoide in der Mango – das sind drei Farbstoffe – produzieren körpereigenes Betakarotin und schützen damit die Haut vor den schädlichen UV-Strahlen der Sonne. Die Vitamine A, C und E in der Mango bieten der Haut einen optimalen Immunschutz. Die Karotinoide senken auch das Krebsrisiko.

- Mangos schützen vor den schädlichen Einflüssen des bodennahen Ozons sowie vor dem oft sehr hohen Chlorgehalt in Schwimmbecken.

Gesundheit, die vom Baum kommt

Den Hautschutz kann man selbst beobachten und erleben. Es geschieht oft, dass man zu lange in der Sonne war und eine knallrote, entzündete Haut hat. Nach dem Genuss einer Mango gehen Rötung und Entzündung rasch zurück.

Und hier das Rezept für einen Mango-Cocktail, wenn Sie an einem heißen Sommertag erschöpft sind und schnelle Energie brauchen: 100 Gramm Mango-Fruchtfleisch pürieren, mit dem Saft einer Orange und 2 Teelöffel Zitronensaft verrühren. Mit Mineralwasser aufgießen und in kleinen Schlucken trinken.

Sommerlinde. Auf diese Weise können wir sowohl im Juni als auch im Juli die grünlichgelben Blüten der Linde genießen.

In erster Linie werden die Lindenblüten in der Naturmedizin als Tee zubereitet und eingesetzt.

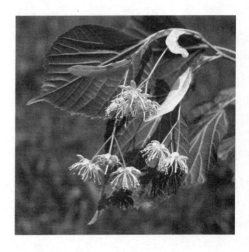

Mit Lindenblüten kann man der Sommergrippe vorbeugen

Den Lindenbaum findet man heute überwiegend in Parks, Alleen oder Gartenanlagen, sehr selten im Wald. Man unterscheidet die Sommerlinde und die Winterlinde, wobei sich beide für Heilzwecke eignen. Während die Winterlinde nur 20 Meter hoch wird, schafft es die Sommerlinde bis zu 40 Meter. Die Winterlinde blüht 2 bis 3 Wochen nach der

- Das Teerezept für eine Schwitzkur, wenn man erkältet ist und schnell wieder gesund werden will: 2 gehäufte Teelöffel getrocknete Lindenblüten (Apotheke) werden mit kochendem Wasser übergossen. 10 Minuten zugedeckt ziehen lassen, durchseihen und sehr warm trinken.

- Mit diesem Tee kann man einer zünftigen Sommergrippe vorbeugen: 8 gehäufte Teelöffel Lindenblüten mit 1 Liter kochendem Wasser übergießen. 10 Minuten zugedeckt ziehen lassen, durchseihen, mit Honig süßen und in eine Thermoskanne gießen. Mehrmals am Tag 1 Tasse warm trinken. Der Tee wirkt auch gegen schwache Nerven.

- Lindenblüten-Inhalation gegen verschleimte Atemwege: Übergießen Sie 150 Gramm Lindenblüten mit kochendem Wasser. 15 Minuten ziehen lassen. Dann die aufsteigenden Dämpfe einatmen.

- Wer Stress abbauen will und sich geistig überanstrengt fühlt, dem hilft ein Lindenblüten-Bad. Hier das Rezept: Kochen Sie 300 bis 500 Gramm Lindenblüten in 4 Liter Wasser auf. Danach lassen Sie das Ganze 30 Minuten ziehen, durchseihen und die Flüssigkeit ins heiße Badewasser gießen. 25 Minuten lang darin baden. Sie können allerdings auch den Aufguss mitsamt den Lindenblüten ins Wasser geben. Das gibt Ihnen die Möglichkeit, den Körper mit den Blüten abzureiben.

- Sie können aus Lindenblüten auch ein Massage-Öl gegen schmerzende Füße zubereiten: Erhitzen Sie eine Hand voll Lindenblüten ganz kurz mit 1/4 Liter Speiseöl. Lassen Sie das Ganze 24 Stunden stehen. Dann abseihen und die Füße mit diesem ungewöhnlichen Öl massieren.

- Lassen Sie sich in der Apotheke zu gleichen Teilen Lindenblüten, Kamillenblüten, Melissenblätter und Hagebutten mischen. 2 Teelöffel davon werden mit 1/4 Liter kochendem Wasser übergossen, 15 Minuten ziehen lassen, durchseihen und mit etwas Honig süßen. Damit bekommten Mädchen und Jungen ihre Erkältung schneller wieder in den Griff.

Die faszinierende Wirkung der Lindenblüten ist auf ätherische Öle, Duftstoffe, Gerbstoffe und Schleimstoffe zurückzuführen.

Auch die Holzkohle aus dem Holz des Lindenbaumes hat in der Naturmedizin eine große Bedeutung für die innere Anwendung. Das fein gemahlene Pulver der Holzkohle (Apotheke) wird bei Blähungen, Magenverstimmungen und bei Darmproblemen eingesetzt. Man verrührt 1 bis 2 Teelöffel Lindenholzkohle in einem Glas Wasser oder Milch und trinkt diese Flüssigkeit.

_____ Gesundheit, die vom Baum kommt

Ein Aufguss von den Blättern des Lindenbaumes wird zum Gurgeln gegen Parodontose verwendet.

Die Blätter und die Rinde der Haselnuss stärken die Venen

Haselnussbäume wachsen in der freien Natur ebenso wie in vielen Gärten Europas. Immer schon wurden sie für die Naturmedizin gegen verschiedene Leiden genützt. Das beweisen Rezepte der heiligen Hildegard von Bingen aus dem 11. Jahrhundert. Heute erinnert man sich wieder daran und verwendet die Haselnüsse, die Blätter und die junge Rinde des Baumes als Naturarznei.

Die Haselnüsse sind reich an ungesättigten Fettsäuren, die uns vor frühzeitiger Arteriosklerose schützen und Herz und Kreislauf stark machen. Sie liefern viel von den Mineralstoffen Kalium, Kalzium, Phosphor, Magnesium, Eisen sowie die Vitamine A und E, außerdem Vitamine der B-Gruppe. Die Blätter und die Rinde des Haselbaumes enthalten hochwirksame Gerbstoffe und das ätherische Öl Betulin, das Gefäße und Bindegewebe stärkt. Wenn man die Inhaltsstoffe optimal nützen will, muss man die Blätter von März bis Mai, die Rinde im April sammeln.

In erster Linie wirken die Blätter und die Rinde des Haselnussbaumes gegen Venenleiden. Die Venen werden gestärkt. Hier die Rezepte:

- Für die innere Anwendung werden getrocknete Haselnussblätter zerkleinert. 2 Teelöffel davon in einer Tasse mit kochendem Wasser übergießen, 5 bis 7 Minuten zugedeckt ziehen lassen. Durchseihen. Lauwarm 2 bis 3 Tassen ungesüßt pro Tag trinken. Nicht länger als 3 Wochen.

Prof. Bankhofers Spezial-Tipp:

Besonders schwangere Frauen müssen regelmäßig Venengymnastik betreiben.

- Für die äußerliche Anwendung werden eine Hand voll frische oder getrocknete Blätter in 2 Liter Wasser aufgekocht. Oder man kocht eine Hand voll klein gehackte junge Rinde in 2 Liter Wasser auf. Rinde und Blätter können auch im Verhältnis 50 zu 50 gemischt werden. Man taucht in die lauwarme oder kalte Abkochung ein Leinentuch, wringt es leicht aus und legt es um die Beine. Darüber kommt ein trockenes Frotteetuch. Viele spüren an heißen Sommertagen Erleichterung in den schweren Beinen, wenn sie sie mit der kalten Abkochung einfach waschen. Dazu benützt man am besten einen Frotteelappen.

Die getrockneten Blätter und die Rinde des Haselnussbaumes an einem dunklen Ort und trocken aufbewahren. Unter Lichteinfluss gehen die Wirkstoffe sehr schnell verloren.

Wer Haselnussblätter-Tee trinkt, kann damit aber nicht nur die Venen stärken und lästigen Beinbeschwerden vorbeugen. Der Tee hilft auch gegen Kreislaufschwäche, Stoffwechselstörungen und Übergewicht.

Wer regelmäßig Haselnussblätter-Tee trinkt, hat weniger Hunger, und der Abbau von Fettpolstern wird gefördert. Das Genießen von Haselnüssen der jüngsten Ernte fördert die Konzentration und bekämpft Vergesslichkeit.

In vielen Bauernfamilien gilt es als uralte Tradition: Haselnüsse – gut gekaut oder gemahlen und mit etwas Honig vermischt – beugen bei nervösen Kindern Bettnässen vor.

Außerdem gilt das regelmäßige Knabbern von Haselnüssen bei vielen Bauern in Süddeutschland als Hausrezept gegen rheumatische Beschwerden. Die Wirkung ist zweifelsohne auf den hohen Gehalt an Vitamin E zurückzuführen. Die ganz jungen Haselblätter und die Knospen sind übrigens auch eine köstliche Beigabe für Salate und Suppen.

Mit der Kraft der Kiefer gegen Husten und schwache Nerven

Die Kiefer gehört – wie die Fichte – zu den Urbäumen, die es in unseren Regionen bereits vor 10 000 Jahren gegeben hat. Sie ist daher ein Symbol für langes Leben, Ausdauer und Kraft. Die Nadeln und Triebspitzen der Kiefer – vor allem der niederen Legföhre – wurden schon im frühen Mittelalter zur Zubereitung von Gesundheitsrezepten eingesetzt.

Gesundheit, die vom Baum kommt

Die Triebspitzen der Kiefer sind reich an den ätherischen Ölen Pinen, Caren und Bornylacetat sowie an Harzsäuren. Sie enthalten außerdem Vitamin C, Gerbstoffe, Bitterstoffe, Wachs, Glycoside und Salicinin. Für den Einsatz in der Naturmedizin werden die Triebspitzen im April und Mai gesammelt, wo sie die meisten Wirkstoffe enthalten. Die Triebspitzen der Kiefer lösen Schleim, fördern die Durchblutung und können Keime abtöten. Sie stärken die Nerven, vertreiben Müdigkeit, fördern die Verdauung, können Schmerzen stillen und stärken die Atemwege.

Gegen Husten, Bronchitis, gegen Raucherhusten sowie gegen Erkältungen kann man die Triebspitzen der Kiefer innerlich einsetzen. Hier das Rezept dazu: 100 Gramm Triebspitzen werden in 1 Liter Wasser gekocht. 1 bis 2 Tassen am Tag lauwarm mit etwas Honig trinken. Äußerlich setzt man die Triebspitzen der Kiefer als Wannenbad ein. 200 Gramm Triebe werden in 1 Liter Wasser gekocht, durchseihen und dem Badewasser beimischen. Wer darin 20 Minuten badet, stärkt damit die Nerven, kann Stress und Überreiztheit abbauen.

Der deutsche Apotheker Prof. Wolfram Spitzner im badischen Etlingen beobachtete im Jahr 1949 bei seinen Forschungen, dass man mit großem Erfolg gegen die breite Palette der Erkältungen die Kombination von 3 Wirkstoffen einsetzen kann: die ätherischen Öle aus Kiefernnadeln, Menthol und Eukalyptusöl. Der Apotheker entwickelte auf dieser Basis eine Erkältungssalbe, einen milden Erkältungsbalsam für Kinder und ein Erkältungsbad. Und da die Kiefer, der »heilige Baum der Germanen«, in der Botanik den Namen »Pinus sylvestris« trägt, hat sich für die Wirkstoffkombination Pinus, Menthol und Eukalyptus in der Naturmedizin der inzwischen klassische Name Pinimenthol (Apotheke) ergeben.

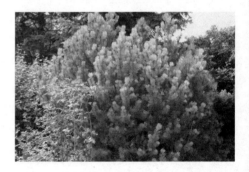

Die Erkältungssalbe wendet man bei akuter und chronischer Bronchitis an (Arzt zuziehen!), bei Husten und bei allen Erkältungskrankheiten, welche die Atemwege belasten. Der Erkältungsbalsam mit den

Wirkstoffen Eukalyptusöl und Kiefernadelöl ist die sanfte, milde Version für Kinder und Säuglinge. Salbe und Balsam werden zum Einreiben von Brust und Rücken verwendet. Die ätherischen Öle wirken in zweifacher Hinsicht: Sie werden nach dem Einreiben – speziell im Zusammenhang mit der Bettwärme – flüchtig und können über die Atemwege aufgenommen werden. Sie werden aber auch von der Haut durch die Poren aufgenommen und gelangen so über den Blutkreislauf in die Atemwege.

Es gibt aber noch eine sehr beliebte und wirksame Möglichkeit: die Inhalation. Man gibt 5 Zentimeter von der Erkältungssalbe in einen Inhalator oder in einen Topf, gießt heißes Wasser drüber und atmet dann die aufsteigenden Dämpfe mit den ätherischen Ölen ein. Der Husten wird dadurch gelindert und der Schleim gelöst.

Buchsblätter beruhigen Tiere und lindern Gichtschmerzen

Der Buchsbaum ist bei uns heute nur noch als Zierbaum in Gärten, großen Park- und Gartenanlagen – besonders in Schlossgärten – anzutreffen. Er lässt sich ideal zu runden oder eckigen Formen schneiden. Man kann Buchsbäume daher anstelle eines Zaunes anpflanzen und zurechtschneiden.

Der Buchsbaum wächst sehr langsam; er kann bis zu 8 Meter hoch und mehrere 100 Jahre alt werden. Er hat ein hartes, dichtes Holz, in dem Vögel gerne Nester bauen. Seine Blätter sind klein, fest, lederartig, immergrün und haben die Form einer stumpfen Ellipse.

Der Buchsbaum blüht im April und Mai. Die Blüten sind unauffällig gelbgrün und riechen sehr intensiv.

In der Naturmedizin werden seit frühen Zeiten die Blätter und die Rinde des Buchsbaumes verwendet. Die heilige Hildegard von Bingen hat den Absud von Buchsbaumblättern gegen Hautausschläge empfohlen. Die moderne Hautmedizin rät davon allerdings ab.

Man hat Buchsbaumblätter und die Rinde im Mittelalter innerlich und äußerlich eingesetzt. Allerdings muss man dazu sagen: Vorsicht! Alle Bestandteile dieses Baumes enthalten giftige Alkaloide wie zum Beispiel das Buxin. Blätter und Rinde vom Buchsbaum dürfen daher in keinem Fall für eine innerliche Anwendung eingesetzt werden, auch wenn das in alten Rezeptbüchern oft empfohlen wird. Blätter und Rinde des Buchsbaumes dürfen nur äußerlich verwendet werden.

Was macht denn Blätter und Rinde so interessant? Es sind darin ätherische Öle, Gerbstoffe und schmerzstillende Mittel enthalten. Die äußere Anwendung macht Sinn bei Gicht, Rheuma und Haarausfall.

Und hier das Rezept für die äußere Anwendung:

16 Gramm Buchsbaumblätter – oder Blätter und junge Rinde 50 zu 50 gemischt – werden mit 1 Liter kochendem Wasser in einem Topf aufgegossen, 10 Minuten zugedeckt ziehen lassen und abseihen. Tauchen Sie ein Leinentuch in die Flüssigkeit, wringen Sie es aus, und legen Sie es auf die schmerzenden Gicht- und Rheumastellen. Lassen Sie die Flüssigkeit 2 Stunden einwirken. Wenn Sie ein unangenehmes Gefühl dabei verspüren, sofort die Kompresse entfernen.

Wenn Sie zu Hautallergien neigen, sollten Sie auf den Einsatz von Buchsblättern und Buchsbaumrinde verzichten. Bei Haarausfall spülen Sie nach dem Waschen die Haare mit der lauwarmen Flüssigkeit.

Interessant und bis heute ungeklärt ist eine andere Wirkung der Buchsblätter und der Rinde: Sie haben eine beruhigende Ausstrahlung auf Menschen und Tiere.

Man hat früher nervösen Menschen anstelle von Blumen Buchsbaumäste ins Zimmer gestellt.

Viele Bauern nützen das heute noch. Wenn das Vieh im Stall besonders unruhig ist, hängt man in manchen Gegenden Deutschlands und Österreichs Buchsbaumzweige an der Decke auf. Die Tiere – vor allem Rinder – beruhigen sich in kürzester Zeit. Vermutlich geht von den Zweigen ein Geruch aus, der auf das vegetative Nervensystem der Kühe, Stiere und Ochsen einwirkt.

Ginkgo-Extrakt kann das Augenlicht retten

Der Ginkgo Biloba ist der älteste Baum der Welt. Man schätzt, dass es ihn seit rund 250 Millionen Jahren gibt. Aus fossilen Funden kann man erkennen, dass er sein Aussehen seit 180 Millionen Jahren nicht verändert hat. Dieser Baum hat die Entstehung der Kontinente und das Aussterben der Dinosaurier erlebt.

Der Ginkgobaum war in China und Japan vorerst ein Tempelbaum. Im 18. Jahrhundert kam er nach Europa und wurde ausschließlich als Zierbaum gepflanzt. Johann Wolfgang von Goethe hatte drei Ginkgobäume in seinem Garten und widmete dem Ginkgoblatt ein Gedicht.

Nach wie vor hatte der Ginkgobaum keinerlei Bedeutung in der Medizin. Erstmals wurden Wissenschaftler auf ihn aufmerksam, als am 6. August 1945 die erste Atombombe in Hiroshima explodierte und die schreckliche Möglichkeit der globalen Zerstörung aufzeigte. Menschen, Tiere, Pflanzen – jegliches Leben war zerstört. Mit einer einzigen Ausnahme. Obwohl die Ginkgobäume im atomaren Feuersturm verbrannten, waren sie die einzigen Pflanzen, die im darauf folgenden Frühjahr wieder zu sprießen und zu blühen begannen.

Das beeindruckte die Wissenschaft. Man begann, den Baum näher zu untersuchen, der so vielen Gefahren widerstehen konnte, und fand faszinierende Wirkstoffe: Ginkgolide, Flavone und Terpene. Große Verdienste in der Ginkgo-Forschung kommen dem deutschen Arzt, Botaniker und Apotheker Dr. Wilhelm Schwabe zu.

Seit vielen Jahren weiß man: Der Extrakt aus den Ginkgoblättern fördert die Durchblutung im ganzen Körper, vor allem im Kopfbereich. Daher werden Ginkgo-Extrakte erfolgreich von Ärzten gegen Schwindelanfälle, Ohrgeräusche und Hirnleistungsstörungen eingesetzt.

In jüngster Zeit haben Ärzte in Studien nachgewiesen, dass man mit dem Craton-Spezial-Extrakt Egb 761 aus den Blättern des Ginkgobaumes auch das Augenlicht retten und die Sehkraft stärken kann.

Das ist bedeutsam, denn Störungen des Sehvermögens zählen zu jenen Gesundheitsproblemen, die im vorgerückten Alter die Lebensqualität der Menschen besonders beeinträchtigen.

Der Extrakt aus dem Ginkgobaum kann überall dort eingesetzt werden, wo die Sehkraft durch ein Nachlassen der Durchblutung des Auges beeinträchtigt ist. Die Netzhaut verfügt über viele feinste Blutgefäße.

Gesundheit, die vom Baum kommt

Wenn diese nun auf Grund einer Durchblutungsstörung nicht genügend mit Sauerstoff und Nährstoffen versorgt werden, kommt es zu einem Nachlassen der Sehkraft.

Das betrifft den Raucher, Bluthochdruckpatienten und Diabetiker. Durchblutungsstörungen in der Netzhaut, im Bereich des schärfsten Sehens, können zu einer starken Sehstörung führen, die mit Erblindung enden kann. Man spricht von der Makula-Degeneration. Diesen Gefahren kann man nach neuesten Forschungen mit dem Craton-Wirkstoff aus dem Ginkgoblatt (Apotheke) entgegenwirken.

In einer kontrollierten Doppelblind-Studie konnte nachgewiesen werden:

Innerhalb von 6 Monaten, in denen die Patienten täglich 2-mal 2 Tabletten mit dem Ginkgo-Spezialwirkstoff eingenommen haben, kam es zu einer deutlichen Verbesserung der Sehkraft. Die ersten Erfolge der Behandlung konnte man aber schon nach 4 Wochen erkennen. Zur Vorbeugung – zum Schutz der Augen – genügt täglich 2-mal 1 Tablette. Bei allen Durchblutungsstörungen ist genau den ärztlichen Anweisungen zu folgen.

Weißdorn stärkt das alte und das gestresste Herz

Der Weißdornbaum kann bis zu 12 Meter hoch werden. Er wächst an Waldesrändern, in Laubwäldern und inmitten von Gebüschen. Typisch für den Baum sind Dornen und weiße Blüten. Daher der Name Weißdorn. Blätter und Blüten werden im Mai und Juni für die Herstellung von Arzneimitteln geerntet.

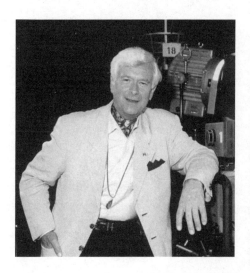

Die wertvollen Inhaltsstoffe des Weißdorns sind Flavonoide – also pflanzliche Bioaktivstoffe – wie Hyperosid, Vitexin-Rheamnosid, Rutin, Kämpferol und Vitexin. Weiters findet man im Weißdorn Procyanidine,

Triterpene und aromatische Karbonsäuren. Insgesamt sind es 30 Substanzen.

Die heilsame Wirkung des Weißdornextraktes ist schon lange bekannt. Zum ersten Mal schrieb darüber im 1. Jahrhundert nach Christi Geburt – zu Kaiser Neros Zeiten – der Wander- und Militärarzt Dioskurides. Auch im Mittelalter wurde Weißdorn hoch geschätzt und von Ärzten häufig zur Behandlung von Herz und Kreislauf verwendet.

Bis vor kurzer Zeit galt die allgemeine Meinung in der Medizin: Weißdorn stärkt in erster Linie das Altersherz, ist also sinnvoll im Einsatz bei Senioren.

Der Weißdorn – als hochdosierter Extrakt – kann viel mehr. Er ist im Grunde genommen die ideale Naturarznei für alle Menschen, die im hohen Maße der Hektik und dem Stress der modernen Zeit ausgesetzt sind.

Mehrere Studien haben ergeben:

- Durch die Zufuhr von hochdosiertem Weißdornextrakt wird die Schlagkraft des Herzens verbessert. Das Herz wird stärker und ist belastbarer.

- Die Herzkranzgefäße werden erweitert, die Durchblutung des Herzens verbessert.

- Herzrhythmusstörungen wird vorgebeugt.

- Neueste Untersuchungen am Universitätsklinikum der Freien Universität Berlin unter der Leitung von Prof. Dr. Günter Siegel haben ergeben: Der Weißdornextrakt schützt das Herz gezielt vor dem Stresshormon Noradrenalin.

Weißdorn wird auch als Hausmittel in Form von Tee getrunken. Zwei gehäufte Teelöffel getrocknete Weißdornblüten (Apotheke) werden mit kochendem Wasser überbrüht, 10 Minuten ziehen lassen, durchseihen. 1 Tasse nach dem Essen lauwarm trinken.

Das Problem beim Tee: Bei der Zubereitung mit Wasser gehen viele wertvolle Inhaltsstoffe verloren.

Daher werden heute für die Medizin die wertvollen Flavonoide und anderen Substanzen aus den Weißdorn-Blättern und -Blüten in einem schonenden Spezialverfahren zu einem hochdosierten Faros-Weißdorn-Extrakt verarbeitet.

_____ Gesundheit, die vom Baum kommt

Damit stehen für die Herzvorsorge und die Herztherapie die Wirkstoffe in Form von Dragees zur Verfügung. Man nimmt 3-mal täglich 1 Dragee zu je 300 Milligramm Weißdornextrakt zu den Mahlzeiten. Für die gezielte ärztliche Therapie gibt es Dragees zu 600 Milligramm.

Die Behandlung von Herzproblemen gehört selbstverständlich in die Hand des Arztes!

Mit Weidenrinde gegen Schmerzen

Die Weide – mit dem richtigen botanischen Namen Silberweide – kann bis zu 24 Meter hoch und bis zu 1 Meter dick werden. Sie wird bis zu 100 Jahre alt. Die Weide wächst in ganz Europa und fühlt sich an Bach- und Seeufern besonders wohl. Typisch sind die breite Krone, die silbergrauen Äste und ebenso die silbergrauen, spitzen Blätter.

In früheren Zeiten galt die Weide als Trauer- und Todesbaum. Man erzählte sich, dass in diesem Baum Hexen und Geister wohnten.

Für die Kelten war die Weide ein Baum der Fruchtbarkeit. Die Germanen nannten ihn auch den Baum der Gerechtigkeit. Schon in der Antike wussten Hippokrates, Dioskurides und Plinius von der heilenden Kraft des Baumes. Die heilige Hildegard von Bingen sowie Paracelsus berichteten bereits über die wundheilende und schmerzlindernde Kraft der Weide.

Im 17. Jahrhundert befasste man sich erstmals wissenschaftlich mit dem geheimnisvollen Baum und erkannte, dass man die Weidenrinde als fiebersenkendes Mittel einsetzen konnte.

Prof. Bankhofers Spezial-Tipp:

Der Mineralstoff Magnesium macht stark gegen Stress und stärkt Herz und Kreislauf. Er ist enthalten in Vollkornprodukten, Naturreis, Nüssen und Sojaprodukten.

1898 gelang es dann, aus der Weidenrinde eine sehr wichtige Substanz zu gewinnen: die Salizylsäure, die heute in der Pharma-Industrie synthetisch hergestellt werden kann. Damit ist die Weidenrinde der na-

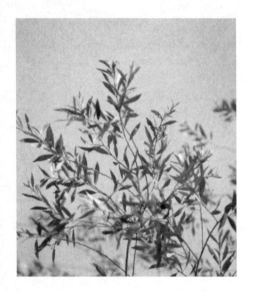

türliche Vorgänger der Acetylsalicylsäure. Die Salicylsäure wurde von Anfang an als Schmerzmittel verwendet. Neben der Salicylsäure findet man in der Weidenrinde außerdem noch weitere wertvolle Inhaltsstoffe: Phenolglycoside, Gerbstoffe, Harz, Oxalate und Enzyme.

Man kann die Weidenrinde äußerlich und innerlich anwenden. Für Schwangere ist sie nicht geeignet, außerdem nicht für den Dauergebrauch.

- Äußerlich bekämpft man damit Rheumabeschwerden, Neuralgien, Entzündungen und Fußschweiß. Dazu wird frische Weidenrinde in kleine Stücke geschnitten und über Nacht in kaltem Wasser eingeweicht. Am nächsten Tag kocht man das Ganze einmal kurz auf. Dann durchseihen, lauwarm werden lassen, ein Leinentuch eintauchen, auswringen und auf die schmerzenden Stellen auflegen. Eine Stunde einwirken lassen.

- Innerlich wendet man die Weidenrinde bei Kopfschmerzen, Rheuma, Gelenkbeschwerden und als Mundspülung und Gurgelmittel bei Zahnfleischbluten an. Dazu wird ein Tee zubereitet. Hier das Rezept: 100 Gramm Melissentee werden mit 15 Gramm klein geschnittener, junger Weidenrinde gemischt. 2 Teelöffel davon werden mit 1 Tasse kochendem Wasser überbrüht, nur 3 Minuten ziehen lassen. Dann lauwarm in kleinen Schlucken trinken.

Weidenrinde darf niemals pur überbrüht werden, sondern muss immer einem anderen Tee beigemischt werden. Dennoch kann es als Nebenwirkung zu Reizungen der Magenschleimhaut kommen. Viele Ärzte sind aus diesem Grund der Meinung, dass es heute besser ist, Präparate aus synthetischer Salizylsäure – zum Beispiel Aspirin – einzusetzen, weil man da die Wirkstoffmenge besser dosieren und kontrollieren kann.

In der Volksmedizin hat sich der Weidenrinde-Tee (100 Gramm Melissentee mit 15 Gramm Weidenrinde) gegen Wetterfühligkeit sehr bewährt. In der Bachblütentherapie wird die Weide in starker Verdünnung gegen Vergesslichkeit und Verbitterung eingesetzt.

In manchen Dörfern ist es auch heute noch üblich, dass sich Frauen bei Menstruationsschmerzen für einige Zeit unter einen Weidenbaum zurückziehen, weil sie hier Erleichterung finden.

Wacholderbeeren stärken den Magen & entschlacken

Der Wacholder ist ein anspruchsloses, immergrünes Zypressengewächs. Er liebt sandige Böden und entwickelt sich dort zu einem schlanken, bis zu 10 Meter hohen Baum.

Es gibt viele Wacholderarten. Die nadelartigen, graugrünen Blätter sind 1 bis 2 Zentimeter lang, sehr steif und spitz. Die männlichen Blüten des Baumes sehen wie kleine Kätzchen aus und werden zu Scheinbeeren, die wir als Wacholderbeeren kennen.

Sie wachsen langsam, sind zuerst lange Zeit grün und werden erst im dritten Jahr zu schwarzen Beeren.

Jeder kennt den aromatischen, bitteren Geschmack der Wacholderbeeren, die man in der Küche dem Sauerkraut, aber auch vielen Fleischgerichten beigibt, damit sie besser verdaut werden können.

Wacholderbeeren stärken den Magen und regen die Verdauung an. Sie haben aber auch eine entwässernde, harntreibende Wirkung, regen den gesamten Stoffwechsel an und sind ein gutes Entschlackungsmittel.

Die Wirkstoffe der Beeren aktivieren unser Abwehrsystem und geben den Nerven Kraft. Nierenkranke müssen Wacholderbeeren in jeder Form vermeiden.

Hier die besten Rezepte mit Wacholderbeeren:

- So bereiten Sie einen Tee zu: 20 Gramm zerdrückte Beeren werden in 1 Liter Wasser aufgekocht und müssen dann 15 Minuten ziehen, danach durchseihen. Man kann den Tee mit etwas Honig süßen. Vor jeder Mahlzeit soll eine Tasse getrunken werden. Dies fördert die Ausscheidung von Stoffwechselschlacken, wirkt kreislaufanregend und harntreibend.

- Zum Behandeln einer Blasenentzündung muss man den Tee anders zubereiten: 1 Teelöffel Wacholderbeeren werden mit 1 Tasse Wasser kurz aufgekocht, dann durchseihen und lauwarm trinken.

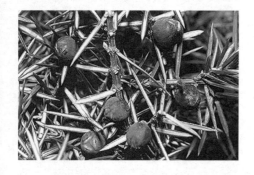

- Bei Husten und Heiserkeit haben sich Inhalationen bewährt: Ein paar zerdrückte Wacholderbeeren und ein kleiner Wacholderzweig werden mit kochendem Wasser übergossen. Die aufsteigenden Dämpfe werden 10 Minuten lang eingeatmet.

- Bei Muskelschmerzen und Ischias raten viele Ärzte heute noch zu einem Wacholderbad. 150 Gramm Wacholderbeeren mit einem klein geschnittenen Wacholderzweig setzt man über Nacht in 2 Liter Wasser an. Am nächsten Tag wird das Ganze kurz aufgekocht, danach durchseihen und ins Badewasser gießen.

- Zur Regulierung und Stärkung der Verdauung kann man selbst einen Wacholderwein zubereiten: 15 Gramm Wacholderbeeren werden in 1 Liter Weißwein gekocht. Davon trinkt man dann jeweils vor einer Mahlzeit ein Likörgläschen. Ein anderes Rezept: Eine Hand voll zerdrückter Wacholderbeeren werden in einer Flasche mit 1 Liter Weißwein angesetzt und müssen 1 Woche lang stehen. Danach 10 Minuten leicht köcheln lassen. Wieder eine Woche wegstellen, durchseihen und in Flaschen abfüllen. Man trinkt vor jeder Mahlzeit ein kleines Likör-Glas.

- Mit den Wacholderbeeren kann man eine einfache Entschlackungskur durchführen: Täglich kaut man 4 Beeren und das 8 Wochen lang. Man muss sich allerdings genau an die Dosis halten. Zu viele Beeren über einen längeren Zeitraum können die Nieren schädigen. Die Kur reinigt das Blut und kann Kopfschmerzen vertreiben.

Teebaumöl: ein Elixier gegen viele Beschwerden

Der Teebaum – oft auch Teebaumöl-Baum genannt – wächst in sumpfigen Landschaften Australiens. Vor 40 000 Jahren haben die Ureinwohner des Kontinents bereits aus den Blättern Tee gebraut und das aus den Blättern gepresste Öl als Arznei verwendet.

Heute liegen von namhaften australischen Universitäten zahlreiche Studien über die Wirksamkeit vor.

Das Teebaumöl, das aus den hellgrünen, schmalen und zarten Blättern des Teebaumes gewonnen wird, enthält über 100 Wirkstoffe. Die drei wertvollsten sind Cineol, Alpha-Pinen und Terpinen. Sie sind hauptsächlich dafür verantwortlich, dass man mit dem Öl sowohl Viren als auch Bakterien und Pilze bekämpfen kann.

Das Teebaumöl kann man bei einer Reihe von Gesundheitsproblemen erfolgreich einsetzen. Allerdings muss man vorsichtig damit umgehen. Bei manchen Menschen kann das Teebaumöl allergische Reaktionen auslösen. Das kann man testen: Geben Sie 1 Tropfen Teebaumöl in die Armbeuge. Wenn es innerhalb von 2 Tagen keine negative Reaktion gibt, dann kann man das Öl einsetzen. Man sollte das Teebaumöl auch nicht mit den Augen in Berührung bringen.

Und hier einige Rezepte:

- Wenn Sie an Halsschmerzen leiden, geben Sie 10 Tropfen Teebaumöl in ein Glas mit lauwarmem Wasser und gurgeln damit jede Stunde. Ganz wichtig: morgens, ehe Sie aus dem Haus gehen, und abends, wenn Sie nach Hause kommen.

- Wenn Sie von einem lästigen Husten gequält werden, mischen Sie 1 Esslöffel Olivenöl mit 3 Tropfen Teebaumöl. Reiben Sie die Mischung auf Brust und Rücken ein.

- Bei den ersten Anzeichen einer Fieberblase – ein Ziehen, Brennen und Jucken – geben Sie 7 Tropfen Teebaumöl auf einen

Wattebausch und reiben damit die betroffene Stelle ein. Das sollten Sie mehrmals am Tag tun.

- Wenn Sie an Akne und Pickeln leiden, dann träufeln Sie Teebaumöl auf ein Wattestäbchen, und tragen Sie es damit auf die betroffenen Hautstellen auf.

- Zur Vorbeugung gegen Fußpilz geben Sie während eines Fußbades 10 Tropfen Teebaumöl in 4 Liter Wasser. Baden Sie die Füße 10 Minuten darin.

- Wenn Sie Ihr Zahnfleisch festigen, einer Parodontose vorbeugen und die Zahnsteinbildung bremsen wollen, gurgeln Sie nach jeder Mahlzeit mit 1/4 Liter lauwarmem Wasser, in das Sie zuvor 10 Tropfen Teebaumöl geben.

Ärzte und Wissenschaftler betonen: All diese Wirkungen kommen nur dann richtig zur Geltung, wenn es sich um Teebaumöl bester Qualität handelt. Man sollte es daher in der Apotheke kaufen und nicht am Preis sparen. Wichtig ist, dass man ein Teebaumöl in Premium-Qualität verwendet. Das ist eine besondere Sorte, die durch eine zusätzliche Wasserdampf-Destillation – eine so genannte Doppeldestillation – einen maximalen Reinheits- und Wirkungsgrad erreicht. Solche Teebaumöle tragen seit einiger Zeit das Gütesiegel »AMAX MA 100«. Bei Kindern sollte man nur solche Öle anwenden.

Da Teebaumöl sehr lichtempfindlich ist, sollte man die Flasche am besten in einer Schachtel aufbewahren.

Der Schlehdorn macht uns fit für den Winter

Der Schlehdorn ist ein etwa 4 Meter hoher Baum, der durch seine weit verzweigten Äste wie ein riesiger Strauch aussieht. Er ist in ganz Europa verbreitet und wächst am liebsten an Feldwegen, Waldrändern und Böschungen. Er blüht im März und April, bevor noch die Blätter sprießen. Typisch für den Schlehenbaum sind seine ellipsenförmigen, am Rand gezähnten Blätter und die vielen, langen, spitzen Dornen.

Die Früchte – dunkelblaue Beeren – sind im Herbst reif. Sie schmecken am besten, wenn sie bereits mit einer Schicht Raureif überzogen sind. Man wartet daher mit der Ernte der Schlehenfrüchte bis zum ersten Frost. Dann wird nämlich die Stärke in Zucker umgewandelt. Vorher schmecken die Beeren sauer und herb, sind im Grunde genommen nicht genießbar.

Es gibt einen Trick: Wenn Sie sie früher ernten, legen Sie die Beeren einfach über Nacht ins Tiefkühlfach.

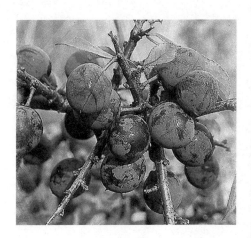

In der Naturmedizin verwendet man vom Schlehenbaum die Blüten, Blätter und Früchte, mitunter auch die zarte Rinde. Alle Schlehenrezepte steigern die Leistungsfähigkeit, regen den Stoffwechsel an und machen fit für die kalte Jahreszeit. Der Organismus wird gestärkt, und die Immunkraft erhält neue Impulse.

Und hier die besten Schlehen-Rezepte:

- Der Schlehenblüten-Tee wirkt harntreibend, entgiftend und entschlackend, stärkt Herz und Kreislauf. 3 Gramm Schlehenblüten – im Schatten schonend getrocknet – werden mit 1 Tasse kochendem Wasser übergossen. 3 Minuten ziehen lassen, durchseihen. Man trinkt 2 bis 3 Tassen täglich.

- Zum Stärken von Nieren und Blase sollte man den Schlehenblätter-Tee einsetzen: 1 Esslöffel getrocknete zarte Schlehenblätter werden mit 1 Tasse Wasser kurz aufgekocht. Dann 8 Minuten ziehen lassen, durchseihen und 3-mal täglich 1 Tasse trinken.

- Wer an Verstopfung leidet, Magenbeschwerden hat oder sich eine Blasenentzündung zugezogen hat, der kann die junge, zarte Rinde des Schlehenbaumes einsetzen: 10 Gramm Wurzelrinde müssen einige Stunden mit 1/4 Liter kaltem Wasser angesetzt werden, am besten über Nacht und dann das Ganze aufkochen. Die Schlehenrinde – wie auch die Blätter und die Früchte – enthalten Gerbstoffe, die eine reizlindernde und beruhigende

Wirkung auf die Schleimhäute haben. Mit Schlehenblättern und Schlehenfrüchten kann man Entzündungen schneller heilen. Blätter, Blüten, Rinde und Früchte sind aber auch reich an Rutin, Pektin, Amygdalin, Cumarinderivaten, Vitamin C, Hyperosid und Flavonglykosid. Das Zusammenspiel all dieser Wirkstoffe macht den Schlehenbaum zu einem Spender von Vitalität.

- Schlehensaft – gepresst aus den reifen Schlehenfrüchten – gibt neue Kraft. Man kann damit den Mund spülen, wenn man unter Zahnfleischbluten oder an einer Zahnfleischentzündung leidet.

Weihrauch als Wunderwaffe gegen Rheuma & Psoriasis

Weihrauch galt in der Antike als etwas ganz besonders Kostbares. Weihrauch wird in der Bibel zu verschiedenen Anlässen 22-mal erwähnt. Im Orient wollte man mit dem Wohlgeruch die Götter günstig stimmen. Den größten Handel mit Weihrauch betrieb die Königin von Saba im südwestlichen Arabien.

Wer heute den Geruch von Weihrauch einatmen möchte, der braucht Harzstücke aus der Rinde des nordafrikanischen Boswellia-Baumes, die man in der Apotheke bekommt. Aus der angeschnittenen Rinde wird ein gelblicher bis bräunlicher Saft eingefangen, der dann zu kleinen Körnern oder zu größeren Stücken erhärtet wird. Das ist das Ölharz Olibanum.

Vor rund 3000 Jahren – so geht aus Aufzeichnungen hervor – verbrannte man in Babylon jährlich etwa 26 000 Kilo von diesem Harz zu Weihrauch. Heute noch wird in vielen Tempeln, Kirchen und Synagogen das Weihrauchfass geschwungen.

Seit einigen Jahren hat die moderne Medizin den Weihrauch zur Behandlung von gesundheitlichen Störungen wiederentdeckt. Im Ägypten der Antike hat man den Weihrauch als Desinfektionsmittel eingesetzt. Im Mittelalter verordneten die Ärzte Weihrauchsalbe zur Wundbehandlung bei Geschwüren und Ohrenschmerzen.

Und das sind die Erfahrungen, welche die heutige Medizin bisher mit Weihrauch gemacht hat:

- Wenn Patienten mit rheumatischen Beschwerden unter ärztlicher Aufsicht im Rahmen einer Kur Weihrauch einatmen, so gehen bei den meisten Kranken Schwellungen und Schmerzen zurück. Die einzige Nebenwirkung bei einigen der Betroffenen: eine gewisse Benommenheit, hervorgerufen durch den intensiven Duft. Es gibt inzwischen auch Weihrauchpräparate gegen Rheuma zum Einnehmen.

- Bei Asthma, schweren Darmerkrankungen und bei Psoriasis setzt die Medizin heute Tabletten aus Weihrauchharz ein und hat damit Erfolg. Der einzige Nachteil: Sie schmecken nicht besonders gut.

Was wenige wissen: Auch in der Naturmedizin – auf dem Gebiet der Hausmittel – kann jeder den Weihrauch sehr erfolgreich bei sich zu Hause einsetzen. Wenn Sie Gäste haben und viele davon sind stark erkältet, husten, schnäuzen und niesen, dann sollten Sie danach die ganze Wohnung desinfizieren, Bakterien und Viren in der Luft vernichten.

Das beste Rezept: Legen Sie einige Weihrauchkörner auf eine heiße Herdplatte, oder entzünden Sie einige Körner in einer Metallschale.

Der Rauch, der dann durch die Räume zieht, säubert die Luft von Krankheitserregern.

Zweifelsohne war das auch früher in der Kirche ein Nebeneffekt, wenn Weihrauch aus dem Kessel geschwenkt wurde. Man wollte unter den vielen Menschen, die da dicht gedrängt am Gottesdienst teilnahmen, die Übertragung von Krankheitserregern bremsen.

Abgesehen von der desinfizierenden Wirkung fördert der Duft von Weihrauch – in Maßen – Entspannung, Wohlbefinden und Stressabbau.

Sirup aus der Ahornrinde gibt Kraft und beruhigt

Der Ahornbaum ist vor allem in Deutschland, Österreich und in der Schweiz zu Hause. Er kann bis zu 500 Jahre alt werden und hat mitunter einen Umfang von 5 bis 6 Meter.

In Trun im Schweizer Kanton Graubünden ist im Heimatmuseum der Stumpf eines alten Ahornbaumes zu sehen, der im Jahr 1750 einen Umfang von 16 Metern aufwies.

Es gibt verschiedene Ahornarten. Der Bergahorn kann bis zu 40 Meter hoch werden. Dafür entwickelt sich der Spitzahorn schneller. Er kann aber nur 200 Jahre alt werden.

Der Bergahorn erreicht oft das stattliche Alter von 500 Jahren. Kleiner und zarter sind der Zuckerahornbaum und der Silberahornbaum.

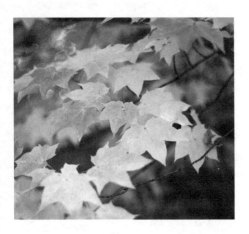

Im Mittelalter hatte der Ahornbaum nicht nur eine große Bedeutung für die Gesundheit, man setzte ihn auch gegen böse Geister und Dämonen ein. In Mecklenburg war man überzeugt: Wenn man einen Zapfen aus dem Holz eines Ahornbaumes an die Türe und ans Fenster des Stalles und der Wohnung anbringt, kann man damit böse Hexen fernhalten. Viele Bauern legen heute noch am 24. Juni – am Johannistag – Ahornzweige ins Fenster, um sich vor Blitz zu schützen.

Im berühmten »Papyrus ebers« aus dem antiken Ägypten, in dem über heilende Pflanzen und Gewürze berichtet wird, scheint der Ahornbaum als wichtige Heilpflanze auf. Er war in dieser Gegend ein sehr seltenes Gewächs und daher besonders gefragt. Die Ägypter, Griechen und Römer verwendeten die Ahornblätter – in Essig gekocht – gegen Magenbeschwerden und Fieber. Die heilige Hildegard von Bingen empfahl zerriebene Ahornblätter als Auflage gegen Schwellungen. Man hat die Brühe von Ahornblättern auch gegen Fieber eingesetzt. Vor all diesen Hausmitteln warnt die moderne Medizin, da Ahornblätter Übelkeit auslösen können.

Wie also kann man die Kräfte des Ahornbaumes heute nützen? Da gibt es mehrere Möglichkeiten:

Wenn man sehr nervös und rastlos ist, wenn man sich ärgern musste und sehr stressbelastet ist, dann sollte man in die Natur hinausgehen und sich unter die weiten Äste eines Ahornbaumes setzen. Man findet schnell wieder innere Ruhe, Stress wird abgebaut und zu hoher Blutdruck sinkt.

Gesundheit, die vom Baum kommt

Sehr bewährt hat sich heute der Ahornsirup. Man gewinnt den süßen Saft des Baumes, indem man die Rinde des Zucker- und des Silberahorns anritzt. Was ausläuft, ist der Ahornsirup. Er wird in der Naturküche anstelle von Zucker zum Süßen eingesetzt. Er hat weniger Kalorien als Zucker und einen fruchtigen Geschmack. Ahornsirup gießt man über Obstsalat und Süßspeisen. Wenn man sehr nervös, unruhig und kraftlos ist, genügt es oft, einen Teelöffel Ahornsirup in den Mund zu nehmen und langsam auf der Zunge zergehen zu lassen. Die Mundschleimhäute nehmen die vielen Spurenelemente und Mineralstoffe des Sirups auf. Man wird ruhiger und hat neue Energie.

Wem das zu süß ist, der verrührt 2 Teelöffel Ahornsirup in einem Glas Wasser und trinkt davon in kleinen Schlucken.

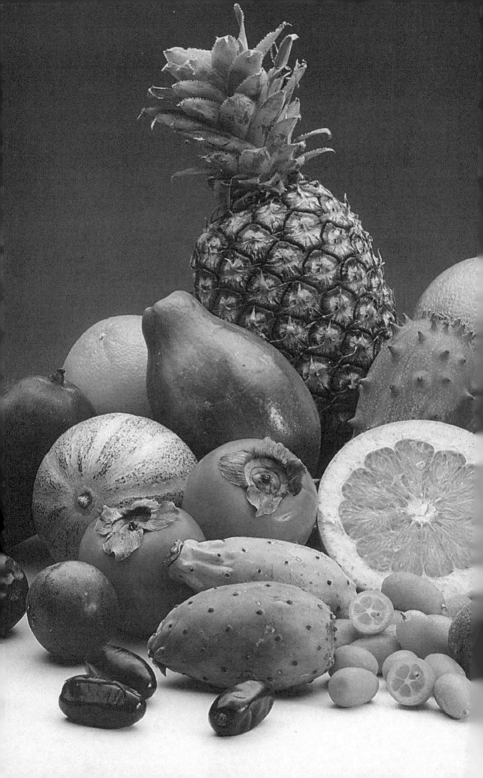

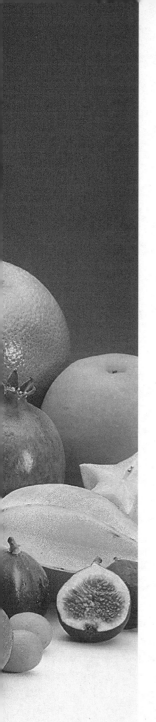

GESUNDES LEBEN
Gesundheit aus exotischen Pflanzen und Früchten

Wir können heutzutage viele exotische Pflanzen und Früchte auch in unseren Breiten relativ einfach erwerben. Abgesehen von ihren gesundheitsfördernden und -erhaltenden Inhaltsstoffen können sie sogar als Naturmedizin eingesetzt werden.

Gesundheit aus exotischen Pflanzen und Früchten

Sie geben uns Vitalität und schützen uns vor Krankheiten

Viele exotische Pflanzen und Früchte sind heute für uns nicht mehr unerreichbar. Wir können sie oft täglich frisch kaufen. Viele kann man essen, manche faszinieren uns einfach durch ihr Aussehen. Aber sie alle enthalten Wirkstoffe, die unserer Gesundheit nützlich sein können. Mehr noch: Studien beweisen, dass viele dieser exotischen Früchte und Pflanzen gezielt für unsere körperliche und geistige Vitalität, ja mitunter sogar erfolgreich im Kampf gegen bestimmte Beschwerden und Erkrankungen eingesetzt werden können.

Bananen machen glücklich und stärken die Nerven

Die Banane ist bei alt und jung die beliebteste exotische Frucht. Das ist gut so, denn sie ist ein wertvoller Bestandteil der gesunden Ernährung. Darum ist sie auch von der Weltgesundheitsorganisation (WHO) zur »Frucht der Früchte« ernannt worden – sie versorgt den Organismus mit vielen Vitalstoffen: mit Vitaminen, Mineralstoffen, Spurenelementen, Enzymen und Hormonsubstanzen. Man könnte sich einige Zeit von Bananen allein ernähren, ohne einen Mangel zu erleiden. Bananen sind so wertvoll, weil sie so vielseitig für Gesundheit und Wohlbefinden eingesetzt werden können:

- Die Banane macht glücklich. Wir nehmen mit ihr den pflanzlichen Hormonstoff Serotonin auf, welcher unser körpereigenes Serotonin aktiviert. Die Folge: Wir fühlen uns glücklich, denken positiv.

Gesundheit aus exotischen Pflanzen

- Die Banane ist ein klassisches Anti-Stress-Mittel. Sie liefert uns einen wertvollen Pflanzenfarbstoff – ein Bioflavonoid mit dem Namen Katecholamin. Diese Substanz sorgt dafür, dass wir Ruhe bewahren und immun gegen Aufregungen und Ärger sind.

- Die Banane enthält alle wichtigen Stoffe, die wir für einen gesunden, tiefen Schlaf brauchen, zum Beispiel die Aminosäuren Tryptophan und Tyrosin. Aus dem Tryptophan kann der Körper das Schlafhormon Melatonin produzieren.

- Wenn Sie körperlich oder geistig besonders viel gearbeitet haben und richtig schlapp sind, wenn Sie morgens nicht so richtig in Schwung kommen, dann kann schon ein kleines Stück Banane neue Kraft spenden. Daher ist die Banane eine ideale Begleiterin in die Schule, an den Arbeitsplatz, zum Freizeitsport oder bei einer Wanderung.

- Wer gern Freizeitsport treibt, der kann Folgendes ausprobieren: Die Banane ist so etwas wie ein »Natur-Doping« für den Sporttreibenden. Sie liefert große Mengen des Mineralstoffs Magnesium gegen Muskelkrämpfe und Kalium fürs Herz.

- Die Banane ist reich an nahezu allen B-Vitaminen, die am Aufbau und an der Stärkung der Nerven beteiligt sind. Dazu gehören B1, das klassische Nervenvitamin, B2, B6 und B12. Die wichtigsten B-Vitamine für Ruhe und Ausgeglichenheit sind das B1 und B2. Man muss sich das vorstellen: Eine einzige Banane deckt bereits ein Drittel des Tagesbedarfes eines erwachsenen Menschen.

- Die Banane ist eine Anti-Aging-Frucht, ein Jungbrunnen. Sie liefert die Schutzvitamine A, C und E, die unsere Körperzellen jung erhalten. Sie versorgt uns mit allen Mineralstoffen, Spurenelementen und Enzymen, die den Prozess des Alterns im Körper – vor allem die Adernverkalkung – bremsen.

- Und nicht zuletzt: Bananen schmecken gut...

- Die Banane stärkt die Magen- und Darmschleimhaut. Der Brei der zerkauten Banane legt sich an den Schleimhautwänden an und wirkt wie ein Schutzmantel gegen zu viel Magensäure.

Länger leben und jung bleiben mit Oliven – Polyphenolen

Wer regelmäßig am Mittelmeer Ferien macht, der hat das sicher schon mehrmals beobachtet: In Griechenland, Italien und in Spanien gibt es entlegene Dörfer mit uralten Menschen. Die betagten Frauen und Männer haben ein Geheimrezept. Sie nehmen jeden Tag morgens auf nüchternen Magen ein kleines Glas mit 1/16 l kaltgepresstem, naturtrübem Olivenöl.

So manchem von uns wird allein bei dem Gedanken daran übel. Es ist auch in der Tat gewöhnungsbedürftig, pures Olivenöl zu konsumieren. Außerdem müssen viele Menschen auf die Energiezufuhr achten.

Jahrhundertelang galt diese Tradition als heißer Tipp aus der Volksmedizin: Die Wirkstoffe im Olivenöl schützen Magen und Darm, bremsen die Arteriosklerose und stärken Herz und Kreislauf. Diese Erfahrung ist heute von der modernen Wissenschaft offiziell bestätigt. Man kennt den hohen Stellenwert des Olivenöls für die Gesundheit des Menschen.

Der Ölbaum – so wird der Olivenbaum vielfach bezeichnet – ist eine uralte Kulturpflanze des Mittelmeerraumes. In vergangenen Zeiten galt bereits ein Olivenbaum im Garten als Zeichen des Wohlstandes. Je mehr Olivenbäume jemand hatte, desto angesehener war er. Kein Wunder: Man wusste schon immer, dass das Öl der Oliven wertvoll für den Körper des Menschen ist.

80 Prozent aller Olivenbäume auf der Welt wachsen am Mittelmeer. Kein Wunder also, dass die mediterrane Küche sehr viel mit dem Olivenöl arbeitet. Egal, wie man das Olivenöl verarbeitet: Es ist ein wertvoller Lieferant für die lebenswichtigen ungesättigten Fettsäuren. Olivenöl gehört zur Mittelmeerküche, und zahllose Studien bestätigen, dass diese Küche von unschätzbarem Wert ist. Das beweist allein schon die Tatsache, dass im Mittelmeerraum Schlaganfall, Herzinfarkt und andere Herz-Kreislauf-Erkrankungen seltener auftreten als bei uns in Mitteleuropa, wo weniger Pflanzenöle und immer noch sehr viele tierische Fette verwendet werden.

An der Universität in Rom hat man bereits vor ein paar Jahren nachgewiesen: Der regelmäßige Einsatz von Olivenöl gilt als Vorbeugung von Herzinfarkt und Schlaganfall.

Was unterscheidet Olivenöl von anderen Pflanzenölen?

- Es enthält bis zu 84 Prozent Ölsäure und nur maximal 21 Prozent Linolsäure.

- Besonders interessant beim Olivenöl sind nicht nur die mehrfach ungesättigten, sondern vor allem die einfach ungesättigten Fettsäuren. Der Anteil der einfach ungesättigten Fettsäuren im Olivenöl liegt bei 78 Prozent.

- Lange Zeit hat man geglaubt, allein diese Fettsäuren machen das Olivenöl so wertvoll. Heute weiß man, dass es abgesehen davon noch wichtige Mikronährstoffe enthält – diese kommen sowohl in der Haut der Oliven, im Fruchtfleisch, ja sogar im Olivenblatt vor. Es handelt sich in erster Linie um ein aktives Flavonoid, das Oleuropein. Es ist im Übrigen auch für den leicht bitteren Geschmack des Olivenöls verantwortlich. Diese Substanz enthält ein beachtliches Spektrum an Polyphenolen, die als Schutzstoffe hoch aggressive Umweltschadstoffe – die so genannten freien Radikale – bekämpfen und neutralisieren. Das haben Wissenschaftler in Saudi-Arabien, Spanien, Italien und in Österreich nachgewiesen. In Olivenöl von höchster Qualität kann man pro Kilo einen Gehalt von 800 Milligramm Oleuropein messen.

Die deutsche Ärztin Dr. Ulrike Klimpel-Schöffler, die sich seit Jahren mit der Wirkung von Olivenöl befasst, berichtet:

- Je mehr Polyphenole Tyrosol und Hydroxy-Tyrosol im Olivenöl enthalten sind, desto potenter können freie Radikale abgefangen werden, desto effektiver können unsere Körperzellen vor Angriffen geschützt werden.

- Messungen und Vergleiche haben ergeben: Das Tyrosol und das Hydroxy-Tyrosol sind im Kampf gegen Stress und Erkältungen noch wirksamer als Vitamin C.

- Derzeit sind folgende gesundheitliche Wirkungen des Olivenöls bekannt: Es kann die Immunkraft stärken, den Fettstoffwechsel regulieren und das »böse« LDL-

Cholesterin senken. Das alles bestätigt, dass man das Olivenöl (in Maßen) in den Mittelmeerländern mit Recht seit jeher neben seiner Verwertung in der Küche als Naturmedizin schätzt.

Eine afrikanische Heilpflanze als optimale Bronchitis-Medizin

Die chronische Bronchitis ist eine Volkskrankheit. Ursachen dafür sind sicher das Rauchen und die zunehmende Umweltbelastung. Das Hauptproblem ist jedoch ein anderes. Die akute Bronchitis, oft leichtfertig als »banaler Husten« abgetan, wird vielfach unterschätzt und daher nicht behandelt. So wird sie häufig chronisch. Eine aktuelle Studie in Island hat gezeigt: Jeder dritte Patient entwickelt nach einer unbehandelten akuten Bronchitis ein chronisches Leiden.

Prof. Dr. Franz D. Daschner vom Institut für Umweltmedizin und Krankenhaushygiene an der Universität Freiburg und der Arzt und Wissenschaftler Dr. Traugott Ullrich betonen: Bei der Entstehung der akuten Bronchitis spielen in erster Linie Viren eine entscheidende Rolle. Sie verursachen 90 bis 95 Prozent der Infektionen, während Bakterien wie z. B. Streptokokken nur in wenigen Fällen von Bedeutung sind. Manchmal kommt es erst später im Laufe des viralen Infektes zu einer bakteriellen Zusatzinfektion.

Was also tun? Wie soll man die akute Bronchitis bei Erwachsenen und Kindern wirksam und sinnvoll behandeln?

An der Universität Freiburg hat man eine neue Lösung gefunden: Es ist die Therapie mit dem flüssigen Extrakt aus einer südafrikanischen Pelargonienwurzel mit dem Namen Umckaloabo. Die erfolgreiche Anwendung bei Atemwegsinfekten ist historisch überliefert und war lange ein Geheimnis von südafrikanischen Medizinmännern.

Wie wirkt Umckaloabo?

- Forscher an der Freien Universität Berlin haben nachgewiesen: Umckaloabo schützt Bronchienzellen wirksam vor einer Zerstörung durch Viren.

- Über diesen Zellschutz hinaus werden körpereigene Mechanismen der natürlichen Abwehrkräfte zur Virusbekämpfung verstärkt. Eine Forschergruppe in Karlsruhe hat herausgefunden: Durch die Zufuhr von Umckaloabo wird die körpereigene Produktion von Interferon-ß innerhalb weniger Minuten deutlich gesteigert. Dabei handelt es sich um einen zentralen Botenstoff, der gegen Viren vorgeht.

- Außerdem werden unter dem positiven Einfluss von Umckaloabo sehr rasch natürliche Killerzellen aktiviert, die in der Lage sind, Viren abzutöten.

- Bei diesen Versuchen wurde ein weiterer Vorteil des südafrikanischen Wurzelextraktes offenkundig: Anders als bei dem pflanzlichen Immunstimulator Echinacin wird mit Umckaloabo die körpereigene Immunabwehr nur dann aktiv, wenn Viren angreifen.

- In klinischen Studien zeigte sich, dass Umckaloabo die gleichen schleimlösenden Wirkungen zeigt wie der synthetische Wirkstoff Acetylzystein. An der Klinik für Hals-Nasen-Ohren-Erkrankungen an der Universität in Köln konnte in einem hoch technisierten Mikroskopie-Verfahren gezeigt werden: Umckaloabo verstärkt die Aktivität der Flimmerhärchen in den Bronchien. Diese sorgen mit ihren rhythmischen Bewegungen für einen Abtransport des Schleimes nach außen.

- Es muss noch erforscht werden, inwieweit unter Zugabe von Umckaloabo sogar das Eindringen von Bakterien in tiefere Gewebeschichten der Atemwege wirksam verhindert werden kann.

Am meisten überzeugt eine Naturarznei durch ihre Anwendung in der Praxis an Patienten. Prof. Dr. Heinrich Matthys, einer der führenden Lungenärzte Mitteleuropas, der von der Medizinischen Universitätsklinik Freiburg im Breisgau kommt, hat reiche Erfahrung gesammelt. Im Rahmen einer Studie hat er nachgewiesen: Die akute Bronchitis konnte mit Umckaloabo um 2 Tage verkürzt werden. 80 Prozent der Patienten waren mit der Therapie äußerst zufrieden. Diese Ergebnisse konnte man auch bei Patienten mit einer bereits länger andauernden Bronchitis feststellen. Eine weitere Studie bewies, dass der südafrikanische Wurzelextrakt auch bei Kindern und Jugendlichen schnell wirksam und gut verträglich ist.

Umckaloabo gibt es in flüssiger Form in der Apotheke. Erwachsene nehmen 3-mal täglich 20 bis 30 Tropfen, Kinder 5 bis 10 Tropfen etwa 30 Minuten vor einer Mahlzeit.

Die geheimnisvollen Kräfte im Mandarinenbaumessig

Die fernöstliche Medizin gewinnt auch in unseren Breiten immer mehr an Bedeutung. Nach und nach kommen neue Behandlungsmethoden zu uns.

Seit kurzem lässt eine ungewöhnliche Natursubstanz aufhorchen: der Mandarinenbaumessig. Ihm werden wertvolle Kräfte nachgesagt.

Seit Jahrhunderten sind Baumessige in Asien bekannt, werden in der Naturmedizin sowie für eine optimale Baum- und Pflanzenpflege eingesetzt. Eine absolute Spitzenposition aber nimmt der koreanische Mandarinenbaumessig ein. Erstmals wurden nun Rezepturen mit diesem exotischen Essig nach Deutschland gebracht. Annette Behrens, Dozentin für Naturheilkunde und Mitglied der Arbeitsgemeinschaft für Traditionelle Chinesische Medizin mit Studien an den chinesischen Universitäten Chengdu und Beijing, hat sich intensiv mit dem Essig befasst. Der Mandarinenbaumessig hat positiven Einfluss auf die Gesundheit des Menschen:

- Er kann Schadstoffe und Stoffwechselmüll direkt aus der Zelle abtransportieren. Damit hilft er der Zelle bei der Regeneration und macht es ihr möglich, neue Kräfte zu sammeln. Er kann aber auch Schwermetalle, Gifte und Schlacken ausleiten.

- Mandarinenbaumessig hat antibakterielle und antivirale Eigenschaften und kann daher vor Infektionen sowie speziell gegen Erkältungen schützen.

- Er hilft, typische gesundheitliche Störungen zu beheben, die durch Übersäuerung entstanden sind. Dazu gehören Kopfschmerzen, Migräne, Wechseljahresbeschwerden, Neigung zu Hexenschuss und viele andere Alltagsbeschwerden.

- Der Mandarinenbaumessig fördert die Reduktion von Fettzellen und hilft so beim Abnehmen.

Gesundheit aus exotischen Pflanzen

Man darf in dieser Hinsicht aber keine Wunder erwarten, sondern lediglich eine sinnvolle Unterstützung einer Diät. Der Essig ist nämlich in der Lage, Fettzellen von jenen Säurekristallen und Stoffwechselschlacken zu befreien, die das Einschmelzen der Fettzellen und damit das Abnehmen verhindern. Das ist für all jene Menschen interessant, die sich sehr bemühen abzunehmen, aber bisher keinen Erfolg hatten.

- Der Baumessig entgiftet die Leber und regt sie an. Er bringt auch die gesamte Verdauung in Schwung.

- Er hilft beim Stressabbau. Der Mandarinenbaumessig vermindert und bremst die Wirkung der Substanz Epinephrin, die bei Stresssituationen im Körper gebildet wird.

- Der Lymphfluss wird entscheidend verbessert.

- Er regt die Blutbildung an.

Die Shiatsu-Therapeutin Annerose King aus Prien am Chiemsee, die sich ebenfalls schon seit Jahren mit dem koreanischen Mandarinenbaumessig befasst, meint dazu: »Dieser heilsame Essig schafft auch Erleichterung bei Bronchitis, Stirnhöhlenentzündung, beim Chronischen Müdigkeitssyndrom sowie beim Burn-Out-Syndrom. In Asien bekämpft man damit außerdem Hautprobleme!«

Wie entsteht dieser heilsame Essig? Bei Mandarinenbäumen in Korea werden in regelmäßigen Abständen die Äste beschnitten. Das ist wichtig für eine gute Mandarinenernte. Die Zweige werden aber nicht entsorgt, sie sind das wertvolle Grundmaterial für den Essig. Sie werden luftgetrocknet, dann werden die Hölzer wie in einem Holzkohlenmeiler verbrannt, der aufsteigende Rauch wird in Röhren abgekühlt. Dabei entsteht der junge Baumessig bei Temperaturen von 100 bis 104 Grad Celsius. Es dauert etwa 6 bis 9 Monate, bis der Baumessig dann endgültig gereift ist.

Und so wird er in der Praxis eingesetzt: Kleine, flache Hautauflagekissen – Pads genannt – werden mit dem Essig getränkt. Man klebt je 1 Pad abends auf eine Fußsohle, wo der Mandarinenbaumessig dann über Nacht auf die Fußreflexzonen Einfluss nimmt. Von den Fußsohlen verlaufen Energiebahnen zu den einzelnen Organen im Körper, deshalb kann man von den Fußsohlen aus die Organe positiv beeinflussen. Die Pads gibt es in Reformhäusern und Naturkostläden.

Nach koreanischem Brauch sieht eine Baumessigkur so aus: 5 Nächte lang lässt man die Pads mindestens 7 Stunden auf die Fußsohlen einwirken. Dann macht man 3 Tage Pause und geht anschließend wieder 5 Nächte mit Chi-Pads zu Bett. Wieder 3 Tage Pause machen und dann noch 5 Nächte mit den Pads schlafen.

In den ersten Nächten verfärben sich die kleinen flachen Baumessigkissen kohlrabenschwarz: Das sind die Gifte und Säuren, die über die Fußsohlen aus dem Körper abgezogen wurden. In China und Korea gelten die Fußsohlen als »zweites Herz« und als »dritte und vierte Niere«. Darum ist es so sinnvoll, dass der Mandarinenbaumessig von hier aus gezielt auf den Organismus einwirkt.

Die kleinen Kissen mit Mandarinenbaumessig werden »Chi Pads« genannt, und das aus einem ganz logischen Grund: Chi ist der positive Lebensenergiefluss, und der wird durch den Mandarinenbaumessig vermittelt.

Medjoul-Datteln: Lebenskraft aus dem Jordantal

Viele von uns, die Süßes mögen, greifen gern zu Datteln. Sie denken dabei oft gar nicht daran, dass es sich nicht nur um eine Gaumenfreude handelt. Die Dattel ist auch Energiespender und Naturarznei. In Europa gilt die Dattel als köstliches Dessert, in den Ländern des Nahen Ostens als Heilmittel. Man nennt sie dort die »Frucht des Propheten«, weil sich Mohammed oft wochenlang nur von Datteln ernährt hat. Eine alte arabische Weisheit sagt: »Allein mit 15 Datteln kann ein Mann einen ganzen Tag kraftvoll leben!«

Was macht die Dattel so wertvoll? Sie verfügt über einen hohen Zuckergehalt und liefert viele Kohlenhydrate. Daher war die Dattel immer schon eine bevorzugte Kost der Beduinen auf langen strapaziösen Karawanen durch die Wüste. Man weiß heute in der Ernährungswissenschaft: Eine einzige Dattel liefert bei sitzender Tätigkeit Energie für 15 Minuten.

- Kohlenhydrate und schnell löslicher Zucker versorgen die Nerven und das Gehirn rasch mit

Gesundheit aus exotischen Pflanzen

Energie und Vitalität. Weil Datteln aber kalorienreich sind, sollte man mit dem Konsum sparsam umgehen. 100 Gramm liefern 300 Kilokalorien. Gerade das macht die Dattel jedoch so wertvoll – der Körper braucht nur kleine Mengen davon und kommt lange mit einem Vorrat an Datteln aus.

- Als kleine Zwischenmahlzeit oder als kleines Dessert sind sie eine ideale Kraftnahrung für Körper und Geist. Der Konsum von Datteln ist zum Beispiel am Vormittag und am späten Nachmittag ideal, damit man einen Leistungsabfall verhindern kann.

- Datteln enthalten alle Vitamine außer Vitamin E und Biotin. Die Konzentration von Vitamin B5 – auch Pantothensäure genannt – ist enorm hoch. Vitamin B5 ist ein Fitnessnährstoff, der die Konzentration stärkt.

- Datteln enthalten Kalzium für gesunde Knochen und Zähne.

- Ebenso liefern sie viel Kupfer für den Eisenstoffwechsel.

- Datteln sind Eisenlieferanten für gesundes Blut.

- Datteln sind reich am Mineralstoff Kalium für Herz und Muskeln. Kalium wirkt entwässernd und fördert die Verdauung.

- Datteln sind Balsam für die Darmschleimhaut.

- Datteln verfügen über einen hohen Gehalt an der Aminosäure Tryptophan. Sie wird in den Raphe-Kernen des Gehirns in das Glückshormon Serotonin und in der Zirbeldrüse zum Schlafhormon Melatonin umgebaut.

- Datteln sind natürlich nicht nur fürs pure Naschen da. Sie eignen sich vorzüglich für zahlreiche Gerichte – zum Süßen fürs Müsli oder für den Pudding, für den Obstsalat oder für einen Kuchen.

Ein schnelles Dessert für unverhoffte Gäste: Schneiden Sie einige Datteln der Länge nach in 2 Hälften, nehmen Sie den schmalen Kern heraus, und ersetzen Sie ihn mit einem Stück Marzipan oder einer geschälten Mandel. Legen Sie anschließend die beiden Dattelhälften wieder aufeinander, und servieren Sie diese so. Man könnte sie noch mit dunkler flüssiger Schokolade übergießen.

GESUNDES LEBEN

Prof. Bankhofers
Spezial-Tipp:

Ein altes Rezept bei Nomaden lautet: Das beste natürliche Schlafmittel sind 5 süße Datteln, die man kurz vor dem Zubettgehen kaut. Danach heißt es natürlich Zähne putzen.

Für solche Rezepte eignen sich in erster Linie große Datteln.

Der Dattelkauf ist übrigens nicht immer ganz einfach: Es gibt über 100 Dattelsorten, aus denen man wählen kann. Die Sorte mit den größten, fleischigsten Früchten sind die Medjoul-Datteln. Sie sind in frischem Zustand bei der Ernte rot gefärbt und nehmen dann beim Trocknen eine kastanien- bis dunkelbraune Farbe an.

Die Medjoul-Datteln galten hunderte Jahre lang als »Datteln der stolzen Herren der Wüste«. Das bedeutete: Sie wurden fast ausschließlich in den arabischen Ländern und im Nahen Osten in den Handel gebracht. Die halb-trockene, halb-feuchte Dattelsorte mit dem Karamell-Aroma entspricht vor allem dem Geschmack der Beduinen. Medjoul-Datteln sind besonders wertvoll. Sie werden streng kontrolliert angebaut, sind schadstofffrei, werden einzeln per Hand gepflückt und ebenso sorgsam verpackt. Die Datteln werden bei einer Temperatur von 6 bis 12 Grad Celsius gelagert und sind bei dieser Temperatur über viele Monate – ein Jahr und länger – haltbar. Ganz wichtig: Sobald sie vom Baum gepflückt worden sind, dürfen sie nicht allzu lange der Sonne ausgesetzt sein, sonst würden die Inhaltsstoffe zu schnell abgebaut werden.

Medjoul-Datteln werden in voller Reife und nicht schon vorher – wie das bei vielen anderen Sorten der Fall ist – geerntet. Daher sind sie besonders reich an Vitaminen, Mineralstoffen sowie Spurenelementen und haben ein intensives, ausgeprägtes Geschmacksaroma.

Erstmals sind die Medjoul-Datteln von der Blessed-Palm-Farm exklusiv für den Handel in Europa freigegeben worden. Durchgesetzt haben das HRH Prinzessin Alia al Hussein von Jordanien, die erste Tochter des verstorbenen Königs Hussein, Schwester des nunmehr regierenden Herrschers von Jordanien und ihr Ehemann Mohammed Al Saleh. Sie haben die Medjoul-Datteln im Jordantal auf einer weitläufigen Plantage angepflanzt. Derzeit besteht die Plantage aus 5500 Dattelpalmen.

Prinzessin Alia von Jordanien besteht darauf, dass die Datteln in Europa kontrolliert werden. Es liegen Gutachten der Vorarlberger Lebensmittelkontrollstelle Bregenz (Österreich) vor, welche belegen: Die hochwertigen Früchte sind rückstands- und pestizidfrei, werden vollkommen naturbelassen in den Handel gebracht und sind auch frei von jeglichen Konservierungsmitteln wie Schwefeldioxid, Sorbin- und Benzoesäure.

Seit dem Jahr 2004 gibt es Medjoul-Datteln in Europa im Lebensmittelhandel, und sie sind sehr gefragt. Hotels mit Sterneköchen sowie Schokolade- und Dessertherstellerfirmen schätzen die großen Datteln, weil sie ein besonders üppiges Fruchtfleisch haben und daher optimal zu verarbeiten und zuzubereiten sind. In Jordanien gibt es seit alter Zeit einen Spruch, der die Bewunderung für diese Dattelsorte zeigt: »Datteln sind eine gesunde, kräftigende Nahrung, Medjoul-Datteln hingegen Lebenselixier und Naturmedizin.«

Aloe vera repariert die Haut und stärkt die Immunkraft

Der Aloe-vera-Saft hat in der Naturmedizin seit vielen Jahren einen hohen Stellenwert. Auch die Schulmedizin hat ihn längst entdeckt und setzt ihn ein. Manche Fans stellen ihn als »Wunderwaffe gegen alles« dar. Davon kann keine Rede sein. Doch der Saft aus dem Blattgel der Aloe vera hat ein weites Wirkspektrum, das wir alle intensiver nützen sollten. Aloe vera ist für die moderne, umweltbelastete Zeit wie geschaffen.

Die Aloe vera ist ein Liliengewächs. Man nennt sie auch die »Wüstenlilie«. Es gibt etwa 300 Aloe-vera-Arten, für die Medizin und Kosmetik ist aber einzig und allein die »Aloe vera barbadensis« interessant. Man kannte die Pflanze bereits vor 6000 Jahren, das geht aus ägyptischen Aufzeichnungen hervor. Nofretete und Kleopatra verwendeten bereits Aloe-vera-Extrakte für ihre Hautpflege. Bei den Sumerern sowie bei den Chinesen galt sie bereits als wertvolle Heilpflanze. Alexander der Große hat die Verletzungen seiner Soldaten damit behandeln lassen. Der griechische Arzt Dioskurides schreibt im ältesten Heilkräuterbuch der Welt über die heilende Wirkung der Aloe vera. Auch bei den Mayas war sie bekannt. Und Columbus hat auf seinen Schiffen Aloe-vera-Pflanzen in Töpfen mitgeführt. Seine Matrosen versorgten damit ihre Wunden.

Bis zum Ersten Weltkrieg war die Aloe vera auch in Deutschland eine Selbstverständlichkeit in jedem Haushalt. Damals mussten die Frauen Holzspäne fürs Entzünden des Feuers im Küchenofen vorbereiten und an der heißen Herdplatte hantieren. Dabei gab es immer wieder Verletzungen und Verbrennungen. In so einem Fall wurde einfach ein Stück eines Aloe-vera-Blattes abgeschnitten und abgeschält. Mit dem Gel wurde die betroffene Stelle eingerieben – und im Nu war die Wunde verheilt.

Was macht die Aloe vera so wertvoll?

Sie enthält rund 160 Einzelstoffe, die gemeinsam wirken. Zu den wichtigsten zählen 13 Mucopoly- und andere Saccharide, 13 Mineralstoffe, 13 Vitamine, 15 Enzyme, Aminosäuren und ätherische Öle. Die zentrale Substanz aber ist ein langkettiges Zuckermolekül, das Acemannan. Amerikanische Studien haben ergeben: Es stärkt die Immunkraft, weil es die Makrophagen – die Fresszellen – und die Killerzellen aktiviert. Es sorgt dafür, dass fremdes Protein im Blut – also körperfremdes Eiweiß – rasch abtransportiert wird. Acemannan wirkt gegen Viren, Bakterien und Pilze und schützt die weißen Blutkörperchen sowie das Knochenmark vor Umweltschadstoffen. Außerdem wirkt es sich positiv auf die Darmflora aus.

Es gibt Chirurgen, die ihren Patienten empfehlen, 14 Tage vor einer Operation jeden Tag 1/16 Liter Aloe-vera-Saft zu trinken, damit sie den Eingriff besser überstehen und danach schneller genesen. Aloe-vera-Saft enthält zudem große Mengen an Salicylsäure, ein natürliches Anti-Schmerz-Mittel, wie es auch in der Weidenrinde vorkommt.

Interessant: Der Mensch kann das für ihn so wichtige Acemannan nur in der Pubertät herstellen, danach muss er es von außen zuführen.

So kann man den Aloe-vera-Saft konkret für die Gesundheit einsetzen:

- Wer seine Immunkraft stärken will, nimmt längere Zeit jeden

Gesundheit aus exotischen Pflanzen

Tag 3 bis 4 Esslöffel Aloe-vera-Saft ein.

- Wer Halsschmerzen hat, gurgelt damit.

- Wer die ersten Anzeichen von Lippenherpes verspürt, betupft die betroffene Hautstelle damit.

- Leichte Kratzer, Schnittwunden und andere Verletzungen heilen blitzschnell.

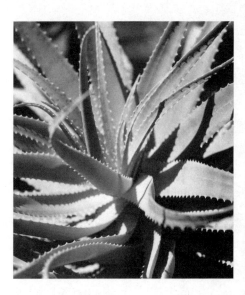

Michael Peuser, internationaler Aloe-vera-Fachmann, der zu dem Thema 2 Bücher verfasst hat, ergänzt die ärztlichen Erfahrungen: »Aloe-vera-Saft hilft auch hervorragend bei Schuppenflechte und Neurodermitis sowie bei vielen allergischen Hautreaktionen. Bei Verdauungsbeschwerden und Magenverstimmung trägt der Aloe-vera-Saft zur Harmonisierung bei.«

Dann berichtet Michael Peuser von neuen wissenschaftlichen Erkenntnissen in Brasilien: »Man sagt der Aloe vera schon lange nach, dass sie das Altern bremst. Der Aloe-vera-Saft sorgt dafür, dass die Durchblutung bis in die feinsten Blutgefäße aktiv bleibt und zum Teil auch wieder reaktiviert wird. Damit werden alle Organe bis ins hohe Alter mit lebenswichtigen Nährstoffen versorgt.«

Aloe vera wird vielerorts angeboten und angepriesen. Es muss 100-prozentiger Aloe-vera-Saft sein, unbedingt mit dem Bio-Siegel, ohne Konservierungsstoffe, schonend und rasch verarbeitet. Man unterscheidet im Reformhaus zwei Formen des Aloe-vera-Saftes: den naturtrüben Direktsaft aus dem Gel des Aloe-vera-Blattes mit allen Faserstoffen und den Konzentratsaft aus dem Blattgel ohne Fruchtfleisch. Beide sind unverdünnt, gleich hochwertig und von intensiver Wirksamkeit. Man nimmt im Rahmen einer Aloe-vera-Kur einige Wochen lang jeden Tag 2 bis 3 Esslöffel von einem der

Säfte. Der Aloe-vera-Saft kann pur, aber auch mit Fruchtsäften gemixt getrunken werden. Fordern Sie Unterlagen in Ihrem Reformhaus an.

Avocados gegen Streit und schlechte Laune

In jeder Partnerschaft und Familie gibt es hin und wieder einmal Streit und schlechte Laune. Aus ganz harmlosen Situationen heraus kommt es – vor allem bei Kindern in der Pubertät – zu Aggressionen und lautstarken Meinungsverschiedenheiten. Da kann jedes Beisammensein zur großen Auseinandersetzung führen. Gute Ratschläge von anderen wie »Nehmt euch doch zusammen!« nützen da wenig. Viel besser können die Kräfte der Natur helfen. Wenn »dicke« Luft herrscht, eilen Sie in die Küche und servieren Sie – Avocados.

Avocados sind birnenförmige Früchte des tropischen Avocadobaums. Sie gelten botanisch als Beeren und kommen aus Israel und Südafrika zu uns. Sie sind reich an Vitamin C für die Abwehrkraft sowie gegen Stress, enthalten viel Vitamin E für Herz und Kreislauf und Vitamin B6 für Muskeln und Blut. Die Kombination dieser Vitamine mit Mineralstoffen, Spurenelementen, Enzymen und ätherischen Ölen wirkt beruhigend auf aufbrausende Gemüter und gereizte Nerven. Voraussetzung: Die Früchte müssen roh verzehrt werden.

So werden Avocados am besten zubereitet:

Schneiden Sie eine Avocado-Birne der Länge nach auseinander, und entfernen Sie den großen Kern. Dann schaben Sie das Fruchtfleisch mit einem Löffel heraus und verrühren dieses mit frischen oder tiefgekühlten Kräutern und etwas Kräutersalz. Damit bestreichen Sie eine Schnitte Vollkornbrot ganz dick.

Und hier das Rezept für einen Avocado-Fruchtsalat: 2 Avocados halbieren und entkernen. Das Fruchtfleisch auslösen und in Stücke schneiden. In einer Schüssel mit 3 geschälten und in Spalten zerteilten Orangen, mit 2 Esslöffeln Honig, 1 Päckchen Vanillinzucker und 1 Prise Ingwer mischen. Zugedeckt stehen lassen. 125 Gramm Erdbeeren (frisch oder tiefgekühlt) halbieren, etwas zuckern, zugedeckt stehen lassen. Schließlich 2 in Schei-

Gesundheit aus exotischen Pflanzen

ben geschnittene Bananen mit den Orangen, Erdbeeren und mit dem Avocadofleisch verrühren. In die ausgehöhlten Avocadohälften füllen und servieren.

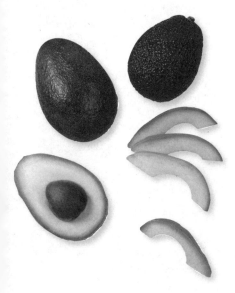

Die Avocado-Birne kann nicht nur erfolgreich gegen aggressive Stimmungen eingesetzt werden. Ihre Inhaltsstoffe haben sich im Rahmen von ernährungswissenschaftlichen Untersuchungen in den USA, in Italien und in Frankreich gegen verschiedene gesundheitliche Probleme bewährt:

- Avocados wirken gegen Menstruationsstörungen und eignen sich ideal zur Vorbeugung von Darminfektionen.

- Durch den außergewöhnlich hohen Gehalt an Pantothensäure – auch Vitamin B5 genannt – wirkt die Avocado-Birne positiv auf die Haut und auf die Haare.

- Außerdem gilt die Frucht als natürliches Mittel, das bei Mann und Frau die Liebeslust anregt.

- Avocados enthalten auch große Mengen an der Fettsubstanz Lecithin. Sie ist wichtig für starke Nerven und für eine Spitzenleistung des Gehirns. Autofahrer, die regelmäßig Avocados essen, fahren konzentrierter, haben weniger Unfälle und bewahren im Stau länger die Nerven.

Avocados wirken nur positiv auf unsere Gesundheit, wenn sie reif sind. Man kann das mit dem Finger testen: Die Schale muss sich mit dem Daumen leicht eindrücken lassen. Unreife Avocados reifen schneller, wenn man sie gemeinsam mit einem Apfel in ein Stück Papier einwickelt.

Der Granatapfel stärkt das Herz und liefert pflanzliche Hormone

Man kann bei uns überall in den Obstabteilungen der Supermärkte und in den Obst- und Gemüseläden eine dunkelrote Frucht sehen, die viele noch niemals gegessen haben und auch nicht richtig kennen. Es ist der Granatapfel. Er ist zweifelsohne eine wertvolle Naturarznei, von der wir viel öfter Gebrauch machen sollten.

Der Granatapfel hat einen Durchmesser von ca. 12 Zentimetern und wiegt etwa 1/2 Kilo. Er wächst auf einem 5 bis 8 Meter hohen Baum, der ovale Blätter hat und im Sommer blüht. Er hat große, wachsartige, rote Blüten. Nicht alle Granatäpfel sind scharlachrot, es gibt sie auch in gelb und in orange. Das Typische an den Früchten sind die 5 bis 6 zipfelartigen Ausläufer am Kelch. Das Besondere am Granatapfel: Seine äußere Haut ist etwa 5 Millimeter dick und lederartig. Diese Haut macht es möglich, dass der Granatapfel wochen- und monatelang gelagert werden kann, ohne dass seine wertvollen Inhaltsstoffe abgebaut werden.

Im Inneren des Granatapfels befinden sich die Samen: rote, etwa 7 Millimeter große Kerne, die von einer saftigen, sehr gut schmeckenden Hülle umschlossen sind. Sie befinden sich in Kammern, deren Trennwände bitter und ungenießbar sind. Das Wichtigste am Granatapfel ist die Hülle der Samenkerne. Daraus presst man einen Saft, der dann mit Honig oder Zucker versetzt zu einem Granatapfelsirup wird. Damit kann man unter Zugabe von Wasser ein erfrischendes Getränk herstellen oder Süßspeisen ein wunderbar süßes Aroma geben.

Der Granatapfel hat eine lange Geschichte. Er ist schon vor rund 4000 Jahren in Persien vom Granatapfelbaum geerntet worden. Auch in Ägypten und Mesopotamien hat man die Frucht sehr geschätzt. Er wird ebenso in der Bibel erwähnt und gilt seit damals als Fruchtbarkeitssymbol. Der Name »Granatapfel« kommt aus dem lateinischen »granatum«, das bedeutet »Frucht der vielen Samen«.

Heute wächst der Granatapfel in vielen tropischen und subtropischen Ländern. Die meisten Granatäpfel, die wir bei uns kaufen können, kommen aus dem Iran, aus Indien und aus den USA.

Gesundheit aus exotischen Pflanzen

Der Granatapfel gilt seit jeher als mystische Liebesfrucht. In der Antike hat man erzählt, die Liebesgöttin Venus habe reichlich Granatäpfel gegessen. Der Legende nach war der Tempel von König Salomon mit vielen Bildern der Liebesfrucht verziert. Weiters vermutet man: Die Verführung Adams durch Eva geschah mit einem Granatapfel, nicht mit einem herkömmlichen Apfel.

Ägypter und Römer haben den Granatapfel bereits als Naturarznei eingesetzt und ihn außerdem als Symbol für eine gute Ehe gesehen. Darum hat man den Bräuten oft einen Kranz aus blühenden Granatapfelbaumzweigen aufgesetzt. Die Blüten waren ein Symbol der Liebe, die vielen Samenkerne der Frucht ein Symbol für reiche Nachkommenschaft.

Im Mittelalter war der Granatapfel hingegen das Symbol für Macht und Reichtum. Daher ließ sich Kaiser Maximilian I. im Jahr 1518 von Albrecht Dürer mit einem Granatapfel in der Hand malen. Der Reichsapfel war ein Granatapfel.

Welche Wirkstoffe enthält der Granatapfel? Und welchen Einfluss haben diese auf unsere Gesundheit? Der Granatapfel ist reich an Vitaminen und Mineralstoffen. 100 Gramm haben 74 Kilokalorien. Das ist relativ wenig – also gut fürs Schlankwerden und Schlankbleiben.

- Die Kerne des Granatapfels enthalten wichtige Ballaststoffe, welche die Verdauung fördern und Verstopfung bekämpfen.

- Der Granatapfel enthält sehr viel Kalium, das wichtig für die Nerven, die Muskeln, fürs Herz und ebenfalls für die Verdauung ist. Menschen, die viele Medikamente nehmen müssen, haben fast immer einen Kaliummangel und daher oft Verstopfung. Der Granatapfel kann in solchen Fällen helfen.

- Der Granatapfel enthält Vitamin C, dieses ist wichtig als Schutz vor Erkältungen und gegen Stress.

- Die Pantothensäure (das Vitamin B5) – reichlich im Granatapfel enthalten – ist wichtig für schöne Haut, Haare und Nägel und für die Stärkung der Immunkraft.

- Die wichtigste Entdeckung für die Medizin aber war vor einigen Jahren die Erkenntnis, dass der Granatapfel reich an pflanzlichen Hormonen ist, die in ihrer Struk-

GESUNDES LEBEN

tur den weiblichen Östrogenen ähnlich sind. Dementsprechend ist auch die Wirkung. Gynäkologen setzen den Granatapfel in leichten Fällen von Wechseljahresbeschwerden ein. Oft genügt es, wenn eine Frau, die ins Klimakterium kommt, jeden Tag 2 Granatäpfel genießt.

Auch für eine junge Frau ist es sinnvoll, Granatäpfel zu essen. Haut und Haare werden schöner, seelische Verstimmungen, die keine tiefe Ursache haben, lassen sich positiv beeinflussen.

- Man weiß außerdem aus medizinischen Studien: Wer regelmäßig Granatäpfel isst, kann dadurch die Fließfähigkeit des Blutes verbessern. Außerdem hat der Granatapfel eine darmreinigende Wirkung.

Und so geht man mit dem Granatapfel richtig um, bereitet ihn fürs Essen vor:

- Zuerst schneidet man die Schale einmal rundherum durch, als wollte man den Granatapfel in 2 Hälften schneiden. Man bricht ihn aber dann über einem Gefäß auseinander. Wenn man den Saft allein gewinnen will, presst man die Hälften aus. Man gießt den Saft in einem Glas mit Mineralwasser auf. Das schmeckt sehr erfrischend.

- Man kann die halbierten Früchte auch noch einmal auseinanderschneiden und dann regelrecht aussaugen oder austrinken.

- Die Kerne kann man mit einem Löffel herausholen oder mit einem Messerrücken herausklopfen und sie zur Zubereitung von Desserts oder pikanten Gerichten verwenden.

Vorsicht vor Flecken in der Kleidung: Granatapfelsaft ist nur schwer aus Textilien herauszubekommen, darum verwendet man im Orient heute noch die feste rote Farbe zum Färben von Teppichen. Um der Fleckengefahr zu entgehen, gibt es einen Trick: Man knetet und reibt den Granatapfel zwischen den Händen, damit im Inneren der Saft von den Kernen getrennt wird. Dann sticht man ein kleines Loch in die Schale, steckt einen festen Trinkhalm hinein und trinkt den Granatapfel auf diese Weise einfach aus.

Granatäpfel können bei Zimmertemperatur einige Tage, im Kühlschrank sogar einige Wochen aufbewahrt werden. Man kann die Früchte auch einfrieren. Die saftigen Samenkörner schmecken lecker in Fruchtsalaten, sie passen aber auch in Suppen, Soßen, zu Käse, Geflügel, Fisch und Meeresfrüchten. In der indischen Küche verwendet man häufig Granatapfelsamenkerne. Bei uns wird der Granatapfelsaft – vielen als Grenadine bekannt – hauptsächlich zum Aromatisieren von Eiscreme, Sorbets und Desserts verwendet.

gie, Betakarotin für die Sehkraft, Kalium für Herz, Muskeln und Nerven, Kalzium für die Knochen. Die entscheidenden Hauptwirkstoffe in der Papaya sind aber die Enzyme Papain, Chymopapain und Papayalysozym.

Diese Enzyme wirken antibakteriell. Sie aktivieren die Hormonproduktion im menschlichen Organismus, kräftigen Herz und Kreislauf, stärken die natürlichen Abwehrkräfte, aktivieren die Muskelbildung und machen Haut und Haare attraktiver.

Papayas: der optimale Service für den Magen

Man nennt sie die Energiebombe aus dem Dschungel, das Lebenselixier aus den Tropen: die Papaya, eine Frucht, die vorwiegend in Mexiko, Kenia, Thailand und auf den Philippinen auf Bäumen und Sträuchern wächst und köstlich schmeckt. Sie ist aber auch eine wirkungsvolle Naturarznei, die heute längst von der Medizin anerkannt ist.

Die wertvollen Inhaltsstoffe der Papaya: Vitamin C für die Immunkraft und gegen Stress, Vitamin B5 (Pantothensäure) für kräftiges Haar und für unsere Zellener-

Prof. Bankhofers Spezial-Tipp:

Wer immer müde und lustlos ist, sollte eine Woche lang täglich 2 Papayas essen. Schon am 3. Tag ist man vitaler und besser gelaunt.

Die wichtigste Eigenschaft ist jedoch: Die Papayaenzyme spalten Nahrungseiweiß in einzelne Aminosäuren auf. Das ist wichtig für all jene Menschen, die Probleme mit der Eiweißverdauung haben und die viel Fleisch essen. Wer Papayas isst, kann viele Verdauungsstörungen verhindern.

Als Erster hat das der große Schweizer Naturheiler Dr. Alfred Vogel erkannt, der Millionen Menschen weltweit durch sein Buch »Der kleine Doktor« bekannt ist. Er, der rund um die Welt gereist ist, um immer wieder neue wertvolle Pflanzen und Früchte für die Gesundheit zu entdecken, hat nachgewiesen: Die Wirkstoffe der Papaya stärken Magen und Darm, fördern und unterstützen die Funktion der Verdauungsorgane. Dr. Alfred Vogel hat vor Jahren mit viel Engagement die inzwischen bewährte Papayaforce-Therapie entwickelt: Man nimmt über einen längeren Zeitraum nach den Mahlzeiten – wenn der Arzt nicht anders verordnet – 3-mal täglich 1 bis 2 Verdauungstabletten (Apotheke), die aus hoch dosierten und standardisierten Papayawirkstoffen gewonnen werden.

Auch die frische Papaya ersetzt in vielen Fällen die Hausapotheke:

- Bei Schnittverletzungen oder Insektenstichen reiben Sie die betroffenen Stellen mit einem Stück Papayafruchtfleisch ein. Das fördert die Heilung.

- Ein tolles Rezept gegen Mundschleimhautentzündung: Täglich 2 Papayas essen.

- Frauen, die an ihren monatlichen Tagen starke Schmerzen haben, sollten täglich 3 Papayas verzehren.

Die Papaya ist auch ein Schönheitsmittel: Bei rauer Haut oder Hornhaut reibt man die betroffenen Stellen mit der Innenseite einer Papayaschale ein.

Wer frische Papayas genießen möchte, muss reife Früchte kaufen. Man darf sie zu Hause nur kurz im Gemüsefach des Kühlschrankes aufbewahren. Eine Papaya, die aufgeschnitten wurde, muss sofort gegessen werden. Am besten genießt man sie zum Frühstück, dadurch holt man sich Kraft für den ganzen Tag.

Lecithin aus der Sojabohne schützt uns gegen Stress

Die Sojabohne ist uns allen ein Begriff als wertvoller Bestandteil einer gesunden Ernährung. Die exotische Hülsenfrucht gehört heute schon fast zu unserem Alltag, vor allem in Form von Tofu. Das Eiweiß der Sojabohne ist eine gute Alternative für alle, die sich vegetarisch ernähren. Doch die Sojabohne ist auch

Gesundheit aus exotischen Pflanzen

für unsere geistige und körperliche Gesundheit wichtig, sie liefert uns nämlich Naturlecithin in optimaler Qualität und Quantität. Wissenschaftliche Studien haben ergeben: Wenn Nerven- und Gehirnzellen durch Stressbelastung in unserem Körper in ernsthafter Gefahr sind, dann kann das »Elixier aus der Sojabohne« abschirmen, aktivieren und regenerieren.

Stress ist ein ständiger Begleiter in unserem Leben. Es gibt zwei Arten von Stress: einerseits den positiven Stress, auch Eustress genannt. Er ist wichtig für uns, beflügelt uns, macht uns kreativ, spendet Vitalität. Daneben gibt es den negativen Stress, auch als Disstress bezeichnet. Er tritt dann ein, wenn das, was wir machen, für uns zu einer unerträglichen, unüberschaubaren Belastung wird. Negativer Stress ist für Körper und Seele eine Belastung. Je öfter er auftritt und je länger er anhält, desto bedrohlicher wird er für unsere Gesundheit.

Hier die Fakten:

- Permanenter Stress kann mit der Zeit Herzinfarkt, Bluthochdruck, Schlaganfall, Schlafstörungen, Magengeschwüre und Erkrankungen der Schilddrüse auslösen. Es kommt zu einer vorzeitigen Arteriosklerose, weil Stress die Blutgefäße negativ beeinflusst.

Prof. Bankhofers Spezial-Tipp:

Negativer Stress kann viele Erkrankungen auslösen – dieser Gefahr kann man mit Naturlecithin-Präparaten aus der Apotheke erfolgreich vorbeugen.

- In Stresssituationen wird das Hormon Cortisol ausgeschüttet. Es regt den Appetit an, daher kann Stress dick machen.

- Das Immunsystem wird geschwächt. Die Stresshormone Cortisol und Adrenalin reduzieren die Aktivität der Abwehrzellen ganz deutlich.

- Eine Studie der Ohio State Universität in Columbus, USA, hat gezeigt: Bei andauerndem Stress wird der Botenstoff Interleukin 6 verstärkt ausgeschüttet. Das kann zu Entzündungen im Organismus führen, erhöht die

Gefahr für Herz-Kreislauf-Erkrankungen, Diabetes und Osteoporose.

- Univ.-Prof. Dr. Dr. Johannes Huber von der Wiener Universitätsfrauenklinik hat im Zuge seiner Forschungen herausgefunden: Stress zerstört aggressiv und gnadenlos die Zellwände von Nerven- und Gehirnzellen.

Das bedeutet in der Praxis: Stress schadet uns körperlich und geistig. Er macht uns frühzeitig alt, krank und blockiert uns mental. Die gute Nachricht: Wir können uns vor den schädlichen Folgen des Stresses schützen.

Wir bekommen sehr oft die Phrase zu hören: »Man muss Stress meiden«. Jeder von uns weiß, dass das in den meisten Fällen nicht geht. Es ist auch nicht notwendig – wir müssen lernen, mit Stress umzugehen. Es gibt eine Reihe von Möglichkeiten, sich stressfest zu machen: Man sollte Lärm und grelles Licht meiden. Wichtig ist ausreichender Schlaf sowie das Einlegen von Ruhepausen bei der Arbeit. Regelmäßiges Wassertrinken ist Pflicht, damit das Blut in den Gefäßen flüssig bleibt und den Gehirnzellen genügend Sauerstoff und Nährstoffe zuführen kann.

Univ.-Prof. Dr. Johannes Huber nennt als wesentlichen Schutz gegen Stress die »5 großen L«, mit denen man den schädlichen Einfluss des Stresses, der uns alt und krank macht, abwenden kann: Mit Laufen – also sportlicher Bewegung, mit Lernen – also geistiger Aktivität, mit Lachen, mit Lieben und mit Lecithin.

In dieser Hinsicht ist er der gleichen Meinung wie Prim Dr. Zifko, der Lecithin als wirksame Waffe zur Vorsorge von Schlaganfall und Demenz im ersten Stadium nennt, und Prof. Dr. Steven Zeisel von der Universität von North Carolina in den USA, der Lecithin als besten Stresskiller benennt, damit wir länger jung bleiben, elastischere Gefäße bewahren, geistige Fitness erhalten sowie zu hohe Cholesterin- und Homozysteinwerte senken können.

Lecithin ist eine fettähnliche Substanz, die in unserem Körper in nahezu allen Zellen vorkommt und an jedem Stoffwechselgeschehen beteiligt ist. Lecithin wurde 1847 in Paris von dem französischen Wissenschaftler Prof. Dr. Maurice Gobley im Eigelb entdeckt.

Später stellte sich heraus, dass es in anderen Naturprodukten in größeren Mengen enthalten ist: in Linsen, Weizenkeimen, in der Leber, in Erdnüssen, Sonnenblumenkernen, ja sogar in der Milch. Man müsste jedoch mehrere Liter Milch am Tag trinken und viel von all diesen Lebensmitteln konsumieren, um auf die 4,5 Gramm Lecithin zu kommen, die der Mensch jeden Tag für seine Gesundheit und als Schutz gegen den Stress braucht.

Daher hat die Lecithin-Forschung ihren Höhepunkt erreicht, als man herausfand, dass die Sojabohne die »Königin des Lecithins« ist, weil sie Lecithin in optimaler Quantität und Qualität liefert. Diese Erkenntnisse über Lecithin hat der deutsche Arzt Dr. Buer vor vielen Jahren nach Europa gebracht. Seither ist die Sojabohne die wichtigste Quelle für das Naturlecithin, das in der Medizin heute höchste Anerkennung als Naturarznei hat.

Und so setzt man das Lecithin aus der Apotheke in der Praxis ein: in flüssiger Form, als Kaudragees oder als so genannte Kompakt-Faszikel in zuckerfreier und konzentrierter Form, auch für den Diabetiker geeignet. Man nimmt täglich jeweils 3 Esslöffel des flüssigen Lecithins, 3-mal 2 Kaudragees oder 3-mal 2 Kompakt-Faszikel. Ideal ist, wenn man gegen den Stress mit einer 28-Tage-Kur vorgeht. Nach 28 Tagen merkt man bereits die Wirkung von Lecithin, weil es in dieser Zeit spürbar Gehirn und Körper aktivieren kann.

- Aus einem Teil des aufgenommenen Lecithins werden ganz bestimmte Fettsäuren herausgefiltert und in die Membrane der Nerven- und Gehirnzellen eingegliedert. Hier sorgen sie dafür, dass Stress die Zellwände nicht zerstören kann. Gleichzeitig stärken und schützen Fettsäuren aus dem Lecithin die Blutgefäße und verhindern eine stressbedingte frühzeitige Adernverkalkung. Damit wird Lecithin auch zur Anti-Aging-Substanz.

- Aus dem anderen Teil des Lecithins holt sich der Körper die Substanz Cholin. Daraus produziert das Gehirn den Botenstoff Acetylcholin, ohne den wir Menschen nicht denken können. Es gibt Studien, die beweisen, dass man durch die bereits erwähnte 28-Tage-Kur mit Lecithin geistig deutlich vitaler wird.

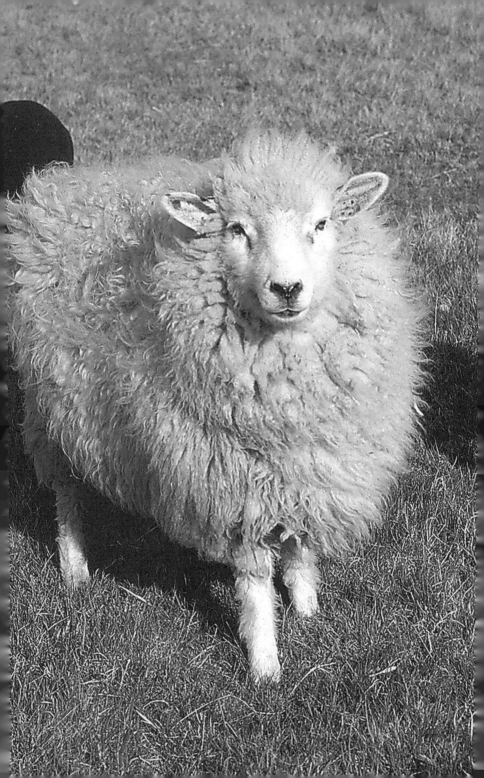

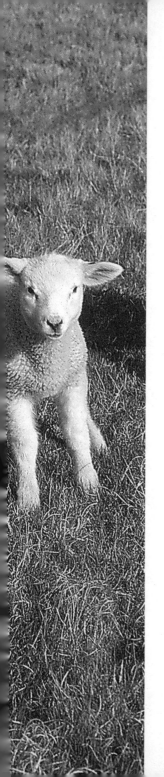

GESUNDES LEBEN
Gesundheit von den Tieren

Tiere können uns viel Freude bereiten und unsere Lebensqualität entscheidend verbessern. Sie liefern uns aber auch viele wertvolle Naturheilmittel für Schönheit und Gesundheit bis ins hohe Alter.

Das Wichtigste dabei ist, dass kein Tier dafür sein Leben lassen muss…

Gesundheit von den Tieren

Sie müssen nicht ihr Leben lassen und liefern Naturarzneien

Es wird heute viel für den Tierschutz getan. Das ist notwendig, denn es gibt rund um uns viel Tierleid. Tiere können uns so viel Liebe geben, können unsere Lebensqualität verbessern. Tierfreunde und Tierbesitzer wissen das. Wir sollten aber auch einmal darüber reden, was Tiere alles für unsere Gesundheit tun. Sie liefern uns wertvolle Naturarzneien – und die will ich Ihnen vorstellen, wobei für mich ein wichtiges Kriterium ist: Kein Tier muss dafür sein Leben lassen.

Gesunde, junge und schöne Haut durch Ziegenbutter-Creme

Egal, ob Frau oder Mann – jeder möchte so lange wie möglich jugendliche, glatte und schöne Haut haben. Unser Teint ist das ganze Jahr über enormen Strapazen ausgesetzt: In der kalten Jahreszeit sind es die trockene Luft in beheizten Räumen, Kälte, Eis und Schnee. In der schönen, warmen Jahreszeit sind es die UV-Strahlen der intensiven Sonne, Hitze, Sand und Wasser. Auch bei der Hautpflege ist – wie in der Naturmedizin – der Trend zu natürlichen Substanzen deutlich zu erkennen. Neueste Studien aus den USA und aus Österreich besagen: Eine der wertvollsten Substanzen für eine optimale Pflege der Haut ist Ziegenbutter. Sie wird in Zukunft für die natürliche Hautpflege und Hautgesundheit eine bedeutende Rolle spielen.

Seit der Antike gilt Ziegenmilch als Naturarznei:

- Man kann damit die Atemwege stärken und Lungenerkrankungen vorbeugen.

- Ziegenmilch stärkt die Nerven und macht daher auch stark gegen Stress. An sich wäre Ziegenmilch das ideale Frühstücksgetränk für Kinder und Erwachsene.

- In vielen Fällen hilft Ziegenmilch auch, die Lebensqualität von Neurodermitispatienten zu verbessern.

- Ziegenmilch kann gegen Krebs schützen. Sie enthält Antioxidantien, die uns gegen schädliche Umweltschadstoffe und körpereigene Stoffwechselgifte stark machen.

- Ziegenmilch erhält die Haut jung: Wer eine Woche lang täglich 1 Liter Ziegenmilch trinkt, hat weniger Falten und eine besonders glatte Haut.

All das und noch viel mehr von dem, was die Ziegenmilch zu bieten hat, kann die Ziegenbutter, die aus der Ziegenmilch hergestellt wird. Aus diesem Grund badete Cleopatra im antiken Ägypten nicht nur in Ziegenmilch, sondern sie ließ ebenso jeden Morgen den ganzen Körper mit Ziegenbutter massieren, um lange jung und schön zu bleiben.

Und das sind die wertvollen Wirkstoffe in der Ziegenbutter: die Mineralstoffe Kalzium, Kalium, Magnesium sowie die Spurenelemente Zink und Phosphor. Vor allem Zink ist sehr wichtig für die Immunkraft der Haut. Dazu kommen die Vitamine B1, B2, B6 und das Schönheitsvitamin Biotin. In der Ziegenbutter findet man außerdem reichlich Enzyme sowie Aminosäuren.

Besonders wichtig ist die Orotsäure. Das ist ein Energiestoff, der das Altern der Haut bremst und sie jung erhält. Die Orotsäure beugt einer vorzeitigen Faltenbildung vor.

Vor einigen Jahren haben amerikanische Wissenschaftler in der Ziegenbutter wie auch in der Ziegenmilch die Substanz Ubichinon 50 in hoher Konzentration entdeckt. Dieses Ubichinon 50 ist eine hochwertige Verbindung mit einer großen Anzahl von Kohlenstoffatomen. Sie agieren als natürliche Schutzstoffe, die gleichzeitig die Zellen aktivieren. Das Ubichinon in der Ziegenbutter ist in der Lage, die menschliche Zelle gegen Krankheiten zu schützen. Damit wird das Krebsrisiko deutlich gesenkt.

Dazu kommen noch spezielle Peptide, die den Wasserhaushalt der Haut regulieren und dafür sorgen, dass sie nicht so leicht austrocknen kann und daher geschmeidig bleibt.

Wichtig bei der Zusammensetzung der Ziegenbutter ist der große Anteil an Fettsäuren. Die bedeutsamsten und wertvollsten sind die Capronsäure, Caprylsäure und die Caprinsäure. Sie wirken entzündungshemmend und antirheumatisch. Daher wird Ziegenbutter auch immer wieder als Einreibemittel gegen Gelenkbeschwerden eingesetzt.

Das Besondere an der Ziegenbutter ist die Tatsache, dass die darin enthaltenen Fette als Wärmespender und Wärmespeicher agieren und daher die Durchblutung der Haut bis in die feinsten Blutgefäße gewährleistet ist. Auch das bringt einen Jungbrunnen-Effekt, weil dadurch Vitalstoffe rasch zu den Hautzellen geliefert und Stoffwechselmüll abtransportiert werden kann.

In diesem Wärmemilieu wird die Linolsäure in der Ziegenbutter in besonderer Weise aktiv. Sie hat einen Einfluss auf das Wachstum der Hautzellen sowie auf die Bildung der Prostaglandin-Gewebshormone.

Viele Hautärzte haben immer wieder die Beobachtung gemacht: Ziegenbuttercreme ist die beste Pflege für die Haut.

Des Rätsels Lösung: Als einziges tierisches Fett hat die Ziegenbutter ihren Schmelzpunkt bei 37 Grad Celsius – das ist genau die menschliche Körpertemperatur. Daher wird die Ziegenbutter von uns als besonders angenehm empfunden. Bei Rindertalg und Schweineschmalz, die sehr oft in der Kosmetik für Cremes verwendet werden, liegt der Schmelzpunkt bei 45 Grad Celsius.

Zusätzlich dringt die Ziegenbutter viel tiefer als andere Produkte in die Haut ein, weil sie biochemisch dem menschlichen Hautfett sehr ähnlich ist. Das Faszinierende ist: Sobald die Ziegenbutter in die Haut einmassiert wurde, wirkt sie 8 bis 10 Stunden. Wer also morgens und abends die Haut mit Ziegenbutter verwöhnt, hat einen Rundum-Schutz. Die Wärme in der Gesichtshaut sorgt beim Einschlafen für ein besonders harmonisches Wohlgefühl.

Wichtig ist allerdings eine Langzeitanwendung. Es macht nur Sinn, die Haut über Monate mit Ziegenbutter zu verwöhnen. Auf Grund all dieser neuen Erkenntnisse hat die österreichische Styx-Forschung eine moderne Ziegenbutter-Creme entwickelt, welche die Haut lange jung und faltenfrei erhält und vor Schadstoffen schützt: die Face Creme der Austrian Goat Cosmetic (erhältlich in der Apotheke).

Honig schützt vor Strahlen und Bakterien

Haben Sie gewusst, dass eine Biene etwa 1000 Flüge zu je 1000 Kilometer zurücklegen muss, damit sie Blütennektar für 2 Esslöffel Honig beisammen hat? Daran sollten wir denken, wenn wir ein Honigbrot essen. Eines ist uns allen bewusst: Honig ist nicht nur eines der ältesten Nahrungsmittel, sondern auch eine der ältesten Naturarzneien. Schon in der Antike galt Honig als Elixier. Im Mittelalter wurde er von Ärzten und Apothekern gegen viele Beschwerden verordnet, in den letzten Jahren galt er eher als harmloses Hausmittel.

Nun aber liegen neueste wissenschaftliche Erkenntnisse vor, die eindeutig beweisen: Der Honig ist ein wertvolles Naturprodukt für die Medizin.

Das sind die Fakten, die den Honig noch viel wertvoller machen, als er es bisher schon war:

- Amerikanische Ärzte an der Harvard-Universität in Boston, USA, haben im Honig hochwirksame antibakterielle Substanzen nachgewiesen. Man spricht von Inhibinen. Damit wird der Honig zu einem natürlichen Antibiotikum.

- An der Tufts-Universität in Boston, USA, hat man im Honig beruhigende Duft- und Aromastoffe gefunden, die sehr positiv und harmonisierend auf das vegetative Nevensystem einwirken. Das erklärt auch, warum Honig zusammen mit Melissengeist in Rezepten gegen Wetterfühligkeit nach dem klassischen Klosterfrau-Rezept so hervorragend harmoniert. Auch die ätherischen Öle im Melissengeist wirken über das vegetative Nervensystem: Man trinkt 1 Tasse Tee mit 2 Teelöffeln Melissengeist und 1 Teelöffel Honig.

- Honig enthält zellschützende Säuren, die uns vor Umweltschadstoffen abschirmen.

- An der Universität Frankfurt hat man vor einiger Zeit beobachtet, dass die regelmäßige Einnahme von Honig (1 Esslöffel täglich) die Patienten bei häufig notwendigen Röntgenaufnahmen gegen Strahlenschäden schützt.

- Täglich 1 Teelöffel Honig stärkt im Spätsommer und im Herbst die natürlichen Abwehrkräfte des Organismus wie eine kleine Impfung. Das hat Prof. Dr. William G. Peterson an der Universität von Oklahoma, USA, herausgefunden. Damit ist Großmutters altes Hausmittel gegen Infektionen bestätigt: Sie servierte 1 Glas Milch mit 2 Teelöffeln Honig.

- Viele Hausärzte bestätigen: 1 Teelöffel Honig, den man langsam auf der Zunge zergehen lässt, stärkt die Nerven und gibt neue Kraft gegen Erschöpfungszustände. Wenn Sie morgens nicht gut drauf sind, sollten Sie diesen Honig-Trick anwenden. Pollenallergiker sollten allerdings bei Honig sehr vorsichtig sein.

Mit Gelée Royale gegen Stress, Erschöpfung und Vergesslichkeit

Bienen produzieren nicht nur Honig, sie stellen auch ein geheimnisvolles Naturprodukt her: Gelée Royale, auch Weiselsaft genannt. Es handelt sich dabei um eine Flüssigkeit, welche die Bienen nur zwischen ihrem 6. und 10. Lebenstag aus ihrer Futtersaftdrüse im Kopf ausscheiden. Diese speichelartige Substanz könnte man mit der Muttermilch des Menschen vergleichen. Sie enthält nämlich alles, was die junge Bienenlarve zu ihrer Entwicklung braucht.

Die Larve der Bienenkönigin erhält ausschließlich Gelée Royale. Auch später bekommt die Königin diese Substanz von den Jungbienen ein Leben lang als Nahrung. Die Arbeitsbienen hingegen bekommen Gelée Royale nur 3 Tage in ihrem Leben.

Die Bienenkönigin erhält mit Gelée Royale die unglaubliche Kraft, durch die sie 5 Jahre leben kann, während die meisten Tiere aus dem Bienenvolk nur einen Sommer lang existieren. Die Bienenkönigin braucht Gelée Royale, um das Bienenvolk durch das Legen von rund 800 000 Eiern zu erhalten.

Diese Tatsache hat Wissenschaftler hellhörig gemacht. Wenn Gelée Royale das Leben einer Bienenkönigin um das Fünffache verlängern kann, dann müsste in dieser Natursubstanz eine ungeheure Kraft stecken.

Analysen haben ergeben: Gelée Royale aus dem Bienenstock enthält hochwertiges Eiweiß, Traubenzucker, die Vitamine B1, B2 und B6 sowie Vitamin H, auch Biotin genannt. Die B-Vitamine stärken Nerven und bauen Energie auf. Biotin ist das Schönheitsvitamin für attraktive Haut, gesunde Haare und Nägel.

Weiters hat man im Gelée Royale Hormonstoffe, antiobiotisch wirkende Substanzen und zahllose Bioflavonoide entdeckt.

Große Verdienste um die Erforschung von Gelée Royale hat der französische Wissenschaftler Dr. Bernard Desouches, Leiter der Gesellschaft für rationale Ernährungsforschung in Paris, erworben. Er hat Senioren mit dem Elixier der Bienenkönigin versorgt, und er konnte feststellen: Die betagten Frauen und Männer wurden merklich vitaler, wirkten geistig und körperlich jünger.

Daraufhin begannen weltweit Forschungen mit Gelée Royale. Die umfassendste Arbeit stammt von Prof. Dr. Thomas Gardner an der Universität Tennessee, USA. Seither weiß man:

- Wer Kuren mit Gelée Royale macht, kann Erschöpfungszustände und Müdigkeit besiegen.

- Man kann Vergesslichkeit und Konzentrationsschwäche rasch bekämpfen.

- Nervöse Störungen, Lärmempfindlichkeit und Stresssituationen kann man mit Gelée Royale schnell wieder in den Griff bekommen.

- Auch im fortgeschrittenen Alter lassen sich Potenz und Liebesfähigkeit beachtlich steigern.

- Haare, Haut und Nägel werden schöner. Das ist auch der Grund, warum die internationale Kosmetik Gelée Royale bei vielen Präparaten einsetzt.

Es gibt Gelée Royale in der Apotheke in verschiedenen Formen und Kombinationen: als Kapseln und in flüssiger Form sowie in Kombination mit Bienenpollen und Weißdorn. Pollenallergiker sollten auch Gelée Royale meiden.

Bienenpollen: neue Kraft für den Alltag und für die Liebe

Die Naturmedizin hat schon sehr früh die Kraft der Bienenblütenpollen erkannt. Bereits die Wikinger führten auf ihren Schiffen Pollenvorräte mit und haben mit dem Einnehmen von zerriebenen Pollen ihre natürlichen Abwehrkräfte gestärkt.

Heute setzt man Pollen mit großem Erfolg bei Wechseljahresbeschwerden und Libidoproblemen von Frau und Mann ein. Bienenpollen wirken auf den Menschen wie ein Kraftpaket. Pollen sind eine pulverartige gelbe Substanz, die in den Staubbeuteln von Pflanzenblüten gebildet wird. Die biologische Funktion der Pollen ist die Befruchtung von Pflanzen. Damit das funktioniert, müssen die Pollen von Blüte zu Blüte übertragen werden. Bei manchen Pflanzen erfolgt das durch den Wind, bei anderen durch Insekten, hauptsächlich durch Bienen.

Die Biene bestäubt die Blüten mit Pollen, die sie an ihren Füßchen mit sich trägt. Einen Teil davon holt sie in den Bienenstock. Hier werden die Pollen als wertvolle Eiweißquelle zur Aufzucht der Brut und zur Versorgung der Futtersaftdrüsen benötigt. Wenn die Biene die Pollen sammelt, befeuchtet sie diese mit ihren Sekreten. Dann werden sie in den Bienenstock gebracht, von den Füßchen gebürstet und zur Aufbewahrung in Wabenzellen gepresst.

Bienenpollen aus der Apotheke sind nicht billig. Kein Wunder: Der Imker darf jeweils nur 15 Prozent des Pollenvorrates entnehmen, sonst ist die Existenz des Bienenvolkes gefährdet.

Prof. Dr. Jeffrey Bland hat am weltberühmten Linus Pauling Institut in den USA analysiert, welche wertvollen Substanzen in den Bienenpollen zu finden sind: die Vitamine A, D, E, C und Niacin sowie alle B-Vitamine, die Mineralstoffe und Spurenelemente Kalium, Kalzium, Magnesium, Kupfer, Phosphat, Eisen, Mangan, Zink, Jod, Schwefel, Silizium und Selen. Dazu kommen die Enzyme Cozymase, Diaphorase, Cytochromoxidase, natürliche Antibiotika, auch Inhibine genannt, wertvolle ungesättigte Fettsäuren, Bioaktivstoffe und pflanzliche Hormonstoffe (Phytohormone).

Diese Zusammensetzung liefert dem menschlichen Organismus eine enorme Kraft. Wissenschaftliche Studien in den USA und in Europa haben ergeben:

- Bienenpollen geben Kraft für den ganzen Tag. Man hat mehr Energie, mehr Durchhaltevermögen.

- Bienenpollen stärken die Nerven und machen stressfest. Man hält einfach mehr aus und ist gegen die Belastungen des Tages besser gerüstet.

- Die natürlichen Abwehrkräfte werden gestärkt.

- Frauen und junge Mädchen, die an ihren monatlichen Tagen an Krämpfen und starken Schmerzen leiden, können durch die Einnahme von Bienenpollen Hilfe finden.

- Bienenpollen können depressive Verstimmungen vertreiben.

- Die Liebeslust und die Liebeskraft bei Mann und Frau werden aktiviert und speziell an düsteren Wintertagen entscheidend verstärkt. Dazu kommt vor allem beim Mann, dass sich durch die Einnahme von Bienenpollen die Qualität und Aktivität der Spermien um ein Vielfaches verbessert.

Es versteht sich von selbst, dass Pollenallergiker Bienenpollen ebenfalls meiden sollten.

Das Hühnerei: ein wertvoller Beitrag zur gesunden Ernährung

Essen Sie auch so gerne Eier und trauen sich oft nicht, weil Sie Angst vor zu hohen Cholesterinwerten haben? Kein Wunder, dass Sie so denken, denn man hat uns jahrzehntelang gesagt: Das Ei ist eine Cholesterinbombe und gefährdet unsere Gesundheit. Ernährungsexperten in aller Welt haben mit neuen wissenschaftlichen Erkenntnissen das Ei von dieser Schuld etwas freigesprochen. Es trägt nicht die Hauptschuld an der Cholesteringefahr.

Wie ist das Ei in den letzten 20 Jahren zu diesem schlechten Ruf gekommen? Ganz einfach: Als man 1972 in den USA einzelne Lebensmittel in Bezug auf gesunde Ernährung unter die Lupe nahm, konnte man eindeutig messen: Im Ei befanden sich riesige Mengen an Cholesterin.

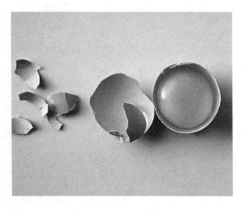

Daraus schloss man: Der Konsum von solchen extrem hohen Cholesterinmengen wirkt sich mit Sicherheit negativ auf den Cholesterinspiegel im menschlichen Organismus aus. Daher gab die amerikanische Herzgesellschaft die Empfehlung, höchstens 3 Stück Eigelb pro Woche zu konsumieren. Das Eiweiß war nie in Diskussion, da es kein Cholesterin enthält.

Im Jahr 1995 ergaben neue analytische Daten: Das Ei hat um 22 Prozent weniger Cholesterin, als bei den ersten Messungen behauptet wurde.

Was ist nun wirklich schuld an den hohen Cholesterinwerten? Ernährungswissenschaftler sagen: Schuld ist die übermäßige Aufnahme von gesättigten Fettsäuren, in erster Linie von tierischen Fetten, die Aufnahme von zu wenig frischem Obst und rohem Gemüse, außerdem zu wenig körperliche Bewegung. Durch all diese Mängel und Gewohnheiten produziert der Organismus mehr körpereigenes Cholesterin – und das schafft Probleme.

Dabei muss man speziell das Ei als eine besonders wertvolle Nährstoffquelle bezeichnen. Als Keimzelle für neues Leben ist es besonders reich an Vitaminen, Mineralstoffen und Spurenelementen. Es ist leicht verdaulich und daher speziell für ältere Menschen und für Kinder, die weniger Kalorien zu sich nehmen, ein wichtiger Lieferant für Vitalstoffe. Das Ei enthält Eiweiß von höchster biologischer Wertigkeit, die jene der Milch übertrifft. Zudem enthält es Lecitin, welches uns mit wichtiger Energie für das Gehirn und für die Produktion von lebenswichtigen Hormonen versorgt. Dabei liefert auch das Spurenelement Zink einen wichtigen Beitrag.

Gesundheit von den Tieren

Schafwolle: Naturarznei gegen Kopfschmerz und Erkältungen

Seit rund 20 Jahren gibt es in Mitteleuropa wieder viel mehr Schafe als zuvor. Die Schafwolle wird in erster Linie für Strickwaren und zum Füllen von Kissen verwendet, sie ist aber auch eine wirkungsvolle Naturarznei. Das hat man schon immer gewusst. Bereits in der römischen Antike hat man die Schafwolle als »Hort der Wärme und Gesundheit« bezeichnet.

Im 19. Jahrhundert hat sich in Deutschland der 1848 in Gronau geborene Schafhirte Heinrich Philipp Ast einen Namen gemacht, weil er viele Menschen mit Schafwolle behandelte. Er zog mit seinen Schafen durch die Lüneburger Heide und hatte in Radbruch eine Naturheilpraxis. Sobald er seine Schafe geschoren hatte, reinigte er die Wolle und behandelte damit Halsschmerzen, Kopfschmerzen, Rheuma, Gelenk- und Magenbeschwerden.

Viele Ärzte und Wissenschaftler von heute bestätigen die Wirkung der Schafwolle auf die Gesundheit der Menschen. Der österreichische Arzt Dr. Wolfgang Köstler hat schon vor Jahren nachgewiesen: Schafwolle spendet eine gleich bleibende Menge an Wärme. Schafwolle ist locker, hat viele Lufträume und kann daher die Wärme lange halten. Schafwolle kann ideal Schweiß aufsaugen und damit auch ausgeschiedene Umweltgifte aufnehmen. Schafwolle liefert der menschlichen Haut das natürliche Fett Lanolin.

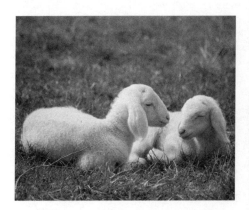

Und so kann man die Schafwolle ganz konkret einsetzen:

- Besorgen Sie sich naturbelassene Wolle von einem Schafzüchter, am besten 3 bis 4 Kilo. Bewahren Sie sie in einem Jutesack an einem luftigen Ort auf, wie das der Schäfer Ast getan hat.

- Wenn Sie Halsschmerzen, Kopfschmerzen oder (nicht akute) rheumatische Beschwerden haben, legen Sie die Wolle möglichst dick auf: am Hals, am Kopf oder an den schmerzenden Rheumastellen. Binden Sie dann ein Woll- oder Leinentuch darüber. Lassen Sie die Schafwolle einige Stunden – am besten die ganze Nacht über – einwirken.

- Wer oft unter Magenbeschwerden leidet oder immer einen kalten Bauch hat, sollte tagsüber etwas Schafwolle auf den Bauch auflegen.

- Nach Gebrauch können Sie die Wolle wieder verwenden. Sie müssen sie allerdings einen Tag lang in die pralle Sonne legen, damit alle Krankheitskeime abgetötet werden. Wenn Sie sie waschen, dürfen Sie dafür nur ganz milde Seife, auf keinen Fall aber chemische Mittel einsetzen.

Man kann auch fertige Schafwollprodukte als Hausrezepte einsetzen:

- Wer oft an Kopfschmerzen leidet, sollte mehrere Stunden am Tag – im Freien und in Innenräumen – eine dicke Wollmütze tragen und diese bis tief in die Stirn ziehen. Die Kopfschmerzen vergehen dann oft ohne ein Medikament.

- Wer an kalten Füßen leidet, sollte nach dem täglichen heißen Fußbad dicke Schafwollsocken anziehen und damit einige Zeit in der Wohnung umherlaufen. Man sollte sie auch nachts tragen. Auch nach kalten Kneippanwendungen an den Beinen zieht man Schafwollsocken an.

- Wer auf einer Gesundheitsmatratze schläft, die mit einer Schafwollauflage versehen ist, kann damit schlechte Durchblutung entscheidend verbessern.

- Kleidung aus Schafwolle wirkt wärmend, wärmespeichernd und gleichzeitig temperaturausgleichend. Schafwolle begünstigt die Hautatmung, wirkt elektrostatisch und regt beim Sport und bei Wanderungen den Kreislauf an.

Mit Stutenmilch und Nährstoffen erfolgreich gegen Neurodermitis

Rund 4 Millionen Menschen aller Altersgruppen leiden in Deutschland und Österreich unter Neurodermitis. Man schätzt, dass 17 Millionen die Veranlagung dafür haben. Das Risiko für diese verhängnisvolle Erkrankung ist eine Mischung aus Vererbung, Umweltbelastungen, falscher Ernährung und falschem Lebensstil. Neurodermitis muss unbedingt ärztlich behandelt werden.

Nun gibt es eine vollkommen neue zusätzliche Behandlung, ganz ohne Nebenwirkungen: die Equiderm-Therapie. Es handelt sich dabei um die Zufuhr von wesentlichen Nährstoffen, die in naturbelassener Stutenmilch stabilisiert wurden.

Neueste Erkenntnisse belegen, dass Menschen, die an Neurodermitis leiden, einen Nährstoffmangel aufweisen. Daher war die Überlegung einer Gruppe von Ärzten und Wissenschaftlern: Man kann durch eine gezielte Nährstoffzufuhr dieses Defizit ausgleichen und den Zustand der Haut von innen her stark verbessern.

Die Basis der neuen Equiderm-Therapie ist ein Nährstoffcocktail mit einem exakt programmierten Wirkprinzip. Das Institut für Nährstofftherapie St. Michael im salzburgischen Lungau in Österreich hat unter der Leitung von Univ. Doz. Dr. Bodo Kuklinski und Dr. Raimund Schiefer eine Studie zu der neuen Therapie durchgeführt. Das Ergebnis: Bei jedem zweiten Patienten konnte durch Einnahme der Stutenmilch eine signifikante Verbesserung des Hautbildes erreicht werden. Ein zusätzlicher Test hat ergeben, dass die neue Therapie für Erwachsene und Kinder gleichermaßen geeignet ist. Die deutsche Ärztin für Allgemeinmedizin und Naturheilverfahren, Dr. Petra Bracht aus Bad Homburg, arbeitet schon lange damit und ist begeistert.

Kein Wunder, dass diese völlig neue Behandlungsmethode bei Ärzten

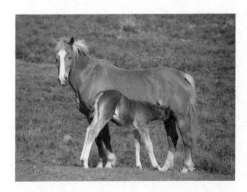

und Wissenschaftlern Aufsehen erregt. Das hat auch zwei junge Hautärztinnen an der Wiener Universitätsklinik für Dermatologie bewogen, mit der Equiderm-Therapie eine zusätzliche kontrollierte Doppelblindstudie durchzuführen. Prof. Dr. Tamara Kopp und Dr. Nicole Selenko-Gebauer von der Wiener Universitätsklinik für Dermatologie sagen es deutlich: Wenn die Haut des Menschen krank ist, dann muss der Ansatz einer Therapie in erster Linie von innen kommen.

Eines steht außerdem fest: Auch der seelische Aspekt ist enorm wichtig. Kinder und Erwachsene mit Neurodermitis brauchen besondere Beachtung, Vertrauen und Liebe. Das alles ist lange bekannt. Völlig neu bei der Equiderm-Therapie ist jedoch die Zufuhr von Nährstoffen und von Stutenmilch in Form eines täglichen Cocktails. Entwickelt wurde diese Methode von der österreichischen ApoNatura®-Forschung. In diesem Nährstoffcocktail sind insgesamt 44 Vitalstoffe mit Stutenmilch aufbereitet.

Die Stutenmilch spielt dabei eine entscheidende Rolle. Man weiß: Der Neurodermitispatient verträgt keine Kuhmilch und keine Kuhmilchprodukte. Ganz anders ist das mit Stutenmilch, die der menschlichen Muttermilch sehr ähnlich ist. Sie gilt seit Jahrhunderten als Heilmittel, speziell bei Hautproblemen. Das Konsumieren von Stutenmilch ist eine uralte Naturheilmethode.

Stutenmilch ist eine dünnflüssige, fettarme so genannte Albumin-Globulin-Milch. Sie ist unter den Milcharten aller Säugetiere der menschlichen Muttermilch am ähnlichsten:

- Durch den hohen Anteil an essentiellen Aminosäuren wie Tryptophan, Methionin, Lysin und durch den Anteil von ungesättigten Fettsäuren wie Linol-, Linolen- und Arachidonsäure – einer vierfach ungesättigten essentiellen Fettsäure – ist die hohe biologische Wertigkeit erklärbar. Und die spielt bei der Behandlung der Neurodermitis eine bedeutende Rolle.

- Stutenmilch ist eine Bifidusmilch. Sie enthält stärkende Stoffe und Impulse, welche für unseren Darm besonders wertvoll sind, den Verdauungsprozess anregen und positiv beeinflussen. Dadurch wird die Darmflora gepflegt, die Funktion der Leber, der Bauchspeicheldrüse und der Haut wird verbessert.

- In der Stutenmilch kann man über 40 bekannte Nähr- und Wirkstoffe nachweisen. Man muss aber nicht unbedingt frische Stutenmilch konsumieren. Es gibt Verfahren, Stutenmilchkonzentrat in Pulverform in einem schonenden Verfahren herzustellen, wobei sämtliche Wirkstoffe erhalten bleiben.

Jüngste Forschungen beweisen, wie wertvoll und wichtig Stutenmilch für die Vorsorge und die Behandlung von Hautproblemen wie Neurodermitis ist. Kombiniert mit vielen zusätzlichen Nährstoffen kann diese Behandlung die Lebensqualität vieler Neurodermitispatienten deutlich verbessern. Nach Aussage von Ärzten ist es auch schon zu Heilungen gekommen.

Und so wird die Equiderm-Therapie durchgeführt: Man rührt täglich zwischen den Mahlzeiten 1 gestrichenen Messlöffel des Equiderm-Nährstoffpulvers (Apotheke) in 1/4 Liter Wasser ein und trinkt diesen Cocktail nach intensivem Umrühren in kleinen Schlucken. Für Kinder von 1 bis 6 Jahren nimmt man einen halben Messlöffel mit 1/8 Liter Wasser. Die Equiderm-Therapie ist eine Nahrungsergänzung. Verordnete Medikamente und Salben müssen weiter genommen werden.

Horchen Sie, bitte, jeden Tag in Ihren Körper

Ein Nachwort

Haben Sie auch das Gefühl, dass Ihnen die Tage davonlaufen?

Die Zeit vom Morgen bis zum Abend geht im Blitz-Tempo vorbei. Man hat so viel zu tun, macht dabei aber einen Riesenfehler. Man denkt dabei viel zu wenig an sich. Ich habe eine Bitte an Sie: Wenn Sie auch eine Menge zu erledigen haben, so nehmen Sie sich für eine spezielle Maßnahme jeden Tag genügend Zeit: Horchen Sie in Ihren Körper. Sie können damit enorm viel für Ihr Wohlbefinden und für Ihre Gesundheit tun. Denn eines müssen Sie sich immer vor Augen halten: Keiner wird plötzlich und unerwartet krank, abgesehen man hat einen Unfall. Eine Krankheit, aber auch eine leichte Befindlichkeitsstörung oder Alltagsbeschwerden sind das Endergebnis einer oft jahre- oder monatelangen Entwicklung im Organismus. Je früher man in dieses Geschehen eingreift, desto eher kann man eine gesundheitliche Störung rechtzeitig abwenden, kann eine Krankheit verhindern.

Dazu aber muss man seinen Körper sehr gut kennen, muss sich täglich mit ihm befassen. Und dazu gehört eben auch, dass man in den Körper hineinhorcht. Jede kleinste Veränderung sollte auf diese Weise von uns registriert werden. Ja, und dann ist natürlich auch wichtig, dass wir schnell und effizient auf das, was wir spüren, reagieren. Ich möchte Ihnen dazu zwei Alltagsbeispiele geben:

- Was immer Sie gerade tun, es fällt Ihnen auf, dass die Haut rechts an der Lippe spannt, zieht und juckt. Sie achten darauf und spüren, dass diese Symptome stärker werden. Sofort sollten Sie überlegen: Hatte ich in letzter Zeit viel Stress oder Ärger? Habe ich mich gekränkt, war ich unter Druck? Oder war ich zu viel und zu lange in der Sonne? Dann könnte es nämlich sein, dass Herpes-Vi-

Nachwort

ren in meinem Körper wieder aktiv geworden sind und soeben ein Lippen-Bläschen aufbauen. Wenn man das nicht wahrnimmt, dann kommt der Lippen-Herpes mit Zielsicherheit, dauert viele Tage und macht uns nicht nur Schmerzen, sondern macht uns auch hässlich. Wenn man aber sofort reagiert, dann kann man das Ärgste verhindern, und das Lippenbläschen wird höchstens eine Rötung. Was kann man tun? Ganz einfach: Reiben Sie die juckende Stelle mehrmals am Tag mit Propolis-Tinktur aus dem Bienenstock, mit australischem Teebaumöl oder mit hundertprozentigem Aloe-vera-Saft aus dem Reformhaus ein. Am meisten Erfolg bringt der Aloe-vera-Saft, wenn er aus biologischem Anbau ist.

- Sie sind seit Stunden voll in Aktion und spüren plötzlich, dass Sie nicht mehr richtig denken können, dass Ihnen die nötige Konzentration fehlt. Gleichzeitig fühlen Sie, dass Ihre gute Laune sinkt und beinahe in depressive Stimmung umschlägt. Viele merken das vorerst gar nicht. Und dann haben sie Kreislauf-Probleme, leiden unter Schwindel und Übelkeit. Wer in sich hineinhorcht, der wird sich sofort die Frage stellen: Habe ich heute genügend Wasser oder ungesüßten Kräutertee getrunken? Und dann wird ihm einfallen: Nein, das habe ich nicht getan. Wer zu wenig trinkt, wird depressiv, aggressiv, kann nicht mehr richtig denken. Also ist die einfachste Lösung: Sie trinken im Laufe der nächsten Stunde 1 große Flasche Wasser aus. Und in vielen Fällen werden Sie schon bald merken. Hier hat das Wasser die Funktion einer wunderbaren Naturarznei erfüllt.

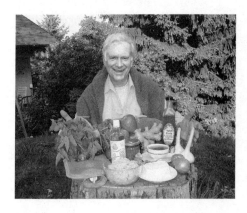

Wissen Sie jetzt, was ich meine, wenn ich Sie herzlich bitte, dass Sie jeden Tag in Ihren Körper horchen sollten?

Spielen Sie Gesundheitswächter über sich selbst. Beobachten Sie sich genau. Sie können damit unter

NACHWORT

Umständen auch schwere Erkrankungen rechtzeitig abblocken und verhindern. Viele Rezepte und Arzneien, die Sie dem breiten Angebot der Natur entnehmen können, finden Sie in dem vorliegenden Buch: Es sind Rezepte aus der Kräuterheilkunde, aus der Baumheilkunde, aber auch alte, bewährte Hausmittel oder Akupressurgriffe aus der Traditionellen Chinesischen Medizin. Es sind auch Rezepte aus der vollwertigen, ausgewogenen Naturküche sowie viele Wellness-Tricks. Denn sowohl die Ernährung als auch die Bewegung und so manche Kneipp'sche Wasseranwendung können vielen Krankheiten vorbeugen und unsere Lebensqualität enorm verbessern.

Also, noch einmal: Horchen Sie, bitte, jeden Tag in Ihren Körper hinein.

Wenn Sie es tun, dann wird damit für Sie »Das große Buch vom gesunden Leben« noch viel wertvoller, denn Sie werden sehr oft daraus Anregungen brauchen.

Ich wünsche Ihnen bei Ihrer ganz persönlichen täglichen Aktion für Ihre Gesundheit viel Erfolg und viel Spaß. Vor allem aber auch ein langes Leben mit reichlich Vitalität, geistiger und körperlicher Fitness, mit innerer Harmonie und Ruhe.

Ihr

Prof. Hademar Bankhofer

Prof. Bankhofer:
Der Gesundheits-Experte, der so lebt, wie er schreibt

Anhang

Prof. Hademar Bankhofer ist Medizin-Publizist, Autor von bisher 40 Gesundheits-Ratgeberbüchern und Lehrbeauftragter an der Universität Leipzig. Das Magazin »Der Spiegel« hat über ihn geschrieben: »Bankhofer: Das ist das Lied in den Möhren, der Sound des Salates, die Sonne im naturtrüben Apfelsaft...« Und von »BILD« wurde er mit dem Prädikat »Deutschlands TV-Gesundheitsberater Nr. 1!« ausgezeichnet. Viele freuen sich über die positive, lockere Art, wie Prof. Bankhofer seine Gesundheitsempfehlungen weitergibt, neueste wissenschaftliche Studien verständlich präsentiert und sich für eine ausgewogene, gesunde Ernährung einsetzt. In erster Linie geht es ihm dabei um die Prävention, um die Vorbeugung.

Prof. Hademar Bankhofer, Jahrgang 1941, hat nach seinem Abitur vorerst Jura, dann Publizistik, Germanistik und Philosophie an der Universität Wien studiert.

Dann wurde er Reporter, Berichterstatter, schließlich stellvertretender Chefredakteur einer Wochenzeitung. Er hat nicht immer gesundheitsbewusst gelebt. Sein Alltag war das Gegenteil: Stress, hastiges Essen – hauptsächlich Wurstsemmeln und eiskalte Getränke –, Zigaretten, Pfeife. Eines Tages musste er die Rechnung dafür bezahlen: Gastritis, Kopfschmerzen, Nierensteine.

In dieser Zeit lernte er den Radrenn-Weltmeister Ferry Dusika kennen, der damals bereits Aufsehen erregende Hinweise über die Zusammenhänge von Gesundheit und Ernährung sowie Ernährung und Sport gab. Er wurde zum Lehrer Bankhofers, führte ihn in das Wissen der sinnvollen Vollwerternährung ein, machte ihm die Bedeutung von Vitaminen, Mineralstoffen, Spurenelementen, Enzymen und Ballaststoffen klar.

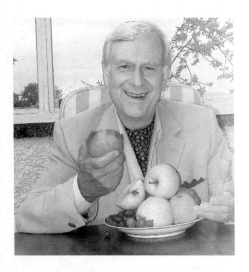

Und Bankhofer erlebte es plötzlich an sich selbst: Mit Kräutertees, Vollkornprodukten, viel frischem Obst und rohem Gemüse sowie mit Mineralwasser als Hauptgetränk und ohne Nikotin wurde er gesund, leistungsfähiger, fit und vital. Er war von der Kraft des naturnahen Lebens überzeugt.

Er stellte spontan sein Leben um, tapfer unterstützt von seiner Frau Lizzy, mit der er bereits seit 1969 verheiratet ist. Und dann kam der Tag, an dem er beschloss, all diese Vorteile eines gesünderen Lebens auch anderen mitzuteilen. Sein Weg als Medizin-Journalist und Medizin-Publizist war bestimmt. Er schrieb Bücher zum Thema Gesundheit.

Er arbeitet inzwischen selbst wissenschaftlich, bildet sich ununterbrochen auf dem Gebiet der Medizin und der gesunden Ernährung weiter. Er arbeitet eng mit führenden Ärzten, Naturheilexperten und Ernährungsfachleuten in aller Welt zusammen, besonders intensiv mit dem Institut für Sozialmedizin an der Universität Wien, aber auch mit dem Linus-Pauling-Institut, dem größten Ernährungsforschungs-Institut der Welt, in den USA. Er war Mitarbeiter des Institutes für medizinische Vitamin- und Mineralstoff-Forschung in München, sitzt im Kuratorium des Verbandes zur Förderung der gesunden Ernährung und Diätetik in Aachen, ist Vorstandsmitglied des Österreichischen Kneippbundes, gehört seit Sommer 2003 dem Kuratorium der deutschen Gesellschaft für Ernährungsmedizin an und sitzt im Vorstand der Gesellschaft für Gesundheit und Ernährung in Köln. Und er ist seit dem Jahr 2000 Lehrbeauftragter an der Universität Leipzig, seit 2004 an der Universität Siegen.

Im Jahr 1991 verlieh ihm der österreichische Wissenschaftsminister für seine medizinisch-wissenschaftliche Arbeit auf Vorschlag der Universität Wien den Berufstitel »Professor«. Seit seiner Vorlesung im Jahr 1990 an der Ruhr-Universität Bochum befasst er sich auch intensiv mit dem Thema »Medizinische Kommunikation in den Massenmedien«.

2008 wurde Prof. Hademar Bankhofer von der deutschen Selbsthilfe-Initiative »Pro Gesundheit« zum Medizin-Guru des Jahres gewählt und erhielt den Deutschen Preis für Gesundheitsaufklärung.

Er folgte bereits mehrmals einer Einladung an die Medizinische Schule der weltberühmten Harvard Universität, an die Tufts Universität, beide in Boston, USA, und an die Universität von North Carolina, USA, mit der er als Initiator eine wissenschaftliche Plattform, das Internationale Lecithin-Forum, ins Leben gerufen hat. Immer wieder unternimmt er Studienreisen in die USA und in andere Teile der Welt, um die neuesten wissenschaftlichen Erkenntnisse mit in seine Arbeit einbeziehen zu können.

Ab Sommer 2009 wird ein Internationales Bankhofer-Zentrum in Bad Füssing eröffnet. Dieses Zentrum soll zu einer Plattform des Informationsaustausches zwischen Experten und medizinischen Laien werden. Die in das Zentrum integrierte Akademie für medizinische Kommunikation sieht ihr Ziel unter anderem in der Fortbildung von Medizinjournalisten.

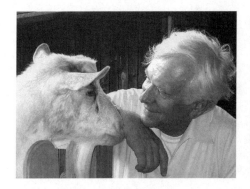

Prof. Bankhofer und Ziege Marie

Privat steht Hademar Bankhofer auf dem Standpunkt: Man kann nur überzeugen, wenn man so lebt, wie man schreibt und redet. Rund ums Haus im eigenen Garten am Stadtrand von Wien baut das Ehepaar Bankhofer nach biologischen Grundsätzen sein eigenes Obst, Gemüse und viele Kräuter an. Den Naturdünger dazu liefern unter anderem die zutraulichen Ziegen Marie, Stefanie, Sophie und Sahni sowie das zahme Schaf »Mausi«, allesamt richtige Schmusetiere. Bei seinen Tieren – und dazu gehören auch die beiden Kater »Tommy« und »Timmy« – findet Bankhofer Erholung von seiner Arbeit, kann so richtig abschalten.

Ehefrau Lizzy sitzt für ihren Mann am Computer an der Arbeit, unterstützt ihn bei der Entstehung seiner Bücher, macht nahezu alle Fotos zu diesen Büchern und erledigt die umfangreiche Korrespondenz. Aber sie bäckt auch regelmäßig das hauseigene Vollkornbrot und sorgt dafür, dass jeder Morgen mit Kräutertee und einem Vollkorn-Müsli mit Kefirmilch beginnt.

Register

A

Abführmittel 131, 133, 147, 273
Abnehmen 262 ff., 359 ff.
Abwehrkräfte 15
Abwehrzellen 433
Adernverkalkung 86
Adrenalin 534
Afterjucken 140
Aggressivität 24
Ahornsirup 507 ff.
Akne 167, 358, 504
Akupressur 28, 34, 41 ff., 75 ff., 81, 95 ff, 118 ff., 122 ff., 144 ff., 157 ff., 173 ff., 381
Akupunktur 27
Albumin-Globuli-Milch 550
Alkohol 75, 240, 255 f., 264
Allergien 81, 464 ff., 526
Allicin 32, 338
Alliin 338
Aloe vera 168, 372, 523 ff.
Altersflecken 162
Ananas 363
Ananassaft 170
Angina pectoris 84
Angst 100
Anis 87, 109 ff., 221, 425
Anis-Fenchel-Kümmel-Tee 437
Anthocyane 315 ff., 322
Anti-Frust-Tee 110
Anti-Halsschmerz-Cocktail 70
Antioxidantien 539
Antischnupfensuppe 66
Antischnupfentee 58
Antriebslosigkeit 114
Äpfel 170, 210 ff.
Apfel-Bananen-Wochenende 286 ff.
Apfelessig 36, 65
Apfelsaft 141, 155, 268
Apfelschalentee 437
Arbeitsumsatz 295
Ärger 17
Armbäder 84, 94
Arnika 162
Arnika-Salbe 28
Arnika-Tinktur 27, 40
Arnika-Wickel 27
Arterien 83
Arterienverkalkung 21, 212
Arteriosklerose 221, , 255, 257
Arterio-Sklerotische Veränderungen 21
Artischocke 132, 141, 350
Ast, Heinrich Philipp 547
Asthma 80 ff., 464, 507
Atembeklemmungen 74
Atemnot 80, 296
Atemwege 50, 326 ff., 437 ff.
Atemwegserkrankungen 51, 478 ff.
Atemwegsprobleme 221, 461
Ätherische Öle 384
Atmung 50
Auberginen 89
Aufgesprungene Lippen 37

REGISTER

Aufstoßen 221
Augäpfel 45
Augenentzündung 221
Augenhöhlen 44
Augenlider 44
Augenmuskeln 44
Augenpflege 454 f.
Augenschmerzen 44
Autogenes Training 383
Avocado 526 f.
Azulen 127

B

Bade-Dermatitis 407
Bade-Otitis 407
Baihui 41
Bakterien 15, 541 f.
Baldrian 87
Baldriantee 436
Ballaststoffe 135, 181, 316, 334, 371, 530
Bananen 90, 99, 115, 136, 142, 324 ff., 425, 512 f.
Bärentraubenblätter 152
Basen 242 f.
Basilikum 222 f.
Basilikumtee 436
Bauchraum 51
Befindlichkeitsstörungen 16, 102, 234, 461
Beifuß 221
Beine 390 ff.
Beintraining 444 ff.
Bergahorn 508
Bergler 234
Beriberi 188
Best, Ralph 136
Betakarotin 168, 201, 371
Beule 27

Bewegungs-Apparat 16
Bienenhonig 425
Bienenpollen 89, 544 f.
Bienenwaben 67
Bifidus-Milch 550
Bindehaut 45
Bindehautentzündung 47, 54
Bioaktivstoffe 15, 16, 314 f., 345 f.
Biocult-Kulturen 137
Bioflavonoide, 54, 208
Biotin 543
Bircher-Benner, Maximilian 186, 191
Birke 485 ff.
Birkenblättertee 144
Birkmayer, Jörg 325
Birnen 168
Bitternuss-Tropfen 132
Bitterstoffe 15
Blähungen 57, 126 ff., 136 f., 358, 436
Blase 150 ff., 207 f.
Blasenentzündung 152, 158 f., 343 f., 502, 505
Blasenkatarrh 154
Blasenkrampf 152. 154
Blasenleiden 34
Blasenreizung 155
Blattsalat 328 ff.
Blutdruck 20, 212
Blutdruckschwankungen 85
Blutfette 471 ff.
Bluthochdruck 33, 89 f., 221, 253, 296, 378, 533
Blutkreislaufstörungen 21
Blutniederdruck 85 f., 90
Blutzucker 471 ff.
Blutzuckerspiegel 20
Böhmig, Ulf 300

Bohnenkraut 222
Bohnen 345
Botenstoffe 433
Bracht, Petra 549
Brechreiz 129, 149
Brennnessel 162
Brennnessel-Frischpflanzensaft 63
Brennnesseltee 436
Bright-Light-Energy-Therapie 427
Brokkoli-Reis-Wochenende 284 ff.
Brombeersirup 38
Bronchialasthma 51
Bronchialkatarrh 54
Bronchien 50 f., 80, 257
Bronchiolen 50
Bronchitis 51, 73, 80, 196, 437, 493
Brustschmerzen 94
Buchsblätter 494 f.
Buchweizen 187
Butter 66

C

Capsaicin 202
Castell, Donald 138
Catechin 333
Cellulite 358
Chi-Pads 520
Chlorophyll 15, 328 ff.
Cholesterin 84, 339, 546
Cholesterinspiegel 96, 221, 254, 317 ff.
Cholin 127, 535
Chrom 363
Chronische Bronchitis 64, 516
Cortisol 534
C-Vitt-Kur 94
Cymol 64
Cynarin 141, 350

D

Damenbart 173
Dampfbäder 67
Darmflora 137, 371
Darminfektion 139
Darmkatarrh 139, 222
Darmträgheit 34
Daschner, Franz G. 516
Demenz 535
Depressionen 84, 108, 118, 214
Depressive Verstimmungen 98 ff., 437
Desouches, Bernard 543
Diabetes 133, 140, 236, 296, 534
Diätkrisen 303 f.
Diener, Hans Christoph 30
Doornfield, Charles 307
Durchblutung 480 ff.
Durchblutungsstörungen 24, 92, 257
Durchfall 140, 148
Durchschlafstörungen 117
Durst 20

E

Echinacea 59
Eibisch 64
Eibischtee 131
Eibischwurzeltee 436
Eiche 477 f.
Eier 171
Eifersucht 110, 119
Einfach ungesättigte Fettsäuren 515
Einlauf 270
Einreibe-Therapie 29
Einsamkeit 100
Eisen 521
Eisenkrauttee 71, 73
Eisenmangel 94
Eislaufen 444
Ekzeme 358, 485 ff.

REGISTER

Elsner, Peter 461
Emotionen 20
Endorphine 99, 376
Energiebedarf 295
Energiemeridiane 122
Entschlacken 436
Entspannen 381 ff.
Entspannungsübungen 116
Enttäuschung 100
Entzündete Augenlider 475 f.
Entzündete Mundschleimhaut 436
Entzündungen im Mund 36
Environment Disbalance Syndrom 104, 107
Epinephrin 519
Equiderm-Therapie 549 ff.
Erbrechen 107, 406
Erbsen 193 f., 345
Erkältung 75 f., 436 f., 456, 547 f.
Erkältungshusten 74
Erkältungskrankheiten 431
Erkältungsviren 486
Ermüdung 21
Erschöpfung 542 ff.
Essig 67, 136
Eukalyptus 51 ff., 65, 74, 95, 439, 478 ff.
Eukalyptus-Blätter 40
Exotische Früchte 512 ff.
Exotische Pflanzen 512 ff.

F

Falten 163 f., 174 f., 342
Fangopackung 432
Fasten 262 ff..
Fastenbrechen 273 ff.
Fastenkuren 262 ff., 266 ff.
Fasten-Reaktionen 271 f.
Fastensuppen 270

Fastensuppen-Rezepte 268 ff.
Feigen 350, 483 ff.
Feigen-Sirup 71
Fenchel 64, 75, 111, 221
Fencheltee 65, 74, 425, 437
Fertig-Müslis 184
Ferula-Säure 319 ff.
Festtagsbraten 238 ff.
Fettige Kopfhaut 162
Feuchte Hände 163
Fichtennadelbad 113
Fieber 457 ff.
Fieberblase 503
Flavonoide 54, 326, 338, 485
Fleisch 212 ff.
Fleischkonsum 16
Folsäure 339
Franzbranntwein 26
Freie Radikale 86, 257, 342
Fröhliche Nahrung 425 f.
Früchtetee 16, 37
Fruchtsäuren 326
Frühjahrsmüdigkeit 379 ff.
Frühling 348 ff.
Frühlingsgemüse 204
Fußbad 70
Füße 449 f.
Fußpilz 163

G

Galle 132 f., 141 ff., 319 ff.
Gallenkolik 132
Gallenkolik-Tee 132
Gallenprobleme 221
Gallensteinbildung 141
Gallensteine 142
Gammalinolen-Säure 116
Gänsefingerkrauttee 436
Ganzheitsmedizin 263

Gardner, Thomas 543
Gastritis 129, 136, 436
Gedächtnisstörungen 24
Geesing, Hermann 370
Gefühlsleben 20
Gegrilltes 248 f.
Gehirn 20
Gehirnleistung 33
Gehstörungen 21
Gelber Enzian 129
Gelée Royale 542 ff.
Gemüse 135, 190, 314 ff., 412
Gemüsebrühe- und Weißbrottag 277
Gemüsegarzeiten 204 f.
Gemüsesaft-Rezept 30
Geräuchertes 245 ff.
Gerbstoffe 15
Gerötete Haut 67
Gerste 187
Geruchs-Verlust 67
Geschwollene Augen 161
Gesichts-Äderchen 167
Gesichtsdämpfe 75
Gesichtshaut-Jucken 168 f.
Gespannte Kopfhaut 33
Getreide 185 ff.
Gewürze 220 ff.
Gicht 143, 222, 315 ff., 485 ff., 494 f.
Gingivitis 39
Gingko 22 ff., 74, 86, 93
Gingko-Extrakt 495 ff.
Glanzlose Augen 46
Glanzloses Haar 161
Glaskörper 45
Glaubersalz 270
Gleichgewichtsfunktion 34
Glückshormone 376 f.
Glucosinolate 314 f.
Gobly, Maurice 535

Gouverneur-Meridian 121
Granatapfel 528 ff.
Graubaum, Hans-Joachim 106
Grauer Star 396
Grippaler Infekt 55, 437
Große Poren 165
Großhirnrinde 20
Grube, Barbara 100
Grundumsatz 295
Grüner Tee 372
Grünwald, Jörg 100
Gurke 143, 173
Gurken-Cocktail 165
Gürtelrose 27
Gymnastikübungen 414 f.

H
Haare 160 ff., 437
Haarschuppen 172
Hafer 112, 187
Haferflocken 115
Haferkleie 84
Haferstroh 153
Hagebutte 55 ff.
Hagebuttentee 56, 436
Hähnchenfleisch 65
Halsentzündung 63, 71, 437
Halsschmerzen 69 f., 72, 79 f., 436, 461, 503, 548
Hamamelis 140 f., 162
Hamamelisrinde 62
Hämorrhoiden 133, 140 f.
Hämorrhoiden-Salbe 131
Harnleiterstein 155
Harnprobleme 222
Harnsäure 143
Harnwege 314 f.
Harnwegsinfektionen 151, 343
Haselnuss 491 f.

Hausapotheke 220 ff.
Hausstauballergie 464 ff.
Haut 160 ff.
Hautausschläge 358
Hautkrebsrisiko 396
Hautpflege 397 ff.
Hautprobleme 470 f.
HDL-Cholesterin 410, 472
Heidelbeeren 40, 61, 140, 322 ff.
Heidelbeertee 37
Heilerde 138, 167, 243 ff., 272
Heilige Hildegard von Bingen 343, 499, 508
Heilkräuter 20 ff., 84 ff., 98 ff., 150 ff., 161 ff.
Heilpflanzen 16
Heimliche Schlankheitskur 307 f.
Heiserkeit 54, 62, 70 f., 79 f., 436, 502
Heiße Umschläge 154
Heißhunger 300 f.
Helicobacter 129, 145
Hepatitis 349
Herpesbläschen 60
Herz 55, 83 ff., 102, 339 ff.
Herzbeschwerden 97, 222, 296
Herzfrequenz 20
Herzinfarkt 255, 514, 533
Herzinsuffizienz 86
Herzjagen 87
Herzkammer 83
Herzkräftigung 443
Herzkranzgefäße 84, 498
Herz-Kreislauf-Erkrankungen 17, 257, 514, 534
Herz-Kreislauf-System 83
Herzmuskelentzündung 88
Herzprobleme 87
Herzrhythmusstörungen 92 ff., 498
Herzstärkung 88

Heublumenwickel 352
Heuschnupfen 76 f.
Hibiskusblütentee 437
Himbeerblättertee 436
Himbeere 131
Himbeersirup 38
Hintmarch, Ian 102
Hirnstamm 20
Hirse 187
Hitze-Krämpfe 32
Hitze-Probleme 95
Hitzewallungen 57
Hiusmans, Horst 32
Hoher Blutdruck 96
Hoher Colesterinspiegel 89
Holunder 53 f., 64, 326 ff.
Holunderblüten 482 f.
Holunderblütentee 436
Holundersaft 117
Honig 39, 115, 171, 541 f.
Honig-Apfel 116
Honigmilch 94
Honig-Tee-Kur 112
Hormongleichgewicht 20
Hormonstörungen 140
Hormon-Therapie 333 ff.
Hornhaut 45
Huber, Johannes 534
Hühnerei 545 f.
Hühnersuppe 435, 458
Hülsenfrüchte 345
Hunger 20
Husten 54, 64, 77 f., 196, 461, 473 ff., 492 ff., 502 f.
Hustenreiz 78, 82
Hustensaft 74
Hustenschleim 64, 196
Hypericine 100
Hypothalamus 20

I

Idealgewicht 297 f.
Immunkraft-Stärkung 368 ff., 433 ff.
Immun-Kur 70 f.
Immunsystem 396
Impotenz 114, 123
Infarkt 84
Infrarotlicht 59
Ingwer 130
Inhalationen 79, 440, 502
Inhalator 74
Innere Unruhe 99, 112, 116

J

Jahreszeitenwechsel 418 ff.
Jodsalz 72
Joga-Übungen 383
Jogurt-Topfen-Wochenende 282 ff.
Johanniskraut 84, 98 ff., 111
Johanniskrauttee 437
Juckreiz 35, 168
Juergens, Uwe R. 439, 479

K

Kaffee 252 ff.
Kakao 157
Kalium 90, 358, 485, 521, 539
Kalmuswurzeln 37
Kalorienverbrauch 295
Kalte Füße 92
Kalte Grippe 70
Kalte Halswickel 63
Kälteempfindlichkeit 32
Kaltes Fußbad 34
Kalzium 90, 156, 168, 234, 249 ff., 358, 410, 485, 521, 539
Kamille 27, 61, 112, 115, 162
Kamillenöl 59
Kamillentee 27, 109, 436

Kapillaren 83
Kardamom 117
Karotinoide 321 f., 341
Karotten 197 f.
Karottensuppe 140
Kartoffelsaft 33, 138, 351 f.
Kartoffeltag 277
Kartoffelwasser 73
Kartoffel-Wochenende 280 ff.
Käsepappel 152, 154
Kastanien 480 ff.
Katecholamin 324 ff., 513
Kater 255 f.
Kehlkopf 50
Kehlkopfentzündung 69, 79
Kehlkopfkatarrh 63
Keys, Ancel 212
Kiefer 492 ff.
Kieferhöhlenentzündung 59
Kiefer-Sperre 35
Kieselerde 162
Kindore, Felix 199
King, Annerose 519
Kira-Hypericin 111
Kirschblütentee 475 f.
Kirschen 316
Kirschkern-Kissen 476
Klimpel-Schöffler, Ulrike 515
Kneipp 14, 91, 278, 361, 475
Knoblauch 32, 91 f., 135, 205 ff., 221, 259, 337 ff., 372
Knoblauch-Kur 92
Knoblauchmilch 95
Knoblauchpräparate 32
Knoblauchtinktur 135
Koffein 254
Kohlenhydrate 521
Kokoschka, Eva-Maria 171
Koliken 126 ff.

565

REGISTER

Kollaps 396
Kollath, Günter Werner 186
Konzentration 444
Konzentrationsschwäche 543
Konzentrationsstörungen 21, 33
Kopf 20 ff., 449 f.
Kopfdruck am Morgen 41
Kopfhaut 41
Kopf-Meridiane 41
Kopfsalat 203
Kopfschmerzen 26 ff., 28 ff., 42, 99, 101, 104, 107, 133, 396, 461, 547 f.
Kopp, Tamara 550
Koriander 222
Körpertemperatur 20
Kortison 480
Kostaufbau 273 ff.
Köstler, Wolfgang 547
Krankenversicherung 14
Krankheitserreger 15
Kratzen im Hals 67
Kräuter 15, 24, 58, 87, 112, 306 f.
Kräutertee 16, 58, 88, 128 f., 162, 379, 435
Kräutertee-Kur 63, 381
Kräutertee-Mix 130
Kräuter-Therapie 29, 59, 84
Krebs 345
Krebsrisiko 487 ff.
Kreislauf 16, 55, 83 ff., 102, 339 ff., 450 ff.
Kreislaufprobleme 94, 396, 422
Kreislaufschwäche 93
Kreislaufstörungen 91
Kreislaufsystem 83 ff.
Kresse 150 f., 306, 363
Kropf 72
Kümmel 111, 221
Kümmel, Bernd 103

Kupfer 521
Kürbis 154, 205 f.
Kürbiskerne 205, 207, 318

L

Labkraut 306
Lachen 17
Lactocarol 329
Lähmungen 437
Langlauf 446 f.
Lärm 34
Laserstrahlen 170
Laster 228 ff.
Laufen 376 f., 443
Laux, Peter 86
Lavendel 86, 113, 116, 162, 221
Lavendelöl 28 f., 112
Lavendeltee 437
LDL-Cholesterin 254
Leber 125 ff., 141, 358, 519
Leber-Aufbaukur 126
Leberentgiftung 142
Leber-Kur 142, 349 ff.
Leberprobleme 136, 349
Leberstärkung 436
Lebertee 350 f.
Lecithin 32, 528, 532 ff.
Lederhaut 160
Legorreta, Xavier Luzoya 472
Leinöl 334
Leinsamen 109, 139, 333 ff.
Libidoprobleme 544
Lichtempfindlichkeit 100
Lichttherapie 426 f.
Liebeskummer 109 ff.
Liebeslust 121 ff.
Liebowitz, Michael 231
Liebstöckel 222
Liegekur 353 ff.

Light-Produkte 308 ff.
Lignane 333 ff.
Limbisches System 20
Limonaden 249 ff.
Limonen 335 ff.
Lindenblüten 489 ff.
Lindenblütenmilch 161
Lindenblütentee 58 f., 436, 489
Linsen 345
Low Tension Syndrom 102
Löwenzahn 162, 351 f.
Löwenzahnblättertee 133, 436
Luftfeuchtigkeit 462
Luftröhre 50
Luftverschmutzung 52
Lunge 50
Lungenbläschen 50
Lungenflügel 50
Lungenkraut 64
Lycopin 201, 229, 339 ff.

M

Machalek, Alois 108
Mädesüßblätter 132
Magen 128 ff., 136 ff.
Magenbeschwerden 146, 505
Magengeschwüre 533
Magenkatarrh 222
Magenkrämpfe 437
Magenprobleme 136
Magensäure 145
Magenschleimhautentzündung 136
Magenverstimmung 129, 526
Magnesium 35, 90, 198, 228, 255 f., 358, 539
Magnesium-Granulat 26
Magnesiummangel 31
Maisstärke-Maske 165
Majoran 66, 222

Mandarinenbaumessig 518 ff.
Mandelentzündung 68
Mango 487 ff.
Mango-Cocktail 489
Mariendistel 61, 125 f., 132
Mariendisteltee 141, 256, 436
Massagen 32, 35, 134
Massage-Therapie 29
Matetee 135, 139, 307
Matthys, Heinrich 517
Mattigkeit 99
Medizinal-Entspannungsbad 112
Medizinalkohle 139
Medjoul-Datteln 520 ff.
Medulla oblongata 120 f.
Meerrettich 155, 166, 222
Meisterwurz 173
Melatonin 513
Melisse 26, 33, 75, 104 ff., 113, 221 f.
Melissengeist 26, 28, 59 f., 62, 75, 94, 103, 106, 108, 541
Melissen-Honig-Milch 117
Melissentee 26, 306, 436
Melone 360
Melonen-Wochenende 288 f.
Menstruationsbeschwerden 436, 533, 545
Menthol 127
Migräne 28 ff., 34, 42, 101, 104, 107, 212, 222
Migräne-Anfälle 31
Migräne-Ursachen 43
Milbiol-Öl 466
Milch 36, 75, 141, 234
Milchtag 279
Minderwertigkeitskomplexe 110, 119
Mineralstoffe 15, 372
Mineralstoff-Therapie 29
Minzeblätter 61

Minzöl 88
Misteltee 85
Mittelohrentzündung 59
Molke 39, 94, 356 ff.
Molke-Trinkkur 419
Mondsucht 116
Morgen-Migräne 30
Mücken 162, 401 f.
Mückenstich 402
Müdigkeit 120, 133
Mundgeruch 36, 272
Mundschleimhautentzündung 532
Muskat 221
Müsli 135, 170, 182 ff., 230
Mutlosigkeit 99 f.

N
Nachtschweiß 57
Nagelpilz 163
Nahrungsgifte 21
Nasenkatarrh 63
Nasennebenhöhlen 50
Nasennebenhöhlen-Entzündung 59
Nasenschleimhaut-Entzündung 66
Naturarzneien 17
Naturreis 187 ff.
Natur-Therapien 30
Nebenhöhlenkatarrh 78 f.
Negatives Denken 115 f.
Neid 17
Nelkenwurz 130
Nerven 20 ff.
Nervenberuhigung 437
Nervöser Magen 128 f.
Nervosität 113, 119
Netzhaut 45
Neuraltherapie 27
Neurodermitis 526, 539, 549 ff.
Niedriger Blutdruck 95

Niere 150 ff.
Nierenbeckenentzündung 153
Nierenstörungen 153
Nikotin 258
Nikotinschäden 55
Nitrate 229, 337, 340
Nitrosamine 229, 246, 249, 337, 340
Nopal-Kaktus 471 ff.
Noradrenalin 336, 498
Norepinephrin 99, 112, 116, 425
Normalgewicht 296, 299
Nussblätter 470 f.
Nüsse 90, 317 ff.

O
Oberhaut 160
Obst 90, 135 f., 155, 208 ff., 314 ff., 412
Obstessig 95
Ohnmacht 22
Ohren 34 f.
Ohrgeräusche 34
Ohrpropfen 34
Oliven 514
Olivenöl 92, 317 f., 514 ff.
Olivenöl-Kur 142
Öl-Therapie 40
Omega-3-Fettsäuren 318
Orangenhaut 175
Oregano 221
Orotsäure 358, 539
Osteoporose 534
Ozon 388

P
Packer, Lester 390
Pantothensäure 528, 530 f.
Papaya 530
Paprikapulver 222

Paracelsus 264
Parodontitis 39
Parodontose 504
Pauling, Linus 94
Pavel, Stan 142
Peperoni 201 f.
Peripheres Nervensystem 20
Petersilie 99, 151, 162, 167, 221 ff.
Petersilien-Wein 87
Peuser, Michael 526
Pfefferminze 126 ff., 221 f.
Pfefferminztee 127, 437
Pfirsich 341 f.
Pflanzenöle 317 ff.
Pflanzliche Hormone 208, 528 ff., 544
Phenole 86
Phenyl-Äthyl-Amin 231 f.
Phosphate 250 f.
Phytonzide 330 f.
Phytosterine 318 f.
Pickel 504
Pilze 15
Plötzliche Erschöpfung 88
Polypen 67
Polyphenole 207, 326 f., 514 f.
Positive Kraft 423 f.
Potenzprobleme 55, 124
Preiselbeeren 343 f.
Preiselbeersaft 155
Propolis 33, 40, 60, 66
Propolis-Creme 37
Propolis-Salbe 140
Propolis-Tinktur 36, 62, 72
Propolis-Tropfen 165
Prostaglandin A 330 f.
Prostata 157 f., 207 f.
Prostataentzündung 155
Prostatavergrößerung 152
Provitamin A 168, 321, 348

Psoriasis 506 f.
Psychische Reize 81
Psychovegetatives Nervensystem 100
Pupille 45
Putzen 459 ff.

Q
Quark 90, 142
Quark-Maske 167
Quercetin 330 ff.

R
Raab, Wolfgang 396
Rachenentzündung 437
Rademacher, Gottfried 126
Radfahren 134, 377 ff.
Radieschen 141, 319 f.
Rapsöl 317
Raucher 257 ff.
Raucher-Brennen 36
Raucherhusten 65, 493
Räucherspeck 228
Raue Haut 164
Raumklima 462
Rechenübungen 33
Regenbogenhaut 45
Reistag 278
Reizbarkeit 112
Reizstoffe 81
Resveratrol 332 f.
Rettich 141, 319 f.
Rheuma 143, 197, 222, 315 ff., 474, 485 ff., 500, 506 f.
Riegler, Ewald 212
Rissige Brustwarzen 162
Roggen 187
Rohkost 132, 412
Rollkur 129
Rosenhonig 61

Rosenöl 473
Rosmarin 24, 221
Rosmarin-Einreibemittel 26
Rosmarintee 25
Rosmarinwein 86
Rote Trauben 332 f.
Rotkraut 240 ff.
Rotlicht-Bestrahlung 431
Rotwein 140
Rückenmark 20
Rülpsen 136
Rutin 336

S

Safran 221
Saftkur 30, 156
Safttag 348
Sägepalme 152
Salbei 56, 58, 60, 62 f., 65, 69, 135, 161, 163, 165, 306
Salbeiblätter 68
Salbei-Kur S, 169
Salbeitee 36, 62, 72, 137, 437
Salbeitee-Kur 438
Salicylsäure 500, 525
Salz 33, 90, 216 ff.
Sanddorn 40
Saponine 345, 480
Sauerkraut 164, 198 ff.
Sauerkrauttag 277
Sauermilch 94
Sauna 431
Saures Aufstoßen 138
Schadstoffe 52
Schafgarbe 35, 128 f.
Schafgarbentee 35
Schafwolle 547 f.
Schalttage 276 ff.
Scharfe Gewürze 36

Schilddrüse 150 f.
Schilddrüsenerkrankungen 533
Schilddrüsen-Unterfunktion 72
Schlaf 20
Schläfen-Kopfschmerz 32
Schlafprobleme 21, 99, 101, 104, 117, 197, 272, 436, 473 ff., 533
Schlaganfall 86, 91, 255, 514, 533, 535
Schlankheitstraining 294 ff.
Schlechte Laune 114, 526
Schlehdorn 131, 504 ff.
Schlehenblüten-Tee 505
Schlehensaft 506
Schleimhautentzündung 60
Schluckauf 144, 221
Schlüsselblumentee 88
Schmerzen 499 ff.
Schmerztabletten 26
Schnitzer, J. G. 186
Schnupfen 58, 75 ff., 437, 441 ff.
Schoberberger, Rudolf 294
Schoenenberger, Walther 129
Schokolade 230 ff.
Schuppenflechte 526
Schupppen 171
Schwache Nerven 492 ff.
Schwächeanfälle 93
Schwacher Haarwuchs 170
Schwangerschaftspickel 167
Schwangerschaftsstreifen 169
Schwarze Johannisbeeren 70
Schwarzer Tee 61, n86
Schwarzkümmelöl 372
Schwedentrunk 60
Schwefelstoffe 337 ff.
Schweineschmalz 36, 69
Schwimmen 134, 404 ff.
Schwindel 21, 93, 406

Schwindelanfälle 28, 33, 96, 107, 396
Schwitzkur 54, 75, 436, 489
Seele 98 ff.
Seelische Krankheiten 118 ff.
Seelische Spannungen 93, 120
Sehnerv 45
Sehstörungen 21
Sekt 93
Selen 162, 372
Selenko-Gebauer, Nicole 550
Sellerie 168, 222
Selleriesaft 27
Senf 74, 85
Senf-Öle 150
Senfwickel 73
Serotonin 99, 106, 116, 378, 425, 512
Serotonin-Stoffwechsel 100
Sesamöl 171
Sexualität 20, 122 ff.
Siegel, Günter 498
Sinzinger, Helmut 212
Sitzbäder 155
Skreiner, Gustav 141
Sodbrennen 131, 138, 145 f.
Soja 32
Sojabohne 533 ff.
Solanin 89, 201
Sommererkältung 482 f.
Sommergrippe 489 ff.
Sommer-Urlaub 381 ff.
Sonne 394 ff.
Sonnenbaden 403
Sonnenbank 428 ff.
Sonnenblumenöl 40
Sonnenbrand 396
Sonnenbrille 397
Sonnenflecken 166
Sonnenpräparate 397
Sonnenstich 396

Spannungsabbau 112
Spannungskopfschmerz 26, 42
Spannungstief 101 ff.
Spargel 141, 143
Speichelbildung 62
Speicheldrüsenstörung 35
Speiseeis 234 f.
Spinat 194 f.
Spitzahorn 508
Spitzner, Wolfram 493
Spitzwegerich 74
Spitzwegerichtee 437
Sport 373, 418 ff.
Sprachstörungen 21
Spurenelemente 15, 372
Stimmungsaufhellung 99
Stimmungsschwankungen 272
Stoffwechsel 16
Stoffwechselschlacken 262
Strahlenschäden 542
Streit 526 ff.
Stress 21, 100, 113 ff., 232 f., 266, 329, 382, 385 ff., 410, 412, 490, 533 ff., 542 ff.
Stressabbau 519
Stutenmilch 141, 549 ff.
Stützstrümpfe 393, 449
Süßigkeiten 272
Sydenham, Thomas 17
Szent-Györgyi, Albert 335, 408

T

Tannen-Honig 475
Tannennadeln 473 ff.
Tannennadel-Bad 474 f.
Tannennadel-Massageöl 475
Tannennadel-Tee 474
Tauchen 406
Teebaumöl 163, 503 ff.

Teerstoffe 257
Teetrinken 435 ff.
Thermalbäder 431
Thrombosen 481
Thymian 109 ff., 221
Thymol 64
Thymusdrüse 433
Tofu 533
Tomate 99, 220 f., 339 ff.
Topfen 90, 142
Topfen-Maske 167
Totes-Meer-Salz 66
Traditionelle Chinesische Medizin 263
Trainingsprogramm 367 f.
Tränendrüsen 44
Traubensaft-Kur 93
Traubentag 267
Traurigkeit 111
Tricks gegen Hunger 304 f.
Trigeminus-Neuralgie 27, 48
Trinktag 278
Trockener Mund 35
Trockenes Haar 171
Trockenfrüchte 117, 236 ff.
Tryptophan 521
Tyler, T.J. 202
Tyramin 31
Tyrosin 31
Tyrosol 515

U
Übelkeit 107, 133, 149
Übergewicht 262, 294 ff., 300
Übermäßiges Schwitzen 169
Übersäuerung 518
Ubichinon 50 539
Ullrich, Traugott 516
Umckaloabo 516 ff.

Umweltbelastungen 21
Umweltgifte 55, 262
Umweltnervosität 104 f., 107
Unkraut 219 f.
Unreine Haut 165 f.
Unreiner Teint 162
Unterhaut 160
Unterhautfettgewebe 160
Unterkühlung 406
Unterleibsprobleme 34
Urlaub 385 ff.
Urlaubsbräune 168
UV-A-Strahlen 396, 399
UV-Strahlen 388, 398, 481, 488

V
Vegetatives Nervensystem 106 f., 128, 324, 329, 541
Venen 446 ff., 480 ff., 491 ff.
Venenleiden 390 ff., 447 f., 491
Venenprobleme 34, 449
Verdauung 125 ff.
Verdauungsprobleme 133, 532
Vergesslichkeit 20 ff., 542 ff.
Verminderung der Reaktionsfähigkeit 21
Verschleimungen 71
Verschleißerscheinungen 21
Verspannungen 422
Verstopfte Poren 161
Verstopfung 133 f., 147, 212, 358, 505
Verwirrtheit 21
Viren 15, 486
Vitalität 121
Vital-Kur 27
Vitalstoffe 27, 203 f.
Vitamin A 66, 92, 196, 235, 348, 371, 513
Vitamin C 54 f., 68, 70, 74, 258, 335 f.,

348, 365 f., 371 f., 380, 393, 408 ff.,
434, 474, 485, 493, 513, 515, 530 f.
Vitamin D 395
Vitamin E 55, 66, 88, 92, 127, 166,
348, 371, 388 ff., 398, 403, 513, 526
Vitamin-C-Mangel 411
Vitamin-D-Mangel 428
Vitamine 15, 114, 183, 245 ff., 257 ff.
Vitamin-E-Kapseln 40
Vitamin-E-Kur 67
Vogel, Alfred 532
Vollkorn 135
Vollkornbrot 179 ff.
Vollkornernährung 367
Vollkornmehl 180
Vollkornnudeln-Wochenende 290 f.
Vollwertkost 178 f., 183, 300
Vorzeitiger Samenerguss 123

W

Wacholder 62, 222
Wacholderbeeren 501 ff.
Wacholderwein 502
Wadenkrämpfe 406
Wagner, Winfried 107
Wandern im Winter 444 ff.
Wandern 134, 373 ff.
Wannenbad 353 ff.
Wärme 431 f., 449 f.
Wärmepflaster 432
Wärmetherapie 28
Wärmflasche 135, 137, 154, 432
Wartburton, John 229 f., 233
Warzen 170
Wassertag 280
Wassertreten 33, 421
Weber, Stefan 390
Wechseljahresbeschwerden 335, 518,
544

Wegwarte 139
Weidenrinde 499 ff.
Weidenrindentee 109
Weihrauch 506 f.
Weißdorn 84 f., 88, 497 ff.
Weißdorntee 86
Weißdorntinktur 85
Weißkrautsaft 138
Weißmehl 180
Weizen 187
Weizenkeimöl 35
Wermut 58, 128 f.
Wetterfühligkeit 107 ff., 541
Wetter-Kollaps 93
Winterfeld, H.-J. 429
Winter-Hunger 419 f.
Wintersportarten 442
Winterwohnung 461 ff.
Wirbelsäulenschmerzen 296

X

Xanthophyll 341 f.

Z

Zähneknirschen 38
Zähneputzen 38
Zahnfleischbluten 40
Zahnfleischentzündung 39, 49, 62
Zahnfleischschwund 39
Zahnschmerzen 48
Zahnsteinbildung 38, 504
Zahnstellung 34
Zentrales Nervensystem 20, 102
Zerstreutheit 24, 114
Ziegenbutter-Creme 538 ff.
Ziegenmilch 538 f.
Zink 35, 114, 221, 228, 436
Zinnkraut 152, 169
Zinnkrauttee 437

REGISTER

Zirbeldrüse 426
Zitrone 27, 85, 335 ff.
Zitronensaft 68
Zucker 73, 236, 360
Zunehmen 301 f.
Zunge-Putzen 38

Zungenbelag 61, 272
Zvonar, Jan 109
Zwerchfell 51
Zwiebel 59, 95, 195 ff., 330 ff.
Zwiebelsirup 58, 63
Zytokine 433

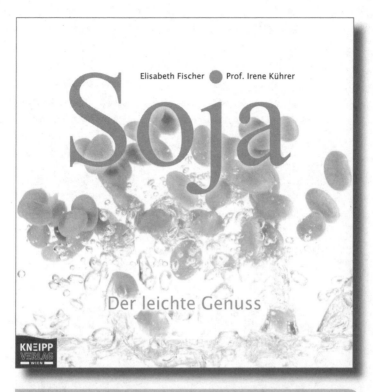

Elisabeth Fischer/Prof. Irene Kührer
Soja – Der leichte Genuss
192 Seiten | ISBN 978-3-7088-0041-5 | € 19,90

Das große Kochbuch über die kleine Bohne! Schlemmen und schlank bleiben. Wunderbar speisen und damit die Schönheit von innen heraus pflegen. Die kleine Bohne hat wahrlich eine große Wirkung. Das Buch beschreibt die Vielzahl der Sojaprodukte und wie sich diese zu leckeren Rezepten verarbeiten lassen.

www.kneippverlag.com

Kochen Sie sich gesund

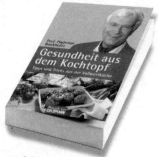

384 Seiten
ISBN 978-3-442-16837-8
€ 9,95

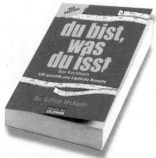

352 Seiten
ISBN 978-3-442-16939-9
€ 8,95

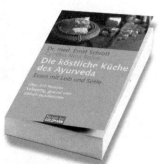

336 Seiten
ISBN 978-3-442-16639-8
€ 8,95

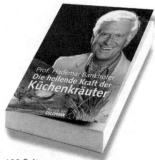

128 Seiten
ISBN 978-3-442-16957-3
€ 4,00

Überall, wo es Bücher gibt und **Mosaik bei GOLDMANN** unter www.mosaik-goldmann.de